临床常见疾病
诊疗与护理

邓芬燕　孙　媛　邹冬媚　主编

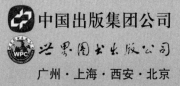

中国出版集团公司

世界图书出版公司

广州·上海·西安·北京

图书在版编目（CIP）数据

临床常见疾病诊疗与护理 / 邓芬燕, 孙媛, 邹冬媚
主编. ‐‐广州：世界图书出版广东有限公司, 2021.11
　　ISBN 978‐7‐5192‐9106‐8

　　Ⅰ . ①临… Ⅱ . ①邓… ②孙… ③邹… Ⅲ . ①常见病 –
诊疗②常见病 – 护理 Ⅳ . ①R4

中国版本图书馆 CIP 数据核字（2021）第 230142 号

书　　名	临床常见疾病诊疗与护理
	LINCHUANG CHANGJIAN JIBING ZHENLIAO YU HULI
主　　编	邓芬燕　孙　媛　邹冬媚
责任编辑	曹桔方
装帧设计	天顿设计
责任技编	刘上锦
出版发行	世界图书出版有限公司　世界图书出版广东有限公司
地　　址	广州市新港西路大江冲 25 号
邮　　编	510300
电　　话	020-84460408
网　　址	http://www.gdst.com.cn
邮　　箱	wpc_gdst@163.com
经　　销	各地新华书店
印　　刷	三河市嵩川印刷有限公司
开　　本	787mm×1092mm　1/16
印　　张	27.25
字　　数	676 千字
版　　次	2021 年 11 月第 1 版　2021 年 11 月第 1 次印刷
国际书号	ISBN 978‐7‐5192‐9106‐8
定　　价	228.00 元

主编简介

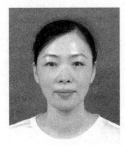

邓芬燕，副主任护师，从事临床护理及护理管理工作23年，基础理论扎实、临床经验丰富，是医院创伤中心核心成员。

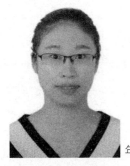

孙媛，毕业于吉林大学护理学专业，本科学历。从事儿科临床护理工作9年，擅长儿科常见病、多发病的护理，并积累了丰富的经验。

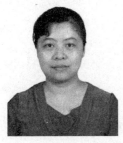

邹冬媚，广东省梅州铁炉桥医院心血管内科护士长。从事护理临床、教学、科研及管理工作20余年，熟练掌握心血管内科常见疾病的护理。

编 委 会

前　言

　　临床护理是一门技术性很强的综合性应用学科,护理工作是卫生健康事业的重要组成部分,广大护理人员是建设"健康中国"的中坚力量。随着国民生活水平的不断提高、科学技术的飞速发展和医学科学的不断进步,护理学科的内涵也不断扩展,新观点、新技术和新方法不断涌现,护理学也已发展成为一级学科。

　　全书以各科常见疾病为主线,着重论述了每种疾病的临床表现、诊治以及相应的护理措施。本书所有的内容都体现出以患者为中心的整体护理理念,条理清楚,简明扼要,安全实用,有较高的学术性和可操作性。本书紧贴护理工作与临床实践,注重系统性、实践性和创新性的有机结合,可作为相关学科临床医护人员的重要参考用书。

　　本书篇幅有限,难以将所有疾病的护理内容全部列入。虽然编者们在编写过程中力求精益求精,对稿件进行了多次认真的修改,但由于编写经验不足,加之时间有限,书中倘存在不足之处,敬请广大读者提出宝贵的修改建议,以期再版时修正完善。

目　　录

第一章　内科常见疾病的护理 ……………………………………………（ 1 ）

　第一节　脑血管疾病 ………………………………………………………（ 1 ）

　第二节　肺结核 ……………………………………………………………（ 16 ）

　第三节　心力衰竭 …………………………………………………………（ 31 ）

　第四节　心律失常 …………………………………………………………（ 39 ）

　第五节　冠状动脉粥样硬化性心脏病 ……………………………………（ 49 ）

　第六节　心肌病 ……………………………………………………………（ 60 ）

　第七节　心脏瓣膜病 ………………………………………………………（ 68 ）

　第八节　感染性心内膜炎 …………………………………………………（ 76 ）

　第九节　病毒性心肌炎 ……………………………………………………（ 82 ）

　第十节　心包疾病 …………………………………………………………（ 85 ）

　第十一节　原发性高血压 …………………………………………………（ 90 ）

第二章　外科常见疾病的护理 ……………………………………………（ 99 ）

　第一节　先天性心脏病 ……………………………………………………（ 99 ）

　第二节　乳腺癌 ……………………………………………………………（ 113 ）

　第三节　颅脑损伤 …………………………………………………………（ 118 ）

　第四节　脑胶质瘤 …………………………………………………………（ 139 ）

　第五节　脑血管疾病 ………………………………………………………（ 143 ）

　第六节　脊柱脊髓疾病 ……………………………………………………（ 167 ）

　第七节　上肢骨折 …………………………………………………………（ 180 ）

　第八节　下肢骨折 …………………………………………………………（ 193 ）

　第九节　关节脱位 …………………………………………………………（ 212 ）

　第十节　脊柱疾病 …………………………………………………………（ 216 ）

　第十一节　骨与关节化脓性感染 …………………………………………（ 227 ）

　第十二节　先天性畸形 ……………………………………………………（ 232 ）

第三章　妇科常见疾病的护理 ……………………………………………（ 249 ）

　第一节　女性生殖系统炎症 ………………………………………………（ 249 ）

　第二节　盆底功能障碍性疾病 ……………………………………………（ 258 ）

　第三节　生殖内分泌疾病 …………………………………………………（ 265 ）

　第四节　女性生殖系统肿瘤 ………………………………………………（ 273 ）

第四章　儿科常见疾病的护理 ……………………………………………（292）

　第一节　新生儿疾病 ………………………………………………………（292）

　第二节　口炎 ………………………………………………………………（304）

　第三节　腹泻 ………………………………………………………………（306）

　第四节　消化性溃疡 ………………………………………………………（312）

　第五节　急性上呼吸道感染 ………………………………………………（321）

　第六节　肺炎 ………………………………………………………………（325）

　第七节　支气管哮喘 ………………………………………………………（331）

　第八节　先天性心脏病 ……………………………………………………（337）

　第九节　贫血 ………………………………………………………………（343）

　第十节　急性白血病 ………………………………………………………（355）

　第十一节　中枢神经系统感染 ……………………………………………（361）

第五章　五官科常见疾病的护理 ……………………………………………（372）

　第一节　结膜疾病 …………………………………………………………（372）

　第二节　晶状体疾病 ………………………………………………………（378）

　第三节　牙体牙髓病 ………………………………………………………（388）

　第四节　牙周病 ……………………………………………………………（397）

　第五节　口腔黏膜疾病 ……………………………………………………（403）

　第六节　口腔颌面部感染 …………………………………………………（409）

　第七节　口腔颌面部损伤 …………………………………………………（418）

参考文献 ………………………………………………………………………（424）

第一章 内科常见疾病的护理

第一节 脑血管疾病

一、短暂性脑缺血发作

短暂性脑缺血发作(TIA)是指颅内血管病变引起的一过性或短暂性、局灶性或可逆性神经功能障碍。发病症状一般持续 10～15 分钟,多在 1 小时内恢复,最长不超过 24 小时,可反复发作,不遗留神经功能缺损的症状和体征。TIA 好发于老年人,男性多于女性。临床研究结果表明,症状持续 3 小时以上的 TIA 患者有影像学及病理学改变,故目前对 TIA 发作时间的限定尚存争议。伴有大脑半球症状的 TIA 和伴有颈动脉狭窄的患者,70％预后不佳,2 年内发生脑卒中的概率是 40％。一般椎-基底动脉系统 TIA 患者发生脑梗死的较少,年轻的TIA 患者发生脑卒中的危险较低,单眼视觉症状的患者预后较好。

(一)病因与发病机制

1.微栓子形成

微栓子主要来源于动脉粥样硬化的不稳定斑块或附壁血栓的破碎脱落、瓣膜性或非瓣膜性心源性栓子及胆固醇结晶等。微栓子阻塞小动脉常导致其供血区域脑组织缺血,当栓子破碎或溶解后移向远端时,血流恢复,症状缓解。此型 TIA 的临床症状多变,发作频度不高,数周或数月发作 1 次,每次发作持续时间较长,可达数十分钟至 2 小时。

2.血流动力学改变

基本病因可能是各种原因(如动脉硬化和动脉炎等)所致的颈内动脉系统或椎-基底动脉系统的动脉严重狭窄,在此基础上血压急剧波动导致原来靠侧支循环维持供血的脑区发生一过性缺血。此型 TIA 的临床症状比较刻板,发作频度较高,每天或每周可有数次发作,每次发作持续时间多不超过 10 分钟。

3.其他因素

如锁骨下动脉盗血综合征,某些血液系统疾病,如真性红细胞增多症、血小板增多、各种原因所致的严重贫血和高凝状态等。

(二)临床表现

TIA 症状取决于受累血管的分布。

1.颈内动脉系统 TIA

常表现为单眼或大脑半球症状。视觉症状表现为一过性黑矇、雾视、视野中有黑点等;大

1

脑半球症状多为一侧面部或肢体的无力或麻木。一过性单眼盲是颈内动脉分支眼动脉缺血的特征性症状,优势半球缺血时可有失语。

2.椎-基底动脉系统 TIA

通常表现为眩晕、头晕、构音障碍、发作性跌倒、共济失调、复视、眼球震颤、交叉性运动或感觉障碍、偏盲或双侧视力障碍。一侧脑神经麻痹、对侧肢体瘫痪或感觉障碍为椎-基底动脉系统 TIA 的典型表现。

(三)辅助检查

计算机断层扫描(CT)或磁共振成像(MRI)检查大多正常,部分病例(发作时间＞60 分钟)于弥散加权 MRI 可见片状缺血灶。CT 血管成像(CTA)、磁共振血管成像(MRA)及数字减影血管造影(DSA)检查可见血管狭窄、动脉粥样硬化斑。经颅多普勒超声(TCD)检测可发现颅内动脉狭窄,并可进行血流状况评估和微栓子监测。血常规和生化检查也是必要的,神经心理学检查可能发现轻微的脑功能损害。

(四)治疗要点

1.病因治疗

确诊 TIA 后应针对病因进行积极治疗,如控制血压,治疗心律失常、心肌病变,稳定心脏功能,治疗脑动脉炎,纠正血液成分异常等。

2.药物治疗

(1)抗血小板聚集剂:可减少微栓子的产生,对预防复发有一定疗效。常用药物有阿司匹林 75～150mg/d;双嘧达莫,每次 25～50mg,3 次/天;噻氯匹定、氯吡格雷和奥扎格雷。

(2)抗凝治疗:对伴有房颤、频繁发作的 TIA,或发作持续时间长,每次发作症状逐渐加重,同时又无明显的抗凝治疗禁忌者(无出血倾向、严重高血压、肝肾疾病、溃疡病等),可及早进行抗凝治疗。首选肝素 100mg 加入生理盐水 500mL 中静滴,20～30 次/分;根据活化部分凝血活酶时间(APTT)调整肝素剂量,维持治疗前 APTT 值的 1.5～2.5 倍为完全抗凝标准,5 天后可改口服华法林或低分子肝素钠腹部皮下注射。

(3)钙通道阻滞剂(CCB):钙通道阻滞剂可扩张血管,阻止脑血管痉挛,如尼莫地平 20～40mg/d。

(4)中医药治疗:常用川芎、丹参、红花等药物。

(5)外科手术和血管内介入治疗:经血管造影确定 TIA 是由颈部大动脉病变,如动脉硬化斑块引起明显狭窄或闭塞者,为了消除微血栓,改善脑血流量,建立侧支循环,可考虑行外科手术和血管内介入治疗(一般颈动脉狭窄＞70%,患者有与狭窄相关的神经系统症状,可考虑颈动脉内膜切除术或血管内介入治疗)。

(五)护理要点

1.基础护理

(1)发作时卧床休息,枕头不宜过高,以 15°～20°为宜。

(2)指导患者转头或仰头时动作缓慢,幅度不宜过大,避免因颈部活动过度或过急而导致发作。

(3)指导患者合理休息与运动,采取适当防护措施预防跌倒或坠床。

(4)必要时协助患者如厕、沐浴,外出活动时有专人陪伴。

2.疾病护理

(1)对频繁发作的患者应观察和记录每次发作的持续时间、间隔时间和伴随症状,观察患者肢体无力或麻木是否减轻或加重,有无头痛、头晕或其他脑功能受损的表现,警惕完全性缺血性脑卒中的发生。

(2)注意观察药物的作用和不良反应,肝素抗凝治疗时应密切观察有无出血倾向;使用阿司匹林、氯吡格雷或奥扎格雷等抗血小板聚集剂治疗时,应注意观察有无食欲缺乏、皮疹或白细胞减少等不良反应。

3.健康指导

(1)帮助患者和家属了解脑血管病的病因、危害、主要危险因素、早期症状、就诊时机,以及治疗与预后的关系。指导患者和家属掌握本病的防治措施和自我护理方法。

(2)帮助患者寻找和去除自身的危险因素,主动采取措施,改变不健康的生活方式。

(3)患者需定期体检,了解心功能、血糖、血压和血脂水平;积极治疗高血压、动脉硬化、心脏病、糖尿病、高血脂症和肥胖症。

(4)患者需选择低盐、低脂、充足蛋白质和丰富维生素的饮食,限制钠盐($<6g/d$)和动物性脂肪的摄入;戒烟、限酒;控制食物热量,保持理想体重。

(5)患者需保持良好的心态和稳定的情绪,多参加有益身心的社交活动。

二、脑梗死

脑梗死(CI)是指供应脑部血液的颅内或颅外动脉发生闭塞性病变而未能得到及时、充分的侧支循环供血,脑部血液循环障碍,缺血、缺氧所致的局限性脑组织软化或坏死。脑梗死发生率为万分之十一,占全部脑卒中的$60\%\sim80\%$。

(一)病因与发病机制

脑血栓形成是脑梗死最常见的类型。最常见的病因是动脉粥样硬化造成管壁粗糙、管腔狭窄。当睡眠、失水、心律失常、心力衰竭、休克等使血流缓慢、血液成分改变、血黏稠度增加或血压下降时,促使血小板、纤维素等血中有形成分黏附、沉积而形成血栓。脑部任何血管都可发生血栓形成,但以颈内动脉、大脑中动脉多见,基底动脉和椎动脉分支次之。血栓形成后,血流受阻或完全中断,若侧支循环不能代偿供血,受累血管供应区的脑组织则缺血、水肿、坏死。经数周后,坏死的脑组织被吸收,胶质纤维增生或瘢痕形成,大病灶可形成中风囊。

(二)临床表现

(1)本病好发于中老年人,多见于50岁以上的动脉硬化者,且多伴有高血压、冠心病或糖尿病,男性稍多于女性。年轻患者以各种原因的脑动脉炎多见。

(2)先兆症状:部分患者有前驱症状,如头晕、头痛、肢体麻木或曾有TIA病史等。

(3)起病形式:多数患者在安静休息时发病,不少患者在睡眠中发病,次晨被发现不能说话,一侧肢体瘫痪。

(4)发病状态:患者一般意识清楚或有轻度短暂的意识障碍,生命体征稳定,颅内压增高症状较轻。病情多在几小时或几天内发展达到高峰后不再向前发展,由于侧支循环建立逐渐进入恢复期。但当患者发生基底动脉血栓或大面积梗死时,可出现意识障碍,甚至脑疝形成,最终死亡。神经系统体征决定于脑血管闭塞的部位及梗死的范围,常见为局限性神经功能缺损的表现,如失语、偏瘫、偏身感觉障碍。

(5)临床分型:目前临床常用的脑梗死病因分型方法是 TOAST(Trial of Org 10 172 in Acute Stroke Treat-ment,1995)分型。经典的 TOAST 分型将缺血性脑卒中的病因分为 5 类:大动脉粥样硬化性血栓形成、心源性栓塞、腔隙性梗死、其他原因、不明原因(表 1-1-1)。

表 1-1-1　经典 TOAST 分型

分型	依据
大动脉粥样硬化性血栓形成	(1)同侧颈内动脉狭窄超过 50%(北美标准),或
	(2)同侧另外一支颅内/外动脉狭窄超过 50%,或
	(3)主动脉弓内不稳定血栓,上述或
	(4)患者具有血管狭窄但<50%,但具有主动脉弓粥样斑块、心肌梗死或冠脉血管再通史、高血压、糖尿病、吸烟和高脂血症者也多考虑为此类型
心源性栓塞	有下列危险因素的患者:二尖瓣狭窄、人工心脏瓣膜、4 周内的心肌梗死、左室附壁血栓、左室壁瘤、左心房血栓、持续性房颤或房扑、病窦综合征、扩张性心肌病、心内膜炎、心脏肿瘤
腔隙性梗死	具备以下三项标准之一者即可确诊
	(1)具有典型的腔隙性梗死综合征,且影像学检查发现与临床表现相符的、最大径<1.5cm 病灶的卒中
	(2)具有典型的腔隙性梗死综合征,但影像学未发现相应病灶的脑卒中
	(3)具有非典型的腔隙性脑梗死综合征,但影像学检查发现与临床表现相符的、最大径<1.5cm 病灶的脑卒中
其他原因	这一类别包括由其他明确原因引发的脑梗死(动脉夹层、高凝状态、血液系统疾病、系统性红斑狼疮等自身免疫性疾病、吸食毒品等)
不明原因	不能归于以上类别的缺血性脑卒中

(三)辅助检查

1.血液检查

主要有血常规、血糖、血脂、血液流变学、凝血功能等项目。

2.影像学检查

(1)CT 检查:最常用。发病当天多无改变,但可排除脑出血,24 小时以后脑梗死区出现低密度灶。脑干和小脑梗死 CT 多显示不佳。

(2)MRI 检查:更敏感,可以早期显示缺血组织的大小、部位,甚至可以显示皮质下、脑干和小脑的小梗死灶。

(3)TCD:对判断颅内外血管狭窄或闭塞、血管痉挛、侧支循环建立程度有帮助,还可用于溶栓监测。

3.其他

DSA、放射性核素检查可根据病情选择进行。

(四)诊断要点

中年以上有高血压、高血脂、糖尿病等病史或发病前曾有 TIA 史,在安静状态下起病、偏瘫、失语等神经系统局灶体征明显,在 1 天至数天内病情达到高峰者,考虑急性血栓性脑梗死可能。CT 或 MRI 检查发现梗死灶可以确诊。有明显感染或炎症性疾病史的年轻患者需考虑动脉炎的可能。

(五)治疗要点

通常,脑血栓的形成按病程可分为急性期(1～2 周)、恢复期(2 周～6 个月)和后遗症期(6 个月以后),重点是急性期的治疗。

1.急性期治疗

脑梗死发病后,缺血中心区细胞全部死亡,但缺血周边区(缺血半暗带)细胞尚未死亡,若较长时间(一般不超过 4～6 小时)不恢复血流,则该区细胞也无法存活。因此,尽快恢复脑缺血区的血液供应是急性期的主要治疗原则。

(1)一般治疗:包括维持生命功能,防治应激性溃疡、肺炎、尿路感染、压疮、深静脉血栓等并发症。

(2)早期溶栓:指发病后 6 小时内静脉溶栓治疗。但需首先 CT 检查明确脑梗死病灶和证实无脑出血;患者无昏迷、无出血倾向。若能在发病 3 小时内用药效果更为理想。常用的溶栓药物有尿激酶、链激酶、重组组织型纤维酶原激活剂(rt-PA)等。

(3)脑保护治疗:目前被认为有神经保护作用的药物有胞二磷胆碱、纳洛酮、依达拉奉等,可适度选用。

(4)防治脑水肿:急性脑梗死中颅内压增高并不常见。大脑中动脉主干、颈内动脉梗死者则因大面积脑水肿而产生急性颅内压升高,并以发病后 2～5 天最明显,应尽早防治,以免加剧脑组织缺血、缺氧。常用 20%甘露醇 125～250mL 快速静滴,6～8 小时或 8～12 小时 1 次,连用 3～5 天。防治脑水肿还可使用呋塞米、10%复方甘油以及清蛋白等。激素可用于常规脱水剂不能控制的脑水肿,但应注意高血压、高血糖等并发症的发生。

(5)抗血小板聚集:急性脑梗死患者发病 48 小时内用阿司匹林 100～300mg/d,可降低死亡率和复发率。中药中的丹参、川芎嗪、葛根素、银杏叶制剂等也有类似作用,可改善脑血流状况。抗凝治疗在大多数脑卒中病例中未显示有效,使用意见尚不统一。常用的抗凝制剂有肝素、低分子肝素、华法林。

(6)血压控制:急性期患者血压升高通常无需紧急处理,其血压可于数日内自然下降,病后 24～48 小时收缩压(SBP)>220mmHg 或舒张压>120mmHg 时可用降压药,降压速度宜慢,降压幅度在 15%以内。常用降压药为卡托普利、贝那普利。切忌过度降压使脑灌注压降低,导致脑缺血加剧。血压过低,应补容或给予适当的药物,如多巴胺、间羟胺等以升高血压。

(7)血糖控制:血糖(餐后两小时)应控制在<7.8mmol/L 水平,发病 24 小时内原则上不用含糖溶液,必须要用时,加用胰岛素中和。

(8)血管扩张剂:急性期不宜使用或慎用,过早应用可导致低血压,加重脑水肿。一般主张在脑血栓形成亚急性期(发病2～4周)脑水肿已基本消退时适当应用。

(9)高压氧舱治疗:在高压氧状态中,正常脑血管收缩,从而出现了"反盗血"现象,增加了病变部位脑血液灌注。脑组织有氧代谢增强,无氧代谢减少,能量产生增多,加速酸性代谢产物的清除,为神经组织的再生和神经功能的恢复提供良好的物质基础。脑血栓形成患者若呼吸道没有明显的分泌物,呼吸、血压正常,无抽搐,宜尽早配合高压氧舱治疗。

(10)外科和血管内介入治疗:对大面积梗死出现颅内高压危象,内科治疗困难时,可行开颅切除坏死组织和去颅骨减压,以挽救生命。颈动脉狭窄性疾病可行动脉内膜切除术、颅内外动脉吻合术,颈动脉支架放置术目前还缺乏大宗病例的长期随访结果,应慎重选择。

2.恢复期治疗

患者的神经系统症状和体征不再加重,并发症得到控制,生命体征稳定,即进入恢复期。恢复期治疗的主要目的是促进神经功能恢复,降低致残率。应遵循个体化原则,早期进行康复治疗。

(六)护理要点

1.急性期护理

(1)休息与体位:急性期患者绝对卧床休息,抬高头位15°～30°,有利于头部静脉回流,预防颅内压升高。偏瘫肢体保持功能位,加床栏。神经系统症状稳定后48小时,应定时翻身,医护人员与家属一起为患者做肢体被动活动,被动活动的动作应轻柔,以免引起疼痛或加剧疼痛。如患者神志清楚,指导患者利用健肢带动患肢做上举运动和桥式运动。

(2)保持呼吸道通畅:使昏迷者头偏向一侧,以利于口腔分泌物或呕吐物排出。若患者舌体后坠,阻塞气道,可用舌钳拉出舌体固定,或使用口咽通气道;若患者呼吸道分泌物过多,应充分吸痰。

(3)吸氧:有意识障碍、血氧饱和度下降或有低氧血症的患者应给予吸氧,维持血氧饱和度在95%以上。

(4)基础护理

①预防压疮:评估患者压疮发生的风险,风险高的患者给予压疮预防措施。

a.建立翻身卡,2～4小时翻身一次,使用气垫床、垫圈等防压器具。

b.患者尾骶部、内外踝、足跟等处时按摩并以赛夫润等外擦。

c.保持床单位清洁、平整。

d.便盆置入或取出动作轻柔,注意勿拖拉和用力猛塞,以免损伤腰骶部皮肤。

②保持口眼清洁:根据病情选择合适的清洗液清洁口腔。保持眼部清洁,眼睑不能闭合者,用生理盐水冲洗双眼,并覆盖湿纱布。

③保持皮肤及会阴部清洁:每天定时擦洗皮肤及会阴。尿失禁者更应及时清洗会阴部皮肤,女患者可给予留置导尿,男患者可采用假性导尿。留置尿管患者做好尿管护理,并定时夹闭尿管,训练膀胱功能。

④保持大便通畅:便秘患者,每日按摩腹部,可适当服用缓泻药物或使用开塞露帮助排便,必要时给予灌肠。大便失禁患者,及时清理肛周排泄物,保持肛周清洁,防止肛周皮肤破损。

(5)病情观察:脑血栓形成的患者起病时症状相对较轻,但病情可能在几小时或几天内进行性加重,尤其是病后 48 小时～5 天内,该时期是脑水肿的高峰期。应定时观察并记录患者的生命体征、意识、瞳孔、24 小时出入量。观察患者肢体运动障碍和感觉缺失、视野缺损、吞咽困难、发音不清等神经系统症状有无变化。如发现患者血压升高、精神萎靡、嗜睡、瞳孔不等大、对光反射迟钝等,应及时通知医生。

(6)饮食护理

①急性期 24～48 小时内患者有意识障碍或吞咽困难时宜禁食,可通过静脉营养来满足机体需要,72 小时无法自主进食者,给予鼻饲饮食。

②当患者病情稳定可饮水无呛咳,可给予清淡、易消化的流质或半流质饮食。

③饮食原则以进食高蛋白、低盐、低脂、低热量的清淡饮食为主,改变不良饮食习惯,多吃新鲜蔬菜、水果、谷类、鱼类和豆类,使能量的摄入和需求达到平衡。且应戒烟,限酒。

2.恢复期护理

(1)康复护理

①躯体活动障碍:

a.生活护理:根据不同日常生活活动能力(ADL)采用不同的自护方法,通过耐心地引导、鼓励、帮助和训练患者,使患者重新学会洗漱、进食、如厕、穿脱衣服及维护个人卫生等,使他们达到部分或全部自理。

b.安全护理:防止患者跌倒,确保安全。床边有床栏;走廊厕所装扶手;地面要平整、干燥、除去障碍物;行走时应穿平底防滑鞋,避免穿拖鞋;患者行走时应注意力集中,步态不稳者应有人陪同。

c.康复训练:根据肢体功能与家属共同制订康复计划,包括坐位训练、床上活动训练、起坐训练、站位训练、步行训练等。

坐位训练:先取 30°～40°位,每 2～3 天增加 10°,每次持续 5～10 分钟,达到能维持 90° 30 分钟后就可训练坐位耐力,轻患者可免去。训练前后注意观察患者反应,测脉搏,必要时测量血压,防止意外。训练半坐位时宜加强保护,为防止因上肢肌张力下降、肩关节松弛而发生肩关节半脱位,将患肢前臂以三角巾悬吊。坐位时,患者双上肢置于平台或床前移动餐桌上,以后再进入动态坐位平衡训练,即在坐稳后由两侧或前后交替推动患者,训练其调整平衡,此为躯干平衡能力训练。

床上活动训练:可与坐位训练同时进行。

翻身:患者平卧屈肘,用健手托住患肘,将健腿插入患腿下方,在躯干旋转同时,用健腿抬动患腿即可转向健侧,如患侧上肢尚能伸肘时,则由健侧手与患手对掌相握,健侧拇指应在患侧拇指之下,以便能托举两上臂,屈膝(可由他人帮助),先将上举的双手摆向健侧,再反摆向患侧,乘摆动惯性,就可翻向患侧。

移动:平卧,先将健足插向患足下方,用健足勾住患足向健足移动,后用健足和肩支住臀部将下半身移向健侧,后再将头顺移至健侧。

搭桥运动训练:两下肢屈膝,如不能立住,他人可帮助扶持,使两膝屈起并拢,两脚心朝床面,另一手扶定臀部,以后嘱患者抬起臀部,形成桥形,可反复进行;如下肢已有力支持,可以开始训练单腿搭桥运动。

躯干活动训练:两下肢屈曲成 90°,膝部并拢,足底平立于床面,然后轻柔有节奏地左右摆动,膝向左摆时,患者头、肩朝向右,膝向右摆时,头、肩朝向左;另一方法为患者取卧位,患侧在上,护士一手扶持患肩,另一手持患侧髋部向相反方向轻柔有节奏地推动,使患者肩部与骨盆部向相反方向运动;髋、肩反向运动有利于减轻躯干的肌肉痉挛。

起坐训练:将健侧腿伸置于患腿下方,将患腿带至床侧,患者转至侧卧位并以健侧前臂支撑躯干,将头抬起至直立位,用健侧上肢推动支撑使躯干直立,坐于床边。

站位训练:在发病后 3～4 周内进行,一般在进行动态坐位平衡训练的同时开始站位训练。首先使用电动起立床,50°～70°起训练,每天增加 10°～20°直至 90°,每次训练 15～45 分钟;部分患者使用减重步态支持系统进行站位平衡训练。起立训练要求患者双足分开约一脚宽,双手手指交叉,上肢前伸,双腿均匀持重,慢慢站起。

步行训练:在发病后 5～6 周内进行,在患者可以独立站位平衡,患腿持重达体重的一半以上后才能开始步行训练。

②吞咽障碍:

a 评估吞咽障碍的程度。

b.对中度、重度吞咽障碍患者采用间接训练为主,主要包括:增强口面部肌群运动、舌体运动和下颌骨的张合运动;咽部冷刺激;空吞咽训练;呼吸功能训练等。

c.辅助针刺或封闭治疗:针刺风府、人迎、百劳、廉泉穴位,能够充脑益髓、通经活络,从而改善吞咽功能障碍。用维生素 B_1、维生素 B_{12} 和普鲁卡因封闭廉泉穴、风池穴、增音穴、天突穴和合谷穴治疗。

d.对轻度吞咽障碍者以摄食训练为主。

体位:让患者坐直(坐不稳时可使用靠背架)或稍向健侧倾斜,把颈部向患侧旋转,头稍前倾 45°左右,这样可以使在进食时食物由健侧咽部进入食道,并使健侧咽部扩大便于食物进入。

食物的选择:根据患者吞咽障碍的程度及阶段,按先易后难的原则来选择。选择密度均一、有适当的黏性、不易松散且容易变形、不在黏膜上残留的食物,如果冻、蛋羹等。

进食量及速度:开始时每口进食量以 3～5mL 较为适宜,之后酌情增加,进食速度不宜过快,进食时间持续 30 分钟为宜。

进食指导:患者进食前应注意休息,因为疲劳有可能增加误吸的危险。告诉患者进餐时不要讲话,减少进餐时环境中分散注意力的干扰因素,如关闭电视、收音机,停止护理活动等,床旁备吸引装置,如果患者呛咳、误吸或呕吐,应立即让患者取头侧位,并及时清理口鼻分泌物和呕吐物,保持呼吸道通畅,预防窒息和发生吸入性肺炎。

有吸入性肺炎风险患者,留置胃管,给予鼻饲饮食,每天摄入总热量在 6300kJ(1500kcal)左右。

(2)心理护理

脑卒中后因为大脑左前半球受损可能导致抑郁,加之存在沟通障碍,肢体功能恢复的过程很长,速度较慢,日常生活依赖他人照顾等,如果缺少家庭和社会支持,患者发生焦虑、抑郁的可能性会加大,而焦虑与抑郁情绪阻碍了患者的有效康复,从而严重影响患者的生活质量,因此应重视对患者精神情绪变化的监控,提高对抑郁、焦虑状态的认识,及时发现患者的心理问题,进行针对性心理治疗(解释、安慰、鼓励等),以消除患者思想顾虑,稳定其情绪,增强其战胜疾病的信心。

(3)健康教育

①康复指导和自我护理:帮助患者和家属掌握本病的康复治疗知识与自我护理方法,制订符合个体的功能康复计划,分析和消除不利于疾病康复的因素,鼓励和督促患者坚持锻炼,增强自我照顾的能力。

②日常生活指导:指导患者规律起居,适当运动,合理饮食,戒烟限酒。

③安全指导:自理能力下降者,要有人陪伴照顾,家属要及时满足患者日常所需,劝其对力所不能及的事情不要操之过急或逞强自理,以免出现意外。睡床高度最好不超过 50cm,床铺必须平整,避免两边低而中间高,夏天尽量不垫凉席,以免凉席滑移而致坠床。翻身动作应轻柔连贯,防止关节脱位。有吞咽障碍的患者应指导家属改变进食模式,调整食物的性状和进食速度;药片较大或是胶囊,应碾碎或去除胶囊(控释剂除外)。注意患者瘫痪肢体的保暖,冬天应谨慎使用热水袋,以免引起烫伤;患者周围环境中尽量不要放置热水瓶、易碎品、锐器等,以免患者因行动不便而碰翻,导致意外烫伤或刺伤。

④预防复发:积极治疗原发病,如高血压、糖尿病、高血脂等。患者应定期门诊检查,动态了解血压、血糖、血脂变化和心脏功能情况。当患者出现头晕、头痛、一侧肢体麻木无力、讲话吐词不清或进食呛咳、发热、有外伤时,家属应及时协助就诊。

三、脑出血

脑实质内的出血称为脑出血。虽然脑出血可来源于脑内动脉、静脉或毛细血管的坏死、破裂,但以动脉出血最为多见。在所有脑卒中患者中,脑出血占 10%～20%,脑出血患者中 80% 发生于大脑半球,其余 20% 发生于脑干和小脑。

(一)病因及发病机制

高血压是脑出血最常见的主要病因。一般认为单纯的血压升高或脑血管病变都不足以引起血液外溢。脑出血的发病是在原有高血压病和脑血管病变基础上,血压进一步骤升所致。其发病原理可能与下列因素有关:

(1)高血压使微动脉瘤在脑小动脉中形成。这种微动脉瘤多见于 50 岁以上的患者,主要分布于基底神经节豆纹动脉供应区及桥脑。大脑白质和小脑中亦可发生。在血压骤升时,微动脉瘤可能破裂而引起脑出血。

(2)高血压引起的脑小动脉痉挛可能造成其远端脑组织缺氧、坏死、发生点状出血和脑水肿。这一过程若持久而严重,坏死、出血区融合扩大即成大片出血。

(3)脑动脉的外膜和中层在结构上远较其他器官的动脉为薄弱,可能是脑出血比其他内脏出血多见的一个原因。

(4)高血压可加重、加速或引起脑内小动脉玻璃样变或纤维样坏死。这一病变使脑动脉管壁中发育得最完善的内膜功能大为削弱。高血压可促使这种有病变的小动脉内膜破裂形成夹层动脉瘤,继而破裂出血。

(5)此外,有人认为脑内静脉循环障碍和静脉破裂也与脑出血的发病有关。

(二)临床表现

脑出血常发生于50岁以上的中老年人,多有高血压病史。在活动中或情绪激动时突然起病,少数在安静状态下发病。患者一般无前驱症状,少数可有头晕、头痛及肢体无力等。发病后症状在数分钟至数小时内达到高峰。患者常突感头痛、头胀,随之呕吐,可很快出现意识和神经功能障碍,并呈进行性加重。发病时血压常明显升高,常超过200/100mmHg(26.6/13.3kPa)。临床表现的轻重主要取决于出血量和出血部位。不同出血部位的临床表现如下:

1.基底节区出血

约占全部脑出血的70%,其中以壳核出血最为常见,其次为丘脑出血。由于此区出血常累及内囊,并以内囊损害体征为突出表现,故又称内囊区出血。其中,壳核出血又称内囊外侧型出血,丘脑出血又称内囊内侧型出血。

(1)壳核出血:由豆纹动脉尤其是其外侧支破裂所致。本型表现为对侧肢体轻偏瘫,偏身感觉障碍和同向性偏盲("三偏");优势半球出血常出现失语;凝视麻痹,呈双眼持续性向出血侧凝视;也可出现失用、体像障碍、记忆力和计算力障碍、意识障碍等。大量出血患者可迅速昏迷,反复呕吐,尿便失禁,在数小时内恶化,出现上部脑干受压征象、双侧病理征,呼吸深快不规则,瞳孔扩大固定,可出现去脑强直发作以致死亡。

(2)丘脑出血:是丘脑膝状动脉和丘脑穿通动脉破裂所致。临床表现与壳核出血相似,亦有突发对侧偏瘫、偏身感觉障碍、偏盲等。但与壳核出血不同处为偏瘫多为均等或基本均等,对侧半身深浅感觉减退,有感觉过敏或自发性疼痛;特征性眼征表现为眼球向上注视麻痹、常向内下方凝视、眼球会聚障碍和无反应性小瞳孔等;可有言语缓慢而不清、重复言语、发音困难、复述差,朗读正常等丘脑性失语,及记忆力减退、计算力下降、情感障碍、人格改变等丘脑性痴呆;意识障碍多见且较重,出血波及丘脑下部或破入第Ⅲ脑室可出现昏迷加深、瞳孔缩小、去皮质强直等中线症状。本型病死率较高。

(3)尾状核头出血:较少见,临床表现与蛛网膜下腔出血相似,常表现为头痛、呕吐,有脑膜刺激征,无明显瘫痪,可有对侧中枢性面舌瘫。有时可因头痛在CT检查时偶然发现。

2.脑干出血

约占全部脑出血10%,绝大多数为脑桥出血,偶见中脑出血,延髓出血极为罕见。由于脑干为生命中枢,本部位出血病死率极高。

(1)脑桥出血:基底动脉脑桥支破裂所致。出血灶位于脑桥基底部和被盖部间,小量出血者出血常先自一侧脑桥开始,表现突然头痛、呕吐,轻度意识障碍,出血侧面瘫和对侧肢体迟缓性偏瘫(交叉性瘫痪)。头和双眼转向非出血侧,呈"凝视瘫肢"状。如为大量出血(血肿≥5mL),且波及两侧脑桥,则出现双侧面瘫和四肢瘫痪,发病后患者很快进入昏迷状态。双下肢出现病理反射,少数为痉挛性或呈去脑强直,眼球正中位固定或双眼偏向一侧,为针尖样瞳孔,对光反射迟钝或消失,此征为脑桥出血特征症状。持续高热(体温≥39℃),伴全身多汗,因出血阻断丘脑下部对体温的调节。由于脑干呼吸中枢受影响,常出现呼吸节律障碍和呼吸困难。此型患者多于发病48小时内死亡。

（2）中脑出血：如单侧出血，则表现为病灶同侧动眼神经瘫痪，病灶对侧偏瘫（Weber 综合征）。出血量大者很快出现意识障碍、四肢迟缓性瘫痪，可迅速死亡。中脑导水管闭塞可引起颅内压增高和脑积水。

（3）延髓出血：多由动静脉畸形或海绵状血管瘤引起。轻者可表现为不典型的 Wallenberg 综合征。重症可突然意识障碍，血压下降，呼吸节律不规则，心律失常，继而死亡。

3.小脑出血

约占脑出血的 10%，是小脑齿状核动脉破裂所致。首发症状为急剧眩晕，伴有剧烈后头部疼痛及频繁呕吐，而无肢体瘫痪。早期意识清楚或有轻度意识障碍，有眼震、站立和行走不稳，向患侧倾倒，肢体共济失调，吞咽及发音困难，四肢锥体束征。如出血量较大，则出现瞳孔散大、中枢性呼吸困难、枕骨大孔疝乃至死亡。少数暴发性大量出血患者发病迅速，短期内昏迷，出现脑干受压征、眼肌麻痹和小脑扁桃体下疝或急性脑积水表现，预后极为不良。

4.脑叶出血

占脑出血的 5%～10%，常由脑动静脉畸形、Moyamoya 病、血管淀粉样病变、肿瘤等引起，高血压性脑出血少见。多为活动状态下突然发病，出现头痛、呕吐、不同程度意识障碍，昏迷少见。脑叶出血者常表现癫痫，可在发病时或病程中发生。不同部位出血表现有较大差别：

（1）额叶出血：前额疼痛、呕吐、痫性发作较多见；对侧偏瘫、共同偏视、精神异常、智力减退等；优势半球出血时可出现 Broca 失语。

（2）顶叶出血：偏瘫较轻，而对侧偏身感觉障碍显著；对侧下象限盲；优势半球出血时可出现混合性失语，左右辨别障碍，失算、失认、失写（Gerstmann 综合征）。

（3）颞叶出血：表现为对侧中枢性面舌瘫及以上肢为主的瘫痪；对侧上象限盲；有时有同侧耳前部疼痛；优势半球出血时可出现 Wernicke 失语；可有颞叶癫痫、幻嗅、幻视。

（4）枕叶出血：主要症状为对侧同向性偏盲，并有黄斑回避现象，可有一过性黑矇和视物变形；有时有同侧偏瘫及病理征。

5.脑室出血

占脑出血的 3%～5%，为脑室内脉络丛动脉或室管膜下动脉破裂出血，血液流入脑室内所致，又称原发性脑室出血；或由上述脑实质出血破溃入脑室，称为继发性脑室出血。本型表现为突然头痛、呕吐，如出血量较大可迅速进入昏迷或昏迷逐渐加深，双侧瞳孔缩小，四肢肌阵发性痉挛，病理反射阳性，早期即出现去大脑强直，脑膜刺激征阳性；常出现丘脑下部受损的症状及体征，如上消化道出血、中枢性高热、大汗、应激性溃疡、急性肺水肿、血糖增高、尿崩症等。如出血量小可仅表现为头痛、呕吐、脑膜刺激征阳性，无局限性神经体征，临床上易误诊为蛛网膜下腔出血，需通过头颅 CT 扫描来确定诊断，一般预后良好，甚至可完全恢复。

（三）辅助检查

1.血液检查

脑出血患者血常规检查常可见白细胞增高，超过 $10 \times 10^9/L$ 以上者占 61%～86.3%；尿素氮、肌酐均可较正常为高。

2.尿液检查

急性脑血管病时常可发生轻度糖尿与蛋白尿。

3.脑脊液检查

脑出血由于脑水肿颅内压力一般较高。如临床诊断明确,则不做腰椎穿刺以防脑疝。疑有小脑出血者更不可做腰椎穿刺。如出血与缺血鉴别上存在困难时应审慎地做腰椎穿刺。脑出血患者的脑脊液在发病6小时后80%以上由于血自脑实质内破入到脑室、蛛网膜下腔系统而呈血性;蛋白增高,脑脊液压力一般高于200mmH$_2$O。由于脑实质内出血不一定均流入脑脊液或需数小时才破入脑室蛛网膜下腔系统,故脑出血起病初期,腰椎穿刺时脑脊液中可无红细胞,数小时后复查脑脊液仍不含血者仅占10%左右。

4.CT检查

CT是确认脑出血的首选检查。早期血肿在CT上表现为圆形或椭圆形的高密度影,边界清楚。MRI对幕上出血的诊断价值不如CT,对幕下出血的检出率优于CT。MRI的表现主要取决于血肿所含血红蛋白量的变化。发病1日内,血肿呈T$_1$等或低信号,T$_2$呈高或混合信号;第2日~1周内,T$_1$为等或稍低信号,T$_2$为低信号;第2~4周,T$_1$和T$_2$均为高信号;4周后,T$_1$呈低信号,T$_2$为高信号。CT和MRI,不仅能早期显示颅内、脑内出血的部位、范围、数量,明确鉴别脑水肿、梗死,了解血肿溃破进入脑室和(或)蛛网膜下腔,有助于处理的决策和诊断预后,有时也能提示病因,如血管畸形、动脉瘤、肿瘤等。

(四)治疗要点

若病情和检查所见均难以鉴别时,则暂按脑出血处理较为安全,同时严密观察并随访,进一步明确诊断。对已发生脑出血的患者,首先应加强脑出血急性期的一般处理,同时根据病情采取以下治疗:①保持安静,防止继续出血。②积极抗水肿,降低颅内压,维持生命体征。③及早进行康复治疗,降低致残率。④调整血压,改善循环,加强护理,防止并发症。

(五)观察要点

(1)密切观察患者病情,尤其是生命体征、神志、瞳孔的变化,及早发现脑疝的先兆表现,一旦出现,应立即报告医师及时抢救。

(2)告知患者药物的作用与用法,注意观察药物的疗效与不良反应,发现异常情况,及时报告医师处理。

(六)护理要点

1.常规护理

(1)一般护理:患者绝对卧床休息4周,抬高床头15°~30°,以促进脑部静脉回流,减轻脑水肿;患者取侧卧位或平卧头侧位,防止呕吐物反流引起误吸。脑出血急性期患者应尽量就地治疗,避免不必要的搬动,并注意保持病房安静,严格限制探视。帮助患者翻身时,注意保护头部,动作宜轻柔缓慢,以免加重出血,避免咳嗽和用力排便。神经系统症状稳定48~72小时后,患者即可开始早期康复锻炼。

(2)饮食护理:急性期患者应给予高蛋白、高维生素、高热量饮食,并限制钠盐摄入(<3g/d)。有意识障碍、消化道出血的患者宜禁食24~48小时,然后酌情给予鼻饲流质,如牛奶、豆浆、藕粉、蒸蛋或混合匀浆等,4~5次/日,每次约200mL。恢复期患者应给予清淡、低盐、低脂、适量蛋白质、高维生素食物,戒烟酒,忌暴饮暴食。

(3)心理护理:主动关心患者与家属,耐心介绍病情及预后,消除其紧张、焦虑、悲观、抑郁等不良情绪,保持患者及家属情绪稳定,并能积极配合抢救与治疗。

2.专科护理

(1)症状护理

①对神志不清、躁动或有精神症状的患者,床应加护栏,并适当对其约束,防止跌伤。

②注意保持患者呼吸道通畅。及时清除口鼻分泌物,协助患者轻拍背部,以促进痰痂的脱落排出,但急性期应避免刺激咳嗽,必要时可给予负压吸痰、吸氧及定时雾化吸入。

③协助患者完成生活护理。按时翻身,保持床单干燥整洁,保持皮肤清洁卫生,预防压疮的发生;如有闭眼障碍的患者,应涂四环素眼膏,并用湿纱布盖眼,保护角膜;昏迷和鼻饲患者应做好口腔护理,2次/日。有尿便失禁的患者,注意及时用温水擦洗外阴及臀部,保持皮肤清洁、干燥。

④有吞咽障碍的患者,喂饭、喂水时不宜过急,遇呕吐或反呛时应暂停喂食,防止食物呛入气管引起窒息或吸入性肺炎,对昏迷等不能进食的患者可酌情予以鼻饲流质。

⑤注意保持患者瘫痪肢体功能位置,防止足下垂,按摩患肢,防止手足挛缩、变形及神经麻痹,病情稳定后应尽早开始肢体功能锻炼和语言康复训练,以促进神经功能的早日康复。

⑥中枢性高热的患者先行物理降温,如温水擦浴、酒精浴、冰敷等,效果不佳时可给予退热药,并注意监测和记录体温的情况。

(2)用药护理

①颅内高压患者使用20%甘露醇静脉滴注脱水时,要保证绝对快速输入,20%的甘露醇100～500mL要在15～30分钟内滴完,注意防止药液外漏,并注意尿量与血电解质的变化,尤其应注意有无低血钾发生。患者每日补液量可按尿量加500mL计算,在1500～2000mL以内,如有高热、多汗、呕吐或腹泻者,可适当增加入液量。每日补钠50～70mmol/L,补钾40～50mmol/L。防止低钠血症,以免加重脑水肿。

②严格遵医嘱服用降压药,不可骤停和自行更换,亦不宜同时服用多种降压药,避免血压骤降或过低致脑供血不足。应根据患者的年龄、基础血压、病后血压等情况判定最适血压水平,缓慢降压,不宜使用强降压药(如利舍平)。

③用地塞米松消除脑水肿时,因其易诱发上消化道应激性溃疡,应观察患者有无呃逆、上腹部饱胀不适、胃痛、呕血、便血、黑便等,注意胃内容物或呕吐物的性状;鼻饲流质的患者,注意观察胃液的颜色是否为咖啡色或血性,必要时可做隐血试验检查,如发现异常及时通知医师处理。

④躁动不安的患者可根据病情给予小量镇静、镇痛药;患者有抽搐发作时,可用地西泮静脉缓慢注射,或口服苯妥英钠。

3.健康指导

(1)避免情绪激动,去除不安、恐惧、愤怒、抑郁等不良情绪,保持正常心态。

(2)给予低盐、低脂、适量蛋白质、富含维生素与纤维素的清淡饮食,多吃蔬菜、水果,少食辛辣、刺激性强的食物,戒烟酒。

(3)生活有规律,保持排便通畅,避免排便时用力过度和憋气。

(4)坚持适度锻炼,避免重体力劳动,如坚持做保健体操、散步、打太极拳等。

（5）尽量做到日常生活自理，康复训练时注意克服急于求成的心理，做到循序渐进、持之以恒。

（6）定期复查血压、血糖、血脂、血常规等项目，积极治疗原发性高血压、糖尿病、心脏病等原发性疾病。如出现头痛、呕吐、肢体麻木无力、进食困难、饮水呛咳等症状时需及时就医。

四、蛛网膜下腔出血

蛛网膜下腔出血（SAH）是指脑底部或脑表面血管破裂后，血液流入蛛网膜下腔的一种病理状态。临床上将 SAH 分为损伤性和非损伤性（自发性）两大类。非损伤性又分两种：由于脑底部或脑表面的血管发生病变、破裂，血液直接流入或主要流入蛛网膜下腔时称为原发性 SAH；脑实质出血后，血液穿破脑组织而进入脑室或蛛网膜下腔则称为继发性 SAH。

（一）病因及发病机制

1.病因

最常见的病因是先天性颅内动脉瘤（50%～80%），其次是脑血管畸形，以及高血压、动脉粥样硬化、血液病、脑动脉炎等。

2.发病机制

脑动脉瘤好发于动脉交叉部，常位于脑底动脉环上。特别是大脑前动脉与前交通动脉，颈内动脉和后交通动脉分叉处最常见。当用力、情绪激动时，血管可发生破裂，血液流入蛛网膜下腔，刺激脑膜，引起颅压增高。

（二）临床表现

（1）高危人群：各年龄组都可发病，40～70 岁多见。

（2）诱发因素：常在用力或情绪激动时诱发。

（3）起病急骤，症状常于数分钟内达高峰。最常见的症状是以头部极其剧烈的疼痛开始，患者常描述为劈裂样头痛，伴呕吐。部分患者意识清楚，但烦躁不安。部分患者意识障碍。最具特征性的体征为脑膜刺激征阳性，表现为颈项强直、Kernig 征及 Brudzinski 征阳性。脑神经损害以一侧动眼神经麻痹常见，提示该侧后交通动脉瘤破裂。若无脑实质继发出血，患者很少出现偏瘫、失语等神经定位体征。

（4）再出血发生率高，常发生在发病后 24 小时至 2 周内，1 个月内再出血发生率约 33% 或以上，6 个月内约 50%，6 个月后仅约 3%。

（三）辅助检查

1.脑脊液（CSF）检查

血性 CSF 为本病特征之一，压力高，外观呈均匀一致血性。但腰穿有诱发脑疝和再出血的可能，慎做。

2.CT 检查

这是确诊 SAH 的首选方法。24～48 小时内约 90% 可见脑沟、脑池或外侧裂池、脑室内等有高密度影。

3.脑血管造影

可进一步查找病因及确定手术方案。目前多采用数字减影法全脑血管造影。

（四）诊断要点

对突然出现的剧烈头痛、呕吐、脑膜刺激征阳性的患者，若脑脊液检查显示压力升高、呈均匀一致血性，结合头颅 CT 可基本确诊。

（五）治疗要点

治疗原则：制止继续出血，防止继发性脑血管痉挛，对症处理，去除出血原因。

1.防止再出血

（1）诱因控制：严格绝对卧床休息 4～6 周；尽量避免一切可能使患者的血压和颅内压增高的因素，包括用力排便、用力咳嗽、情绪激动等。抽搐会增加再出血风险，对头痛和躁动不安者应用足量的止痛、镇静剂，以保持患者安静休息。

（2）止血药物：抗纤维蛋白溶解剂可防止动脉瘤周围的血块溶解，以免引起再度出血。常用：①6-氨基己酸（EACA）4～6g 溶于 100mL 生理盐水或 5％葡萄糖液中静脉滴注（简称静滴），15～30 分钟内滴完，然后持续静滴 1g/h，维持 12～24 小时，以后每日静滴 24g，持续 7～10 天，之后逐渐减量至 8g/d，共用 3 周左右。肾功能障碍者慎用 EACA，不良反应为增加血栓形成、发生脑积水的可能；②止血环酸、止血芳酸衍化物，作用较 EACA 强 8～10 倍，每次 250～500mg 加入 5％葡萄糖液中静滴，每日 1～2 次。

2.防止继发性脑血管痉挛

发病后立即持续静脉微泵注射尼莫地平，使用 7～10 天后，改为口服。

3.降低颅内压

静滴甘露醇。

4.手术治疗

对颅内动脉瘤、颅内动静脉畸形，可采用手术切除、血管内介入治疗。

（六）常用护理诊断/问题

1.头痛

与蛛网膜下腔出血致颅内压增高、血液刺激脑膜、继发血管痉挛有关。

2.焦虑

与突然发疾病而造成头痛、卧床休息有关。

3.恐惧

与病情稳定后做 DSA 检查及手术有关。

4.潜在并发症

再出血、迟发性脑血管痉挛、脑疝、脑积水。

（七）护理要点

1.休息与体位

患者绝对卧床休息 4～6 周，限制探视，减少刺激，保证充分休息。避免剧烈活动和用力排便。避免精神刺激。

2.严密监护

密切监护患者神志、瞳孔、生命体征、头痛、呕吐、抽搐等症状和体征变化。预防并发症发生，一旦发生并发现，应及时通知医生处理。

（1）再出血：是 SAH 致命并发症。该并发症与出血破裂处形成的血凝块中的纤维蛋白被溶解有关,表现为病情稳定时,患者突然再次出现剧烈头痛、呕吐、抽搐发作、脑膜刺激征阳性等。

(2)迟发性脑血管痉挛:由血液流入蛛网膜下腔后,刺激脑膜和血管引起。在出血后不久可出现早发性脑血管痉挛,数十分钟至数小时后可缓解。但迟发性脑血管痉挛可发生在出血后4~15天,可继发脑梗死。

(3)脑疝:出血持续发生,血液流入蛛网膜下腔,颅内压力增加,严重时导致脑疝。

(4)脑积水:蛛网膜下腔内的血块阻塞蛛网膜粒或出血刺激脑膜引发无菌性脑膜炎,使蛛网膜粘连,导致脑脊液吸收功能障碍,出现不同程度的脑积水。

3.用药护理

在使用尼莫地平治疗过程中患者可能出现头晕、头痛、血压下降等症状。使用抗纤维蛋白溶解剂时,需观察是否有血栓形成的情况,如下肢静脉血栓、肺栓塞、脑血栓、急性心梗、肾静脉血栓等。

4.心理护理

耐心向患者解释头痛的原因,说明休息及避免各种诱因的重要性。告知患者再出血的高风险,使患者积极配合治疗和护理。

5.健康指导

(1)女性患者1~2年内应避免妊娠及分娩。

(2)使患者明白再次出血的危害性。指导患者避免诱发因素,如剧烈活动、用力喷嚏、用力咳嗽、用力排便、情绪激动、饮酒等。使患者配合医生及早做好脑血管造影或必要时手术治疗。

第二节　肺结核

肺结核(PTB)是由结核分枝杆菌复合群[主要包括人型结核分枝杆菌(MTB)、牛型分枝杆菌、非洲型分枝杆菌]引起的一种以慢性肉芽肿性炎(尤其是干酪坏死性肉芽肿性炎)为病理特征的慢性传染病,约占所有结核病例的80%。绝大部分因吸入感染的飞沫而传播。

持续不缓解的咳嗽是肺结核最常见的症状,出现率高达95%;其他主要症状包括发热、体重下降及盗汗三联症,分别占有症状者的75%、55%及45%,大约20%活动性肺结核无明显症状。

肺结核是可治愈性疾病,如果不给予治疗,涂阳患者10年死亡率为70%,培阳(涂阴)患者则为20%。根据WHO全球报告,初发结核成功治疗率为83%,我国高于全球水平,达94%;利福平耐药结核(RR-TB)及广泛耐药结核病(MDR-TB)成功治疗率仅仅55%,与全球水平55%持平;广泛耐药结核[XDR-TB,感染的病原菌至少对异烟肼(INH)和利福平(RFP)耐药,同时对任何一个氟喹诺酮类药物耐药,以及至少对一个可注射性二线抗结核药物耐药]预后极差,全球成功完成治疗者为28%,我国为22%。

一、病因及发病机制

(一)病因

结核病是由结核分枝杆菌复合群(包括MTB、牛型分枝杆菌、非洲型分枝杆菌)引起,复合群的其他成员田鼠分枝杆菌、海豹分枝杆菌和羊分枝杆菌很少引起人类疾病。确定分枝杆菌属的主要表型特征是"抗酸性"，即苯酚品红或碱性槐黄着色后抵抗酸-醇混合物脱色作用的能力。

1.传染源

痰涂片阳性患者每毫升痰中含有 5000～10 000 个 MTB，是主要传染源；痰涂片阴性者也造成约 25% 的人群感染。传染源的传染性与下列因素有关：

（1）呼出气中可培养病原体的存在。呼出气中病原体的变化极大，与痰涂片结果不相关。

（2）肺中所含病原体的数目。这可以从疾病的严重程度和影像学形态来推断，可更直接地从痰液显微镜检查估计。

（3）抗结核联合化疗的使用。2 周有效化疗可以减少痰中 99% 以上 MTB，甚至高达 99.9%。

（4）菌株差异。例如，耐异烟肼的菌株比完全敏感的菌株致病力弱。

2.传播途径

MTB 通过含该菌的气溶胶传播。咳嗽是产生气溶胶的最有效机制，并由此产生飞沫，非咳嗽的其他用力呼气动作，如打喷嚏、大喊大叫、唱歌、大声说话，在一定程度上都涉及气流突然加速，扰乱液体表面或黏液丝，可产生气溶胶粒子。简单的动作，如咳嗽时盖住口，可以通过改变气流中液滴的方向而减少飞沫核的形成。MTB 的传播受下列因素的影响：传染源的特征，特别是细菌负荷；传染源与潜在受者的接近程度以及他们所共享空气的情况；病原体的传染性，即在新宿主肺或其他部位生存的能力。

3.易感人群

MTB 的易感性是高度可变的。多数结核接触者调查报告显示，40%～60% 的结核病例密切接触者受到感染，可通过结核菌素皮肤试验（TST）的转阳，或 γ-干扰素（IFN）释放试验由阴转阳证实。但有研究表明，足够长的暴露时间可使所有被暴露者感染。

4.环境因素

除了 MTB 自然死亡，正常情况下影响飞沫核中 MTB 传染性的因素是通过通风或过滤移除 MTB，以及使其暴露于紫外线而杀灭。

（二）发病机制

结核病的病理反应与宿主对入侵 MTB 的反应密切相关。大多数感染 MTB 者固有免疫或适应性免疫机制限制病原体的生长，从而限制感染。发病有两个阶段：感染的获得和结核病的后续发展。结核病可从感染到疾病的早期直接进展而来（感染后第一年内有 3%～10% 的概率发病），也可能在感染多年后晚期进展而发病（感染一年之后有近 5% 的人在今后一生中某个时点进展为活动性结核病）。人类免疫缺陷病毒（HIV）感染人群的结核发病概率更是远高于普通人群，感染结核者发生结核病的风险如表 1-2-1 所示。

表 1-2-1　结核感染人群进展到活跃结核的危险因素

危险因素	相对危险度/风险比[a]
新近感染（<1 年）	12.9
纤维性病变（自然愈合）	2～20

危险因素	相对危险度/风险比[a]
合并症及医源性原因	
HIV 感染	21～30
硅肺	30
慢性肾衰及血透	10～25
糖尿病	2～4
静脉使用成瘾药物	10～30
免疫抑制治疗	10
肿瘤坏死因子 α 抑制剂	4～5
胃切除术	2～5
空肠回肠改道术	30～60
移植后期(心、肾)	20～70
吸烟	2～3
营养不良、重度体重下降	2

注：[a] 陈旧感染＝1。

1.MTB 的胞内运输

研究揭示致病性分枝杆菌得以在吞噬细胞内(包括巨噬细胞)生存和复制的机制在于干扰吞噬体的成熟过程，而巨噬细胞可与溶酶体发生融合，从而杀灭和消化病原菌。

2.早期分泌抗原 6(ESAT-6)分泌系统 1(ESX-1 蛋白分泌系统)

早期分泌抗原 6(ESAT-6)分泌系统 1(ESX-1)是首先被发现的细菌Ⅶ型分泌系统，也是 MTB 的重要毒力因素。MTB ESX-1 系统分泌的所有蛋白中，ESAT-6 和培养滤液蛋白 10(CFP-10)是目前研究得最为完善的。卡介苗(BCG)中不含这些蛋白，因而使用这些蛋白作为刺激物可增加 IFN-γ 释放实验诊断潜伏性结核感染的特异性。ESX-1 分泌蛋白具有多种功能，而最具特征性的功能在于它们可破坏宿主细胞内膜的完整性。

3.Ⅰ型干扰素的诱导

结核病发病的一个重要机制是诱导Ⅰ型干扰素[IFN-α 和(或)IFN-β]的分泌。研究结核病差异表达基因的全血转录组发现了以干扰素应答基因为主导的转录标签，并且另外的队列验证了上述结论。干扰素转录标签的表达强度与疾病的严重程度相关，且在有效的化疗开始后得到迅速逆转。

4.具有生物活性的分枝杆菌脂质

MTB 长期以来被认为富含脂质，其中包括具有多达 90 个碳原子的酰基链的分枝菌酸。然而，分枝杆菌脂质并非仅仅是作为"蜡状涂层"发挥对药物和其他极性分子的屏障作用，它还能与宿主相互作用，从而参与致病过程。

5.调节凋亡

作为兼性胞内病原体,MTB能改变周围环境,从而利于其生存和生长,其机制之一为抑制细胞凋亡(程序性细胞死亡),延长感染细胞的寿命,使感染细胞内细菌在传播到相邻区域的细胞之前数量增多。

二、病理生理

(一)肉芽肿

由巨噬细胞聚集体构成,通常包含多核巨细胞和"上皮样"巨噬细胞以及不同数量的淋巴细胞,是结核病的典型病理表现之一。肉芽肿有时也包含不同数量的坏死细胞和显微镜及肉眼可见的坏死中心;有的还呈现出干酪样坏死(特征地表现为组织结构的完全丧失和类似奶酪样的纹理),并可发生钙化。中央坏死伴周围多核巨细胞、上皮样细胞及淋巴细胞,抗酸染色阳性。肉芽肿传统上被认为是对宿主具有保护意义的结构,能够隔离细菌,防止播散。然而上述保护性的作用适用于后期发生纤维化和钙化的肉芽肿,早期肉芽肿实际上是通过易化巨噬细胞聚集体内细胞之间的传播,导致细菌数量剧增,从而促进感染。此外,活体显微镜显示肉芽肿内的巨噬细胞和淋巴细胞是动态的,表现为淋巴细胞自由游走于密切排列的巨噬细胞之间。总之,这些研究和其他研究均提示肉芽肿是一种动态结构,随着感染阶段的不同既可能促进病原体传播,也可能对宿主发挥保护作用。

(二)潜伏/休眠与复燃

潜伏感染的状态是结核病最重要特征之一,原因在于大多数人感染后都会呈现潜伏感染状态,并具有在某个时间点发生复燃和进展为活动性结核病的可能。虽然宿主因素(后述)会影响潜伏状态的建立和维持,细菌同样具有高度进化的机制影响潜伏和复燃。近来有大量的研究聚焦于MTB内存在的低氧诱导表达并影响潜伏状态的基因(以细菌的休眠状态作为潜伏感染的研究模型,在这种状态下大部分的细菌群体均未呈分裂活跃状态)。某些MTB的基因表达由休眠生存调节子dosR调控,在低氧时可被迅速诱导而表达,而其他基因统称为持久性缺氧应答元件,被选择性调节。连同复氧可逆转基因表达的证据,以上这些发现为了解MTB如何能可逆地适应环境并改变其代谢和生长状态提供了范例。此外,有证据表明T细胞对这些"休眠"基因编码的蛋白质的应答在潜伏性感染而非活动性结核病的个体内更为常见,这提示前面所阐述的机制是在潜伏性结核感染时才发挥作用的。

相比影响潜伏感染状态,细菌因素对潜伏感染后复燃的影响目前了解得较少。然而,MTB基因组可编码5种蛋白,这类蛋白与"复苏促进因子"(RPFs)家族具有同源性,后者可促进培养时处于生长停滞状态的细菌的生长。

(三)免疫

宿主延缓结核从感染到发病进程的一系列反应是其对抗MTB高度进化的致病机制的重要环节。尽管决定受暴露个体是否会发生感染的机制尚未明确,但影响结核感染后结局的机制却日益清晰。

1.对抗 MTB 的固有免疫机制

虽然固有免疫应答在结核病中起重要作用,有关 HIV 个体的研究以及基于动物模型的研究均提示,仅仅依赖固有免疫不足以控制 MTB 的感染。参与结核病的固有免疫细胞包括单核巨噬细胞、中性粒细胞、树突状细胞、自然杀伤 T 细胞(NKT)和固有 T 淋巴细胞等。结核病固有免疫的分子介质:MTB 诱发生成的细胞因子中,肿瘤坏死因子(TNF)在人类结核病的免疫应答中是必不可少的。类风湿关节炎和其他需要阻断 TNF 活性进行治疗的疾病的患者相较于对照人群,其发生结核病的风险增高达 25 倍,且也更易发生播散性感染。IFN-γ 在结核病的免疫控制中具有重要作用。IFN-γ 缺陷或 IFN-γ 受体缺陷小鼠更易死于快速进展的MTB 感染。而在 IFN-γ 受体突变的患者中结核病的临床症状尤其严重[播散型和(或)复发]。白细胞介素 12(IL-12)为另一个参与结核病固有免疫反应的细胞因子。IL-12 最具特征性的作用为介导 CD4$^+$T 细胞分化为可分泌 IFN-γ 且有助于控制结核病的 1 型 T 辅助细胞(Th1)。维生素 D 可促进人对结核的免疫。一项前瞻性研究发现,若家庭接触了传染性肺结核患者,维生素 D 基线水平较低者更易进展为活动性疾病。

2.对抗 MTB 的适应性免疫机制

(1)CD4$^+$T 细胞是结核免疫的关键细胞。在小鼠中,去除 CD4$^+$T 细胞或干扰其发育(去除 MHC Ⅱ 类分子,因为它可结合抗原肽,是影响 CD4$^+$T 细胞发育过程的关键分子)显著加速感染的致死进程。合并感染 HIV 的患者中,CD4$^+$T 细胞的进行性消耗常伴随结核发病风险增加,且抗反转录病毒治疗在恢复 CD4$^+$T 细胞的同时也降低了结核病的风险。除了增加结核病本身风险,HIV 感染所造成的 CD4$^+$T 细胞的大量消耗也会改变结核病的临床特点,表现为肺外疾病的频率较高而空洞肺部病变的频率较低。

(2)CD8$^+$T 细胞在人类结核病中的作用尚不明确,但它在实验感染的牛和小鼠中却被证明能一定程度上控制 MTB 生长。使用抗 TNF 抗体即英夫利昔单抗治疗类风湿性关节炎会增加患结核病的风险,并减少 CD8$^+$T 细胞一个特定亚群的数量,而后者在体外试验中被证实对 MTB 具有杀菌作用。除了具有对活动性疾病的保护作用,T 细胞对 MTB 抗原的应答反应也是结核菌素皮肤试验(TST)和 IFN-γ 的释放实验(IGRA,如 QuantiFERO-TB 和 T-SPOT-TB)的基础。

(四)外源性与内源性感染

结核病的预防需要发现感染者并对其进行异烟肼预防性治疗。自 20 世纪 90 年代早期开始,MTB 的基因分型已被成功地用于确定结核病究竟是起因于外源性还是内源性感染。基于不同的基因分型标志物和方法的 MTB DNA 指纹识别技术已被用于追踪某个社区中 MTB 的特定菌株。

三、临床表现

(一)肺结核的症状与体征

1.症状

(1)全身症状:肺结核患者常有一些结核中毒症状,其中发热最常见,一般为午后 37.4~38℃的低热,可持续数周,热型不规则,部分患者伴有脸颊、手心、脚心潮热感。急性血行播散性肺结核、干酪性肺炎、空洞形成或伴有肺部感染时等可表现为高热和夜间盗汗。其他全身症状还有疲乏无力、胃纳减退、消瘦、失眠、月经失调甚至闭经等。

(2)咳嗽：常是肺结核患者的首诊主诉，咳嗽三周或以上，伴痰血，要高度怀疑肺结核的可能。肺结核患者以干咳为主，如伴有支气管结核，常有较剧烈的刺激性干咳；如伴纵隔、肺门淋巴结结核压迫气管支气管，可出现痉挛性咳嗽。

(3)咳痰：肺结核患者咳痰较少，一般多为白色黏痰。干酪样液化坏死时也有黄色脓痰，甚至可见坏死物排出。

(4)咯血：当结核坏死灶累及肺毛细血管壁时，可出现痰中带血，如累及大血管，可出现大咯血。肺组织愈合、纤维化时形成的结核性支气管扩张可在肺结核痊愈后反复、慢性地咯血或痰血。

(5)胸痛：胸痛并不是肺结核的特异性表现，靠近胸膜的病灶与胸膜粘连常可引起钝痛或刺痛。

(6)呼吸困难：一般初发肺结核患者很少出现呼吸困难，只有伴有大量胸腔积液、气胸时会有较明显的呼吸困难。支气管结核引起气管或较大支气管狭窄，纵隔、肺门、气管旁淋巴结结核压迫气管支气管也可引起呼吸困难。晚期肺结核，两肺病灶广泛引起呼吸功能衰竭或伴右心功能不全常常出现较严重的呼吸困难。

(7)结核变态反应：可引起全身性过敏反应，临床表现类似于风湿热，主要有皮肤的结节性红斑、多发性关节痛、类白塞病和滤泡性结膜炎、滤泡性角膜炎等，以青年女性多见。非甾体类抗感染药物无效，经抗结核治疗后好转。

总之，肺结核并无非常特异性的临床表现，有些患者甚至没有任何症状，仅在体检时发现。如伴有免疫抑制状态，临床表现很不典型，起病和临床经过隐匿；或者急性起病，症状危重，且被原发疾病所掩盖，易误诊。

2.体征

患肺结核时，肺部体征常不明显且没有特异性。肺部体征常与病变部位、性质、范围及病变程度相关。

(二)肺结核的临床类型和临床表现

1.原发性肺结核(代号Ⅰ型)

人体初次感染结核菌即发病的肺结核，为原发结核感染所致的临床病症，包括原发综合征及胸内淋巴结结核。

原发综合征多见于儿童，本病初期多无明显症状，或起病时略有发热、轻咳或食欲减退；或发热时间可达2～3周，伴有精神不振、盗汗、疲乏无力、饮食减退、体重减轻等现象；也有患者的发病较急，尤其是婴幼儿，体温可高达39～40℃，持续2～3周，之后降为低热。儿童可伴有神经易受刺激、容易发怒、急躁、睡眠不好，甚至腹泻、消化不良等功能障碍表现。肺部检查多无明显的阳性体征，只有在病灶周围有大片浸润或由于支气管受压造成部分或全肺不张时可叩出浊音，听到呼吸音减低或局限性干湿啰音。

2.血行播散性肺结核(代号Ⅱ型)

包括急性血行播散性肺结核(急性粟粒性肺结核)及亚急性、慢性血行播散性肺结核。

急性时患者起病急骤,有高热(稽留热或驰张热),部分病例体温不太高,呈规则或不规则发热,常持续数周或数月,多伴有寒战、周身不适、精神不振、疲乏无力及全身衰弱;常有咳嗽,咳少量痰,气短和肢端发绀,肺部结节性病灶有融合趋向时可出现呼吸困难;部分患者有胃肠道症状,如胃纳不佳、腹胀、腹泻、便秘等。少数患者并存结核性脑膜炎,急性粟粒性肺结核并存脑膜炎者可占 67.7%。常有头疼、头晕、恶心、呕吐、羞明等症状。亚急性血行播散性肺结核患者的症状不如急性显著而急骤。不少患者有反复的、阶段性的发热、畏寒,或者有慢性结核中毒症状,如微汗、失眠、食欲减退、消瘦等。有些患者有咳嗽、胸痛及血痰,但均不严重。慢性血行播散性肺结核由于病程经过缓慢,患者机体抵抗力较强,代偿功能良好,症状不如亚急性明显。

3.继发性肺结核(代号Ⅲ型)

这是青年肺结核病中的一个主要类型,包括以浸润、增殖、干酪和慢性纤维空洞(简称慢纤空,下同)等为主要表现的肺结核。

该类型主要是由于初次感染后的结核菌重新活动而发病,少数可为外源性再感染。临床上由于机体免疫状态的不同而在病理上变化多样,表现为渗出性浸润性病灶、增殖性病灶、干酪性肺炎、纤维空洞性病变、结核球等,常是多种病灶并存,以某种表现为主。继发性肺结核常有干酪样坏死和空洞形成,排菌量大,是主要的传染源,在流行病学上具有重要的意义。

四、诊断要点

(一)影像学诊断

影像学检查是诊断肺结核最基本的方法,可以确定病变部位、范围、性质,评价治疗转归具有重要价值。

正侧位 X 线胸片,是常规检查方法,可以清晰显示肺内病变。肺结核病变好发于双肺上叶尖段、上叶后段、下叶尖段及后基底段,由于结核病多呈慢性经过,因此经常渗出、增殖、硬结、钙化等多种性质病变并存,病变进展、吸收缓慢;病变干酪液化经支气管排出后形成空洞病变,并伴有引流支气管像,病变沿支气管播散是结核病恶化的常见表现。急性粟粒型肺结核时,肺内粟粒状阴影其分布、大小及密度均匀一致;亚急性及慢性血行播散时,多分布在上、中肺野,下肺病变较少,部分病变可见钙化。

CT 检查能提供横断面的图像,减少重叠影像,可以发现隐蔽的病变而减少微小病变的漏诊;比普通胸片更早期显示微小的粟粒结节;能清晰显示各型肺结核病变特点和性质,与支气管关系,有无空洞以及病变进展或吸收好转的变化;能准确显示纵隔淋巴结有无肿大。CT 检查常用于对肺结核的诊断以及与其他胸部疾病的鉴别诊断,也可用于引导穿刺活检、引流和介入性治疗等。

(二)细菌学诊断

1.痰涂片法

标本涂片抗酸染色法是应用最长久、最广泛、最为简便的检测结核分枝杆菌的方法。具有简便、快速、价廉、特异性高等优点,对结核病早期诊断起着重要作用。但痰标本直接涂片的阳性检出率不高,一般在 30%～40%,痰液中菌量必须多于 $5×10^6/L$ 才能检出,并且与痰标本的质量、检测者的技术和责任心等有关。浓缩集菌后抗酸染色能提高检测的敏感度,敏感度可达 60%～70%。抗酸染色法简单易行,节约时间,但敏感度不高,并且无法区分结核分枝杆菌和非结核分枝杆菌,以及死菌与活菌。

2.痰结核分枝杆菌培养法

培养法结核分枝杆菌检出率高于涂片法,传统培养法采用固体培养基,其中改良罗氏培养基(L-J)应用最广泛,同时可以进行菌种的初步鉴定,是结核病诊断的"金标准",但需 4～6 周才能出结果,加上药敏试验还需 4 周,费时太长,影响临床及时诊断应用。7H9、7H10、7H11 液体变色培养基将结果提前 1～2 周,阳性率与改良罗氏培养基相似,但仍不能完全满足临床需要。

3.聚合酶链反应(PCR)和其他核酸体外扩增技术

PCR 是一种根据 DNA 复制原理设计的体外 DNA 或 RNA 扩增方法,自 1989 年引入结核病的诊断以来,很快成为结核病诊断领域中备受关注的焦点。经过数年的努力,方法不断完善,已成为灵敏、特异、快速检测结核分枝杆菌的方法。PCR 的技术操作并不复杂,但要求较高的实验条件和技术质量控制。已开发出新的 PCR 技术,如反转录 PCR、巢式 PCR、单管巢式反转录 PCR、实时荧光 PCR、酶联 PCR 等,在一定程度上提高了 PCR 方法的敏感度和特异度。PCR 的特异性关键取决于所选靶序列的特异度,目前较多选用 HSP65 基因片段作为扩增的基础。PCR 的敏感度很高,一般可以检出 1～100fg 的纯化的 DNA,相当于 1～20 个结核分枝杆菌,PCR 还可以检出培养阴性标本中的结核分枝杆菌 DNA,从而大大提高了以传统方法结核分枝杆菌阴性结核病诊断的准确率。但临床上存在一定的假阳性,有待进一步解决。

(三)免疫学诊断

1.结核菌素皮肤试验

结核菌素皮肤试验应用近一个世纪,曾经是长期以来用以快速诊断结核感染的唯一手段。以结核分枝杆菌纯蛋白衍生物为抗原,0.1mL(51U)皮内注射于前臂屈侧中上部 1/3 处,48～72 小时观察和记录结果。手指轻触硬结边缘,测量硬结的横径和纵径,得出平均直径=(横径+纵径)/2,而不是测量红晕直径,硬结为特异性变态反应,而红晕为非特异性反应。硬结直径≤4mm 为阴性,5～9mm 为弱阳性,10～19mm 为阳性,≥20mm 或虽<20mm 但局部出现水泡和淋巴管炎为强阳性反应。

该方法最大的优点是价格低廉,操作方便,不受时间和空间的限制,可以在人群中大面积进行。但该方法存在许多不足之处,如需要受试者回访,皮试的操作和结果的解释存在主观臆断性,可能会激发记忆性免疫反应等。但其最主要的缺点是其结果受 BCG 接种的影响。我国属结核病高流行国家,实行 BCG 普遍接种的策略,使结核菌素试验方法出现了较高的假阳性率,诊断特异性较低。其次,结核菌素试验对近期免疫受抑制的患者特别是合并 HIV 感染者、重症疾病者、年幼儿童及营养不良者,缺乏足够的灵敏度。目前国内外学者通过动物模型或临床试验研究纯化抗原、合成多肽和重组蛋白,筛选仅致病性结核分枝杆菌表达而 BCG 不表达的、诱导皮肤迟发型变态反应(DTH)的特异抗原,以期研发新的结核皮肤诊断试剂。

2.血清学检测

血清学诊断一般是以结核分枝杆菌菌体特异性蛋白作为抗原,检测血清中其特异性抗体的存在而对结核病做出诊断,特点是简便快速,易获得标本,但受所选用蛋白特异性及患者免疫状态等因素的限制,其敏感性及特异性均未达到理想水平,仅作为辅助性诊断依据。近年来研究较多的抗原有 38kD、脂阿拉伯甘露糖(LAM)、A60 抗原 30/31kD 等,为提高其诊断价值,不少作者主张采用数种特异性抗原联合应用,以期提高其敏感性和特异性。

3.体外干扰素-γ 检测

1991 年澳大利亚学者首先进行了体外干扰素-γ 检测诊断结核病的研究,并证实其敏感性和特异性均高于结核菌素皮肤试验。其原理是人体初次感染结核分枝杆菌后使 T 淋巴细胞转化为记忆 T 淋巴细胞,当人体再次接触结核分枝杆菌后,会迅速产生效应 T 淋巴细胞,释放多种细胞因子,其中干扰素-γ 是最关键的细胞因子。在机体外用结核分枝杆菌特异抗原刺激受试者外周血单个核细胞(PBMC),若其中含有记忆 T 淋巴细胞,就会分泌大量 IFN-γ,然后用酶联免疫吸附分析(ELISA)或酶联免疫斑试验(ELISPOT)检测 IFN-γ 浓度或计数分泌IFN-γ 的细胞数量。若其中不含有记忆 T 淋巴细胞,则不会检测到大量的 IFN-γ。体外干扰素-γ 检测最关键的是抗原的选择。目前的体外干扰素-γ 检测多采用 ESAT-6 和 CFP-10 这两种结核分枝杆菌特异抗原。近 10 年该方法得到普遍认可,并生产出商用试剂盒。体外干扰素-γ 检测除特异性较高外,还有以下一些优点:结果判读较为客观;24～48 小时可完成;不需受试者回访;在体外操作不会激发记忆性免疫反应。但其最大的缺点是价格昂贵,在发展中国家及结核病高感染率国家应用的临床价值受到质疑。

(四)纤维支气管镜检查

纤维支气管镜检查是呼吸系统疾病的重要检查手段,是诊断气管、支气管结核的重要方法。

(1)有助于肺结核、支气管结核、肺癌的鉴别诊断,纤维支气管镜刷检、活检可以显著提高结核分枝杆菌及细胞学的阳性检出率。

(2)可直接观察到支气管内的病变情况,明确气管、支气管结核的临床分期,并进行镜下治疗。

(3)可明确肺不张原因,通过镜下吸痰等治疗措施使肺复张。

(4)协助判断咯血原因及部位,通过镜下治疗达到止血目的。

(五)活体组织检查

包括浅表淋巴结活检、经纤维支气管镜活检、经皮肺穿刺活检、胸膜活检及开胸肺活检。活检可为诊断不明的肺部疾病提供可靠的细菌学及组织学诊断依据。

(六)诊断性治疗

临床对高度怀疑结核病又无结核病诊断确切依据的患者,必要时可行抗结核药物试验治疗,试验性治疗期间应注意:

(1)密切观察患者病情的动态变化,包括体温、症状、体征及影像学变化,每 2～4 周行胸片或 CT 检查。

（2）抗结核药物尽量避免选用具有广谱抗菌作用的药物，如氨基糖苷类、利福类、氟喹诺酮类。

（3）应该联合应用抗结核药物，避免耐药结核病的产生。

（4）注意观察抗结核药物的不良反应，每2～4周复查肝、肾功能、血常规。

五、鉴别诊断

1.肺炎

病史：起病急骤、寒战、高热，患者一般状态较肺结核差，常伴有咳嗽、咳痰，痰的颜色和性质具有特征性，如肺炎双球菌肺炎为铁锈色痰，克雷伯杆菌肺炎为砖红色稠胶样痰，铜绿假单胞菌肺炎为黄脓痰或翠绿色脓痰，厌氧菌性肺炎常咳恶臭脓性痰。

体征：体温38～40℃，呈稽留热，病变部位可闻及湿啰音，多以双下肺及背部为主。

实验室检查：白细胞总数明显升高，中性粒细胞内可见中毒颗粒，痰普通培养可找到致病菌。

影像：病变好发于中下肺野，阴影为斑片状、浓淡不均、边缘模糊不清、不规则，可互相融合，侵及大叶可呈叶性实变，金黄色葡萄球菌肺炎和克雷伯杆菌肺炎时肺内可形成空洞，内有液平，肺内病变短期内（1～2周）进展或吸收较快，支原体肺炎影像常呈游走性，多于2周内消散。

转归：抗感染治疗后症状及体征迅速好转，肺内病变多在2～4周内完全吸收。

2.肺癌

病史：部分患者有长期吸烟史；病程中多无发热；刺激性干咳；反复发作的同一部位的肺炎；痰中反复带血较多见，伴有胸痛、胸闷，发病多无明显诱因。

体征：体温多正常，肿瘤压迫支气管时可闻及干鸣音，引起阻塞性肺炎时远端可闻及湿啰音；晚期常伴有锁骨上淋巴结转移，上腔静脉压迫综合征，Horner综合征，声音嘶哑。

实验室检查：血白细胞正常，血清癌胚抗原（CEA）可有明显增高，痰反复检查癌细胞可获得阳性结果，经纤维支气管镜检查可以发现支气管内的癌性病变，刷检和活检可以提高癌细胞的检出率。

影像：中心型肺癌特点：肺门阴影增大或肿块，密度高而均匀，有长短毛刺，中心极少见钙化，可引起局限性过度充气、肺不张和阻塞性肺炎，右肺上叶中心型肺癌时可呈现"反S征"。周围型肺癌特点：多位于肺前方（上叶前段、中叶和舌段），呈片状或块状阴影，密度均匀，CT值约40～60HU，边缘多见毛刺及切迹，其中常见小溶解区，肿瘤周围肺血管成聚拢状，瘤周围多无卫星病灶，相邻胸膜可见三角形胸膜皱缩影。肺泡细胞癌特点：多发生在双侧中下肺野，影像呈斑片或斑点状影，密度不均匀，肺门部阴影浓密，外周减少，肺纹理增强紊乱，无钙化征象。以上三种肺癌均常见伴纵隔内多组淋巴结肿大，且肿大淋巴结无钙化，常伴有胸腔积液。转归：抗感染治疗症状略见好转或无效，症状及肺内病变呈现进行性恶化。

3.非结核分枝杆菌肺病

非结核分枝杆菌与结核分枝杆菌同属于抗酸杆菌，其引起肺部感染的症状及影像表现极其相似,但其经常抗结核治疗无效,与耐药结核病很难鉴别。其影像学特征为空洞发生率较高,约80%,空洞为多发性,壁较薄,直径多较大(大于4cm),纵隔、肺门淋巴结无肿大,其与肺结核病最终鉴别依据是细菌培养及菌型鉴定。

4.囊状支气管扩张

囊状支气管扩张可形成多发透亮区与结核性多发空洞,临床上需仔细鉴别。囊状支气管扩张自幼年起可出现反复咯血,咳大量黄痰病史,抗感染治疗有效,无明显结核中毒症状。影像学上其多发生在双肺中下肺野,形成多个簇聚的透亮区,大小相似,呈圆形或椭圆形,壁薄(1～2mm),当有继发性感染时小腔内可有多发液平,感染时透亮区周围呈斑片状阴影,抗感染治疗后可于短期内吸收,但透亮区仍存在,CT常见柱状透亮支气管与囊腔相通,且呈支气管分支走行。结核性空洞发生于结核病好发部位,空洞大小不一致,壁厚(多在3mm以上),且薄厚不均匀,周围常伴有纤维索条或硬结、钙化病灶,抗感染治疗无效。临床上尚需反复行痰查找结核分枝杆菌以明确诊断。

六、治疗要点

(一)化学药物治疗

目标是杀菌、防止耐药菌产生,最终灭菌,杜绝复发。

1.原则

早期、联合、适量、规律和全程。整个治疗方案分强化和巩固两个阶段。

(1)早期:一旦发现和确诊结核后均应立即给予化学治疗。早期化学治疗有利于迅速发挥化学药的杀菌作用,使病变吸收和减少传染性。

(2)联合:根据病情及抗结核药的作用特点,联合使用两种以上抗结核药物,以提高疗效,同时通过交叉杀菌作用减少或防止耐药菌的产生。

(3)适量:严格遵照适当的药物剂量用药,药物剂量过低不能达到有效血浓度,剂量过大易发生药物毒副反应。

(4)规律、全程:用药不规律、未完成疗程是化疗失败的最重要原因之一。患者必须严格遵照医嘱要求用药,保证完成规定的治疗期。

2.常用抗结核病药物

根据抗结核药物抗菌作用的强弱,可分为杀菌剂和抑菌剂。血液中(包括巨噬细胞内)药物浓度在常规剂量下,达到试管内最低抑菌浓度的10倍以上时才能起杀菌作用,否则仅有抑菌作用。

(1)异烟肼和利福平:对巨噬细胞内外代谢活跃、持续繁殖或近乎静止的结核菌均有杀菌作用,称全杀菌剂。INH是肼化的异烟酸,能抑制结核菌叶酸合成,可渗透入全身各组织中,为治疗肺结核的基本药物之一。RFP属于利福霉素的衍生物,通过抑制RNA聚合酶,阻止RNA合成发挥杀菌活性。利福霉素其他衍生物利福喷丁(RFT)、利福布汀(RBT)疗效与RFP相似。

(2)链霉素(SM)和吡嗪酰胺(PZA):SM对巨噬细胞外碱性环境中的结核分枝杆菌作用

最强,对细胞内结核分枝杆菌作用较小。PZA 能杀灭巨噬细胞内酸性环境中的结核分枝杆菌。因此,链霉素和吡嗪酰胺只能作为半杀菌剂。SM 属于氨基糖苷类,通过抑制蛋白质合成来杀菌,目前已少用,仅用于怀疑 INH 初始耐药者。PZA 为类似于 INH 的烟酸衍生物,为结核短程化疗中不可缺少的主要药物。

(3)乙胺丁醇(EMB)和对氨基水杨酸钠(PAS):EMB 和 PAS 为抑菌剂。

为使治疗规范化,提高患者的依从性,近年来有固定剂量复合剂出现,主要有卫非特(INH＋RFP＋PZA)和卫非宁(INH＋RFP)。

3.化学治疗的生物机制

(1)作用:结核菌根据其代谢状态分为 A、B、C、D 四群。A 菌群快速繁殖,多位于巨噬细胞外和空洞干酪液化部分,占结核分枝杆菌的绝大部分。由于细菌数量大,易产生耐药变异菌。B 菌群处于半静止状态,多位于巨噬细胞内酸性环境中和空洞壁坏死组织中。C 菌群处于半静止状态,可有突然间歇性短暂的生长繁殖。D 菌群处于休眠状态,不繁殖,数量很少。随着药物治疗作用的发挥和病变变化,各菌群之间也互相变化。通常大多数抗结核药物可以作用于 A 菌群,异烟肼和利福平具有早期杀菌作用,在治疗 48 小时内迅速杀菌,使菌群数量明显减少,传染性减少或消失,痰菌阴转。B 和 C 菌群由于处于半静止状态,抗结核药物的作用相对较差,有"顽固菌"之称。杀灭 B 和 C 菌群可以防止复发。抗结核药物对 D 菌群无作用,须依赖机体免疫机制加以消除。

(2)耐药性:耐药性分为先天耐药性和继发耐药性。先天耐药性为结核分枝杆菌在自然繁殖中,由于染色体基因突变而出现的极少量天然耐药菌。单用一种药物可杀死大量敏感菌,但天然耐药菌却不受影响,继续生长繁殖,最终菌群中以天然耐药菌为主,使该抗结核药物治疗失败。继发耐药性是药物与结核分枝杆菌接触后,有的细菌发生诱导变异,逐渐能适应含药环境。因此,强调在联合用药的条件下,也不能中断治疗,短程疗法最好应用全程督导化疗。

(3)间歇化学治疗:结核分枝杆菌与不同药物接触后产生不同时间的延缓生长期,如接触异烟肼和利福平 24 小时后分别可有 6～9 天和 2～3 天的延缓生长期。在结核分枝杆菌重新生长繁殖前再次投以高剂量药物,可使细菌持续受抑制直至最终被消灭。

(4)顿服:抗结核药物血中高峰浓度的杀菌作用要优于经常性维持较低药物浓度水平的情况。每天剂量 1 次顿服要比每天 2 次或 3 次服用所产生的高峰血药浓度高 3 倍。

4.化学治疗方案

在全面考虑到化疗方案的疗效、不良反应、治疗费用、患者接受性和药源供应等条件下,执行全程督导短程化学治疗(DOTS)管理,有助于提高患者在治疗过程的依从性,达到最高治愈。

(二)对症治疗

1.咯血

咯血是肺结核的常见症状,在活动性和痰涂阳肺结核患者中,咯血症状分别占 30% 和 40%。咯血处置要注意镇静、止血,患侧卧位,预防和抢救因咯血所致的窒息并防止肺结核播散。

2.毒性症状

结核病的毒性症状在合理化疗 1～2 周内可很快减轻或消失,无需特殊处理。结核毒性症状严重者可考虑在有效抗结核药物治疗的情况下加用糖皮质激素。使用剂量依病情而定,一般每日顿服泼尼松 20mg,1～2 周,以后每周递减 5mg,用药时间为 4～8 周。

（三）手术治疗

适应证是经合理化学治疗无效,多重耐药的厚壁空洞、大块干酪灶、结核性脓胸、支气管胸膜瘘和大咯血保守治疗无效者。

肺结核经积极治疗可望临床治愈。愈合的方式因病变性质、范围、类型、治疗是否合理及机体免疫功能等差异而不同,可有吸收(消散)、纤维化、钙化、形成纤维干酪灶、空洞愈合。上述各种形式的愈合使病灶稳定,并停止排菌,结核毒性症状可完全消失,但病灶内仍可能有结核分枝杆菌存活,并有再次活跃、繁殖而播散的可能。若病灶彻底消除,包括完全吸收或手术切除,或在上述愈合方式中确定病灶内已无结核分枝杆菌存活则为痊愈。

七、常见的护理诊断/问题

（一）清理呼吸道无效

与肺部炎症、痰液黏稠、无力咳嗽有关。

（二）气体交换受损

与肺部炎症、痰液黏稠等引起呼吸面积减少有关。

（三）有窒息的危险

与大咯血有关。

（四）体温过高

与结核分枝杆菌引起肺部感染有关。

（五）胸痛

与结核分枝杆菌累及胸膜有关。

（六）营养失调（低于机体需要量）

与结核病患者消耗增加、摄入不足有关。

（七）焦虑、恐惧

与结核病病程长及治疗预后不确定性有关。

（八）疲乏

与结核病毒性症状有关。

（九）知识缺乏

缺乏对疾病发生、发展、治疗等相关知识的了解。

八、护理要点

（一）保持呼吸道通畅

1.痰液观察

观察痰液颜色、性状、气味和量。

2.咳嗽、咳痰的护理

鼓励和协助患者有效咳嗽、咳痰,及时清除口腔和呼吸道内痰液、呕吐物。痰液黏稠不易咳出者,鼓励患者多饮水,每日 1~2L,以湿化气道。病情允许时可扶患者坐起,给予拍背,协助咳痰,必要时吸痰,防止窒息。

3.用药护理

遵医嘱应用止咳药、祛痰药,可采用超声雾化吸入,稀释痰液,促进痰液的排出。

(二)促进有效气体交换

1.环境与休息

(1)保持室内空气清新,温度、湿度适宜。病室环境安静、清洁、舒适。

(2)肺结核患者症状明显,如有高热、咯血症状,或合并胸腔积液者,应卧床休息;恢复期患者可适当增加户外活动,如散步、打太极拳、做保健操等。

2.体位指导

协助患者采取合适体位。对意识障碍患者,如病情允许,可将床头抬高,增加患者肺通气量,或使患者取侧卧位,以预防或减少分泌物吸入肺内。注意每 2 小时变换 1 次体位,以促进肺扩张,减少分泌物淤积在肺部而避免并发症。

3.氧疗护理

呼吸困难伴低氧血症者,遵医嘱给予氧疗。一般采取鼻导管持续低流量吸氧,氧流量 2~3L/min。并发慢性阻塞性肺病的患者,采用鼻导管持续低流量吸氧,氧流量 1~2L/min,避免吸入氧浓度过高而引起二氧化碳潴留。注意观察患者呼吸频率、节律、深浅度的变化,以及皮肤色泽和意识状态有无改变,监测动脉血气分析值,如果病情恶化,准备气管插管和呼吸机辅助通气。

(三)维持机体正常体温

1.体温监测

密切观察患者体温的变化,体温超过 37.5℃的,应每 4 小时测体温 1 次。注意观察体温过高患者的早期症状和体征,体温突然升高或骤降时应随时测量和记录,并及时报告医师。

2.降温护理

患者体温高于 38.5℃时,应采取物理降温,如在额头上冷敷湿毛巾、温水擦浴、乙醇擦拭、冰水灌肠等。如应用药物降温,患者出汗后应及时更换衣服和被褥,保持皮肤的清洁和干燥,并注意保暖。

(四)咯血护理

咯血是肺结核的常见症状,不仅使患者情绪紧张、恐惧,而且大量咯血还可能导致窒息或休克的发生,因此,对咯血患者应严密护理。

1.咯血的特点

咯出来的血常混有痰,泡沫状,色鲜红。咯血前常有喉部瘙痒,并有"呼呼"响声,除非有较多血液咽下,否则粪便潜血阴性。咯血后数天痰中带血。

2.各类咯血的护理和大咯血的抢救

(1)小量咯血。患者应安静卧床休息,口服镇静止咳药物,对频繁咳嗽、痰黏稠不易咳出者,采用雾化吸入,以稀释血块和痰液,使痰便于咳出。每次咯血量较多或有继续咯血倾向者,可静脉注射或静脉滴注止血药。

（2）中量咯血。患者需绝对卧床，可肌注地西泮 10mg 或苯巴比妥 0.1～0.2g，予以镇静。剧烈咳嗽者可口服或皮下注射可待因 0.03g，禁用吗啡。此阶段应积极治疗，防止发展为大咯血。

（3）大咯血。大咯血来势凶猛，随时可能危及生命，所以应就地紧急处理，不宜随意搬运，专人陪护，安慰患者，减少患者恐惧心理。大咯血的抢救配合与护理如下：

①绝对卧床，保持气道通畅，患侧卧位，以免血液在重力作用下进入健侧肺。

②咯血时取俯卧头低位，防止血吸入气道造成窒息。窒息是咯血致死的主要原因，一旦发现患者有胸闷、憋气、唇甲发绀、面色苍白、冷汗淋漓、烦躁不安等窒息征象，应立即使患者取头低脚高位，轻叩其背部，使其迅速排出气道内和口咽部的血块，必要时用吸痰管进行机械吸引，并做好气管插管或气管切开的准备与配合工作，以解除患者呼吸道阻塞。

③药物止血。抗休克治疗止血药物首选垂体后叶素，其药理作用是直接兴奋血管壁平滑肌，使小动脉收缩，减少肺循环血量，使肺血管收缩而达到止血目的。必要时建立两条静脉通路，一条输注止血药物，另一条补充血容量及抗感染治疗，必要时输入新鲜的同型全血，以补充凝血因子。

④咯血严重时应禁食。咯血停止后的饮食应有足够热量，富含维生素且易消化（半流食或流食为宜），禁止进刺激性强的饮食。

⑤保持大便通畅，忌用力排便防止腹压增加，再次发生咯血。

（五）营养支持

肺结核是一种慢性消耗性疾病，需要加强营养来增强机体抵抗力，促进疾病的康复。护理人员应向患者解释加强营养的重要性，每周为患者测 1 次体重并记录，观察患者营养状况的改善及进食情况。应为患者制订全面的饮食营养计划，让患者进食高热量、高蛋白、富含维生素的食物；同时调理饮食，增进患者食欲。

（六）心理护理

患者对结核病往往缺乏正确认识，患病后怕影响生活和工作。因结核病是慢性传染病，需要住院隔离治疗，家人和朋友不能与患者密切接触，加上疾病带来的痛苦，患者常出现自卑、多虑、悲观等情绪。护理人员要做好耐心、细致的解释工作，告诉患者结核病是可以治愈的，向患者介绍有关病情的治疗、护理知识，使患者树立信心。选择适合患者的娱乐消遣方式，丰富患者的生活。疾病急性期则需让患者多休息。同时应做好患者及其家属的工作，保证家属既能做到消毒隔离，又能关心爱护患者，给予患者精神和经济上的支持。

（七）健康教育

1.生活指导

嘱患者戒烟、戒酒；告诉患者应加强营养，多吃蛋白质含量丰富的食物，多吃水果、蔬菜以补充维生素，满足机体的营养需要；合理安排休息，养成规律的生活习惯，保证足够的睡眠；每日进行适量的户外活动，避免劳累；避免情绪波动及呼吸道感染；住处尽可能保持通风、干燥，这样有利于机体的康复。

2.宣传结核病的知识，预防传染

控制传染源，早期发现患者并登记管理、监督用药。切断传播途径，提高群众对结核病的病因、传播途径、治疗和预防的认识,培养人们不随地吐痰的意识。

3.宣传消毒隔离知识,预防医院内感染

(1)患者痰液用含有消毒液的容器盛装,或吐在卫生纸里,放入黄色塑料袋内,收集后统一焚烧处理。

(2)不随地吐痰,咳嗽、打喷嚏时要用手帕遮住口鼻,减少结核分枝杆菌的传播。

(3)排菌传染期患者不要互相串病房,与家人分居、分餐,不到公共场所,外出戴口罩。

(4)病室经常通风。定时开窗通风换气,保持室内空气新鲜,减少室内空气中结核分枝杆菌的数量。

(5)被服衣物在阳光下暴晒 2 小时以上,可杀灭结核分枝杆菌。

(6)餐具煮沸消毒 15 分钟以上。

4.用药指导

向患者及其家属解释病情,嘱患者坚持正确服药。向患者介绍服药方法、药物的剂量和不良反应;详细说明坚持规律用药、全程用药的重要性,以取得患者及其家属的主动配合。

5.定期复查

检查血常规、肝肾功能和胸部 X 线,便于了解治疗效果和病情变化。

第三节　心力衰竭

心力衰竭(简称心衰)是由于各种心脏疾病导致心功能不全的临床综合征。心力衰竭通常伴有肺循环和(或)体循环的充血,故又称之为充血性心力衰竭。

心功能不全分为无症状和有症状两个阶段,无症状阶段是有心室功能障碍的客观指标,如射血分数降低,但无充血性心力衰竭的临床症状,如果不积极治疗,将会发展成有症状心功能不全。

一、临床类型

1.发展速度分类

按其发展速度可分为急性和慢性两种,以慢性居多。

急性心力衰竭常因急性的严重心肌损害或突然心脏负荷加重,使心排血量在短时间内急剧下降,甚至丧失排血功能。临床以急性左心衰竭为常见,表现为急性肺水肿、心源性休克。

慢性心力衰竭(CHF)病程中常有代偿性心脏扩大、心肌肥厚和其他代偿机制参与的缓慢的发展过程。

2.发生部位分类

按其发生的部位可分为左心、右心和全心衰竭。

左心衰竭临床上较常见,是指左心室代偿功能不全而发生的,以肺循环瘀血为特征的心力衰竭。

右心衰竭是以体循环瘀血为主要特征的心力衰竭,临床上多见于肺源性心脏病、先天性心脏病、高血压、冠心病等。

全心衰竭常是左心衰竭使肺动脉压力增高,加重右心负荷,长此以往,右心功能下降、衰竭,即表现出全心功能衰竭症状。

3.功能障碍分类

按有无舒缩功能障碍又可分为收缩性和舒张性心力衰竭。

收缩性心力衰竭是指心肌收缩力下降,心排出量不能满足机体代谢的需要,器官、组织血液灌注不足,同时出现肺循环和(或)体循环瘀血表现。

舒张性心力衰竭见于心肌收缩力没有明显降低,可使心排血量正常维持,心室舒张功能障碍以致左心室充盈压增高,使肺静脉回流受阻,而导致肺循环瘀血。

二、心力衰竭分期

心力衰竭的分期可以从临床上分清心力衰竭的不同时期,从预防着手,在疾病源头上给予干预,减少和延缓心力衰竭的发生,减少心力衰竭的发展和死亡。

心力衰竭分期分为四期。

A 期:心力衰竭高危期,无器质性心脏病、心肌病变或心力衰竭症状,如患者有高血压、代谢综合征、心绞痛、服用心肌毒性药物等,均可发展为心力衰竭的高危因素。

B 期:有器质性心脏病,如心脏扩大、心肌肥厚、射血分数降低等,但无心力衰竭症状。

C 期:有器质性心脏病,病程中有过心力衰竭的症状。

D 期:需要特殊干预治疗的难治性心力衰竭。

心力衰竭的分期在病程中是不能逆转的,只能停留在某一期或向前发展,只有在 A 期对高危因素进行有效治疗,才能减少发生心力衰竭的概率,在 B 期进行有效干预,可以延缓发展到有临床症状心力衰竭。

三、心脏功能分级

(1)根据患者主观症状和活动能力,心功能分为四级。

Ⅰ级:患者表现为体力活动不受限制,一般活动不出现疲乏、心悸、心绞痛或呼吸困难等症状。

Ⅱ级:患者表现为体力活动轻度受限制,休息时无自觉症状,但日常活动可引起气急、心悸、心绞痛或呼吸困难等症状。

Ⅲ级:患者表现为体力活动明显受限制,稍事活动可有气急、心悸等症状,有脏器轻度瘀血体征。

Ⅳ级:患者表现为体力活动重度受限制,休息状态也有气急、心悸等症状,体力活动后加重,有脏器重度瘀血体征。

此分级方法多年来在临床上应用,优点是简便易行,缺点是仅凭患者主观感觉,常有患者症状与客观检查有差距,患者个体之间差异比较大。

（2）根据客观评价指标，心功能分为 A、B、C、D 级。

A 级：无心血管疾病的客观依据。

B 级：有轻度心血管疾病的客观依据。

C 级：有中度心血管疾病的客观依据。

D 级：有重度心血管疾病的客观依据。

此分级方法对轻、中、重度的标准没有具体的规定，需要临床医师主观判断。但结合第一个根据患者主观症状和活动能力进行分级的方案，是能弥补第一分级方案的主观症状与客观指标分离情况的。如患者心脏超声检查提示轻度主动脉瓣狭窄，但没有体力活动受限制的情况，联合分级定为 Ⅰ 级 B。又如患者体力活动时有心悸、气急症状，但休息症状缓解，心脏超声检查提示左心室射血分数（LVEF）为小于 35%，联合分级定为 Ⅱ 级 C。

（3）6 分钟步行试验：要求患者 6 分钟之内在平直走廊尽可能地快走，测定其所步行的距离，若 6 分钟步行距离小于 150m，表明为重度心功能不全，150～425m 为中度，426～550m 为轻度心功能不全。

此试验简单易行、安全、方便，用于评定慢性心力衰竭患者的运动耐力，评价心脏储备能力，也常用于评价心力衰竭治疗的效果。

四、诊断要点

（一）相关检查

1.常规检查

包括全血细胞计数、尿液分析、血生化检查（包括血电解质、血钙、肝功能、肾功能、血糖及糖化血红蛋白、血脂、甲状腺功能、血清铁/总铁结合力）等检查。

2.生物学标志物检查

①血浆利钠肽［B 型利钠肽（BNP）或 N 末端 B 型利钠肽原（NT-proBNP）］测定：是心衰诊断、患者管理及临床事件风险评估中的重要指标。BNP＜35ng/L，NT-proBNP＜125ng/L 时不支持慢性心衰诊断，因其诊断敏感性和特异性低于急性心衰时。利钠肽可用来评估慢性心衰的严重程度和预后。②心肌损伤标志物：心肌肌钙蛋白（cTn）用于诊断原发病，如急性心肌梗死（AMI），也可以对心衰患者做出危险分层。③其他生物学标志物：纤维化、炎症、氧化应激、神经激素紊乱及心肌和基质重构的标记物已广泛应用于评价心衰的预后，如反映心肌纤维化的可溶性 ST2 及半乳糖凝集素-3 等指标在慢性心衰的危险分层中可能提供额外信息。

3.心电图（ECG）检查

心力衰竭患者并无特异性心电图表现，但心电图检查可提供既往心肌梗死（MI）、左心室肥厚、广泛心肌损害及心律失常等信息。判断是否存在心肌缺血、心脏运动不同步，包括房室、室间和（或）室内运动不同步。有心律失常或怀疑存在无症状性心肌缺血时应做 24 小时动态心电图。

4.X 线胸片检查

可提供心脏增大、肺淤血、肺水肿及原有肺部疾病的信息。是确诊左心衰竭肺水肿的主要依据,有助于心衰与肺部疾病的鉴别。

5.二维超声心动图及多普勒超声检查

是诊断心力衰竭最主要的仪器检查,可用于诊断心包、心肌或心瓣膜疾病;定量分析心脏结构及功能各指标;区别舒张功能不全和收缩功能不全;估测肺动脉压;为评价治疗效果提供客观指标。

6.心衰的特殊检查

用于需要进一步明确病因的患者。

(1)核素心室造影及核素心肌灌注和(或)代谢显像:前者可准确测定左心室容量、LVEF及室壁运动。后者可诊断心肌缺血和心肌存活情况,并对鉴别扩张型心肌病或缺血性心肌病有一定帮助。

(2)心脏磁共振检查(CMR):CMR 对心腔容量和室壁运动检测的准确性和重复性较好。疑诊心肌病、心脏肿瘤(或肿瘤累及心脏)或心包疾病时,CMR 有助于明确诊断,为复杂性先天性心脏病患者的首选检查。但费用昂贵,部分心律失常或起搏器植入患者等不能接受 CMR,有一定的局限性。

(3)冠状动脉造影检查:适用于有心绞痛、MI 或心脏停搏史的患者,也可鉴别缺血性或非缺血性心肌病。

(4)经食管超声心动图检查:适用于经胸超声窗不够而 CMR 不可用或有禁忌证时,还可用于检查左心耳血栓,但有症状心衰患者宜慎用该检查。

(5)负荷超声心动图检查:运动或药物负荷试验可检出是否存在可诱发的心肌缺血及其程度,并确定心肌是否存活。

(6)心肌活检:对不明原因的心肌病诊断价值有限,但有助于区分心肌炎症性或浸润性病变。

(7)其他生理功能评价:①有创性血流动力学检查:主要用于严重威胁生命,对治疗反应差的泵衰竭患者,或需对呼吸困难和低血压休克作鉴别诊断的患者;②心脏不同步检查:心功能衰竭常并发心脏传导异常,导致房室、室间和(或)室内运动不同步,心脏不同步可严重影响左心室收缩功能,通常用超声心动图来判断心脏不同步。

(二)功能评定

主要包括心功能、肺功能、运动功能、运动能力、认知功能、营养状态、ADL 及社会生活能力、心理情绪评估及家居和社区环境评定,目的是了解患者功能障碍严重程度,为康复目标的确定、康复治疗方案的制定及康复治疗前后疗效评价提供依据。

五、治疗要点

治疗应该是全面的治疗,包括运动、心理、饮食或营养、教育,以及针对原发疾病的治疗。

(一)运动训练

1.作用

CHF 患者运动耐力提高需经过 4～6 个月监护性运动训练(每周 3～5 次,强度 75%

VO_{2mmax}),最大摄氧量明显提高,安静时和亚极量运动时心率降低,最大心排血量有增高的趋势,左心功能指数在训练后无改变,下肢最大血流量和动静脉氧分压差增大,从而增加下肢氧运输;此外,下肢的血管阻力下降,提示骨骼肌血管收缩力提高是可逆的。尽管心功能有所提高,最大血乳酸水平实际增高,但亚极量运动时骨骼肌乳酸生成和相应的动脉乳酸水平明显降低。运动耐力的提高与安静时及训练后的左心功能无关。

2.作用机制

主要通过外周血管适应性代偿机制以改善血流动力学,从而相对改善心功能。

(1)大肌群的动力性运动使运动肌群的代谢改善,毛细血管的数量(密度)增加,肌氧化酶活性增强,肌收缩的机械效率提高,从而使运动时的血液循环效率提高,相对减少对心脏射血的要求。

(2)长期训练使血液中儿茶酚胺的浓度下降,交感神经兴奋性下降,心率减慢,心肌耗氧量减少,从而有利于心功能的改善。

(3)腹式呼吸训练有利于对肝、脾的按摩,减少内脏淤血和改善内脏功能。

(4)改善血液流变学,减少静脉血栓形成和预防肺炎。

3.运动康复的危险分层

CHF的心脏运动康复存在着一定的风险,在运动康复之前,首先根据美国运动医学会规定的住院患者和院外患者的心脏康复禁忌证排除标准进行筛选,对符合标准的患者必须按表进行危险分层,如表1-3-1所示为2001年美国心脏协会公布了CHF运动疗法的适应证。

表1-3-1 美国心脏协会(AHA)危险分层标准

危险级别	NYHA	运动能力	临床特征	监管及ECG监测
A			外表健康	无须
B	I、II	≤6MET	无充血性心力衰竭表现,静息状态下无心肌缺血或心绞痛,运动试验≤6MET时SBP适度升高,静息或运动时出现阵发性或非阵发性心动过速,有自我调节运动能力	只需在制定的运动阶段(6~12次)中监督、指导及监测
C	≥III	≤6MET	运动负荷≤6MET时发生心绞痛或缺血性ST段压低,运动时SBP低于静息SBP,运动时非持续性室性心动过速(简称室速),有心搏骤停病史,有可能危及生命的情况	运动整个过程需要医疗监督指导和心电监护,直到安全性建立
D	≥III	≤6MET	失代偿心力衰竭,未控制的心律失常,可因运动而加剧病情活动,应重点恢复到C级或更高级	不推荐进行以增强适应性为目的的活动

4.运动方式

运动按骨骼肌收缩分为静态的等长收缩和动态的等张收缩,按能量代谢分为有氧运动和无氧运动。有氧运动指动态的等张收缩,无氧运动指静态的等长收缩。目前,认为有氧运动

（如散步、游泳等）较无氧运动在心血管康复治疗方面的作用更大。另有研究显示，阻力训练（如体操、哑铃等）的作用也相当于有氧运动，尤其可以改善肌肉的长度、容积和耐力。阻力训练是静态与动态相结合的运动，不分有氧与无氧运动，可以增加肌力和运动耐力，适当的阻力训练有助于心力衰竭患者的康复。

5.运动禁忌证

美国运动医学会规定的心脏运动康复禁忌证：①不稳定型心绞痛；②静息时收缩压＞200mmHg 或静息时舒张压＞110mmHg，直立性血压降低＞20mmHg，应逐个病例评估；③静息时心电图表现 ST 段移位＞2mm；④严重主动脉狭窄（收缩压峰值梯度＞50mmHg，且中等体型的个体主动脉瓣口面积＜0.75cm^2）；⑤急性全身系统疾病或发热；⑥未控制的房性或室性心律失常、室性心动过速；⑦近期栓塞史，如血栓性静脉炎；⑧失代偿的心力衰竭；⑨未控制的糖尿病（空腹血糖＞15.0mmol/L 或有严重的低血糖倾向者）；⑩活动期的心包炎或心肌炎等。

6.运动处方

有心肺监护的极量运动试验对 CHF 患者制定运动方案极有价值。运动强度一般采用症状限制性运动试验中峰值吸氧量的 70%～75%。在训练开始，可采用 60%～65% 峰值吸氧量以防止过度疲劳和并发症，也有人研究采用 60%～80%HRmax。但 CHF 患者的特征是心率运动反应障碍。故采用心率作为运动训练强度的指征不太可靠。如果不能直接测定气体代谢，应采用恰当的运动方案以尽可能减少估计峰值运动能力的误差，特别要注意防止高估运动能力而造成训练过度。

主观用力计分（RPE）是根据运动者自我感觉用力程度衡量相对运动水平的半定量指标。是衡量运动强度十分有效的指标，RPE 为 15～16 时，往往是达到通气阈和发生呼吸困难的强度。患者一般可以耐受 RPE 11～13 的强度，运动训练中不应到通气阈和发生呼吸困难的强度，不应该有任何循环不良的症状和体征（表 1-3-2）。

表 1-3-2　主观用力程度计分分值

分值	7	9	11	13	15	17	19
表现	轻微用力	稍用力	轻度用力	中度用力	明显用力	非常用力	极度用力

运动训练在开始时应该为 5～10 分钟，每运动 2～4 分钟间隔休息 1 分钟。运动时间可按 1～2 分钟的长度逐渐增加，直到 30～40 分钟。运动采用小强度，负荷的增加应小量、缓慢，过快地增加负荷可明显降低患者对运动的耐受性。开始训练时，运动时间过长往往产生过度疲劳。Sullivan 等和 Coats 等均发现，每周 5 次训练可以达到理想的训练效果；也可以采用 1～2 周监护性方案，加 2～3 周低强度家庭步行或踏车训练。准备活动与结束活动必须充分，最好不少于 10 分钟，以防止发生心血管意外。有些患者的活动量很小，持续活动的总时间只有数分钟，运动中心率增加也不超过 20 次/分，可以不要专门的准备和放松活动。

7.运动训练注意事项

（1）运动处方的制定特别强调个性化原则，要充分意识到心力衰竭患者心力贮备能力已经十分有限，避免造成心力失代偿。

（2）在考虑采用运动训练之前应该进行详尽的心肺功能和药物治疗的评定。

（3）患者活动时，应强调动静结合、量力而行，不可引起不适或症状加重，禁忌剧烈运动，并要有恰当的准备和结束活动。

（4）活动必须循序渐进，并要考虑环境因素对活动量的影响，包括气温、湿度、场地、衣着等，避免在过热（＞27℃）或过冷（＜10℃）时训练。

（5）避免情绪高的活动，如具有一定竞赛性质的娱乐活动。

（6）治疗时应有恰当的医学监护，出现疲劳、心悸、呼吸困难以及其他症状时应暂停活动，查明原因，及时给予处理。

（7）严格掌握运动治疗的适应证，需特别注意排除不稳定型心脏病。

（8）运动治疗只能作为综合治疗的一部分，而不能排斥其他治疗。

8.运动训练的并发症

在运动训练初期有可能发生轻度的不良反应。运动时或运动后恢复期发生低血压较为常见，这可能与采用血管扩张剂和利尿剂有关。如训练前减少药物剂量或改变用药品种，有可能缓解这一反应。在数次训练后疲劳加重可能是运动强度过高或时间过长的表现，需要修订运动处方。训练初期没有表现出有益作用的患者有可能继发心血管状态的恶化。

CHF恶化的指征有：体重2天内增加1kg以上，心率增快，呼吸困难加重，听诊发现肺水肿和异常心音（第三心音奔马律、反流杂音），此时应该立即终止运动，进行功能评定和治疗。心律失常所造成的猝死是CHF患者死亡的常见原因。与心律失常有关的因素有低血钾、低血镁和地高辛中毒。这些异常有时表现为心电图QT间期延长和室性期前收缩（简称室早）增加，应该定期检查患者血清电解质和地高辛水平，以防发生并发症。

9.药物治疗与运动反应

CHF患者在进行运动锻炼时一般都同时应用抗心力衰竭药物，包括洋地黄制剂、利尿剂、血管紧张素转换酶（ACE）抑制剂和血管扩张剂等，运动能力已用于药物治疗效果评定的定量标准。有研究发现，药物治疗后尽管安静和日常活动时症状有所改善，但最大运动能力没有改变。强心剂可以明确提高心功能指数，但并不改善运动能力或峰值吸氧量。这些结果表明，血管扩张能力障碍造成骨骼肌血流恢复延迟。因此，有些药物（如ACE抑制剂）的作用要6～8周以上才能充分表现出运动能力提高。最近的研究提示，运动能力改善与下肢血流量增加密切相关，但与左心室功能指数无关。因此，在运动时要特别注意加强对心率、血压的监护。钙拮抗剂可以造成踝部水肿和胸部有不适感，应注意和心力衰竭病情加重相鉴别。若出现异常情况，随时报告医生。

（二）CHF的肺部因素及康复训练

1.CHF的肺功能改变

包括肺活量降低，气道阻力增加，呼吸肌力降低，相对呼吸功耗增高，呼气相延长，第一秒用力呼气量、最大肺活量（FVC）、FEV_1/FVC（一秒率）和用力呼气流量减低，残气量增大。

2.CHF的呼吸肌训练

（1）如果呼吸肌是呼吸困难的关键因素之一，选择性的呼吸肌训练无疑有助于改善因呼吸限制运动能力的心脏病患者的运动功能。有氧训练已经证实可部分逆转CHF患者骨骼肌的代谢异常，增加最大运动能力，降低运动时的过度通气，但对呼吸肌的作用是非选择性的。人类膈肌中 50％为Ⅰ型纤维,50％为Ⅱ型纤维,进行抗阻呼吸训练可以提高膈肌耐力,增加氧化酶和脂肪分解酶的活性。

(2)相应的亚极量和极量主要采用三种方法:主动过度呼吸、吸气阻力负荷和吸气阀负荷。吸气阻力负荷是最常用的方法,即采用小口径呼吸管或可调式活瓣的方式增加呼吸阻力,呼吸 10～20 次/分。

(3)选择性呼吸肌训练促使运动能力改善,从另一角度证明肺功能对 CHF 患者运动能力的影响,同时也提示应该在心脏康复治疗中附加这一训练内容。过去的 CHF 患者康复只强调有氧训练,有人报道可能会导致病情恶化;而呼吸训练只涉及较小肌群,对心血管的影响较小,不良反应也较小,在 CHF 患者康复中可以增加有氧训练的作用,而不至于增加心脏的不良反应。

六、护理要点

1.休息与体位

为患者提供安静、舒适的环境,保持空气新鲜,定时通风换气,减少探视;协助患者取有利于呼吸的卧位,如高枕卧位、半卧位、坐位,减少回心血量,减少肺淤血,还可增加膈肌活动幅度,增加肺活量。

2.饮食护理

给予患者低盐易消化饮食,少食多餐,避免过饱,禁食刺激性食物。按病情限盐限水,重度水肿摄入盐 1g/d,中度水肿摄入盐 3g/d,轻度水肿摄入盐 5g/d,每周称体重 2 次。

3.呼吸系统护理

指导患者呼吸训练;根据患者缺氧程度给予合适的氧气吸入,一般患者 1～2L/min,中度缺氧者 3～4L/min,严重缺氧及有肺水肿者 4～6L/min,肺水肿患者采用 20％～30％酒精湿化氧气吸入;协助患者翻身、拍背,有利于痰液排除,保持呼吸道通畅,教会患者正确的咳嗽与排痰方法。病情许可时,鼓励患者尽早下床活动,增加肺活量,改善心肺功能。向患者及家属介绍预防肺部感染的方法,如禁烟酒、避免受凉等。

4.肢体运动康复

定时更换患者体位,协助肢体被动运动,预防静脉血栓和肺部感染。鼓励患者参与康复训练计划,根据心功能决定活动量;逐渐增加活动量,避免劳累,活动时注意监测患者心率、心律、呼吸、面色,避免使心脏负荷突然增加的因素,活动以不出现心悸、气促为度,发现异常立即停止活动,报告医生。

5.药物护理

按医嘱严格控制输液量,速度不超过 30 滴/分,并限患者水钠摄入;准确记录患者 24 小时出入量,维持水、电解质平衡;观察药物疗效与不良反应,如应用洋地黄类制剂时,要注意患者有无食欲减退、恶心、呕吐、腹泻、黄视、心律失常等;使用利尿剂期间,监测水、电解质水平,及时补钾;对呼吸困难者或精神紧张者,请示医师,予适当镇静、安眠药。

6.心理护理

心理行为因素是心血管病的重要原因,其评定和矫正是心衰康复的重要组成部分。慢性充血性心力衰竭患者抑郁、焦虑症状的发生率很高,而且抑郁是慢性充血性心力衰竭患者独立的预后指标。伴有抑郁的心衰患者,再住院率、心脏事件发生率及死亡率明显增加。抑郁和焦虑通过增加交感神经系统的兴奋性,提高血液内肾上腺素、去甲肾上腺素的浓度,提高血管紧张素Ⅱ、白细胞介素6、肿瘤坏死因子的水平,损害心功能,降低慢性心衰患者的生存质量,从而影响预后,增加死亡率。研究也表明心理干预在有效缓解抑郁情绪,降低交感神经系统的兴奋性的同时,有助于慢性心力衰竭患者心脏功能的改善,以改善预后。心理护理采用以下心理干预:

(1)通过具体分析和解释,提高患者对疾病的认识,消除顾虑和不必要的悲观失望,提高自信心,克服自卑感。

(2)耐心倾听患者诉说各种症状,对症状改善者及时给予鼓励,对症状较重者给予抗抑郁、焦虑药治疗。

(3)耐心回答患者提出的问题,给予健康指导,提供相关治疗信息,介绍成功病例,引导正面效果,树立信心。

(4)尽量减少外界压力刺激,创造轻松和谐的气氛,必要时寻找合适的支持系统,如单位领导和家属对患者的安慰和关心。

7.健康指导

(1)讲解慢性心力衰竭的原因及诱因、治疗、病程。

(2)讲解慢性心力衰竭的常见症状;如何预防感冒,减少发作次数。

(3)给予运动注意事项教育,嘱患者在运动中应注意以下几点:①循序渐进从低强度运动开始,切忌在初次活动时即达到负荷量。②患者应根据自己的年龄、病情、体力情况、个人爱好及锻炼基础来选择运动种类及强度;每次活动中可交替进行各种运动,如散步与慢跑交替。③严格按运动处方运动,患病或外伤后应暂停运动,运动中适当延长准备及整理时间。

(4)指导常用药物的名称、剂量、用法、作用和不良反应。

第四节　心律失常

一、窦性心律失常

心脏的正常起搏点位于窦房结,其冲动产生的频率是60～100次/分,产生的心律称为窦性心律。心电图特征P波在Ⅰ、Ⅱ、aVF导联直立,aVR导联倒置,PR间期0.12～0.20秒。窦性心律的频率因年龄、性别、体力活动等不同有显著的差异。

(一)分类

1.窦性心动过速

成人窦性心律100～150次/分,偶有高达200次/分,称窦性心动过速。窦性心动过速通常逐渐开始与终止。刺激迷走神经可以使其频率减慢,但刺激停止有加速原来的水平。

(1)病因:多数属生理现象,健康人常在吸烟,饮茶、咖啡、酒,剧烈运动或情绪激动等情况下发生。在某些病时也可发生,如发热、甲状腺功能亢进、贫血、心肌缺血、心力衰竭、休克等。应用肾上腺素、阿托品等药物亦常引起窦性心动过速。

(2)心电图特征:窦性P波规律出现,频率>100次/分,PP间期<0.6秒。

(3)治疗原则:一般不需特殊治疗。祛除诱发因素和针对原发病做相应处理。必要时可应用β受体阻滞剂,如美托洛尔,减慢心率。

2.窦性心动过缓

成人窦性心律频率<60次/分,称窦性心动过缓。常同时伴发窦性心律不齐(不同PP间期的差异>0.12秒)。

(1)病因:多见于健康的青年人、运动员和睡眠状态,为迷走神经张力增高所致。亦可见于颅内压增高、器质性心脏病、严重缺氧、甲状腺功能减退、阻塞性黄疸等。服用抗心律失常药物,如β受体阻滞剂、胺碘酮、钙通道阻滞剂和洋地黄过量等也可发生。

(2)心电图特征:窦性P波规律出现,频率<60次/分,PP间期>1秒。

(3)临床表现:一般无自觉症状,当心率过分缓慢,出现心排血量不足,可出现胸闷、头晕,甚至晕厥等症状。

(4)治疗原则:窦性心动过缓一般无症状,也不需治疗;病理性心动过缓应针对病因采取相应治疗措施。如因心率过慢而出现症状者则可用阿托品、异丙肾上腺素等药物,但不宜长期使用。症状不能缓解者可考虑心脏起搏治疗。

(二)病态窦房结综合征

病态窦房结综合征,简称病窦综合征,是由于窦房结的病变导致功能减退,出现多种心律失常的表现。病窦综合征常合并心房自律性异常,部分患者可有房室传导功能障碍。

1.病因

某些疾病,如甲状腺功能减退、伤寒、布鲁氏杆菌病、淀粉样变性、硬化与退行性变等,在病程中损害了窦房结,导致窦房结起搏和传导功能障碍;窦房结周围神经和心房肌的病变,减少窦房结的血液供应,影响其功能;迷走神经张力增高、某些抗心律失常药物抑制窦房结功能,亦可导致窦房结功能障碍。

2.心电图特征

主要表现为:①非药物引起的持续的窦性心动过缓,心率<50次/分;②窦性停搏与窦房传导阻滞;③窦房传导阻滞与房室传导阻滞同时并存;④心动过缓-心动过速综合征是指心动过缓与房性快速心律失常交替发作。

其他表现还可为:①心房颤动患者自行心室率减慢或发作前后有心动过缓和(或)一度房室传导阻滞;②房室交界区性逸搏心律。

3.临床表现

与心动过缓有关的心、脑血管供血不足的症状,如发作性头晕、黑蒙、乏力,严重者可出现晕厥等。有心动过速症状者,还可有心悸、心绞痛等症状。

4.治疗原则

对无心动过缓有关症状的患者,不必治疗,定期随访。对有症状的患者,应用起搏器治疗。心动过缓-心动过速综合征患者应用起搏器后,仍有心动过速症状,可同时应用抗心律失常药物,但避免单独使用抗心律失常药物,以免加重心动过缓症状。

(三)护理要点

1.护理评估

(1)身体评估:评估患者意识状态,观察脉搏、呼吸、血压有无异常。询问患者饮食习惯与嗜好、饮食量和种类。评估患者有无水肿,水肿部位、程度;评估患者皮肤有无破溃、压疮、手术伤口及外伤等。

(2)病史评估

①评估患者窦性心律失常的类型、发作频率、持续时间等;询问患者有无心悸、胸闷、乏力、头晕、晕厥等伴随症状。

②评估患者此次发病有无明显诱因:体力活动,情绪激动,饮茶,喝咖啡,饮酒,吸烟,应用肾上腺素、阿托品等药物。

③评估患者有无引起窦性心律失常的基础疾病。甲状腺功能亢进症、贫血、心肌缺血、心力衰竭等可引起窦性心动过速;甲状腺功能减退症、严重缺氧、颅内疾患等可引起窦性心动过缓;窦房结周围神经和心房肌的病变、窦房结动脉供血减少、迷走神经张力增高等可导致窦房结功能障碍。

④查看患者当前实验室检查结果以及心电图、24小时动态心电图。

⑤询问患者目前服用药物的名称、剂量及用法,评估患者有无药物不良反应,询问患者有无明确药物过敏史。

⑥评估患者既往史及家族史。

⑦询问患者有无跌倒史。

⑧评估患者对疾病知识的了解程度、对治疗及护理的配合程度、经济状况等,采用医院焦虑抑郁量表(HADS)评估患者焦虑、抑郁程度。

2.护理措施

(1)一般护理

①保证休息:嘱患者心律失常发作时卧床休息,采取舒适体位,尽量避免左侧卧位,因左侧卧位时患者常能感觉到心脏的搏动而使不适感加重,注意保证充足的休息与睡眠。

②给氧:遵医嘱给予患者氧气吸入,将安全用氧温馨提示牌挂于患者床头,告知患者不可自行调节氧气流量。

③预防跌倒:病态窦房结综合征的患者可出现与心动过缓有关的心、脑血管等供血不足的症状,严重者可发生晕厥,属于跌倒高危患者。对跌倒高危患者悬挂跌倒高危标识,每周两次评估患者跌倒的危险程度,调低病床高度。定时巡视患者,将呼叫器置于患者随手可及之处,协助完成生活护理。嘱患者避免剧烈运动、情绪激动、快速变换体位等,患者外出检查时应有专人(家属、护工)陪伴。

(2)病情观察:严密监测患者的心律、心率、脉搏及血压的变化。测量心率、脉搏时应连续测定1分钟。对于患者心率小于60次/分或者大于100次/分或出现胸闷、心悸、心慌、头晕、乏力等症状时应及时通知医生,配合处理。

(3)用药护理:严格遵医嘱按时按量给予抗心律失常药物,静脉给药时应严格控制输液速度。观察患者意识和生命体征,必要时监测心电图变化,注意用药前、用药过程中及用药后的心率、心律、PR 间期、QT 间期等的变化,以判断用药疗效和有无不良反应。窦性心律失常常用药物分类及不良反应见表 1-4-1。

表 1-4-1　窦性心律失常常用药物的分类及不良反应

分类	代表药物	不良反应
β 受体阻滞剂	美托洛尔	心率减慢、血压下降、心力衰竭加重
钙通道阻滞剂	维拉帕米	低血压、心动过缓、诱发或加重心力衰竭
β 肾上腺素能受体激动剂	肾上腺素	心悸、胸痛、血压升高、心律失常
M 受体阻滞剂	阿托品	口干、视物模糊、排尿困难

(4)心理护理:采用综合医院焦虑抑郁量表评估患者焦虑、抑郁状况。指导患者避免引起或加重窦性心律失常的因素,保持良好心态。情绪激动时交感神经兴奋可使心率增快,激发各种类型的心律失常;反之,情绪重度低迷时,迷走神经兴奋可使心率减慢,出现心动过缓或停搏。

(5)行起搏器植入术患者的护理:有症状的病态窦房结综合征患者应接受起搏治疗。

3.健康指导

(1)饮食指导:告知患者应少食多餐,避免过饱。饮食过饱会加重心脏负担,加重原有的心律失常。告知患者禁烟酒、浓茶,少食咖啡及辛辣食物。

(2)活动指导:存在明显症状的患者,应卧床休息,尽量减少机体耗氧;偶发、无器质性心脏病的心律失常者,不需卧床休息,可做适当活动,注意劳逸结合;有血流动力学改变的心律失常患者应适当休息,避免劳累;严重心律失常患者应绝对卧床休息;至病情好转后再逐渐起床活动。

(3)用药指导:告知患者服药方法、时间及剂量,嘱患者按时服药。告知患者用药后可能出现的不良反应,一旦发生,应及时就诊。

(4)教会患者及家属自测脉搏的方法,嘱患者出院后如有不适及时就诊。

二、房性心律失常

房性心律失常包括房性期前收缩(简称房早)、房性心动过速(简称房速)、心房扑动(简称房扑)、心房颤动(简称房颤)。房颤是成人最常见的心律失常之一,在此将主要介绍。房颤是指规律有序的心房电活动丧失,代之以快速且无序的颤动波,是最严重的心房电活动紊乱。患病率随年龄的增长而增多,60 岁以上的人群中,房颤的发生率占 6% 以上,因此,房颤是老年人最常见的心律失常之一。

(一)病因

房颤主要见于器质性心脏病患者,如风湿性心脏病二尖瓣狭窄、冠心病、高血压性心脏病以及甲状腺功能亢进等,正常人情绪激动、运动或大量饮酒时后亦可发生。有不到 1/3 的患者无明确心脏病依据,称为特发性(孤立性、良性)房颤。

（二）心电图特征

①P波消失，代之以小而不规则的f波，频率为350～600次/分，扑动波间的等电位线消失；②心室率极不规则，一般在100～160次/分，交感神经兴奋、甲状腺功能亢进等可加快心室率，洋地黄可延长房室结不应期而减慢心室率；③QRS波形态基本正常，伴有室内差异性传导可增宽变形。

（三）临床表现

临床表现取决于心室率。房颤不伴快心室率时，患者可无症状；伴快心室率（>150次/分）时可诱发心绞痛、充血性心力衰竭。血栓栓塞和心力衰竭是房颤最主要的并发症。房颤时心房丧失收缩功能，血液容易在心房内淤滞而形成血栓，栓子脱落可导致体循环栓塞，其中以脑动脉栓塞发生率最高。二尖瓣狭窄或脱垂伴房颤时脑栓塞的发生率更高。房颤时心房收缩功能丧失和长期心率增快可导致心力衰竭，增加死亡率。

房颤时心脏听诊示第一心音强弱不等，心律极不规则，心室率快时可出现脉搏短绌。一旦房颤患者的心室率变得规则，应考虑以下几种可能：①恢复窦性心律；②转变为房速或房扑；③发生房室交界性心动过速或室性心动过速；④如心室律变得慢而规则（30～60次/分），提示可能出现完全性房室传导阻滞。

（四）治疗要点

1.积极治疗原发病

对于某些疾病，如甲状腺功能亢进、急性酒精中毒、药物所致的房颤，在祛除病因之后，房颤可能自行消失，也可能持续存在。

2.恢复窦性心律

这是房颤治疗的最佳结果。只有恢复窦性心律（正常心律），才能达到完全治疗房颤的目的；所以对任何房颤患者均应该尝试恢复窦性心律的治疗方法。可采取直流电复律或药物复律，常用和证实有效的药物有胺碘酮、伊布利特、多非利特等。射频消融可根治房颤。

3.控制快速心室率

对不能恢复窦性心律的房颤患者，可以应用药物减慢较快的心室率。常用药物：①β受体阻滞剂：是最有效、最常用的药物，可单独应用。②钙通道阻滞剂：如维拉帕米和地尔硫草也可有效用于房颤时的心室率控制，尤其对运动状态下心室率的控制优于地高辛，和地高辛合用的效果也优于单独使用。尤其多用于无器质性心脏病或左室收缩功能正常以及伴有慢性阻塞性肺疾病的患者。③洋地黄：一直被认为是在紧急情况下控制房颤心室率的一线用药，目前临床上多用于伴有左心衰时的心室率控制。④胺碘酮：在其他药物控制无效或禁忌时，在房颤合并心力衰竭需紧急控制心室率时可首选胺碘酮与洋地黄合用。

4.抗凝治疗

慢性房颤患者不能恢复窦性心律，有较高的栓塞发生率。过去有栓塞史、瓣膜病、高血压、糖尿病、左心房扩大、冠心病或是老年患者发生栓塞的危险性更大。存在上述任何一种情况者均应接受抗凝治疗。口服华法令使凝血酶原时间国际标准化比率（INR）维持在2.0～3.0，能有效预防脑卒中的发生。不宜用华法令及无以上危险因素者，可用阿司匹林100～300mg/d；抗凝治疗时应严密监测患者有无出血倾向。

(五)护理要点

1.护理评估

(1)身体评估:评估患者意识状态,有无嗜睡、意识模糊、谵妄、昏睡及昏迷;观察脉搏、呼吸、血压有无异常及其异常程度;心房颤动患者评估有无脉搏短绌的发生;询问患者饮食习惯与嗜好、饮食量和种类;评估患者皮肤色泽,有无皮下出血、瘀紫、瘀斑及皮疹等;评估患者有无牙龈出血、鼻出血等;评估患者皮肤有无破溃、压疮、手术伤口及外伤等;评估患者出凝血时间。

(2)病史评估

①评估患者房性心律失常的类型、发作频率、心室率、心房率及持续时间等;询问患者有无心悸、胸闷等伴随症状;评估患者有无心绞痛及心力衰竭的临床表现。

②评估患者此次发病有无明显诱因,如情绪激动、运动或酒精中毒等。

③评估患者有无引起房性心律失常的基础疾病,如各种器质性心脏病患者均可发生房性期前收缩;心肌梗死、慢性阻塞性肺疾病、代谢障碍、洋地黄中毒特别是在低血钾发生时易发生房性心动过速;风湿性心脏病、冠心病、高血压性心脏病、心肌病等可发生心房扑动及心房颤动。

④出血及栓塞风险评估:采用 HAS-BLED 出血风险评分评估心房颤动患者出血风险,采用 CHA2DS2-VASc 积分评估心房颤动患者卒中及血栓栓塞风险。

其余同窦性心律失常病史评估。

2.护理措施

(1)一般护理

①休息:嘱患者心律失常发作时卧床休息,采取舒适体位,尽量避免左侧卧位,因左侧卧位时患者常能感觉到心脏的搏动而使不适感加重,注意保证充足的休息与睡眠。

②给氧:遵医嘱给予患者氧气吸入,将安全用氧温馨提示牌挂于患者床头,告知患者不可自行调节氧气流量。

(2)病情观察:每日应由两人同时分别测量心率及脉率 1 分钟,并随时监测患者血压及心律的变化。出现胸闷、心悸等症状时应及时通知医生,进行心电图检查,必要时连接心电监护监测患者心律及心率的变化。

(3)用药护理

①抗凝药物

a.应用华法林的护理:慢性房颤患者若既往有栓塞病史、瓣膜病、高血压、糖尿病等,或是老年患者均应接受长期抗凝治疗。华法林存在治疗窗窄,个体反应差异大,受食物、药物影响,容易发生出血或栓塞等缺点,因此在使用华法林过程中要做到定时服用药物;定期监测凝血酶原时间国际标准化比值,并根据结果来调节药物剂量;告知患者药物的不良反应及食物、药物对华法林抗凝效果的影响。患者如出现华法林的漏服,应及时通知医生;如漏服时间在 4 小时之内,可遵医嘱即刻补服;如漏服时间超过 4 小时,应复查 INR,根据结果调整药物剂量。

b.应用达比加群酯的护理:达比加群酯是新一代口服抗凝药物,可提供有效的、可预测的、稳定的抗凝效果,同时较少发生药物相互作用,无需常规进行凝血功能监测或剂量调整。如患者发生漏服,不建议剂量加倍,对于每天一次给药的患者如发现漏服距下次服药时间长于 12

小时,补服一次剂量。如果发现漏服时间距下次服药时间短于 12 小时,按下次服药时间服用;对于每天两次给药的患者发现漏服距下次服药时间长于 6 小时,补服一次,发现漏服距下次服药时间短于 6 小时,按下次服药时间服用。如患者不确定是否服药:对于每天一次给药的患者,服用当日剂量,次日按原计划服用;对于每天两次给药的患者,按下次服药时间给药。药物过量可导致患者出血风险增加,首先评估患者是否有出血,并监测凝血指标。

②转复药物

a.胺碘酮:为Ⅲ类抗心律失常药物,具有钠通道、钙通道、钾通道阻滞及非竞争性 α 和 β 受体拮抗作用。对心脏的不良反应最小,是目前常用的维持窦性心律药物。适应证:室性心律失常(血流动力学稳定的单形性室性心动过速、不伴 QT 间期延长的多形性室性心动过速);心房颤动/心房扑动、房性心动过速;心肺复苏。不良反应:低血压、心动过缓、静脉炎、肝功能损害等。注意事项:如患者无入量限制,配制维持液时尽量稀释,选择上肢粗大血管穿刺,用药后立即给予水胶体透明敷料保护穿刺血管预防静脉炎的发生。每小时观察患者穿刺部位有无红肿,询问患者有无穿刺部位疼痛,一旦发生静脉炎立即更换穿刺部位并给予硫酸镁湿敷帖外敷。

b.伊布利特:为Ⅲ类抗心律失常药物,具有抑制延迟性整流钾电流,促进平台期钠及钙内流的作用。适应证:近期发作的心房颤动/心房扑动。不良反应:室性心律失常,特别是致 QT 延长的尖端扭转性室性心动过速。注意事项:用药前连接心电监护,监测患者心律。静脉注射时应稀释,推注时间>10 分钟,心房颤动终止立即遵医嘱停止用药。发生尖端扭转性室性心动过速的风险随着 QT 间期延长而逐渐增加,并且低血钾可加大这种风险,遵医嘱进行心电图检查,注意患者有无 QT 间期延长;监测电解质,注意有无低血钾表现。

③控制心室率药物

常用药物为 β 受体阻滞剂,主要包括美托洛尔及艾司洛尔。a.β 受体阻滞剂为Ⅱ类抗心律失常药物,可降低心率、房室结传导速度和血压,有负性肌力作用。b.适应证:窄 QRS 心动过速;控制心房颤动/心房扑动心室率;多形性室性心动过速、反复发作单形性室性心动过速。c.不良反应:低血压、心动过缓、诱发或加重心力衰竭。d.注意事项:严格遵医嘱用药,高浓度给药(>10mg/mL)会造成严重的静脉反应,如血栓性静脉炎。给药前选择粗大血管穿刺,并注意观察有无静脉炎表现。用药期间注意监测患者心率及血压变化,发现异常及时通知医生并配合处理。

(4)电复律护理:最有效的终止心房扑动方法为同步直流电复律,房颤患者也可通过电复律恢复窦性心律。

(5)行射频消融术患者的护理。

(6)并发症的护理

①血栓栓塞:房颤合并体循环栓塞的危险性甚大,二尖瓣狭窄或二尖瓣脱垂合并房颤时,脑栓塞的发生率更高。对非瓣膜性房颤采用 CHA2DS2-VASc 积分评估心房颤动患者卒中及血栓栓塞风险,积分≥2 分时,表明患者卒中及血栓栓塞风险较高,密切观察患者神志、肢体活动、语言功能,发现异常及时通知医生,做好脑部 CT 准备。指导患者按时服用抗凝药,及时复查 INR。

②心力衰竭:心房扑动与心房颤动伴极快的心室率(＞150 次/分)时可诱发心力衰竭。责任护士应密切观察患者有无胸闷、憋气、呼吸困难等症状,记录 24 小时出入量,监测患者体重,警惕心力衰竭的发生。

③心室颤动:预激综合征并发快速性房性心律失常,尤其是房扑或房颤,心室率极快,可诱发心功能不全、心源性晕厥,甚至发展为心室颤动而危及患者的生命。责任护士应注意监测患者心率、心律、血压变化,当发现患者出现心房扑动与心房颤动时,警惕心室颤动的发生,立即通知医生,同时将除颤器推至患者床旁,如患者伴有晕厥或低血压时,应立即配合医生电复律。

(7)心理护理:同窦性心律失常。

3.健康指导

(1)向患者及家属讲解房性心律失常的常见病因、诱因及防治知识,说明遵医嘱服药的重要性,嘱患者不可自行减量、停药或擅自改用其他药物。告诉患者药物可能出现的不良反应,并嘱其有异常时及时就诊。

(2)嘱患者劳逸结合、生活规律,保证充足的休息与睡眠;保持乐观、稳定的情绪;戒烟酒,避免摄入刺激性食物,如咖啡、浓茶等,避免饱餐、劳累、感染,防止诱发心力衰竭。

(3)嘱患者多食纤维素丰富的食物,保持大便通畅。指导患者保持稳定的膳食结构,食入某些富含维生素 K 的食物,虽能降低抗凝药效果,但只要平衡饮食,不必特意偏食或禁食此类食物。

(4)教会患者自测脉搏的方法以便自我监测病情。

(5)若需随访,告知患者随访的具体时间。

三、房室交界性心律失常

房室交界性心律失常包括房室交界区性期前收缩、房室交界区性逸搏与心律、非阵发性房室交界区性心动过速、房室交界区相关的折返性心动过速。与房室交界区相关的折返性心动过速或称为阵发性室上性心动过速(PSVT),简称室上速。室上速由折返机制引起者多见,以房室结折返性心动过速最常见。室上速常无器质性心脏病表现,不同性别及年龄均可发病。

(一)心电图特征

①心率 150～250 次/分,节律规则;②QRS 波形态与时限正常,如发生室内差异性传导,QRS 波时间与形态异常;③P 波为逆行性,常埋于 QRS 波内或位于其终末部分,且两者保持固定关系;④起始突然,通常由一个房性期前收缩触发,其下传的 PR 间期显著延长,随之出现心动过速发作。

(二)临床表现

心动过速发作呈突然发生与终止,持续时间长短不一。患者可有心悸、胸闷、焦虑、头晕,少数有晕厥、心绞痛等,症状轻重取决于发作时心室率的快速程度及持续时间,亦与原发病严重程度有关。听诊心尖区第一心音强度恒定,心律绝对规则。

(三)治疗

1.急性发作期

根据患者的基础心脏情况、既往发作史、对心动过速的耐受程度进行适当处理以终止发作。

（1）刺激迷走神经：如患者心功能正常,可先尝试刺激迷走神经的方法:①诱导恶心、冰水敷面;②Valsalva 动作（深吸气后屏气,再用力呼气的动作）;③按摩一侧颈动脉窦或压迫一侧眼球（青光眼或高度近视者禁用）5～10 秒。可终止心动过速的发作,但停止刺激后有时又恢复原来的心率。

（2）药物治疗:①腺苷及钙通道阻滞剂:首选腺苷 6～12mg 快速静推,起效迅速。无效者可改用维拉帕米治疗,低血压或心力衰竭者不应选用钙拮抗剂。②洋地黄与β受体阻滞剂:房室结折返性心动过速伴心功能不全时首选洋地黄,其他患者已少用此药。β受体阻滞剂也能终止发作,但应注意禁忌证,如避免用于失代偿的心力衰竭、支气管哮喘患者。③其他:可选用普罗帕酮 1～2mg/kg 静脉注射。

（3）非药物治疗:食管心房调搏术亦可有效终止发作。直流电复律可用于患者发作时伴有严重心绞痛、低血压、充血性心力衰竭表现。

2.预防复发

（1）射频消融术可有效根治心动过速,应优先考虑使用。

（2）药物可选用洋地黄、钙通道阻滞剂及β受体阻滞剂。

（四）护理要点

1.护理评估

（1）身体评估:评估患者意识状态,观察生命体征有无异常及异常程度;询问患者饮食习惯与嗜好。

（2）病史评估:评估患者心律失常发作频率、心室率、持续时间,是否突发突止,有无阵发性心悸、胸闷、头晕、恶心、呼吸困难等症状;评估患者本次发病有无明显诱因;评估患者既往心律失常发作情况以及对心动过速的耐受程度;评估患者是否知晓迷走神经刺激方法终止心动过速;询问患者目前服用药物的名称、剂量及用法,评估患者服药依从性及有无药物不良反应发生;询问患者有无明确药物过敏史;采用综合医院焦虑抑郁量表评估患者焦虑、抑郁程度。

2.护理措施

（1）一般护理:患者心率增快时,嘱其立即卧床休息,减少活动,降低心肌耗氧量。连接心电监护,行心电图检查,开放静脉通路,并遵医嘱给氧、应用抗心律失常药物,准备好除颤器、急救车等抢救用物。

（2）病情观察:观察患者有无胸闷、头晕、心悸等症状。对房室结折返性心动过速的患者行心电监护,密切观察患者的神志、面色、心率、心律、血氧饱和度、血压变化。心率及心律变化时,遵医嘱进行行心电图检查。如患者出现面色苍白、皮肤湿冷、晕厥、血压下降,应立即报告医生并做好抢救准备。

（3）刺激迷走神经的护理:对心功能和血压正常的房室结折返性心动过速患者,协助医生指导患者尝试应用刺激迷走神经的方法来终止心动过速的发作。目前临床多采用两种方法,一种是嘱患者深吸气后屏气同时用力呼气,另一种是用压舌板等刺激患者咽喉部使其产生恶心感,压迫眼球法及按摩颈动脉窦法现已少用。刺激迷走神经过程中,连接心电监护,监测患者心律及心率变化。

（4）用药护理:血流动力学稳定的房室结折返性心动过速患者可选用静脉抗心律失常药。

严格遵医嘱用药,医护人员注意观察患者的意识及用药过程中和用药后的心率、心律、PR间期、QT间期、血压等的变化,以观察疗效和有无不良反应。临床常用维拉帕米及盐酸普罗帕酮终止心动过速,腺苷也可用于终止室上性心动过速。终止心动过速的治疗,有可能会出现窦性停搏、房室传导阻滞、窦性心动过缓等严重心律失常现象,责任护士给药前应连接好心电监护,给药的同时观察患者心率、心律、血压变化,并备好抢救药物及器械。患者恢复窦性心律后,立即遵医嘱改用其他药物,并复查心电图。

①盐酸普罗帕酮:为钠通道阻滞剂,属于Ⅰc类抗心律失常药物。a.适应证:室上性心动过速。b.不良反应:室内传导障碍加重,QRS波增宽;诱发或使原有心力衰竭加重;口干,舌唇麻木;头痛、头晕、恶心等。c.注意事项:盐酸普罗帕酮70mg稀释后缓慢静脉推注,若无效,10～15分钟后重复;在静脉注射过程中,注意监测患者血压、心率及心律变化,一旦转为窦性心律,立即停止注射。

②维拉帕米:为非二氢吡啶类钙拮抗剂,属于Ⅳ类抗心律失常药物。a.适应证:控制心房颤动/心房扑动心室率;室上性心动过速;特发性室性心动过速。b.不良反应:低血压、心动过缓、诱发或加重心力衰竭。c.注意事项:维拉帕米2.5～5.0mg稀释后缓慢静脉注射(注射时间不少于2分钟),密切监测患者血压、心率及心律变化,心动过速停止后即刻停止注射。

③腺苷:可短暂抑制窦房结频率、抑制房室结传导。a.适应证:室上性心动过速;稳定的单形性宽ORS心动过速的鉴别诊断及治疗。b.不良反应:颜面潮红、头痛、恶心、呕吐、咳嗽、胸闷等,但均在数分钟内消失,不影响反复用药;窦性停搏、房室传导阻滞等;支气管痉挛。c.注意事项:给药前备好除颤器及急救药物;告知患者腺苷起效快,半衰期短(小于6秒),用药过程中出现的药物不良反应很快会消失;腺苷稀释后应快速静脉注射,如无效,遵医嘱间隔2分钟后可再次注射;用药过程中观察患者心率及心律变化,尤其注意患者有无窦性停搏的发生。

(5)电转复护理:患者一旦出现明显低血压和严重心功能不全,应立即给予同步电转复。

(6)射频消融术护理:射频消融术为根治心动过速的安全、有效的方法。

(7)经食管心房调搏术的护理:经食管心房调搏术可用于所有房室结折返性心动过速患者,特别适用于因各种原因无法用药物转复者,如有心动过缓病史的患者。

①术前护理:告知患者术前保持情绪稳定,避免紧张、焦虑等不良情绪引起交感神经系统兴奋,使心脏窦房结及异位节律点自律性增高。告知患者经食管心房调搏术的过程、术中可能出现的不适及配合方法,取得患者理解与配合。

②术中护理:如患者在床旁行经食管心房调搏术,术前备好急救药物及仪器,开放静脉通路。协助患者平卧,连接心电监护。备好消毒石蜡油,便于医生润滑电极导管。当导管尖端抵达会厌时,嘱其做吞咽动作。如患者发生恶心、呛咳,协助其头偏向一侧,以防窒息。起搏刺激时因患者的敏感度不同,部分患者有胸骨下端烧灼不适感及胸闷、气促等症状。告知患者一旦发生,应及时通知医护人员,嘱患者平静呼吸,予以安慰分散其注意力。密切观察患者神志、心率、心律、血压变化,发现异常及时通知医生并配合处理。

③术后护理:协助患者取舒适卧位,继续心电监护24小时。

(8)并发症护理:房室结折返性心动过速发作时,因心率增快,可致心输出量减少,极易出现低血压。责任护士应密切监测患者血压变化,预防跌倒、坠床的发生。患者一旦发生低血压,应协助患者卧床休息,立即通知医生,遵医嘱给药。在使用血管活性药物升压时,注意观察患者有无药物渗出及静脉炎的发生,并注意监测血压变化,遵医嘱及时调整药物剂量并记录。

(9)心理护理:耐心向患者或其家属讲解病情,介绍发生心律失常的诱因、常见病因及预防知识,使患者对疾病有正确认识,并给予患者安慰和鼓励,使患者精神上得到支持,树立战胜疾病的信心,以积极的态度去面对疾病。

3.健康指导

嘱患者注意劳逸结合、生活规律,保证充足的休息与睡眠,保持乐观、稳定的情绪。教会患者几种兴奋迷走神经而终止心动过速的方法,如 Valsaval 动作、咽喉刺激诱发恶心、冷水浸面等。教导患者自测脉搏的方法以利于自我监测病情,心律失常突发时要保持冷静,绝对就地休息,及时拨打急救电话。

第五节　冠状动脉粥样硬化性心脏病

一、心绞痛

心绞痛是指冠状动脉供血不足导致心肌急剧的、暂时的缺血与缺氧所引起的临床综合征。其典型特点为阵发性的前胸压榨性疼痛,主要位于胸骨后部,可放射至心前区和左上肢尺侧,常发生于劳力负荷增加或情绪激动时,持续数分钟,休息或用硝酸酯制剂后症状消失。心绞痛是冠心病中一个常见类型。

分型:心绞痛可分为若干类型。目前多采用 WHO 分型和 Braunwald 分型。前者是按心绞痛的发作性质进行分型,后者则按心绞痛的发作状况进行分型,分型的目的是为了便于理解心绞痛的不同发病机制以指导治疗和方便临床使用。

1.WHO 心绞痛分型

(1)劳力性心绞痛:是由运动或其他心肌需氧量增加情况所诱发的心绞痛。包括三种类型:①稳定型劳力性心绞痛;②初发型劳力性心绞痛;③恶化型劳力性心绞痛。

(2)自发性心绞痛:与劳力性心绞痛相比,疼痛持续时间一般较长,程度较重,且不易为硝酸甘油所缓解。包括四种类型:①卧位型心绞痛;②变异型心绞痛;③中间综合征;④梗死后心绞痛。

(3)混合性心绞痛:劳力性和自发性心绞痛同时并存。

2.Braunwald 心绞痛分型

①稳定型心绞痛;②不稳定型心绞痛;③变异型心绞痛。

这两种分型表面上看是有区别的,但实际上又是相容的。WHO 分型中除了劳力性心绞痛外均为不稳定型心绞痛,此广义不稳定型心绞痛除去变异型心绞痛即为 Braunwald 分型的不稳定型心绞痛。

(一)稳定型心绞痛

稳定型心绞痛即劳力性心绞痛,亦称普通型心绞痛,是最常见的心绞痛。指由心肌缺血、缺氧引起的典型心绞痛发作,其临床表现在1～3个月内相对稳定,即每日和每周疼痛发作次数大致相同,诱发疼痛的劳力和情绪激动程度相同,每次发作疼痛的性质和疼痛部位无改变,疼痛时限相仿,用硝酸甘油后也在相近时间内发生疗效。

1.病因与发病机制

本病的基本病因是冠状动脉粥样硬化。

心脏的营养和氧几乎全部由冠状循环供应,正常情况下,冠状循环具有很大的储备能力,在剧烈体力活动、情绪激动等对氧的需求增加时,冠状动脉可适当扩张,以增加血流量(可增加6～7倍)来保证供求平衡,因此正常人在上述情况下不出现心绞痛。

当冠状动脉粥样硬化后,管腔狭窄,扩张性减弱,一旦劳累、激动、心力衰竭等因素使心脏负荷、心肌耗氧量增加时,心脏对血液的需求相应增多,而狭窄或痉挛的冠脉则不能明显增加血流量,以致心肌供血不足而引起心绞痛。

在心肌缺氧的情况下,心肌内积聚过多的酸性代谢产物,如乳酸、磷酸、丙酮酸等,或类似激肽物质,刺激心脏内自主神经的传入纤维末梢,经第1～5胸交感神经节和相应的脊髓段,传到大脑,产生疼痛感觉。这种感觉常投射到与自主神经进入水平相同脊髓段的脊神经所分布的皮肤区域,产生牵涉痛,故心绞痛常表现为胸骨后疼痛并放射至左肩、臂和手指,而多不在心脏解剖位置处。

2.临床表现

(1)症状:以发作性胸痛为主要临床表现,典型的疼痛特点为:

①部位:典型稳定型心绞痛疼痛主要在胸骨体中段或上段之后,可波及心前区,疼痛有手掌大小范围,界限不很清楚,常放射至左肩、左臂内侧达小指和无名指,或至颈、咽及下颌部。不典型的心绞痛,疼痛可位于胸骨体下段、左心前区或上腹部,放射至颈、下颌、左肩胛部或右前胸,疼痛可很轻或仅有左前胸不适或发闷感。

②性质:常为紧缩、发闷、烧灼或压迫窒息性疼痛,而非绞痛或刀割样、针刺样,偶伴濒死感,常迫使患者立即停止活动,直至症状缓解。

③持续时间:发作时,疼痛逐渐加重,然后逐渐缓解,历时1～5分钟,很少超过15分钟,可数天或数周发作1次,亦可1天内多次发作。

④缓解方式:休息或含服硝酸甘油片,在1～2分钟内(很少超过5分钟)可缓解。

⑤诱因:以体力劳累为主,其次是情绪激动。饱餐、寒冷刺激、吸烟、贫血、心动过速、休克等亦可诱发。疼痛发生在劳力或激动的当时,而不是其后。晨间痛阈低,轻微劳力,如刷牙、剃须、步行、排便即可引起发作;上午及下午痛阈提高,则较重的劳力亦可不诱发。

(2)体征:不发作时,无特殊表现。心绞痛发作时,患者表情焦虑、面色苍白、皮肤冷或出汗,常见心率增快、血压可略增高或降低。体检时出现第四或第三心音奔马律。可有暂时性心尖部收缩期杂音,是乳头肌缺血以致功能失调引起二尖瓣关闭不全所致。

3.辅助检查

(1)心电图:心绞痛发作时,可出现暂时性心肌缺血引起的ST段移位。因心内膜下心肌更容易缺血,故常见以R波为主的导联中ST段压低($\geqslant 0.1 \text{mV}$),T波低平或倒置,发作缓解后恢复。约半数病患者静息时心电图在正常范围,可考虑进行心电图运动负荷试验和心电图连续动态监测,以提高缺血性心电图改变的检出率。心电图运动负荷试验时心电图出现 ST 段水平或下斜型压低≥0.1mv,持续 2 分钟为运动试验阳性标准。记录患者在正常活动状态下的 24 小时心电图,可从中发现心电图 ST-T 波改变及各种心律失常,将其出现时间与患者的活动和症状相对照。

(2)冠状动脉造影:可显示冠状动脉狭窄病变的部位、范围、程度,具有确诊价值。

(3)放射性核素检查:利用放射性铊心肌显像所示灌注缺损提示心肌供血不足或血供消失,对心肌缺血诊断较有价值。

(4)多排探测器螺旋 X 线计算机断层显像 MDCT:MDCT 即进行冠状动脉三维重建,有助于冠状动脉病变的诊断。

4.诊断要点

根据典型的发作性胸痛,结合年龄和存在的冠心病危险因素,一般即可建立心绞痛诊断。症状不典型者可考虑作心电图运动负荷试验。选择性冠状动脉造影可确诊。对已确诊为心绞痛的患者尚需进一步作出临床分型以利于判断病情轻重、选择合适的治疗手段和正确估计疗效及预后。

5.治疗要点

(1)发作时的治疗

①休息:发作时应立即休息,一般患者停止活动后症状可消失。

②药物治疗:宜选用作用较快的硝酸酯制剂,这类药物除可扩张冠状动脉增加循环血流量外,还可扩张外周血管,减轻心脏负荷,从而缓解心绞痛。a.硝酸甘油 0.3～0.6mg 舌下含化,1～2分钟内显效,约 30 分钟后作用消失。b.硝酸异山梨酯 5～10mg,舌下含化,2～5 分钟显效,作用维持 2～3 小时。

(2)缓解期的治疗

①一般治疗:避免诱因,调节饮食,调节日常生活及工作量,减轻精神负担,合理运动。治疗相关疾病,如高血压、糖尿病、高血脂、贫血等。

②药物治疗

a.抗心绞痛药物:选用作用持久、不良反应小的抗心绞痛药物,可单独或交替联合使用。

硝酸酯制剂:主要作用为扩张静脉减少回心血量,减轻心脏前负荷,心肌耗氧量减少;扩张冠状动脉,改善缺血区心肌血供。常用药物有硝酸异山梨酯及其缓释制剂、单硝酸异山梨酯、长效硝酸甘油制剂等口服制剂。2%硝酸甘油油膏或橡皮膏贴片用于胸前、上臂皮肤缓慢吸收,可用于预防夜间心绞痛发作。

β受体阻滞剂:抗心绞痛的作用主要通过减慢心率,降低血压,降低心肌的收缩力,降低心肌耗氧量来实现。常用药物有美托洛尔、普萘洛尔(心得安)、阿替洛尔(氨酰心安)等口服。对低血压、支气管哮喘、心动过缓、Ⅱ度或以上房室传导阻滞的患者不宜应用。

钙通道阻滞剂:抑制钙离子进入细胞内,抑制心肌收缩,减少氧耗;通过扩张冠状动脉、扩张外周血管、减轻心脏负荷,从而缓解心绞痛;还可以降低血黏度、抗血小板聚集,改善心肌的微循环。对变异型心绞痛效果较好。常用药物有维拉帕米、硝苯地平缓释制剂、地尔硫䓬。

b.抗血小板聚集药物:阿司匹林可以抑制血小板在粥样斑块上的聚集,防止血栓形成。每天 75～100mg 的阿司匹林可降低稳定型心绞痛患者发生心肌梗死等的危险,无禁忌证的患者均应服用。其他抗血小板药,如氯吡格雷或噻氯匹定可用于阿司匹林过敏或不能使用者。双嘧达莫(潘生丁)可引起"冠状动脉窃血",反而使心肌缺血加重,目前不推荐使用。

c.调整血脂药物:可选用他汀类、贝特类等药物,治疗目标水平应达到 TC<4.68mmol/L(180mg/dL)、TG<1.69mmol/L(150mg/dL)、LDL-C<1.80mmol/L(70mg/dL)。

d.中医中药治疗:如活血化瘀法、芳香温通法、祛痰通络法,针刺或穴位按摩等。

(3)外科治疗:可行主动脉-冠状动脉旁路移植术。

(二)不稳定型心绞痛

不稳定型心绞痛(UAP)指介于劳累性稳定型心绞痛与急性心肌梗死之间的临床状态,包括了除稳定型心绞痛以外的初发型、恶化型劳力性心绞痛和各种自发性心绞痛。由于不稳定型心绞痛的病情变化多端,可逆转为稳定型心绞痛,也可能迅速进展为急性心肌梗死甚至猝死,因此,对其正确认识与处理,具有重要的临床意义。

1.病因与发病机制

本型是由于冠状动脉内不稳定的粥样斑块发生了内膜下出血、斑块纤维帽出现裂隙、表面有血小板聚集和(或)刺激冠状动脉痉挛,引起的急性或亚急性心肌供血供氧减少,导致缺血性心绞痛。

2.临床表现

不稳定型心绞痛的胸痛部位、性质与稳定型心绞痛相似,可以表现为:

(1)静息状态下或夜间发作心绞痛,常持续 20 分钟以上。

(2)原有稳定型心绞痛在 1 个月内疼痛发作的频率增加、程度加重、时限延长、疼痛放射至新的部位。

(3)1 个月之内新发生的由较轻负荷所诱发的心绞痛且程度严重。

发作时有出汗、面色苍白湿冷、恶心呕吐、心动过速、呼吸困难、出现第三或第四心音。原来可以缓解心绞痛的措施无效或不完全有效。

在一些患者中,缺血性不稳定型心绞痛发作与明显的诱发因素有关,例如贫血、感染、甲状腺功能亢进或心律失常。因此这种情况称为继发性不稳定型心绞痛。

临床上根据不稳定型心绞痛的严重程度不同,分为低危组、中危组和高危组。低危组是指新发生的或是原有劳力性心绞痛恶化加重,发作时 ST 段下移≤1mm,持续时间<20 分钟;中危组就诊前 1 个月内(但近 48 小时内未发)发作 1 次或数次,静息心绞痛及梗死、后心绞痛,发作时 ST 段下移>1mm,持续时间<20 分钟;高危组就诊前 48 小时内反复发作,静息心电图 ST 段下移>1mm,持续时间>20 分钟。

3.辅助检查

(1)心电图:应在症状出现 10 分钟内进行。UAP 发作时有一过性 ST 段偏移和(或)T 波倒置。若心电图变化持续 12 小时以上,则提示发生非 ST 段抬高心肌梗死。

(2)心肌坏死标志物:用以区分 UAP 与非 ST 段抬高心肌梗死。UAP 时,心肌坏死标记物一般无异常增高。

4.治疗要点

急性期治疗目标是迅速缓解胸痛,改善心肌缺血,稳定粥样斑块。

(1)一般治疗:患者入住监护病室,卧床休息至少12~24小时,给予持续心电监护。患者有明确低氧血症(动脉血氧饱和度低于92%)或存在左室功能衰竭时可给予吸氧。缓解患者焦虑情绪,必要时给予小剂量镇静剂或抗焦虑药物,常用苯二氮卓类。

(2)止痛:立即舌下含化硝酸甘油0.3~0.6mg,继以硝酸甘油持续静滴,直至症状缓解或平均压降低10%但收缩压不低于90mmHg,疼痛症状消失24小时后改用口服制剂或皮肤贴剂。若经过上述处理后胸痛仍不缓解,可用吗啡10mg稀释成10mL,每次2~3mL静脉注射。有使用吗啡禁忌证(低血压或吗啡过敏)的患者可用哌替啶来代替。根据患者有无并发症等具体情况,选用钙通道阻滞剂或β受体阻滞剂等。

(3)抗栓治疗:若患者无禁忌证,及时应用阿司匹林,起始负荷剂量为160~325mg(非肠溶剂),首剂嚼服,以加快其吸收,迅速抑制血小板激活状态,以后改用小剂量长期维持。

(4)抗凝治疗:应用肝素或低分子肝素以防止血栓形成,阻止病情进展为心肌梗死。

(5)急诊冠状动脉介入治疗:不稳定型心绞痛经治疗病情稳定,出院后应继续抗栓和降脂治疗以促使斑块稳定。缓解期的进一步检查及长期治疗方案与稳定型劳力性心绞痛相同。

(三)护理要点

1.主要护理诊断/问题

(1)疼痛:胸痛与心肌缺血、缺氧有关。

(2)活动无耐力:与心肌氧的供需失调有关。

(3)焦虑:与心绞痛反复频繁发作有关。

(4)知识缺乏:缺乏控制诱发因素及预防心绞痛发作的知识。

(5)潜在并发症:心肌梗死。

2.护理措施

(1)一般护理:发作时应立即休息,同时舌下含服硝酸甘油。缓解期可适当活动,避免剧烈运动,保持情绪稳定。秋、冬季外出应注意保暖。对吸烟患者应鼓励戒烟,以免加重心肌缺氧。

(2)病情观察:了解患者发生心绞痛的诱因,发作时疼痛的部位、性质、持续时间、缓解方式、伴随症状等。发作时应尽可能描记心电图,以明确心肌供血情况。如症状变化应警惕急性心肌梗死的发生。

(3)用药护理:应用硝酸甘油时,嘱咐患者舌下含服,或嚼碎后含服,应在舌下保留一些唾液,以利于药物迅速溶解而吸收。含药后应平卧,以防低血压的发生。服用硝酸酯类药物后常有头胀、面红、头晕、心悸等血管扩张的表现,一般持续用药数天后可自行好转。对心绞痛发作频繁或含服硝酸甘油效果不好的患者,可静脉滴注硝酸甘油,但注意滴速,需监测血压、心率变化,以免造成血压降低。青光眼、低血压者禁用硝酸甘油。

(4)饮食护理:给予低热量、低脂肪、低胆固醇、少糖、少盐、适量蛋白质、丰富维生素的饮食,宜少食多餐,不饮浓茶、咖啡,避免辛辣刺激性食物。

3.健康指导

(1)饮食指导:告诉患者宜摄入低热量、低动物脂肪、低胆固醇、少糖、少盐、适量蛋白质食物,饮食中应有适量的纤维素和丰富的维生素,宜少食多餐,不宜过饱,不饮浓茶,咖啡,避免辛辣刺激性食物。肥胖者控制体重。

(2)预防疼痛:寒冷可使冠状动脉收缩,加重心肌缺血,故冬季外出应注意保暖。告诉患者洗澡不要在饱餐或饥饿时进行,洗澡水温不要过冷或过热,时间不宜过长,不要锁门,以防意外。有吸烟习惯的患者应戒烟,因为吸烟产生的一氧化碳影响氧合,加重心肌缺氧,引发心绞痛。

(3)活动与休息:合理安排活动和休息缓解期,可适当活动,但应避免剧烈运动(如快速登楼、追赶汽车),保持情绪稳定,避免过劳。

(4)定期复查:定期检查心电图、血脂、血糖情况,积极治疗高血压、控制血糖和血脂。如患者出现不适疼痛加重,用药效果不好,应到医院就诊。

(5)按医嘱服药:平时要随身携带保健药盒(内有保存在深色瓶中的硝酸甘油等药物)以备急用,并注意定期更换。学会自我监测药物的不良反应,自测脉率、血压,密切观察心率、血压变化,如发现心动过缓应到医院调整药物。

二、心肌梗死

心肌梗死(MI)是心肌的缺血性坏死,指在冠状动脉粥样硬化基础上,冠状动脉内继发血栓形成,导致冠状动脉供血急剧减少或中断,使相应部位的心肌严重而持久地缺血,导致心肌坏死。临床表现为剧烈而持久的胸骨后疼痛、发热、白细胞计数和血清心肌坏死标志物增高,特征性心电图改变,并可出现严重心律失常、心源性休克和心力衰竭等。它是急性冠脉综合征(ACS)的严重类型。

(一)病因及发病机制

心肌梗死的基本病因是冠状动脉粥样硬化。当冠脉动脉管腔严重狭窄＞75％,而侧支循环尚未充分建立时,一旦因继发血栓形成,血液供应急剧减少或中断,使心肌严重而持久的急性缺血20～30分钟以上,即可发生心肌梗死。

(二)临床表现

1.先兆症状

约有半数以上的患者在发病前数日至数周出现乏力、胸部有不适以及活动时心悸、气促、心绞痛等症状。其中以新发心绞痛或恶化型心绞痛最突出。此时心电图呈明显缺血性改变。如发现不稳定心绞痛先兆时及时住院处理,可使部分患者避免发生心肌梗死。

2.症状

(1)疼痛:这是最早、最为突出的表现。疼痛的部位、性质及放射大多与心绞痛相似,但程度更重,患者常有濒死感、烦躁不安、大汗淋漓。持续时间长达数小时或数天,服用硝酸甘油及休息后,疼痛不能缓解。常发生于清晨或安静时,多数诱因不明显。少数患者疼痛可向颈部、上腹部、背部等处放射。个别心肌梗死患者可无疼痛,开始即表现为心功能衰竭或休克。

(2)全身表现:有发热、心动过速、白细胞增高和血沉增快等,一般在疼痛发生后24～48小时出现,由心肌坏死组织吸收所致。

(3)胃肠道症状:疼痛剧烈时伴有恶心、呕吐和上腹部胀痛感,与迷走神经受坏死心肌刺激和心排血量降低使组织缺氧有关。

3.体征

(1)血压:除极早期血压可升高外,几乎所有患者都有血压降低表现。

(2)心脏体征:心率多增快,少数患者可减慢,心律不齐,第一心音减弱,可闻及第四心音或第三心音奔马律,部分患者在心前区可闻及收缩期杂音或收缩中晚期喀喇音(二尖瓣乳头肌功能失调或断裂)。亦有部分患者可在第2~3天出现心包摩擦音(反应性纤维性心包炎)。

(3)其他:患者可出现心律失常、休克、心功能不全的相应体征。

4.并发症

(1)乳头肌功能失调或断裂:总发生率50%,二尖瓣乳头肌因缺血、坏死导致二尖瓣脱垂或关闭不全。轻者可恢复,重者迅速出现左心衰竭、急性肺水肿,常于数天内死亡。

(2)心脏破裂:这是严重而致命的并发症,发生率极少,常在起病1周内出现。患者多因心室游离壁或室间隔破裂穿孔造成心包积血,引起急性心脏压塞而死。

(3)心室壁瘤:其主要见于左心室,发生率为5%~20%。它是由于在心肌梗死愈合过程中,坏死的心肌由纤维组织代替而丧失收缩功能,心室收缩时局部膨胀而形成。超声心动图提示局部反常运动。

(4)心肌梗死后综合征:心肌梗死后数周至数月出现,可反复发生,表现为心包炎、胸膜炎或肺炎等,主要表现有发热、胸痛、心包摩擦音。可能为机体对坏死物质的过敏反应。

(5)心律失常:绝大多数患者并发有心律失常,多发生在起病1~2天内,尤以24小时内发生率最高。前壁心肌梗死易发生室性心律失常,以室性期前收缩最多见,特别是成对的、频发的、多源的或呈RonT现象的室早及短暂的、阵发性的室速,多为心室颤动的先兆。下壁心肌梗死易发生房室传导阻滞。

(6)低血压和休克:休克是心肌广泛性坏死、心排血量急剧下降所致。疼痛时血压下降,若疼痛缓解而收缩压仍低于80mmHg,患者表现为面色苍白、脉搏细速、大汗淋漓、烦躁不安、皮肤湿冷、尿量减少(<20mL/h)、神志迟钝,则为休克表现。如无其他原因,应考虑心源性休克。

(7)心力衰竭:绝大多数为急性左心衰,重者出现急性肺水肿。右心室心肌梗死者可能一开始出现右心衰竭表现,伴血压下降。

(三)辅助检查

1.心电图

急性心肌梗死患者做系列心电图检查时,可记录到典型的心电图动态变化,是临床上进行急性心肌梗死检出和定位的重要检查。

2.血清心肌坏死标志物检查

肌酸磷酸激酶同工酶(CK-MB)增高是反映急性坏死的指标。肌钙蛋白T(cTnT)或I(cTnI)诊断心肌梗死的敏感性和特异性均极高。血肌红蛋白增高,其出现最早而恢复也快,但特异性差。

3.放射性核素检查

可显示心肌梗死的部位和范围,并判断心肌存活性。

4.超声心动图

了解心室壁运动及左心室功能,帮助除外主动脉夹层,诊断室壁瘤和乳头肌功能失调等。

5.磁共振成像

可评价心肌梗死的范围以及评估左心室功能。

6.选择性冠状动脉造影

可明确冠状动脉闭塞的部位,为决定下一步血运重建策略提供依据。

(四)诊断要点

世界卫生组织的急性心肌梗死诊断标准:依据典型的临床表现、特征性的心电图表现、血清心肌标志物水平动态改变,3 项中具备 2 项,特别是后 2 项即可确诊。

2012 年召开的欧洲心脏病学会(ESC)年会公布了第三版更新的心肌梗死全球统一诊断标准:检测到心肌标志物,尤其是肌钙蛋白升高和(或)下降,至少有一次超出正常参考值上限,并且至少伴有下列一项证据:①心肌缺血的症状;②新发的或推测新发的显著 ST-T 改变或新出现的左束支传导阻滞(LBBB);③心电图出现病理性 Q 波;④影像学检查发现新发的心肌丢失或新发的节段性室壁运动异常;⑤冠脉造影或尸检发现冠脉内存在新鲜血栓。

(五)治疗要点

早发现、早入院治疗,缩短因就诊、检查、处置、转运等延误的治疗时间。治疗原则是尽早使心肌血液再灌注,挽救濒死心肌,保护和维持心脏功能;及时处理严重心律失常、泵衰竭和各种并发症,防止猝死,注重二级预防。

1.一般治疗

(1)休息:患者应绝对卧床休息,保持环境安静,防止不良刺激,解除患者焦虑。

(2)给氧。

(3)监测:急性期患者应常规给予心电监测 3~5 天,除颤器处于备用状态。严重心力衰竭者应监测肺毛细血管压和静脉压。

(4)抗血小板药物治疗。

2.解除疼痛

根据患者疼痛程度选择不同药物尽快解除疼痛,并注意观察用药后反应。

3.再灌注心肌

及早再通闭塞的冠状动脉使心肌得到再灌注,是 ST 段抬高心肌梗死(STEMI)治疗最为关键的措施,可挽救濒死心肌、缩小心肌梗死的范围,从而显著改善患者预后。治疗方法包括溶栓治疗、介入治疗、冠状动脉搭桥术(CABG)。

4.其他药物治疗

(1)β 受体阻滞剂、血管紧张素转化酶抑制剂(ACEI)、CCB:有助于改善恢复期心肌重构,减少 AMI 病死率。

(2)他汀类调脂药物:宜尽早应用,除了对低密度脂蛋白胆固醇(LDL-C)的降低带来益处外,他汀类药物还通过抗炎、改善内皮功能和稳定斑块等作用达到二级预防作用。

5.抗心律失常治疗

心律失常必须及时消除,以免演变为严重心律失常甚至猝死。

6.抗低血压和心源性休克治疗

治疗方法包括维持血容量、应用升压药、应用血管扩张剂、纠正酸中毒及电解质紊乱等。上述治疗无效时,可用主动脉内球囊反搏(IABP)增加冠状动脉灌流,降低左心室收缩期负荷。

7.治疗心力衰竭

主要是治疗急性左心衰竭,以应用利尿剂为主,也可选用血管扩张剂减轻左心室的负荷。

8.抗凝疗法

无论是否采用再灌注治疗,均应给予抗凝治疗,药物的选择视再灌注治疗方案而定。

(六)护理要点

1.护理评估

(1)身体评估

①一般状态:评估患者的神志状况,尤其注意有无面色苍白、表情痛苦、大汗或神志模糊、反应迟钝甚至晕厥等表现。评估患者身体质量指数(BMI)、腰围、腹围以及睡眠、排泄形态有无异常。

②生命体征:评估患者体温、心率、心律、呼吸、血压、血氧饱和度有无异常。

(2)病史评估

①评估患者年龄、性别、职业、饮食习惯、有无烟酒嗜好、家族史及锻炼习惯。

②评估患者此次发病有无明显的诱因、胸痛发作的特征,尤其是起病的时间、疼痛程度、是否进行性加重,有无恶心、呕吐、乏力、头晕、呼吸困难等伴随症状,是否有心律失常、休克、心力衰竭的表现。了解患者患病后的诊治过程,是否规律服药、服药种类以及服药后反应。评估患者对疾病知识的掌握程度、合作程度、心理状况(如患者有无焦虑、抑郁等表现)。

③评估患者心电图变化

ST段抬高性心肌梗死的特征性改变:a.面向坏死区的导联ST段抬高呈弓背向上型,面向透壁心肌坏死区的导联出现宽而深的Q波,面向损伤区周围心肌缺血区的导联上出现T波倒置。b.在背向心肌坏死区的导联出现相反的改变,即R波增高、ST段压低和T波直立并增高。

非ST段抬高性心肌梗死的特征性改变:a.无病理性Q波,有普遍性ST段压低≥0.1mV,但aVR导联(有时还有V1导联)ST段抬高,或有对称性T波倒置。b.无病理性Q波,也无ST段变化,仅有T波倒置变化。

ST段抬高性心肌梗死的心电图演变:a.急性期起病数小时内可无异常或出现异常高大两支不对称的T波。b.急性期起病数小时后,ST段明显抬高呈弓背向上型,与直立的T波连接,形成单曲线;数小时至2天内出现病理性Q波,同时R波减低。c.亚急性期改变若早期不进行干预,抬高的ST段可在数天至2周内逐渐回到基线水平,T波逐渐平坦或倒置。d.慢性期改变数周至数月后,T波呈V形倒置,两肢对称。T波倒置可永久存在,也可在数月至数年内逐渐恢复。

ST段抬高性心肌梗死的定位:ST段抬高性心肌梗死的定位和范围可根据出现特征性改变的导联来判断。

④评估心肌损伤标志物变化:a.心肌肌钙蛋白I或T:是诊断心肌坏死最特异和敏感的首

选指标,起病 2～4 小时后升高。cTnI 于 10～24 小时达峰值,7～10 天降至正常;cTnT 于 24～48 小时达峰值,10～14 天降至正常。b.CK-MB:对判断心肌坏死的临床特异性较高,在起病后 4 小时内增高,16～24 小时达峰值,3～4 天恢复正常。适用于早期诊断和再发心肌梗死的诊断,还可用于判断溶栓效果。c.肌红蛋白:有助于早期诊断,但特异性差,起病后 2 小时内即升高,12 小时内达峰值,24～48 小时内恢复正常。

⑤评估患者管路的情况,判断有无管路滑脱的可能。

(3)评估患者的活动能力,判断患者发生跌倒、坠床、压疮的危险程度。

2.护理措施

(1)急性期的护理

①患者入院后遵医嘱给氧,氧流量为 3～5L/min,可减轻气短、疼痛或焦虑症状,有利于心肌氧合。

②心肌梗死早期患者易发生心律失常、心率和血压的波动,立即给予心电监护,同时注意观察患者神志、呼吸、出入量、末梢循环情况等。

③立即进行 12 导联心电图检查,初步判断梗死位置并采取相应护理措施:前壁心肌梗死患者应警惕发生心功能不全,注意补液速度,观察患者有无呼吸困难、咳嗽、咳痰等症状。如前壁梗死面积较大影响传导系统血供者,也会发生心动过缓,应注意心率变化;下壁、右室心梗患者易发生低血压、心动过缓、呕吐等,密切观察心率、血压变化,遵医嘱调整用药,指导患者恶心时将头偏向一侧,防止误吸。

④遵医嘱立即建立静脉通路,及时给予药物治疗并注意用药后反应。

⑤遵医嘱采血,做床旁心肌损伤标志物检查,一般先做肌红蛋白和 cTnI 检测。

⑥遵医嘱给予患者药物负荷剂量,观察用药后反应,如有呕吐,观察呕吐物性质、颜色,观察呕吐物内有无之前已服药物,并通知医生。

⑦如患者疼痛剧烈,遵医嘱给予镇痛药物,如吗啡、硝酸酯类药物,同时观察患者血压变化及有无呼吸抑制的发生。

⑧拟行冠状动脉介入治疗的患者给予双侧腕部及腹股沟区备皮准备,备皮范围为双上肢腕关节上 10cm,从脐下到大腿中上 1/3,两侧至腋中线,包括会阴部。

⑨在患者病情允许的情况下简明扼要地向患者说明手术目的、穿刺麻醉方法、术中出现不适如何告知医生等,避免患者因手术引起进一步紧张、焦虑。

⑩接到导管室通知后,立即将患者转运至导管室,用过床易将患者移至检查床上,避免患者自行挪动而加重心肌氧耗。

⑪介入治疗后如患者使用血小板糖蛋白 GPⅡb/Ⅲa 受体阻滞剂(如替罗非班)药物治疗,注射低分子肝素者应注意用量减半,同时应观察患者的皮肤、牙龈、鼻腔黏膜等是否有出血、瘀斑,穿刺点是否不易止血等,必要时通知医生,遵医嘱处理。

⑫遵医嘱根据发病时间定期复查心电图及心肌酶,观察动态变化。

(2)一般护理

①休息:发病 12 小时内患者绝对卧床休息、避免活动,并保持环境安静。告知患者及家属,休息可以降低心肌氧耗量,有利于缓解疼痛,以取得合作。

②给氧:遵医嘱鼻导管给氧,2～5L/min,以增加心肌氧供。吸氧过程中避免患者自行摘除吸氧管。

③饮食:患者起病后 4～12 小时内给予流食,以减轻胃扩张。随后遵医嘱过渡到低脂、低胆固醇、高维生素、清淡、易消化的治疗饮食,少量多餐,患者病情允许时告知其食用治疗饮食的目的和作用。

④准备好急救用物。

⑤排泄的护理:及时增加富含纤维素的水果、蔬菜的摄入,按摩患者腹部以促进肠蠕动;必要时遵医嘱使用缓泻剂;告知患者不要用力排便。

(3)病情观察

①遵医嘱每日检查心电图,标记胸前导联位置观察心电图的动态变化。患者出现症状时随时行心电图检查。

②给予持续心电监护,密切观察患者心率、心律、血压、氧饱和度的情况。24 小时更换电极片及粘贴位置,避免影响监护效果,减少粘胶过敏发生。按照护理级别要求定时记录各项指标数值,如有变化及时通知医生。

③保证输液通路通畅,观察输液速度,定时观察输液泵工作状态,确保药液准确输注,观察穿刺部位,预防静脉炎及药物渗出。

④严格记录患者出入量,防止患者体液过多增加心脏负荷。

(4)用药护理

①应用硝酸甘油时,应注意用法是否正确、患者胸痛症状是否改善;使用静脉制剂时,遵医嘱严格控制输液速度,观察患者用药后反应,同时告知患者由于药物扩张血管会导致出现面部潮红、头部胀痛、心悸等不适,以解除患者顾虑。

②应用他汀类药物时,定期监测血清氨基转移酶及肌酸激酶等生化指标。

③应用阿司匹林时,建议饭后服用,以减轻恶心、呕吐、上腹部不适或疼痛等胃肠道症状。观察患者是否出现皮疹、皮肤黏膜出血等不良反应,如发生及时通知医生。

④应用 β 受体阻滞剂时,监测患者心率、心律、血压变化,同时嘱患者在改变体位时动作应缓慢。

⑤应用低分子肝素等抗凝药物时,注意观察口腔黏膜、皮肤、消化道等部位出血情况。

⑥应用吗啡的患者,应观察患者有无呼吸抑制,以及使用后疼痛程度改善的情况。

(5)并发症护理

①猝死急性期:严密进行心电监护,以便及时发现心率及心律变化。发现频发室性期前收缩、室性心动过速、多源性或 RonT 现象的室性期前收缩及严重的房室传导阻滞时,应警惕发生室颤或心脏骤停、心源性猝死,需立即通知医生并协助处理,同时遵医嘱监测患者电解质及酸碱平衡状况,备好急救药物及抢救设备。

②心力衰竭:AMI 患者在急性期由于心肌梗死对心功能的影响可发生心力衰竭,特别是急性左心衰竭。应严密观察患者有无呼吸困难、咳嗽、咳痰、少尿、低血压、心率加快等,严格记录出入量。嘱患者避免情绪激动、饱餐、用力排便。发生心力衰竭时,需立即通知医生并协助处理。

③心律失常:心肌梗死后室性异位搏动较常见,一般不需要做特殊处理。应密切观察心电监护变化,如患者有心衰、低血压、胸痛伴有多形性室速、持续性单形室速,应及时通知医生,并监测电解质变化。如发生室颤,应立即协助医生除颤。

④心源性休克:密切观察患者心电监护及血流动力学(如中心静脉压、动脉压)监测指标,定时记录数值,遵医嘱给予补液治疗及血管活性药物,并观察给药后效果、尿量、血气指标等变化。

(6)心理护理:急性心肌梗死患者胸痛程度异常剧烈,有时可有濒死感,患者常表现出紧张不安、焦虑、惊恐心理,应耐心倾听患者主诉,向患者解释各种仪器、监测设备的使用及治疗方法、需要患者配合的注意事项等,以减轻患者的心理压力。

3.健康指导

发生心肌梗死后必须做好二级预防,以预防心肌梗死再发。嘱患者食用合理的膳食,戒烟,限酒,适度运动,保持心态平和,坚持服用抗血小板药物、β受体阻滞剂、他汀类调脂药及ACEI,控制高血压及糖尿病等危险因素,并定期复查。

除上述二级预防所述各项内容外,患者在日常生活中还要注意以下几点:

(1)避免过度劳累,逐步恢复日常活动,生活规律。

(2)放松精神,愉快生活,对任何事情要能泰然处之。

(3)不要在饱餐或饥饿的情况下洗澡。洗澡时水温最好与体温相当,时间不宜过长。冠心病程度较严重的患者洗澡时,应在他人帮助下进行。

(4)在严寒或强冷空气影响下,冠状动脉可发生痉挛而诱发急性心肌梗死。所以每遇气候恶劣时,冠心病患者要注意保暖或适当防护。

(5)急性心肌梗死患者在排便时,因屏气用力可使心肌耗氧量增加、加重心脏负担,易诱发心搏骤停或室颤甚至死亡,因此要保持大便通畅,防止便秘。

(6)要学会识别心肌梗死的先兆症状并能正确处理。约70%心肌梗死患者有先兆症状,主要表现为:①既往无心绞痛的患者突然发生心绞痛,或原有心绞痛的患者无诱因性发作、发作后症状突然明显加重。②心绞痛性质较以往发生改变、时间延长,使用硝酸甘油不易缓解。③疼痛伴有恶心、呕吐、大汗或明显心动过缓或过速。④心绞痛发作时伴气短、呼吸困难。⑤冠心病患者或老年人突然出现不明原因的心律失常、心力衰竭、休克或晕厥等。出现以上情况时都应想到心肌梗死的可能性。一旦发生,必须认真对待,患者首先应原地休息,保持安静,避免精神过度紧张,同时舌下含服硝酸甘油或吸入硝酸甘油喷雾剂,若20分钟内胸痛不缓解或出现严重胸痛伴恶心、呕吐、呼吸困难、晕厥时,应拨打"120"。

第六节　心肌病

一、扩张型心肌病

扩张型心肌病(DCM)是一类常见的心肌病,其主要特征是单侧或双侧心腔扩大,心肌收缩功能减退,伴或不伴有充血性心力衰竭。本病常伴有心律失常、血栓栓塞和猝死,病死率较高,男性多于女性,也是导致心力衰竭的最常见的病因。

(一)病因及发病机制

病因目前尚不明确。不同的基因产生突变和相同基因不同的突变都可引起扩张型心肌病,并伴有不同的临床症状。病毒感染、环境等因素也可能与其发病有关。

近年来研究认为扩张型心肌病的发病与持续病毒感染和自身免疫反应有关,尤其以柯萨奇病毒 B 感染最为密切。持续病毒感染对心肌组织的损伤引发自身免疫反应,包括细胞免疫、自身抗体或细胞因子介导。致使心肌损伤,是导致或诱发扩张型心肌病重要原因和发病机制。另外,围生期、酒精中毒、抗癌药物、心肌能量代谢紊乱和神经激素受体异常等因素也可引起本病。

心肌损害表现为非特异性心肌细胞肥大、变性,出现不同程度的纤维化。心腔扩张,室壁多变薄,纤维瘢痕形成,常伴有附壁血栓。

(二)临床表现

1.症状

起病缓慢,常合并各种类型的心律失常,出现充血性心力衰竭的症状和体征时患者方就诊,如极度乏力、心悸、气急,甚至端坐呼吸、水肿、肝大等。部分患者可发生栓塞或猝死。部分病毒性心肌炎发展到扩张型心肌病,早期可无充血性心力衰竭表现而仅有左室增大表现。

2.体征

心脏扩大为主要体征,常可听到第三或第四心音,心率快时呈奔马律。

(三)辅助检查

1.X 线检查

心影明显增大、心胸比>0.5,肺淤血。

2.心电图检查

可见心房颤动、传导阻滞等各种心律失常。可有 ST-T 改变、低电压、R 波减低,少数可见病理性 Q 波,多由心肌广泛纤维化所致,须与心肌梗死相鉴别。

3.超声心动图检查

本病早期即可有心腔轻度扩大,以左心室扩大显著,后期各心腔均扩大,室壁运动减弱,提示心肌收缩力下降。无病变的二尖瓣、三尖瓣,在收缩期不能退至瓣环水平,而彩色血流多普勒显示二尖瓣、三尖瓣反流。

4.心脏放射性核素检查

可见舒张末期和收缩末期左心室容积增大,左室射血分数降低;核素心肌显影表现为局灶性、散在性放射性减低。

5.心导管检查

早期可正常,有心力衰竭时可见左、右心室舒张末期压、左心房压和肺毛细血管楔压增高。心室造影可见心腔扩大,室壁运动减弱,射血分数低下。

6.心内膜心肌活检

可见心肌细胞肥大、变性、间质纤维化等。活检标本可进行病毒学检查。

（四）治疗要点

尚无特殊的治疗方法。目前治疗原则是去除造成充血性心力衰竭和各种心律失常的诱因，预防栓塞和猝死，提高生活质量和生存率。

1.病因治疗

对于原因不明的扩张型心肌病，要寻找病因，任何可引起心肌病的可能病因要逐一排除，并给予积极治疗。如控制感染，在病毒感染时密切注意心脏情况，积极抗病毒治疗；限烟戒酒、改变不良生活方式等。

2.症状治疗

（1）充血性心力衰竭治疗：限制体力活动；低钠饮食；应用洋地黄和利尿药，但本病较易发生洋地黄中毒，故应慎用。常用血管扩张药物、血管紧张素转换酶抑制药剂药物。在病情稳定，射血分数<40%时，可选用β受体阻滞剂，注意从小剂量开始。必要时可安装双腔起搏器，改善严重心力衰竭症状，提高生活质量。

（2）预防栓塞：对有血栓形成风险或是有房颤的患者，可给予阿司匹林 $75\sim100mg/d$，口服。对有附壁血栓形成或发生栓塞的患者，可进行抗凝治疗。

（3）改善心肌代谢：对家族性扩张型心肌病，可应用能量代谢药物改善心肌代谢紊乱，常用辅酶 Q_{10} 10mg/次，3 次/天。

（4）预防猝死：室性心律失常和猝死是扩张型心肌病的常见症状，预防猝死主要是控制室性心律失常的诱发因素，如纠正心力衰竭、维持电解质平衡、避免某些药物的不良反应、积极纠正心律失常等。必要时可置入心脏电复律除颤器，以防猝死发生。

3.外科治疗

内科治疗无效的病例，可考虑进行心脏移植。

4.治疗新思想

（1）免疫学治疗：根据抗心肌抗体介导致使心肌细胞损害的机制，可对早期扩张型心肌病患者进行免疫学治疗，如阻止抗体效应、免疫吸附抗体、免疫调节、抑制抗心肌抗体的产生，改善心功能，早期阻止扩张型心肌病进展。

（2）中医治疗：临床应用发现生脉饮、牛磺酸、黄芪等，有抗病毒作用，调节免疫改善心脏功能。

（五）护理要点

1.护理评估

（1）身体评估：评估患者神志、面色、心率、血压、呼吸节律状况；评估患者的营养状况，询问患者的饮食习惯与嗜好；评估患者液体摄入量、尿量，测量体重、BMI；评估患者有无水肿及皮肤完整性；评估患者睡眠情况（睡眠时是否有呼吸困难发作）。

（2）病史评估：评估患者有无心力衰竭表现，如咳嗽、咳白色或粉红色泡沫痰、鼻翼扇动、双下肢水肿等。评估患者有无心律失常、血流动力学紊乱、血栓栓塞症状。询问患者此次发病时间、病因、症状特点；评估患者发病前的诱因，有无感染、心律失常、过度劳累或情绪激动等。评估患者心功能的分级，心肌受累情况；了解患者既往有无高血压、冠心病、糖尿病及慢性支气管炎等，有无家族史及相关疾病病史。了解患者目前用药种类、剂量及用法，有无明确药物过敏史;评估当前的实验室检查结果、心电图和超声心动图结果;评估患者对疾病知识的了解程度(治疗、护理、预防与预后等)、合作程度、经济状况等。

(3)其他:评估患者日常生活能力,评估患者有无跌倒、坠床等高危因素。

2.护理措施

(1)一般护理

①休息与活动:根据患者心功能状况,限制或避免体力活动,但并不主张完全休息。有心力衰竭及心脏明显扩大者,需卧床休息,避免激烈运动、突然屏气或站立、持重、情绪激动等。以左心衰呼吸困难为主的患者,协助其取半坐卧位,以减轻肺淤血、缓解呼吸困难;以右心衰、组织水肿为主的患者,应避免下肢长期下垂和某种固定姿势的卧位,以免加重下肢和局部组织的水肿,协助患者间歇性抬高下肢,侧卧位、平卧位、半坐卧位交替进行。待患者病情稳定,鼓励患者做轻、中度的活动,以等长运动为佳。

②吸氧:患者有呼吸困难、发绀、严重心律失常时,遵医嘱给予低流量吸氧,并根据患者缺氧程度选择适宜的给氧方式。

③皮肤护理:长期卧床患者应每1~2小时翻身1次,保持床单位干燥、平整,必要时应用防压疮气垫床及透明敷料,预防压疮的发生。

④饮食:给予患者高蛋白、高维生素、富含纤维素的清淡饮食,心力衰竭时应给予低盐饮食,限制含钠高的食物。

⑤开通静脉通道,遵医嘱给药,注意药物的疗效和不良反应。观察穿刺部位皮肤情况,避免发生静脉炎和药物渗出。

⑥注意保持环境安静、整洁和舒适,避免不良刺激。

⑦养成定时排便的习惯,病情许可时可协助患者使用便器,同时注意观察患者的心率、血压,以免发生意外。嘱患者大便时不可用力,必要时遵医嘱应用开塞露或甘油灌肠剂通便。若患者排尿困难,遵医嘱留置尿管,并保持尿管通畅,定时更换引流袋。

(2)病情观察

①观察生命体征:观察体温、脉搏、呼吸、血压的变化,对危重患者给予心电监护。

②观察心力衰竭的表现:有无咳嗽、咯痰,有无咯白色或粉红色泡沫痰;有无呼吸困难、食欲缺乏、进食减少、腹胀、恶心、呕吐;有无发绀、脉搏和心率增快、心律不齐、呼吸增快、颈静脉怒张、双下肢水肿等。

③监测体重和24小时出入量:准确记录出入量,每日晨监测体重,并向患者说明监测的意义和重要性。

(3)用药护理:在静脉用药的时候需注意控制滴速,避免损伤血管或加重心脏负担。洋地黄类药物可能诱发中毒,应做好用药反应观察,发现异常及时报告医生并协助处理。应用血管扩张类药物的同时要做好血压监测,避免血压过低引发虚脱、头晕等症状。应用抗心律失常类药物时要注意生命体征监护,避免因负性肌力作用加重心衰。应用利尿剂的患者注意监测电解质,尤其是血钾,必要时遵医嘱给予口服或者静脉补钾治疗,或使用保钾利尿剂。对失眠患者酌情给予镇静药物。

（4）并发症的预防及护理

①心力衰竭：密切观察患者的表现，有无呼吸困难、食欲缺乏、呕吐、水肿等，准确记录患者的出入量和体重，如有异常及时通知医生。应用洋地黄制剂的患者注意有无中毒表现。

②心律失常：扩张型心肌病患者易出现各种类型心律失常，以室性心律失常的发生率最高，其次为室内传导阻滞、左束支传导阻滞、双支阻滞，且电轴左偏，QRS波增宽。对DCM患者进行持续心电监护，做到随时观察心律、心率、血压变化，遵医嘱定期监测电解质的变化，避免药物毒副作用。当发现异常时及时通知医生，根据医嘱给予相应处理，同时准备好除颤器、临时心脏起搏器等，一旦出现室速、室颤、心脏骤停，及时协助医生抢救。

③血栓栓塞：DCM患者晚期因心肌明显扩张、心肌收缩力下降、心室内残存的血液增多，易出现心室的附壁血栓。血栓如果脱落，可致心、脑、肾、肺等器官栓塞。遵医嘱给予患者阿司匹林、华法林等抗凝、抗血小板药物治疗。应仔细观察患者有无栓塞症状，如偏瘫、失语；腰痛、肉眼血尿；突然胸痛、气促、发绀或咯暗红色黏稠血痰；肢端苍白、皮肤温度降低、脉搏消失等。若发现有栓塞现象，应及时报告医生，给予相应处理。

（5）心理护理

心肌病患者多较年轻，病程长，病情复杂，预后差，故常产生紧张、焦虑和恐惧心理，甚至对治疗悲观失望，导致心肌氧耗量增加，加重病情。所以，在护理过程中对患者应多关心体贴，帮助其消除悲观情绪，增强治疗信心；详细讲解药物的作用及在治疗过程中的注意事项，使患者能够正确认知自己的病情，更好地配合治疗护理。

3.健康指导

（1）嘱患者合理饮食，宜低盐、高维生素、富营养饮食，少食多餐，增加粗纤维食物，避免高热量和刺激性食物。

（2）嘱患者避免劳累、病毒感染、酒精中毒及其他毒素对心肌的损害，避免剧烈活动、情绪激动、突然用力或提取重物，以免增加心肌收缩力突发猝死。

（3）嘱患者注意保暖，预防呼吸道感染。

（4）嘱患者坚持服用抗心力衰竭、纠正心律失常的药物，定期复查，以便调整药物剂量。教会患者及家属观察药物疗效及不良反应。

（5）嘱患者保持二便通畅，避免用力排便加重心脏负荷。

（6）不同年龄、性别的患者需根据个人情况制订不同的运动计划。

（7）运动要循序渐进，首先从提高生活自理能力开始，在此基础上逐渐恢复运动及工作，切忌盲目求快，以免发生意外。

（8）告知患者训练要持之以恒，不可半途中断。

（9）要注意康复训练的全面性，不能只注重某一肢体的活动，那样易产生单个肢体的疲劳，多样化的运动还可促进肢体协调。训练种类：步行、慢跑、踏固定自行车、跳有氧健身操。训练前进行5～10分钟的热身运动，运动持续20～60分钟，每星期3～5次。

二、肥厚型心肌病

肥厚型心肌病（HCM）是以心室肌肥厚为特征，以室间隔为甚，常呈非对称性肥厚。根据左心室流出道有无梗阻又可分为梗阻性肥厚型和非梗阻性肥厚型心肌病。本病常为青年猝死的原因。后期可出现心力衰竭。

(一)病因

病因不完全清楚。目前认为肥厚型心肌病是常染色体显性遗传疾病,依据是本病常有明显家族史(约占 1/3),肌节收缩蛋白基因如 β-肌球蛋白重链及心脏肌钙蛋白 T 基因突变是主要的致病因素。儿茶酚胺代谢异常、细胞内钙调节异常、高血压、高强度运动等均可作为本病发病的促进因素。

(二)病理

主要病理变化为心肌肥厚,以左心室流出道处尤为明显,室腔变窄,常伴有二尖瓣叶增厚。显微镜下可见心肌纤维粗大、交错排列。

(三)临床表现

1.症状

部分患者可无自觉症状,而因猝死或在体检中被发现。多数患者有心悸、胸痛、劳力性呼吸困难。伴有流出道梗阻的患者可在突然起立、运动时出现眩晕,甚至晕厥、猝死,主要是左心室舒张期充盈不足、心排血量减低所致。33％患者出现频发的一过性晕厥,可以是患者的唯一主诉。严重心律失常是肥厚型心肌病患者猝死的主要原因。长期左室过度压力负荷,晚期可见心力衰竭。

2.体征

梗阻性肥厚型心肌病患者心尖部内侧或胸骨左缘中下段可闻及收缩中期或晚期喷射性杂音。心脏杂音的特点:增加心肌收缩力因素(运动、Valsava 动作、应用异丙肾上腺素、取站立位、含服硝酸甘油片、应用强心药)可使杂音增强;降低心肌收缩力因素(如使用 β 受体阻滞剂、取下蹲位、Mueller 动作)可使杂音减弱。非梗阻性肥厚型心肌病的体征不明显。

(四)辅助检查

1.X 线检查

心影增大多不明显,如有心力衰竭则呈现心影明显增大。

2.心电图检查

最常见的表现为左心室肥大,ST-T 改变。部分导联可出现深而不宽的病理性 Q 波,室内传导阻滞和期前收缩亦常见。心尖部肥厚型患者可在心前区导联出现巨大的倒置 T 波。

3.超声心动图检查

对本病诊断具有重要意义,可显示室间隔的非对称性肥厚,舒张期室间隔的厚度与左心室后壁之比≥1.3,间隔运动低下。

4.心导管检查

左心室舒张末期压力上升。有左心室流出道狭窄者在左心室腔与流出道间有收缩期压差。

5.心血管造影检查

心室造影显示左心室变形,呈香蕉状、犬舌状或纺锤状。冠状动脉造影多无异常。

6.心内膜心肌活检检查

心肌细胞畸形肥大、排列紊乱。

（五）诊断要点

患者有明显家族史，出现劳力性胸痛和呼吸困难、晕厥等症状时，如果胸骨左缘中下段闻及喷射性收缩期杂音可考虑本病，用生理性动作或药物影响血流动力学而观察杂音改变有助于诊断。确诊有赖于心电图、超声心动图和心导管检查。

（六）治疗要点

本病的治疗目标为减轻左心室流出道梗阻、缓解症状和控制心律失常。治疗以β受体阻滞剂和钙通道阻滞剂为主。β受体阻滞剂可减慢心率，降低左心室收缩力和室壁张力，降低心肌需氧量，从而减轻流出道梗阻。如普萘洛尔、美托洛尔等，可从小剂量开始逐渐加量。钙通道阻滞剂可降低左心室收缩力，改善左心室顺应性，常用药物维拉帕米、地尔硫草。胺碘酮对防治肥厚型心肌病合并室性心律失常有效，还能减轻症状和改善运动耐量。

重症梗阻性肥厚型心肌病可试行双腔心脏起搏治疗或室间隔化学消融术。也可寻求外科治疗进行室间隔部分心肌切除术和室间隔心肌剥离扩大术。

（七）护理要点

1.护理评估

（1）身体评估：评估患者神志、面色、生命体征的变化；询问患者饮食习惯与嗜好；观察有无水肿发生及皮肤状况；测量体重、BMI；评估排泄情况及睡眠情况。

（2）病史评估：询问患者此次发病病因、诱因，突出的临床症状及其特点；呼吸困难表现及程度；胸痛的患者注意评估胸痛的部位、性质、程度、持续时间及伴随症状；询问患者有无晕厥发作。评估患者是否伴随心律失常以及心律失常的形态，有无家族史及相关疾病病史；当前的辅助检查结果；目前用药种类、剂量、用法及不良反应；有无明确药物过敏史；心功能分级及心肌受累情况；患者对疾病的了解程度（治疗、护理、预防与预后等）、合作程度、经济状况、心理状态等。

（3）HCM猝死高危因素评估

①主要危险因素：a.心脏骤停存活者。b.自发性持续性室速。c.未成年猝死家族史。d.晕厥史。e.运动后血压反应异常，收缩压不升高反而下降，运动前至运动最大负荷点血压峰值差<20mmHg。f.左心室壁或室间隔厚度≥30mm，流出道压力阶差>50mmHg。

②次要危险因素：非持续性室速；心房颤动；家族性肥厚型心肌病恶性基因型。

2.护理措施

（1）一般护理

①休息与活动：对于心衰症状明显、伴有严重心律失常、反复发作头晕甚至晕厥的患者，应绝对卧床休息，避免一切加重心脏负荷的因素，如用力排便、情绪激动、饱餐等。限制探视时间和人数，预防感染。指导患者正确的活动方法及方式，防止肌肉萎缩。

②生活护理：协助患者床上进食和床上排便，保持大便通畅，必要时遵医嘱给予缓泻剂。

③皮肤护理：注意预防卧床期间的并发症，做好皮肤护理。明显水肿时，组织缺氧，皮肤抵抗力差，容易破损而继发感染，应嘱咐患者穿棉质柔软的衣服，保持床单干燥、平整，给予便器

时应注意防止划破皮肤,每1~2小时指导并协助患者翻身,避免长时间局部受压。

④饮食护理:给予患者高蛋白、高维生素、富含纤维素的清淡、易消化食物,少食多餐,避免生硬、辛辣、油炸等刺激性食物,避免进食易引起肠胀气的产气食物(如红薯、牛奶),患者心力衰竭时给予低盐饮食,限制含钠量高的食物。

(2)病情观察

①观察生命体征:观察患者心率、血压、呼吸变化,必要时持续心电监护,及时发现心律失常。

②观察临床表现:观察患者有无胸痛、心绞痛的发作;有无头晕、黑蒙、晕厥等表现。尤其在患者突然站立、运动或应用硝酸酯类药物时,因外周阻力降低,加重左心室流出道梗阻,可导致上述症状加重。

③每日准确记录24小时出入量和体重。

(3)用药护理

遵医嘱用药,肥厚型心肌病患者应用钙通道阻滞剂时,注意观察其血压,防止血压降得过低。应用β受体阻滞剂时注意有无头晕、嗜睡等不良反应,并监测心率,观察有无心动过缓、房室传导阻滞等不良反应。当患者出现心绞痛时不宜用硝酸酯类药物,以免加重左心室流出道梗阻。

(4)并发症的预防及护理

①猝死:注意评估患者有无猝死的危险因素,对有危险因素的患者,限制患者做对抗性强的运动,慎用或禁用正性肌力药物、血管扩张药等。给予持续心电监护,密切观察患者的心电波形。如有异常及时通知医生,并备好抢救仪器和药物。

②心源性晕厥:有头晕、晕厥发作或曾有跌倒病史者应卧床休息,加强生活护理,嘱患者避免单独外出,注意安全。嘱患者避免剧烈活动,保持情绪稳定。改变体位时,一旦有头晕、黑矇等先兆应立即平卧,避免发生受伤的危险。

③心律失常:部分患者可伴有心房颤动,注意观察患者的心率、心律变化,必要时及时通知医生并遵医嘱用药。

(5)心理护理

心肌病尚无特殊治疗方法,只能对症治疗,且患者多正值青壮年,担心疾病影响将来的学习、工作和家庭生活,思想负担大,可产生明显的焦虑或恐惧心理,家属也有较大的心理压力和经济负担。护理人员应经常与患者及其家属沟通、交流,做好解释、安慰工作,解除其思想顾虑,使其树立战胜疾病的信心。

3.健康指导

(1)合理饮食,宜低盐、高维生素、富营养饮食,宜少食多餐,增加粗纤维食物,避免高热量和刺激性食物。

(2)避免病毒感染、酒精中毒及其他毒素对心肌的损害,预防呼吸道感染。

(3)坚持药物治疗,定期复查,以便随时调整药物剂量。

(4)保持二便通畅,避免用力排便,必要时遵医嘱使用缓泻剂。

(5)劳逸结合,适当活动。症状轻者可参加轻体力工作,避免劳累、剧烈活动如球类比赛等。避免突然持重或屏气用力,保持情绪稳定。

(6)有晕厥病史或猝死家族史者应避免独自外出活动,以免发生意外。

第七节 心脏瓣膜病

心脏瓣膜病(VHD)是由于炎症、黏液样变性、退行性改变、先天性畸形、缺血性坏死、创伤等原因引起的瓣膜结构异常,导致心脏瓣膜狭窄和(或)关闭不全所致的心脏疾病。随着人口寿命的延长和动脉硬化的增加,钙化主动脉瓣狭窄和瓣膜黏液样变性的发病率不断增加。在我国以风湿性心脏病(RHD)最为常见,是风湿性炎症过程所致的瓣膜损害。主要累及40岁以下人群,临床上最常见受累的瓣膜为二尖瓣(约为70%),二尖瓣并主动脉瓣病变者为20%～30%,单纯主动脉瓣病变为2%～5%。

一、二尖瓣狭窄

(一)病因

二尖瓣狭窄(MS)的主要病因为风湿热,常见于40～50岁中老年,约70%的患者为女性,约50%的患者无急性风湿热史,但多有反复链球菌感染所致的上呼吸道感染病史。

(二)临床表现

1.症状

(1)呼吸困难:是最常见的早期症状,多先出现劳力性呼吸困难,晚期可出现夜间阵发性呼吸困难和端坐呼吸。

(2)咯血:患者可出现突然咯大量鲜血、痰中带血或血痰、咳粉红色泡沫样痰等。

(3)咳嗽:经常发生,可能由支气管黏膜淤血、水肿造成支气管炎或因左心房增大压迫左主支气管所致。

2.体征

重度二尖瓣狭窄者常呈"二尖瓣面容",口唇发绀,双颊呈紫红色。二尖瓣狭窄的典型体征:心尖区闻及低调的舒张中、晚期隆隆样杂音,局限不传导,左侧卧位时心尖部听得最清楚,常可触及舒张期震颤。

(三)辅助检查

1.X线检查

中、重度狭窄致左心房显著增大时,心影呈梨形(二尖瓣型心脏)。

2.心电图检查

左心房增大,可出现"二尖瓣型P波",P波宽度>0.12秒,伴切迹。QRS波示电轴右偏和右心室肥厚。

3.超声心动图检查

为明确和量化诊断二尖瓣狭窄的可靠方法。可为房室大小、室壁厚度和运动、心室功能、肺动脉压、其他瓣膜异常和先天性畸形等方面提供明确的依据。经食管超声心动图有利于左心房附壁血栓的检出。

4.心导管检查

在考虑介入或手术治疗时,可经心导管检查同步测定肺毛细血管压和左心室压,以确定跨瓣压差和计算瓣口面积,正确判断狭窄程度。

(四)诊断要点

结合病史、病因,根据临床表现及心尖区有舒张期隆隆样杂音伴 X 线或心电图示左心房扩大,一般可诊断二尖瓣狭窄,超声心动图检查可确诊。

(五)治疗要点

1.一般治疗

有风湿活动者应给予抗风湿治疗,最重要的是预防风湿热复发;预防感染性心内膜炎;避免剧烈体力活动,定期复诊;呼吸困难者限制液体和钠盐摄入;尽可能避免感染、贫血等诱发急性肺水肿的因素。

2.并发症的治疗

急性肺水肿的处理原则与急性左心衰所致的肺水肿相似。发生心房颤动时要控制心室率,争取恢复和保持窦性心律;抗凝治疗预防血栓栓塞。

3.介入和手术治疗

中、重度二尖瓣狭窄患者伴症状进行性加重时,可考虑行介入或心外科手术,包括经皮球囊二尖瓣成形术、二尖瓣分离术、人工瓣膜置换术等。

二、二尖瓣关闭不全

(一)病因

二尖瓣关闭不全(MR)常与二尖瓣狭窄同时存在,亦可单独存在。风湿性炎症引起瓣叶僵硬、变性,瓣缘卷缩,连接处融合及腱索融合缩短,使心室收缩时两瓣叶不能紧密闭合。

(二)临床表现

1.症状

(1)急性:轻度二尖瓣反流仅有轻微劳力性呼吸困难;严重反流时则很快发生急性左心衰,甚至出现急性肺水肿或心源性休克。

(2)慢性:轻度代偿期二尖瓣关闭不全患者通常没有症状。严重反流时心输出量减少,可出现疲乏无力,肺淤血导致的呼吸困难出现较晚。

2.体征

(1)急性:心尖搏动呈高动力型,心尖部可听到吹风样收缩期杂音。

(2)慢性:心界向左下扩大。

(三)辅助检查

1.X 线检查

急性者心影正常,或左心房轻度增大伴明显肺淤血,甚至肺水肿征。慢性重度反流可见左心房、左心室增大。左心衰时可见肺淤血和间质性肺水肿征。二尖瓣钙化者在左侧位或右前斜位可见致密而粗的"C"形阴影。

2.心电图检查

急性者常正常,有时表现为窦性心动过速。慢性重度二尖瓣关闭不全主要为心房增大,部分有左心室肥厚和非特异性 ST-T 改变,少数伴左心房增大者常有房颤。

3.超声心动图检查

二维超声可显示二尖瓣的形态特征,有助于明确病因。

4.左心室造影检查

左心室造影可准确显示左心房大小、左心室充盈压及压力阶差、左室收缩功能、收缩期造影剂反流入左心房的量及有效射血量,以及冠状动脉的解剖形态。

(四)诊断

如果突然发生呼吸困难、心尖区出现新的收缩期杂音、X 线心影不大而肺淤血明显和有病因可寻(如二尖瓣脱垂、感染性心内膜炎、急性心肌梗死、创伤和人工瓣膜置换术后),考虑急性二尖瓣关闭不全。

(五)治疗要点

内科治疗一般为术前过渡措施,外科治疗为根本措施。内科治疗包括预防风湿活动、感染性心内膜炎,针对并发症治疗;外科手术治疗包括二尖瓣修补术和二尖瓣置换术。

三、主动脉瓣狭窄

(一)病因

1.炎症性病变

风湿性炎症使主动脉瓣膜交界处粘连融合,瓣叶纤维化、钙化、僵硬、挛缩畸形,造成瓣口狭窄。同时伴有主动脉瓣关闭不全和二尖瓣狭窄。

2.先天性病变

先天性二尖瓣畸形是最常见的先天性主动脉瓣狭窄的病因,而且二尖瓣畸形易并发感染性心内膜炎。成年期形成的椭圆或窄缝形狭窄瓣口,是成人孤立性主动脉瓣狭窄的常见原因。

3.退行性病变

退行性老年钙化性主动脉瓣狭窄,常见于 65 岁以上老人,常伴有二尖瓣环钙化。

(二)病理生理

由于主动脉瓣狭窄,使左心室后负荷加重,收缩期排血受阻而使左心室肥大,导致左心功能不全。

主动脉瓣狭窄严重时可以引起心肌缺血,其机制为:

(1)左心室肥大,心室收缩压升高,射血时间延长,增加心肌耗氧量。

(2)左心室肥大,心肌毛细血管密度相对减少。

(3)心腔内压力在舒张期增高,压迫心内膜下冠状动脉。

(4)左心室舒张末压升高使舒张期主动脉-左心室压差降低,冠状动脉灌注压降低,造成冠状动脉血流减少。供血减少,心肌耗氧量增加,如果有运动等负荷因素,就可出现心肌缺血症状。

(三)临床表现

1.症状

呼吸困难、心绞痛、晕厥是主动脉瓣狭窄典型的三联征。劳力性呼吸困难为晚期患者常见的首发症状,进一步可发生夜间阵发性呼吸困难、端坐呼吸,甚至急性肺水肿。心绞痛常因运动诱发,休息后缓解。晕厥多数发生于直立、运动中或后即刻,少数在休息时发生。

2.体征

主动脉瓣区可闻及响亮、粗糙的收缩期射流性杂音是主动脉瓣狭窄最重要的体征,可向颈部传导。主动脉瓣区可触及收缩期震颤。

3.并发症

(1)心律失常:约10％患者可发生房颤,将导致临床表现迅速恶化,可出现严重的低血压、晕厥、肺水肿。心肌供血不足时可发生室性心律失常。主动脉瓣钙化累及传导系统可致房室传导阻滞。室性心律失常、房室传导阻滞常是导致晕厥,甚至猝死的原因。

(2)心脏性猝死:一般发生在有症状者。

(3)感染性心内膜炎:虽不常见,但较轻的瓣膜畸形年轻患者也比钙化性瓣膜狭窄老年患者发生感染性心内膜炎的危险性大。

(4)心力衰竭:可见左心衰竭。左心衰竭发生后,自然病程明显缩短,因而少见终末期的右心衰竭。

(5)消化道出血:出血多为隐匿性慢性,多见于老年的瓣膜钙化患者,手术根治后出血常可停止。

(6)栓塞:少见。

(四)辅助检查

1.X线检查

心影正常或左心房、左心室轻度增大,升主动脉根部可见狭窄后扩张。重者可有肺瘀血征。

2.心电图检查

重度狭窄者左心房增大、左心室肥厚并有ST-T改变。可有房颤、房室传导阻滞、室内阻滞及室性心律失常。

3.超声心动图检查

是明确诊断、判断狭窄程度的重要方法。二维超声心动图探测主动脉瓣异常十分敏感,有助于确定狭窄的病因,但不能准确定量狭窄程度。应用连续波多普勒,可测定通过主动脉瓣的最大血流速度,计算出跨膜压和瓣口面积。

4.心导管检查

当超声心动图不能确定狭窄程度,又要进行外科手术治疗时,应进行心导管检查。常以左心室-主动脉收缩期压差判断狭窄程度,平均压＞50mmHg或峰压≥70mmHg为重度狭窄。

(五)治疗要点

1.内科治疗

治疗目的是明确狭窄程度,观察进展情况,选择合理手术时间。

(1)感染:预防感染性心肉膜炎;预防风湿热活动。

(2)心律失常:积极治疗心律失常,预防房颤,一旦出现房颤,应及时转为窦性心律。

(3)心绞痛:可用硝酸酯类药治疗心绞痛。

(4)心力衰竭:限制钠盐摄入,谨慎使用洋地黄和利尿药药物,不可使用作用于小动脉的血管扩张药,避免使用 β 受体阻滞剂等负性肌力药物。

(5)无症状:无症状的轻度狭窄患者要每 2 年复查 1 次。中、重度狭窄的患者每 6～12 个月复查 1 次,同时要避免剧烈体力活动。

2.介入治疗

经皮球囊主动脉瓣成形术与经皮球囊二尖瓣成形术不同,临床应用范围局限。另外经皮球囊主动脉瓣成形术不能代替人工瓣膜置换术,只对高危患者在血流动力学方面产生暂时的轻微的益处,不能降低死亡率。

3.外科治疗

人工瓣膜置换术是治疗成人主动脉瓣狭窄的主要方法。儿童、青少年的非钙化性先天性主动脉瓣严重狭窄者,可在行直视下主动脉瓣分离术。

四、主动脉瓣关闭不全

(一)病因、病理

主要是主动脉瓣和(或)主动脉根部疾病所致。

1.急性主动脉瓣关闭不全

(1)创伤:造成升主动脉根部、瓣叶损伤。

(2)主动脉夹层:使主动脉瓣环扩大、瓣叶被夹层挤压、瓣环或瓣叶被夹层血肿撕裂,常发生在马方综合征、特发性升主动脉扩张、高血压、妊娠。

(3)感染性心内膜炎:致使主动脉瓣膜穿孔、瓣周脓肿。

(4)人工瓣膜撕裂。

2.慢性主动脉瓣关闭不全

(1)主动脉瓣本身病变:①绝大部分患者的主动脉瓣关闭不全是由于风心病所致,单纯主动脉瓣关闭不全少见,常因瓣膜交界处伴有程度不同狭窄,常合并二尖瓣损害。②感染性心内膜炎是单纯性主动脉瓣关闭不全的常见病因,赘生物使瓣叶损害、穿孔,瓣叶结构损害、脱垂及赘生物介于瓣叶之间,均影响主动脉瓣关闭。即便感染控制,瓣叶纤维化、挛缩也继续发展。临床上表现为急性、亚急性、慢性主动脉瓣关闭不全。③先天性畸形,其中在儿童期出现主动脉瓣关闭不全、二叶主动脉瓣畸形是单纯性主动脉瓣关闭不全的 1/4。④室间隔缺损也可引起主动脉瓣关闭不全。⑤主动脉瓣黏液样变,瓣叶舒张期脱垂入左心室,致使主动脉瓣关闭不全。⑥强直性脊柱炎也可瓣叶受损,出现主动脉瓣关闭不全。

（2）主动脉根部扩张：造成瓣环扩大，心脏舒张期瓣叶不能对合。包括梅毒性主动脉炎、马方综合征、特发性升主动脉扩张、重症高血压和（或）动脉粥样硬化而导致升主动脉瘤以及强直性脊柱炎造成的升主动脉弥漫性扩张。

（二）病理生理

1.急性主动脉瓣关闭不全

由于主动脉瓣关闭不全，在舒张期左心室接受左心房流入的血液及主动脉反流来的血液，使左心室代偿性肥大和扩张，逐渐发生左心衰竭，出现肺瘀血。

2.慢性主动脉瓣关闭不全

左心室心肌重量增加使心肌耗氧量增加，主动脉舒张压低致使冠状动脉血流减少，两方面造成心肌缺血，使左心室心肌收缩功能降低。

（三）临床表现

1.症状

慢性可多年无症状，甚至可耐受运动。反流量增大，出现心悸、心前区不适、头颈部强烈动脉波动感等。心力衰竭的症状早期为劳力性呼吸困难。可出现胸痛。急性主动脉瓣关闭不全轻者可无任何症状，重者可出现突发呼吸困难，不能平卧，全身大汗，频繁咳嗽，咳白色或粉红色泡沫痰，更重者出现烦躁不安，神志模糊，神志昏迷。

2.体征

（1）急性：重者可出现面色灰暗，唇甲发绀，脉搏细数，血压下降等休克表现。二尖瓣舒张期提前部分关闭，致第一心音减低或消失。肺动脉高压时第二心音肺动脉瓣成分增强，常可见病理性第三心音和第四心音。

（2）慢性

①面色苍白，头随心搏摆动。心尖搏动向左下移位，范围较广，心界向左下扩大。

②心音：第一心音减弱，为舒张期左心室充盈过度、二尖瓣位置高所致。主动脉瓣区第二心音成分减弱或阙如，心尖区常有第三心音。

③心脏杂音：主动脉瓣区舒张期杂音，为一高调递减型叹气样杂音。舒张早期出现，坐位并前倾和深呼气时易听到。轻度反流时，杂音限于舒张早期，音调高；中或重度反流时，杂音粗粮，为全舒张期。杂音为乐音性时，提示瓣叶脱垂、撕裂或穿孔。严重主动脉瓣关闭不全，在主动脉瓣区常有收缩中期杂音，反流明显者，常在心尖区听到舒张中晚期隆隆样杂音（Austin-Flint 杂音）。

④周围血管征：动脉收缩压增高，舒张压降低，脉压增宽，可出现周围血管征，如点头征、水冲脉、股动脉枪击音和毛细血管搏动征。

3.并发症

常见的是感染性心内膜炎；心力衰竭急性患者出现早，慢性患者则出现于晚期；可出现室性心律失常，但心脏性猝死少见。

（四）辅助检查

1.X 线检查

急性患者可有肺瘀血或肺水肿征。慢性期左心房、左心室增大，升主动脉继发性扩张。并可累及整个主动脉弓。左心衰竭时可有肺瘀血征。

2.心电图检查

急性患者常见有窦性心动过速和 ST-T 非特异改变,慢性患者可有左心室肥厚。

3.超声心动图检查

M 型超声显示二尖瓣前叶或室间隔舒张期纤细扑动,是可靠诊断征象。急性患者可见二尖瓣期前关闭,主动脉瓣舒张期纤细扑动是瓣叶破裂的特征。

4.放射性核素心室造影检查

可以判断左心室功能;根据左、右心搏量比值估测反流程度。

5.磁共振显像检查

诊断主动脉疾病极为准确,如主动脉夹层。

6.主动脉造影检查

当无创技术不能确定反流程度,并准备手术治疗时,可采用选择性主动脉造影,半定量反流程度。

(五)治疗要点

1.急性

外科人工瓣膜置换术或主动脉瓣修复术是根本的措施。内科治疗目的是降低肺静脉压,增加心排血量,稳定血流动力学。

2.慢性

(1)内科治疗:积极控制感染;预防感染性心内膜炎;预防风湿热。应用青霉素治疗梅毒性主动脉炎。当舒张压>90mmHg 时需用降压药。左心衰竭时应用血管紧张素转换酶抑制药和利尿药,需要时可加用洋地黄类药物。心绞痛可使用硝酸酯类药物。积极控制心律失常,纠正房颤。无症状的轻度、中度反流患者应限制重体力活动,每 1~2 年复查 1 次。无症状的中度主动脉瓣关闭不全和左室扩大者,也需使用血管紧张素转换酶抑制药,延长无症状期。

(2)外科治疗:人工瓣膜置换术或主动脉瓣修复术是严重主动脉瓣关闭不全的主要治疗方法,为不影响手术后的效果,应在不可逆心功能衰竭发生之前进行,但须遵守手术适应证,避免过早手术。

五、心脏瓣膜病的护理

1.一般护理

(1)休息与活动:按心功能分级安排患者活动量,如心功能Ⅰ级主要避免重体力活动;心功能Ⅱ级中度限制体力活动;心功能Ⅲ级严格限制体力活动;心功能Ⅳ级应该绝对卧床休息。有风湿活动易并发急性心衰者,需卧床休息,以减少机体消耗。待风湿活动征象消失,血沉正常后再逐渐增加活动。

(2)饮食:指导患者合理进食,摄入清淡、高热量、富含维生素及蛋白质的食物。少量多餐、晚餐宜少,避免引起腹部胀气的食物。适当进食蔬菜、水果及高纤维饮食,防止便秘,以免用力排便增加心脏负担。有心衰者给予低盐饮食。

(3)预防感染:保持皮肤清洁,做好口腔护理。出汗多的患者勤换衣裤、被褥,防止受凉感冒。

2.病情观察

(1)定时测量并记录患者生命体征,注意心脏大小、杂音情况以及房颤发生时有无脉搏短绌的变化。

(2)观察有无风湿热活动,如发热、皮肤环形红斑、皮下结节、关节红肿及疼痛不适等。

(3)加强并发症的观察。本病最易出现的并发症是心力衰竭,护士应注意评估患者是否出现呼吸困难、乏力、食欲减退、腹胀不适、尿少等症状,检查有无肺部湿性啰音、颈静脉怒张、肝脏肿大、下肢水肿等体征。对于心电图示有心房颤动及超声心动图报告有附壁血栓者,应注意有无体循环梗死的表现。本病患者还可合并感染性心内膜炎,除了加强体温的监测外,还需特别注意检查皮肤黏膜有无出血点、手掌和足底是否存在无痛性出血性红斑等。

3.对症护理

(1)发热:定时测量并记录患者体温,体温超过38.5℃时给予物理降温,半小时后测量体温并记录降温效果。

(2)关节肿痛:肿痛关节垫软枕,避免受压、碰撞,进行局部制动、热敷等。

(3)呼吸困难:协助患者半卧位休息并给予氧气吸入(3～4L/min),以保证心、脑的血氧供应,改善呼吸困难。

(4)梗死:遵医嘱给予抗血小板聚集药物,预防血栓形成。左房内有巨大附壁血栓者应限制活动,静卧休息,避免用力咳嗽、排便及情绪激动,以免引起血栓脱落造成体循环梗死。卧床期间应协助患者翻身、做肢体的被动运动、按摩及温水泡足,防止下肢深静脉血栓形成。密切观察患者有无胸痛、咯血、头痛、肢体活动及感觉障碍、腰痛、血尿等肺、脑、肾梗死表现。一旦发生,应配合医生给予溶栓、抗凝治疗。

4.用药护理

遵医嘱正确使用苄星青霉素(120万U,每4周肌内注射1次)、阿司匹林、华法林、地高辛、呋塞米、氢氯噻嗪等药物,注意疗效及不良反应。

5.心理护理

向患者介绍疾病的相关知识,使患者能正确认识自己的病情,树立战胜疾病的信心,积极配合治疗;鼓励家属探视,缓解患者紧张、焦虑、恐惧心理;对高度焦虑、情绪波动大的患者可遵医嘱给予少量镇静药物。

6.健康指导

本病各类瓣膜病病程长短不一,有的可长期处于代偿期而无明显症状,有的则病情发展迅速,最常见的死亡原因是心力衰竭。手术治疗可显著提高患者的生活质量和存活率。出院后需注意:

(1)坚持服药,定期复查,了解病情进展。有手术适应证者建议尽早择期手术以提高生活质量。

(2)避免诱因:日常生活中根据心功能情况适当活动,避免重体力劳动、剧烈运动和情绪激动。育龄妇女根据心功能情况在医生指导下选择妊娠与分娩时机,如心功能Ⅰ级～Ⅱ级可以妊娠,Ⅲ级～Ⅳ级则不宜妊娠。

(3)预防感染:改善居住环境中潮湿、阴暗等不良条件,保持室内空气流通、温暖、干燥、阳光充足,以防止风湿热活动。注意防寒保暖,避免呼吸道感染。一旦发生感染,应立即就诊治疗,不拖延。有扁桃体反复发炎时在风湿活动控制后 2～4 个月手术摘除扁桃体。

(4)加强营养:进易消化、多维生素类饮食,适当限制食盐的摄入量,不宜过饱,保持大便通畅。

(5)避免医源性因素:在拔牙、内镜检查、导尿术、分娩、人工流产等手术前,应告知医生以上病史,以便预防性使用抗生素。

(6)不适随诊:当出现明显的乏力、胸闷、心悸等症状,休息后不能好转;或出现腹胀、纳差、下肢水肿;或风湿热活动,如发热、关节肿痛、皮肤环形红斑时,应及时就诊。

第八节 感染性心内膜炎

感染性心内膜炎是心内膜表面的微生物感染,伴赘生物形成。赘生物是大小不等、形状不一的血小板和纤维素团块,内有微生物和炎症细胞。瓣膜是最常受累的部位,间隔缺损部位、腱索或心壁内膜也可发生感染。而动静脉瘘、动脉瘘(如动脉导管未闭)、主动脉缩窄部位的感染虽然属于动脉内膜炎,但临床与病理均类似于感染性心内膜炎。

感染性心内膜炎根据病程可分为急性和亚急性。急性感染性心内膜炎特点是:中毒症状明显;病情发展迅速,数天或数周引起瓣膜损害;迁移性感染多见;病原体主要是金黄色葡萄球菌。亚急性感染性心内膜炎特点是:中毒症状轻;病程长,可持续数周至数月;迁移性感染少见;病原体多见草绿色链球菌,其次为肠球菌。

感染性心内膜炎又可分为自体瓣膜心内膜炎、人工瓣膜心内膜炎和静脉药瘾者的心内膜炎。

一、病因与发病机制

(一)病因

感染性心内膜炎主要是由链球菌和葡萄球菌感染。急性感染性心内膜炎主要由金黄色葡萄球菌引起,少数患者由肺炎球菌、淋球菌、A 族链球菌和流感杆菌等所致。亚急性感染性心内膜炎由草绿色链球菌感染最常见,其次为 D 族链球菌(牛链球菌和肠球菌)、表皮葡萄球菌,其他细菌较少见。真菌、立克次体和衣原体等是感染性心内膜炎少见的致病微生物。

(二)发病机制

1.急性感染性心内膜炎

目前尚不明确,病原菌来自皮肤、肌肉、骨骼、肺等部位的活动性感染灶的病原菌,细菌量大,细菌毒力强,具有很强的侵袭性和黏附于心内膜的能力。主要累及正常心瓣膜,主动脉瓣常受累。

2.亚急性感染性心内膜炎

亚急性感染性心内膜炎临床上至少占据病例的2/3,其发病与以下因素有关:

(1)血流动力学因素:亚急性感染性心内膜炎患者约有 3/4 主要发生于器质性心脏病,多为心脏瓣膜病,主要是二尖瓣和主动脉瓣;其次是先天性心血管病,如室间隔缺损、动脉导管未闭、法洛四联症和主动脉狭窄。赘生物常位于二尖瓣关闭不全的瓣叶心房面、主动脉瓣关闭不全的瓣叶心室面和室间隔缺损的间隔右心室侧,可能与这些部位的内膜灌注压力下降和内膜灌注减少,利于微生物沉积和生长有关。高速射流冲击心脏或大血管内膜处可使局部损伤,如二尖瓣反流面对的左心房壁、主动脉反流面对的二尖瓣前叶有关腱索和乳头肌,未闭动脉导管射流面对的肺动脉壁的内皮损伤,并容易感染。在压差小的部位,如房间隔缺损和大室间隔缺损或血流缓慢时,发生亚急性感染性心内膜炎少见,如房颤和心力衰竭时少见,瓣膜狭窄时比关闭不全少见。

(2)非细菌性血栓性心内膜炎:研究证实,当内膜的内皮受损暴露内皮下结缔组织的胶原纤维时,血小板聚集,形成血小板微血栓和纤维蛋白沉积,成为结节样无菌性赘生物,称其为非细菌性血栓性心内膜病变,是细菌定居瓣膜表面的重要因素。无菌性赘生物最常见于湍流区域、瘢痕处(如感染性心内膜炎后)和心脏外因素所致内膜受损。正常瓣膜可偶见。

(3)短暂性菌血症和细菌感染无菌性赘生物:各种感染或细菌寄居的皮肤黏膜的创伤,如手术、器械操作等,带导致暂时性菌血症;口腔创伤常致草绿色链球菌菌血症;消化道和泌尿生殖道创伤或感染常引起肠球菌和革兰阴性杆菌菌血症,循环中的细菌如定居在无菌性赘生物上,即发生感染性心内膜炎。

细菌感染无菌性赘生物需要有几个因素:①发生菌血症的频度。②循环中细菌的数量,这与感染程度和局部寄居细菌的数量有关。③细菌黏附于无菌性赘生物的能力。草绿色链球菌从口腔进入血流的机会频繁,黏附性强,因而成为亚急性感染性心内膜炎最常见致病菌;虽然大肠埃希菌的菌血症常见,但黏附性差,极少引起心内膜炎。

二、临床表现

从短暂性菌血症的发生至症状出现之间的时间多在 2 周以内,但有不少患者无明确的细菌进入途径可寻。

(一)症状

1.发热

发热是感染性心内膜炎最常见的症状,除有些老年或心、肾衰竭重症患者外,几乎均有发热,常伴有头痛、背痛和肌肉关节痛的症状。亚急性感染性心内膜炎起病隐匿,可伴有全身不适、乏力、食欲缺乏和体重减轻等症状,可有弛张性低热,一般<39℃,午后和晚上高。急性感染性心内膜炎常有急性化脓性感染,呈暴发性败血症过程,有高热、寒战。常可突发心力衰竭。

2.动脉栓塞

多发生于病程后期,但也有少部分患者为首发症状。赘生物引起动脉栓塞可发生在机体的任何部位,如脑、心脏、脾、肾、肠系膜及四肢。脑栓塞的发生率最高。在有左向右分流的先天性心血管病或右心内膜炎时,肺循环栓塞常见。如三尖瓣赘生物脱落引起肺栓塞,表现为突然咳嗽、呼吸困难、咯血或胸痛等症状。肺栓塞还可发展为肺坏死、空洞,甚至脓气胸。

3.非特异性症状

(1)脾大:占 15%～50%,病程＞6 周的患者可出现。急性感染性心内膜炎少见。

(2)贫血:较为常见,尤其多见于亚急性感染性心内膜炎,伴有苍白无力和多汗。多为轻、中度贫血,晚期患者有重度贫血。主要是感染骨髓抑制所致。

(3)杵状指(趾):部分患者可见。

(二)体征

1.心脏杂音

80%～85%的患者可闻心脏杂音,是基础心脏病和(或)心内膜炎导致瓣膜损害所致。

2.周围体征

可能是微血管炎或微栓塞所致,多为非特异性,包括:①瘀点,多见病程长者,可出现于任何部位,以锁骨、皮肤、口腔黏膜和睑结膜常见。②指、趾甲下线状出血。③Roth 斑,多见于亚急性感染性心内膜炎,表现为视网膜的卵圆形出血斑,其中心呈白色。④Osler 结节,为指和趾垫出现豌豆大的红或紫色痛性结节,较常见于亚急性感染性心内膜炎。⑤Janeway 损害,是手掌和足底处直径1～4mm 的无痛性出血红斑,主要见于急性感染性心内膜炎。

(三)并发症

1.心脏

(1)心力衰竭:是最常见并发症,主要由瓣膜关闭不全所致,以主动脉瓣受损患者最多见。其次为二尖瓣受损的患者,三尖瓣受损的患者也可发生。各种原因的瓣膜穿孔或腱索断裂导致急性瓣膜关闭不全时,均可诱发急性左心衰竭。

(2)心肌脓肿:常见于急性感染性心内膜炎患者,可发生于心脏任何部位,以瓣膜周围特别是在主动脉瓣环多见,可导致房室和室内传导阻滞。可偶见心肌脓肿穿破导致化脓性心包炎。

(3)急性心肌梗死:多见于主动脉瓣感染时,少见于冠状动脉细菌性动脉瘤。

(4)化脓性心包炎:主要发生于急性感染性心内膜炎患者,但不多见。

(5)心肌炎。

2.细菌性动脉瘤

多见于亚急性感染性心内膜炎患者,发生率为 3%～5%。一般见于病程晚期,多无自觉症状。受累动脉多为近端主动脉及主动脉窦、脑、内脏和四肢,可扪及的搏动性肿块,发生于周围血管时易诊断。如果发生在脑、肠系膜动脉或其他深部组织的动脉时,常到动脉瘤出血时才可确诊。

3.迁移性脓肿

多见于急性感染性心内膜炎患者,亚急性感染性心内膜炎患者少见,多发生在肝、脾、骨髓和神经系统。

4.神经系统受累

神经系统受累表现约有 1/3 患者发生。

(1)脑栓塞:占其中 1/2,最常受累的是大脑中动脉及其分支。

(2)脑细菌性动脉瘤:除非破裂出血,多无症状。

(3)脑出血:由脑栓塞或细菌性动脉瘤破裂所致。

(4)中毒性脑病:可有脑膜刺激征。

(5)化脓性脑膜炎:不常见,主要见于急性感染性心内膜炎患者,尤其是金黄色葡萄球菌性心内膜炎。

(6)脑脓肿。

5.肾

大多数患者有肾损害:①肾动脉栓塞和肾梗死,多见于急性感染性心内膜炎患者。②局灶性或弥漫性肾小球肾炎,常见于亚急性感染性心内膜炎患者。③肾脓肿,但少见。

三、辅助检查

(一)常规项目

1.尿常规检查

镜下常有血尿和轻度蛋白尿。肉眼血尿提示肾梗死。红细胞管型和大量蛋白尿提示弥漫性肾小球性肾炎。

2.血常规检查

亚急性感染性心内膜炎患者常见正常色素型正常细胞性贫血,白细胞计数正常或轻度升高,分类计数轻度左移。可有"耳垂组织细胞"现象,即揉耳垂后穿刺的第一滴血液涂片时可见大量单核细胞,是单核-吞噬细胞系统过度受刺激的表现。急性感染性心内膜炎常有血白细胞计数增高,并有核左移。红细胞沉降率升高。

(二)免疫学检查

80%的患者血清出现免疫复合物,25%的患者有高丙种球蛋白血症。亚急性感染性心内膜炎在病程6周以上的患者中有50%类风湿因子阳性。当并发弥漫性肾小球肾炎时,血清补体可降低。免疫学异常表现在感染治愈后可消失。

(三)血培养

血培养是诊断菌血症和感染性心内膜炎的最有价值重要方法。近期未接受过抗生素治疗的患者血培养阳性率可高达95%以上。血培养的阳性率降低,常由2周内用过抗生素或采血、培养技术不当所致。

(四)X线检查

肺部多处小片状浸润阴影,提示脓毒性肺栓塞所致的肺炎。左心衰竭时可有肺淤血或肺水肿征。主动脉增宽可是主动脉细菌性动脉瘤所致。

(五)心电图检查

心肌梗死心电图表现可见于急性感染性心内膜炎患者。主动脉瓣环或室间隔脓肿的患者可出现房室、室内传导阻滞的情况。

(六)超声心动图检查

超声心动图发现赘生物、瓣周并发症等支持心内膜炎的证据,对明确感染性心内膜炎诊断有重要价值。经胸超声心动图(TTE)可以检出<5mm的赘生物,敏感性高达95%以上。

(七)其他

细菌性动脉瘤有时需经血管造影协助诊断。

CT扫描有助于脑梗死、脓肿和出血的诊断。

四、治疗要点

(一)抗微生物药物治疗

抗微生物药物治疗是治疗本病最重要的措施。用药原则：①早期应用。②充分用药,选用灭菌性抗微生物药物,大剂量和长疗程。③静脉用药为主,保持稳定、高的血药浓度。④病原微生物不明时,急性感染性心内膜炎患者应选用针对金黄色葡萄球菌、链球菌和革兰阴性杆菌均有效的广谱抗生素,亚急性感染性心内膜炎患者应用针对链球菌、肠球菌的抗生素。⑤培养出病原微生物时,应根据致病菌对药物的敏感程度选择抗微生物药物。

1.经验治疗

病原菌尚未培养出时,对急性感染性心内膜炎患者,采用萘夫西林、氨苄西林和庆大霉素,静脉注射或滴注。亚急性感染性心内膜炎患者,按常见的致病菌链球菌的用药方案,以青霉素为主或加庆大霉素静脉滴注。

2.已知致病微生物时的治疗

(1)青霉素敏感的细菌治疗:至少用药 4 周。对青霉素敏感的细菌如草绿色链球菌、牛链球菌、肺炎球菌等。①首选大剂量青霉素分次静脉滴注。②青霉素加庆大霉素静脉滴注或肌注。③青霉素过敏时可选择头孢曲松或万古霉素静脉滴注。

(2)青霉素耐药的链球菌治疗:①青霉素加庆大霉素,青霉素应用 4 周,庆大霉素应用 2 周。②万古霉素剂量同前,疗程 4 周。

(3)肠球菌心内膜炎治疗:①大剂量青霉素加庆大霉素静脉滴注。②氨苄西林加庆大霉素,用药 4~6 周,治疗过程中酌减或撤除庆大霉素,防其不良反应。③治疗效果不佳或不能耐受者可改用万古霉素,静脉滴注,疗程 4~6 周。

(4)对金黄色葡萄球菌和表皮葡萄球菌的治疗:①萘夫西林或苯唑西林,静脉滴注,用药 4~6 周,治疗开始 3~5 天加用庆大霉素,剂量同前。②青霉素过敏或无效患者,可用头孢唑林,静脉滴注,用药 4~6 周,治疗开始 3~5 天,加用庆大霉素。③如青霉素和头孢菌素无效时,可用万古霉素 4~6 周。

(5)耐药的金黄色葡萄球菌和表皮葡萄球菌治疗:应用万古霉素治疗 4 周。

(6)对其他细菌治疗:用青霉素、头孢菌素或万古霉素,加或不加氨基糖苷类,疗程 4~6 周。革兰阴性杆菌感染,可用氨苄西林、哌拉西林、头孢噻肟或头孢拉定,静脉滴注。加庆大霉素,静脉滴注。环丙沙星,静脉滴注也可有效。

(7)真菌感染治疗:用两性霉素 B,静脉滴注。首日 1mg,之后每日递增 3~5mg,总量 3~5g。在用药过程中,应注意两性霉素的不良反应。完成两性霉素疗程后,可口服氟胞嘧啶,用药需数月。

(二)外科治疗

有严重心脏并发症或抗生素治疗无效的患者,应考虑手术治疗。

五、护理要点

1.护理评估

(1)身体评估:评估患者神志、意识状态;评估生命体征尤其是体温;了解饮食及营养状况,是否存在乏力、疼痛等症状;观察皮肤和黏膜有无瘀点和瘀斑。

(2)病史评估:询问患者发病时间、病因、诱因、发病症状、特点,有无家族史及相关疾病病史;评估患者有无皮肤或其他器官的感染史;了解近期是否接受过创伤性诊疗技术、口腔治疗;询问有无其他心脏病病史,是否接受过心脏手术;了解目前用药种类、剂量及用法,有无明确药物过敏史。感染性心内膜炎患者大多发病急骤,反复发热,患者容易产生悲观、焦虑、恐惧情绪,此时应采用医院焦虑抑郁评估量表对患者进行评估。

(3)其他:评估患者自理能力或日常活动能力,评估有无压疮、跌倒/坠床高危因素。

2.护理措施

(1)一般护理

①活动与休息:超声心动检查确诊有心内赘生物形成的患者应绝对卧床休息,防止赘生物脱落。急性期限制患者活动,病情好转后逐渐增加活动量。卧床期间协助患者完成生活护理。

②饮食:发热患者给予高蛋白、高热量、高维生素、清淡易消化的半流质或软食,鼓励患者多饮水。

③严密观察体温变化并记录,体温≥38.5℃的患者需遵医嘱采取降温措施,出汗较多时及时更换衣服及床单,防止受凉。

(2)病情观察:严密观察有无栓塞的表现;观察体温,判断病情进展及治疗效果;观察患者有无皮肤、黏膜病损;注意心脏杂音的变化情况,杂音性质改变或出现新的杂音,应及时报告医生。

(3)用药护理:严格控制给药时间,维持有效的血药浓度,遵医嘱合理有效地使用抗生素,并观察药物疗效及不良反应。在抗生素治疗过程中,因治疗时间较长要注意保护静脉,输液过程中要观察输液速度、是否畅通、穿刺处皮肤有无红肿、有无药物外渗的情况。出现静脉炎时应及时更换注射部位,红肿处覆盖水胶体敷料。长期服用抗生素还可以引起真菌感染,应加强观察患者口腔的颊部和舌面是否有白色斑块,舌苔较厚、口腔有异味时要做好口腔护理,叮嘱患者勤漱口。

(4)并发症护理

栓塞:栓塞累及肺部时可表现为突发胸痛、气促、发绀、咯血等;累及脑部时可导致偏瘫、失语、瞳孔不对称、抽搐、昏迷、突然出现意识改变、烦躁不安等;累及肾部时可致血尿、肾绞痛等;发生肢体栓塞时相应部位明显缺血和疼痛;发生肠系膜动脉栓塞时常伴腹痛、肠绞痛等。告知患者不宜过度活动,防止因剧烈活动导致栓子脱落而发生栓塞,密切观察病情变化,发现异常及时报告医生并协助处理。

(5)心理护理:本病治疗时间长,费用较高,容易发生栓塞、心力衰竭等并发症,患者或家属很容易出现焦虑、抑郁等不良情绪,嘱咐患者避免情绪激动,防止心动过速引起心脏过度收缩,促使赘生物脱落。同时护士向患者或家属介绍感染性心内膜炎的疾病特点,并做好日常生活指导和安抚、心理疏导工作,帮助患者树立战胜疾病的信心。

3.健康指导

(1)嘱患者进食清淡、易消化、高热量、高蛋白、高维生素的食物,避免辛辣、刺激性的食物,戒烟、酒。

(2)告知患者要保持口腔卫生,饭前、饭后漱口,最好用碳酸氢钠液含漱。

(3)指导患者坚持完成足够剂量和足够疗程的抗生素治疗。嘱患者遵医嘱按时服药,不可自行调节药量,同时告知患者正确的服药方法、剂量以及不良反应。服药后还要密切关注药物的不良反应和用药效果。

(4)嘱患者注意防寒保暖,避免感冒,尽量少去公共场所;勿挤压痤疮、疖、痈等感染病灶,减少病原体入侵的机会。

(5)嘱患者避免剧烈运动和重体力劳动,适当进行身体锻炼,增强机体抵抗力,合理安排休息,注意劳逸结合。

(6)嘱患者施行口腔手术如拔牙、上呼吸道手术或操作及其他器官侵入性诊疗操作前,应向医生说明自己的心内膜炎病史,防止感染性心内膜炎的再次发作。

(7)教会患者回家后自我监测体温变化,如出现发热、胸痛、腰部不适、头痛、肢体活动障碍时应及时到医院就诊。

第九节　病毒性心肌炎

病毒性心肌炎是由嗜心肌病毒引起的、心肌非特异性的局灶性或弥漫性的病变。可见于各个年龄阶段,以儿童和青少年多见。

一、病因及发病机制

各种病毒都可引起心肌炎,已被证实的有 20 余种,以肠道和呼吸道病毒感染较常见,临床上绝大多数病毒性心肌炎由柯萨奇病毒、埃可(ECHO)病毒、脊髓灰质炎病毒、流感病毒引起。病毒性心肌炎早期以病毒直接侵犯心肌为主,同时存在免疫反应因素,慢性期致病的主要原因可能是免疫反应。

二、临床表现

因病变的范围和严重性不同,临床表现可有较大差异。

1.症状

(1)病毒感染前驱症状:发病前 1～3 周出现发热、咽痛、全身酸痛、恶心、呕吐等呼吸道或消化道症状。

(2)心脏受累症状:心悸、胸闷、呼吸困难、乏力等。严重者可发生心力衰竭、阿-斯综合征、心源性休克、猝死等。

2.体征

与发热不平行的心率增快;心尖部第一心音减弱,出现第三心音等各种心律失常;合并心力衰竭时可出现肺部湿啰音、颈静脉怒张、肝肿大、水肿等。

三、辅助检查

1.血液检查

急性期血沉加快,C反应蛋白阳性,心肌酶如血清肌酸磷酸激酶、肌钙蛋白T、肌钙蛋白I增高。

2.心电图检查

病毒性心肌炎的心电图改变缺乏特异性。最常见的是:①ST段压低、T波低平或倒置;②各种类型心律失常,最常见的是室性期前收缩,其次为房室传导阻滞。

3.胸部X线检查

病情轻者心影正常,病变广泛而严重时心影扩大。

4.病原学检查

血清中,病毒抗体阳性;咽、粪便、血液中可查见病毒抗原。心内膜心肌活检诊断可靠,但危险性大,不作为常规检查。

四、诊断要点

根据发病前1～3周有病毒感染、心脏受累症状及病原学检查结果综合分析,可有助于诊断,需排除其他心肌病。

五、治疗要点

本病目前尚缺乏特异治疗方法。一般采用对症治疗及支持疗法,减轻心脏负担,注意休息及营养等。

1.对症治疗

对出现心衰、心律失常的患者,给予相应药物,缓解症状。心肌炎患者容易洋地黄中毒,应慎用洋地黄类药物。

2.保护心肌治疗

应用大剂量维生素C以及三磷酸腺苷、辅酶A、肌苷、细胞色素C等药物等。

3.抗病毒治疗

干扰素可抗病毒、调节免疫,但价格昂贵;可用中药抗病毒,如黄芪、牛磺酸、大青叶等。

4.糖皮质激素

感染早期不宜使用糖皮质激素,会抑制干扰素合成释放。但对有房室传导阻滞、难治性心力衰竭、重症患者或考虑有自身免疫等情况,则可短期慎用。

六、护理要点

(一)护理评估

1.身体评估

评估患者神志、面色、生命体征(特别是体温),目前饮食构架及营养状况,睡眠及排泄形态是否改变;患者是否留置静脉通道,管路是否通畅,有无红肿及药物渗出;评估患者活动耐力。

2.病史评估

评估患者本次发病的病因,有无胸痛、气短、心律失常症状及体温变化;有无家族史,病毒感染史及引起或加重不适的因素,如劳累、紧张等;了解患者的相关辅助检查,日常用药情况及用药后的效果;评估患者的生活习惯及工作环境,对疾病的认知程度、经济能力、配合及心理情况,有无焦虑、抑郁等。

(二)护理措施

1.一般护理

(1)休息与活动:急性期卧床休息可减轻心脏负荷,减少心肌氧耗。病室内应保持空气新鲜,注意保暖。卧床患者做好生活护理及皮肤护理,指导其活动,防止肌肉萎缩,预防下肢静脉血栓的发生。

(2)吸氧:有心功能不全者给予间断低流量吸氧。

(3)饮食:给予富含维生素、蛋白质且易于消化吸收的饮食,少食多餐,如伴明显心功能不全则给予低钠饮食。

2.病情观察

观察患者有无临床症状,如心前区不适、心悸、胸痛、气促等。给予持续心电监护,注意患者心率、心律变化,密切观察体温、呼吸频次等变化。

3.用药护理

(1)遵医嘱使用改善心肌营养与代谢、抗感染药物,注意观察药物的不良反应。使用 α-干扰素的患者注意观察有无发热、畏寒等流感样表现及消化道症状。辅酶 Q_{10} 会引起胃部不适,导致食欲缺乏,嘱患者餐后服用。

(2)发生心力衰竭患者应用洋地黄类药时须谨慎,从小剂量开始,注意观察有无头晕、呕吐、神志改变、黄绿视等洋地黄中毒表现。

(3)应用扩血管药物时注意患者血压变化,应用利尿剂时注意观察电解质情况。

4.并发症护理

对重症病毒性心肌炎患者,急性期应严密心电监测直至病情平稳。注意患者心率、心律、生命体征变化,观察有无呼吸困难、胸痛、颈静脉怒张、水肿、奔马律、肺部啰音等表现。同时准备好抢救仪器及药物,一旦发生严重心律失常或急性心力衰竭,立即配合医生急救处理。

5.心理护理

青少年发病率高,往往担心疾病预后,特别是害怕影响今后的工作和生活,思想负担比较重,故应多关心患者,耐心地向其介绍疾病的有关知识,告知患者只要配合治疗,大多数可痊愈,使患者树立信心,积极配合治疗。

6.健康指导

(1)饮食指导:嘱患者进食高热量、高蛋白、高维生素、易消化饮食,以促进心肌细胞恢复,注意少食多餐,尤其注意补充富含维生素 C 的食物,如新鲜蔬菜和水果,戒烟、酒,避免刺激性食物。

(2)活动指导:急性期一般卧床休息 2 周,至少 3 个月内不参加重体力活动,严重心律失常、心衰者需卧床 4 周,待症状消失、血液学指标等恢复正常后患者方可逐渐增加活动量;恢复期可逐渐恢复日常活动,与患者及家属一起制订并实施每天的活动计划;严密监测活动时的心率、血压变化,若活动后出现胸闷、心悸、呼吸困难、心律失常等,应停止活动,以此作为限制最大活动量的指征。患者在出院后休息 3～6 个月,无并发症可考虑学习或轻体力工作,6 个月至 1 年内避免剧烈运动或重体力劳动,女性患者应避免妊娠。

(3)用药指导:遵医嘱用药,尤其是抗心律失常药物,必须按时、按疗程服用。用药后症状不减轻或出现其他症状时,应报告医生,不可擅自停药或改用其他药物。

第十节　心包疾病

心包炎是心包膜脏层和壁层的炎性病变。它既可单独存在,也可作为某种疾病的部分表现或并发症。临床以急性心包炎和慢性缩窄性心包炎常见。

一、急性心包炎

急性心包炎为心包脏层和壁层的急性炎症性疾病,可由细菌、病毒、肿瘤、自身免疫、物理、化学等因素引起。

(一)病因

1.感染性

由病毒、细菌、真菌、寄生虫、立克次体等感染引起。

2.非感染性

常见的有急性非特异性心包炎,另外还有风湿性、尿毒症性、心肌梗死后、肿瘤性、放射性心包炎等。

(二)病理

根据病理变化,急性心包炎可以分为纤维素性和渗出性两种。纤维素性心包炎的心包壁层和脏层上有纤维蛋白、白细胞及少许内皮细胞的渗出,无明显液体积聚,不引起心包内压力升高,故不影响血流动力学;随后如液体增加,则转变为渗出性心包炎,常为浆液纤维蛋白性,积液一般在数周至数月内吸收,但也可伴随发生壁层与脏层的黏连、增厚及缩窄。液体也可在较短时间内大量积聚引起心脏压塞。急性心包炎时,心外膜下心肌有不同程度的炎性变化,炎症也可累及纵隔、横膈和胸膜,发生纤维化。

(三)临床表现

1.症状

急性心包炎常见症状为胸痛和呼吸困难。

(1)胸痛:胸骨后、心前区疼痛为纤维素性心包炎最主要的症状。疼痛呈锐痛、顿痛或压榨性,可放射至其他部位,如颈部、左肩臂或上腹部。疼痛常于变换体位、深呼吸、咳嗽、吞咽时加剧,坐位或前倾位时减轻。随着心包渗出液积聚,疼痛可减轻或消失。本病所致的心前区疼痛可能与心肌梗死疼痛类似,需注意鉴别。

(2)呼吸困难:呼吸困难是渗出性心包炎最突出的症状,可能与支气管、肺受压及肺淤血有关,严重者呈端坐呼吸。患者常自动采取前倾坐位,使心包积液向下及向前移位,以减轻压迫症状。气管受压可产生干咳、声音嘶哑,食管被压迫时可出现吞咽困难。

(3)全身症状:可有发冷、发热、心悸、乏力、出汗、烦躁、食欲不振等。

2.体征

(1)心包摩擦音:因炎症而变得粗糙的壁层与脏层在心脏活动时相互摩擦而发生,似皮革摩擦呈搔刮样、粗糙的高频声音。多位于心前区,以胸骨左缘第3、4肋间最为明显。其强度受呼吸和体位影响,深吸气或前倾坐位摩擦音增强。当积液增多将两层心包分开时,摩擦音即消失,但如有部分心包黏连则仍可闻及。

(2)心脏体征:心尖搏动减弱或消失;心音低而遥远,心率快。

(3)心脏压塞征:快速心包积液,可引起急性心脏压塞,出现明显心动过速、血压下降、脉压变小和静脉压明显上升,如心排血量显著下降,可产生急性循环衰竭、休克等。当渗液积聚缓慢增多时,静脉压升高显著,可出现颈静脉怒张,且在吸气时怒张更为明显(Kussmaul 征);动脉收缩压降低,脉压小;触诊有奇脉,即桡动脉搏动呈吸气性显著减弱或消失,呼气时复原的现象。常伴肝脏肿大,有触痛,明显腹水,下肢浮肿等体循环淤血征。

(4)心包积液征(Ewart 征):在有大量积液时可在左肩胛骨下出现浊音和左肺受压迫所引起的支气管呼吸音。

(四)辅助检查

1.实验室检查

急性心包炎患者白细胞增多、血沉增快、C反应蛋白增高。心包穿刺抽液有助于确定其性质和病原。

2.X 线检查

积液大于 250mL 时,可见心影增大呈烧瓶状,心影随体位改变而变动。

3.超声心动图检查

是诊断心包积液最简便、最可靠的无创伤性方法。如在整个心动周期均有心脏后液性暗区,可确定为心包积液。也可提示心包有无黏连,帮助确定穿刺部位,指导心包穿刺。

4.心电图检查

约有 90% 急性心包炎患者出现心电图异常改变,可发生在胸痛后几小时至数天,主要表现为:①除 aVR 和 V_1 外,所有导联 ST 段呈弓背向下抬高,T 波高耸直立;一至数日后,ST 段回到基线,T 波低平及倒置,数周后逐渐恢复正常;②心包积液时有 QRS 低电压,大量积液时可见电交替;③无病理性 Q 波,常有窦性心动过速。

5.MRI 检查

能清晰地显示心包积液的容量和分布情况,并可分辨积液的性质。

6.心包镜及心包活检

有助于明确病因。对心包积液需手术引流者,可先行纤维心包镜检查,并可在明视下咬切病变部位做心包活检。

(五)诊断要点

在可能并发心包炎的疾病过程中,如出现胸痛、呼吸困难、心动过速和原因不明的体循环静脉淤血或心影扩大,应考虑为心包炎伴有渗液的可能。在心前区听到心包摩擦音,心包炎的诊断即可确立。超声心动图检查有心包渗液即可确诊为渗液性心包炎。

(六)治疗要点

治疗原则是治疗原发病,改善症状,解除心脏压塞。

1.一般治疗

急性期应卧床休息,呼吸困难者取半卧位,吸氧。胸痛时可给予镇静剂、阿司匹林、吲哚美辛,必要时可使用吗啡类药物。加强支持疗法,不能进食者,可静脉补充营养。

2.病因治疗

结核性心包炎给予抗结核治疗,给予三联药物,治疗需足量、长疗程(一年左右)。风湿性者则加强抗风湿治疗。非特异性心包炎,可给予肾上腺皮质激素治疗。化脓性心包炎除选用敏感抗生素治疗外,在治疗过程中应反复心包穿刺排脓及往心包腔内注入抗生素。如疗效不佳,应尽早施行心包切开引流。急性心包压塞时,施行心包穿刺抽液,解除压迫症状。

3.复发性心包炎治疗

发生率大约是 20%～30%。这类患者需要延长治疗时间,若症状难以控制,应用肾上腺糖皮质激素治疗可能有效;对症状反复发作者亦可考虑用秋水仙碱或心包切除术治疗。

二、缩窄性心包炎

缩窄性心包炎是心脏被纤维化或钙化的心包致密厚实地包围,使心室舒张期充盈受限而引发一系列循环障碍的疾病。

(一)病因、病理

1.病因

缩窄性心包炎继发于急性心包炎,病因以结核性心包炎为最常见,其次为化脓或创伤性心包炎。少数患者与急性非特异性心包炎、心包肿瘤及放射性心包炎等有关,也有部分患者其病因不明。

2.病理

急性心包炎随着渗液逐渐吸收,心包出现弥漫的或局部的纤维组织增生、增厚粘连、壁层与脏层融合钙化,使心脏及大血管根部受限。心包长期缩窄,心肌可萎缩。如心包显微病理示为透明样变性组织,提示为非特异性,如为结核性肉芽组织或干酪样病变,则提示为结核性。

(二)临床表现

1.症状

常见症状为劳力性呼吸困难、疲乏、食欲缺乏、上腹胀满或疼痛。可因肺静脉压高而导致咳嗽、活动后气促等症状。也可有心绞痛样胸痛。

2.体征

有颈静脉怒张、肝大、腹水、下肢水肿、心率增快,可见 Kussmaul 征。腹水常较皮下水肿出现得早、明显得多,这情况与心力衰竭中所见相反。

窦性心律,有时可有房颤。脉搏细弱无力,动脉收缩压降低,脉压变小。心尖搏动不明显,心音减低,少数患者在胸骨左缘第3、4肋间可闻及心包叩击音。

(三)辅助检查

1.X 线检查

心影偏小、正常或轻度增大;左右心缘变直,主动脉弓小而右上纵隔增宽(上腔静脉扩张),有时可见心包钙化。

2.心电图检查

窦性心律,常有心动过速,有时可有房颤。QRS 波低电压、T 波低平或倒置。

3.超声心动图检查

对缩窄性心包炎的诊断价值远不如对心包积液的诊断价值,可见心包增厚、僵硬、钙化,室壁活动减弱,舒张早期室间隔向左室侧移动等,但均非特异而恒定的征象。

4.右心导管检查

肺毛细血管压力、肺动脉舒张压力、右心室舒张末期压力、右心房压力均升高且都在相近水平,右心房压力曲线呈“M”或“W”波形,右心室收缩压轻度升高,舒张早期下陷及高原形曲线。

(四)治疗要点

1.外科治疗

应尽早施行心包剥离术。但通常在心包感染、结核被控制时立即手术并在术后继续用药1年。

2.内科辅助治疗

应用利尿药和限盐缓解机体液体潴留,水肿症状;对于房颤伴心室率快的患者,可首选地高辛,之后再应用β受体阻滞剂和钙拮抗药。

三、护理要点

(一)护理评估

1.身体评估

评估患者神志、意识状态、生命体征、饮食和营养情况、体重、睡眠情况、排泄形态、活动耐力,评估患者是否有静脉留置针。

2.病史评估

评估患者本次发病有无胸痛、干咳、肺部啰音、缺氧症状、心脏压塞征、水肿。评估有无家族史,既往史(有无风湿史、感染史、结核病史等)。评估患者目前治疗情况、治疗效果,有无药物的不良反应。评估患者对自己病史、病程的了解程度,有无思想准备及足够认识。

(二)护理措施

1.一般护理

(1)休息与卧位:保持环境安静,限制探视,注意病室的温度和湿度,避免患者受凉,以免发生呼吸道感染从而加重呼吸困难。衣着应宽松,以免妨碍胸廓运动。指导患者进行活动,防止肌肉萎缩。注意休息,避免劳累。根据病情协助患者采取不同卧位,呼吸困难的患者协助取半卧位或坐位,心脏压塞的患者往往被迫采取前倾坐位,应提供可以依靠的床上小桌,使患者取舒适体位,并协助完成生活护理。告知患者出现胸痛时应卧床休息,勿用力咳嗽、深呼吸或突然改变体位,以免引起疼痛加重,待症状消失后,可逐渐增加活动量。

(2)给氧:对于呼吸困难的患者可遵医嘱给予氧气吸入,在吸氧过程中要告知患者用氧的注意事项,应远离明火,保证用氧的安全。

(3)皮肤护理:卧床患者做好皮肤的护理,避免发生压疮,保持床单的平整、干燥,避免潮湿。患者变换体位时应避免拖、拉、拽等动作,防止损伤皮肤的完整性,衣着应宽松,避免穿过紧的衣服。对于发热的患者,密切观察体温变化,保持衣服的干爽。

(4)饮食:给予高热量、高蛋白质、高维生素易消化饮食,若有心脏压塞或心功能不全,则应注意控制液体和钠盐总量的摄入。

2.病情观察

(1)生命体征:监测患者生命体征变化,如体温、血压、心率、呼吸等。

(2)关注患者的主诉:观察患者有无胸痛、干咳、声音嘶哑、吞咽困难、食欲缺乏等症状。

(3)出入量:每日准确记录患者的出入量及体重。

3.用药护理

遵医嘱准确用药,注意控制输液速度,防止加重心脏负担。应用抗菌、抗结核、抗肿瘤等药物治疗时,做好相应的观察和护理。应用解热镇痛药时注意观察患者有无胃肠道反应、出血等不良反应。应用吗啡时注意有无呼吸抑制以及观察患者疼痛的缓解情况。

4.并发症的预防与护理

对心包渗出液明显的患者,严密观察心脏受压征象,备好抢救物品。如患者出现呼吸困难、心率加快、面色苍白、血压下降、大汗、奇脉时,应及时报告医生并协助处理,必要时配合医生进行心包穿刺。

5.辅助检查的护理

心包穿刺是心包疾病患者中主要的辅助检查,在此重点介绍心包穿刺的配合和护理。

(1)术前护理:向患者说明手术的配合方法、意义和必要性,解除患者思想顾虑;开放静脉通路,进行持续心电监测;备齐用物及抢救物品。

(2)术中配合:嘱患者勿活动、剧烈咳嗽或深呼吸,穿刺过程中有任何不适立即告诉医护人员;操作要注意严格无菌,抽液过程中随时夹闭管路,防止空气进入;抽液要缓慢,每次抽液量不超过 300mL,以防急性右室扩张,若抽出新鲜血,应立即停止抽液,抽液过程中密切观察患者有无心脏压塞症状;记录抽液量、性质,按要求及时送检;操作结束后密切观察患者的反应并听取患者的主诉,注意观察患者面色、呼吸、血压、脉搏变化等,如有异常,及时通知医生并协助处理。

(3)术后护理:患者穿刺部位覆盖无菌纱布,用胶布固定;穿刺后嘱患者卧床休息,继续行心电监护,密切观察患者生命体征变化;行心包引流者做好引流管的护理,待每天心包抽液量<25mL时及时拔除导管,留置心包引流管期间如有不适应随时通知医护人员。

6.心理护理

患者入院后,常常精神紧张,需给予解释和安慰,消除不良心理因素,取得患者的配合。在行心包穿刺抽液治疗前,做好解释工作,通过讲解此项治疗的意义、过程、术中配合事项等,减轻患者焦虑不安情绪。

7.健康指导

(1)嘱患者注意休息,避免劳累,劳逸结合,适量活动,预防心力衰竭。

(2)嘱患者注意防寒保暖,增加机体抵抗力,预防各种感染。

(3)嘱咐患者进食高热量、高蛋白质、高维生素、易消化饮食,并限制钠盐摄入。

(4)指导患者遵医嘱按时服药,不可擅自停药,注意自我观察药物的不良反应,定期检查肝肾功能。

(5)告知患者相关药物的不良反应,教会患者要学会自我监测。

(6)嘱患者定期复查。

第十一节　原发性高血压

原发性高血压是以体循环动脉压升高为主要临床表现伴或不伴有多种血管危险因素的综合征,通常简称为高血压病。原发性高血压是临床最常见的心血管疾病之一,也是多种心、脑血管疾病的重要危险因素,长期高血压状态可影响重要脏器如心、脑、肾的结构与功能,最终导致这些器官的功能衰竭。原发性高血压应与继发性高血压相区别,后者约占5%,其血压升高只是某些疾病的临床表现之一,如能及时治疗原发病,血压可恢复正常。

一、病因与发病机制

原发性高血压为多因素疾病,是遗传和多种后天环境因素综合作用的结果。一般认为遗传因素占40%,环境因素约占60%。

(一)病因

1.遗传因素

本病有较明显的家族聚集性,约60%高血压患者可询问到有高血压家族史。双亲均有高血压的正常血压子女,成年后发生高血压的比例增高。这些均提示本病为一种多基因遗传病,有遗传学基础或伴有遗传生化异常。

2.环境因素

(1)饮食:人群中钠盐(氯化钠)摄入量与血压水平和高血压患病率呈正相关,而钾盐摄入量与血压水平呈负相关。高钠、低钾膳食是我国大多数高血压患者发病的主要危险因素。但改变钠盐摄入并不能影响所有患者的血压水平,摄盐过多导致血压升高主要见于对盐敏感的人群。低钙、高蛋白质摄入,饮食中饱和脂肪酸或饱和脂肪酸与不饱和脂肪酸比值较高也属于升压饮食。吸烟、过量饮酒或长期少量饮酒也与血压水平线性相关。

（2）精神应激：人在长期精神紧张、压力、焦虑或长期环境噪声、视觉刺激下也可引起高血压，因此，城市脑力劳动者高血压患病率超过体力劳动者，从事精神紧张度高的职业和长期噪声环境中工作者患高血压较多。

3.其他因素

（1）药物：服用避孕药也与高血压的发生有关。口服避孕药引起的高血压一般为轻度，并且停药后可逆转。

（2）超重与肥胖：超重与肥胖是血压升高的另一重要危险因素。身体脂肪含量、体重指数（BMI）与血压水平呈正相关。BMI$\geqslant$24kg/m^2 者发生高血压的风险是正常体重指数者的3～4倍。身体脂肪的分布与高血压发生也相关，腹部脂肪聚集越多，血压水平就越高。腰围男性$\geqslant$90cm，女性$\geqslant$85cm，发生高血压的危险比正常腰围者大4倍以上。

（3）睡眠呼吸暂停低通气综合征（SAHS）：SAHS是指睡眠期间反复发作性呼吸暂停。SAHS患者50％有高血压。

（二）发病机制

高血压的发病机制，即遗传与环境通过什么途径和环节升高血压，至今还没有一个完整统一的认识。高血压的血流动力学特征主要是总外周阻力相对或绝对增高。从总外周血管阻力增高出发，目前高血压的发病机制较集中在以下几个环节。

1.交感神经系统亢进

长期反复的精神应激使大脑皮质兴奋、抑制平衡的功能失调，导致交感神经系统活性亢进，血浆儿茶酚胺浓度升高，从而使小动脉收缩，周围血管阻力增强，血压上升。

2.肾性水钠潴留

各种原因引起肾性水钠潴留，机体为避免心排血量增高使器官组织过度灌注，则通过血流自身调节机制使全身阻力小动脉收缩增强，而致总外周血管阻力和血压升高。也可能通过排钠激素分泌释放增加，例如内源性类洋地黄物质，在排泄水钠同时使外周血管阻力增高。

3.肾素-血管紧张素-醛固酮系统（RAAS）激活

肾脏球旁细胞分泌的肾素可激活肝脏合成的血管紧张素原（AGT）转变为血管紧张素Ⅰ（ATⅠ），后者经过肺、肾等组织时在血管紧张素转换酶（ACE，又称激肽酶Ⅱ）的活化作用下转化成血管紧张素Ⅱ（ATⅡ）。后者还可在酶的作用下转化成ATⅢ。此外，脑、心脏、肾、肾上腺、动脉等多种器官组织可局部合成ATⅡ、醛固酮，成为组织RAAS系统。ATⅡ是RAAS的主要效应物质，它作用于血管紧张素Ⅱ受体（AT$_1$），使小动脉平滑肌收缩；可刺激肾上腺皮质球状带分泌醛固酮，引起水钠潴留；通过交感神经末梢突触前膜的正反馈使去甲肾上腺素分泌增加而升高血压。总之，RAAS过度激活将导致高血压的产生。

4.细胞膜离子转运异常

血管平滑肌细胞有许多特异性的离子通道、载体和酶，组成细胞膜离子转运系统，维持细胞内外钠、钾、钙离子浓度的动态平衡。遗传性或获得性细胞离子转运异常，可导致细胞内钠、钙离子浓度升高，膜电位降低，激活平滑肌细胞兴奋-收缩耦联，使血管收缩反应性增强和平滑肌细胞增生与肥大，血管阻力增高。

5.胰岛素抵抗

大多数高血压患者空腹胰岛素水平增高,而糖耐量有不同程度降低,提示有胰岛素抵抗现象。胰岛素抵抗致血压升高的机制可能是胰岛素水平增高:①使肾小管对钠的重吸收增加;②增强交感神经活动;③使细胞内钠、钙浓度增加;④刺激血管壁增生肥厚。

二、病理

小动脉病变是本病最重要的病理改变,早期是全身小动脉痉挛,长期反复的痉挛最终导致血管壁的重构,即管壁纤维化、变硬、管腔狭窄,导致重要靶器官如心、脑、肾、视网膜组织缺血损伤。高血压后期可促进动脉粥样硬化的形成及发展,该病变主要累及体循环大、中动脉而致主动脉夹层或冠心病。全身小动脉管腔狭窄导致外周血管阻力持续上升引起的心脏结构改变主要是左心室肥厚和扩大。

三、临床表现

根据起病和病情进展的缓急及病程的长短,原发性高血压可分为两型:缓进型和急进性。前者又称良性高血压,绝大部分患者属于此型,后者又称恶性高血压,仅占患病率的1%～5%。

(一)缓进型(或良性)高血压

1.临床特点

缓进型高血压多在中年以后起病,有家族史者发病可较早。起病多数隐匿,病情发展慢,病程长。早期患者血压波动,血压时高时正常,在劳累、精神紧张、情绪波动时易有血压升高。在休息、去除上述因素后,血压常可降至正常。随着病情的发展,血压可趋向持续性升高或波动幅度变小。患者的主观症状和血压升高的程度可不一致,约半数患者无明显症状,只是在体检或因其他疾病就医时才发现有高血压,少数患者则在发生心、脑、肾等器官的并发症时才明确高血压的诊断。

2.症状

早期患者由于血压波动幅度大,可有较多症状。而在长期高血压后即使在血压水平较高时也可无明显症状。因此,无论有无症状,都应定期检测患者的血压。

(1)神经精神系统表现:头痛、头晕和头胀是高血压常见的神经系统症状,也可有头枕部或颈项扳紧感。高血压直接引起的头痛多发生在早晨,位于前额、枕部或颞部。经降压药物治疗后头痛可减轻。高血压引起的头晕可为暂时性或持续性,伴有眩晕者较少,与内耳迷路血管障碍有关,经降压药物治疗后症状可减轻。但要注意有时血压下降得过快过多也可引起头晕。部分患者有乏力、失眠、工作能力下降等。

(2)靶器官受损的并发症

脑血管:包括缺血性脑梗死、脑出血。

心脏:出现高血压性心脏病(左心室肥厚、扩张)、冠心病、心力衰竭。

肾脏:长期高血压致肾小动脉硬化,肾功能减退,称为高血压肾病,晚期出现肾功能衰竭。

其他:主动脉夹层、眼底损害。

3.体征

听诊可闻及主动脉瓣区第二心音亢进、主动脉瓣区收缩期杂音(主动脉扩张致相对主动脉瓣狭窄)。长期高血压可有左心室肥厚,体检心界向左下扩大。左心室扩大致相对二尖瓣关闭不全时心尖区可闻及杂音及第四心音。

(二)急进型(或恶性)高血压

此型多见于年轻人,起病急骤,进展迅速,典型表现为血压显著升高,舒张压持续≥130mmHg。头痛且较剧烈,伴有头晕、视力模糊、心悸、气促等。肾损害最为突出,有持续蛋白尿、血尿与管型尿。眼底检查有出血、渗出和乳头水肿。如不及时有效降压治疗,预后很差,常死于肾衰竭,少数因脑卒中或心力衰竭死亡。

(三)高血压危象

紧张、疲劳、寒冷、嗜铬细胞瘤发作、突然停服降压药等诱因下,全身小动脉发生暂时性强烈痉挛,周围血管阻力明显增加,血压急剧上升,累及靶器官缺血而产生一系列急诊临床症状,称为高血压危象。在高血压早期与晚期均可发生。临床表现血压显著升高,以收缩压突然升高为主,舒张压也可升高。心率增快,可大于110次/分。患者出现头痛、烦躁、多汗、尿频、眩晕、耳鸣、恶心、呕吐、心悸、气急及视力模糊等症状。每次发作历时短暂,持续几分钟至数小时,偶可达数日,祛除诱因或及时降压,症状可逆转,但易复发。

(四)高血压脑病

产生的机制可能是由于过高的血压突破了脑血流自动调节范围,导致脑部小动脉由收缩转为被动性扩张,脑组织血流灌注过多引起脑水肿。临床表现除血压升高外,有脑水肿和颅内高压表现,表现为弥漫性剧烈头痛、呕吐,继而烦躁不安、视力模糊、黑矇、心动过缓、嗜睡甚至昏迷。如发生局限性脑实质损害,可出现定位体征,如失语、偏瘫和病理反射等。眼底检查视盘水肿、渗出和出血。颅部CT检查无出血灶或梗死灶。经积极降压治疗后临床症状和体征消失,一般不会遗留脑损害的后遗症。

四、辅助检查

1.实验室检查

检查血常规、尿常规、肾功能、血糖、血脂分析、血尿酸等,可发现高血压对靶器官损害情况。

2.心电图检查

可见左心室肥大、劳损。

3.X线检查

可见主动脉弓迂曲延长,左室增大,出现心力衰竭时肺野可有相应的变化。

4.超声心动图检查

了解心室壁厚度、心腔大小、心脏收缩和舒张功能、瓣膜情况等。

5.眼底检查

有助于对高血压严重程度的了解,目前采用 Keith-Wagener 分级法,其分级标准如下:Ⅰ级:视网膜动脉变细,反光增强;Ⅱ级:视网膜动脉狭窄,动静脉交叉压迫;Ⅲ级:眼底出血或棉絮状渗出;Ⅳ级:视神经盘水肿。

6.24 小时动态血压监测

有助于判断高血压的严重程度,了解其血压变异性和血压昼夜节律,指导降压治疗和评价降压药物疗效。

五、治疗要点

使血压接近或达到正常范围,预防或延缓并发症的发生是原发性高血压治疗的目的。

(一)改善生活行为

改善生活行为要从多方面做起:①减轻体重,尽量控制体重指数<25;②限制钠盐摄入,每日食盐量不超过 6g;③补充钙和钾,每日食用新鲜蔬菜 400～500g,牛奶 500mL,可以补充钾 1000g 和钙 400mg;④减少脂肪摄入,脂肪量应控制在膳食总热量的 25％以下;⑤戒烟、限制饮酒,每日通过饮酒摄入乙醇不超过 50g;⑥进行低、中度等张运动,可根据年龄和身体状况选择运动方式如慢跑、步行,每周 3～5 次,每次可进行 20～60 分钟。

(二)药物治疗

1.利尿药

利尿药有噻嗪类药、襻利尿药、保钾利尿药三类,使用最多是噻嗪类,如氢氯噻嗪 12.5mg,1～2 次/天;氯噻酮 20～40mg,1～2 次/天,主要不良反应有电解质紊乱和高尿酸血症,痛风患者禁用;保钾利尿药可引起高血钾,肾功能不全者禁用,不宜与 ACEI、血管紧张Ⅱ受体阻滞剂(ARB)合用;襻利尿药主要用于肾功能不全者。

2.β 受体阻滞剂

常用有:美托洛尔 25～50mg,2 次/天,阿替洛尔 50～200mg,1～2 次/天,注意需要从小剂量开始,逐渐增量,主要不良反应有心动过缓和支气管收缩,急性心力衰竭、病态窦房结综合征、房室传导阻滞、外周血管病、阻塞性支气管疾病患者禁用。另外此类药物可以增加胰岛素抵抗,还可以掩盖和延长降糖治疗的低血糖症,在必须使用时需要注意。

3.钙通道阻滞剂(CCB)

常用有:硝苯地平 5～20mg,3 次/天,维拉帕米 40～120mg,3 次/天,主要不良反应有颜面潮红,头痛,长期服用硝苯地平可出现胫前水肿。注意需要从小剂量开始,逐渐增量。

4.血管紧张素转换酶抑制剂(ACEI)

此类药物特别适用于伴有心力衰竭、心肌梗死后、糖耐量减退、糖尿病肾病的高血压患者。常用有:卡托普利 12.5～25mg,2～3 次/天,依那普利 10～20mg,2 次/天,主要不良反应有干咳、味觉异常、皮疹等。注意需要从小剂量开始,逐渐增量。高血钾、妊娠、双侧肾动脉狭窄的患者禁用。

5.血管紧张素Ⅱ受体阻滞剂

常用有:氯沙坦 50~100mg,1 次/天,缬沙坦 80~160mg,1 次/天,可以避免 ACEI 类药物的不良反应。注意需要从小剂量开始,逐渐增量。

(三)并发症的治疗

及时正确处理高血压急症十分重要,在短时间内缓解病情,预防进行性或不可逆性靶器官损害,降低死亡率。

1.迅速降血压

在血压严密监测的情况下,静脉给予患者降压药,根据血压情况及时调整给药剂量。如果病情许可,及时开始口服降压药治疗。

2.控制性降压

为防止短时间内血压骤然下降,使机体重要器官的血流灌注明显减少,要采用逐渐降压,在 24 小时内降压 20%~25%,48 小时内血压不低于160/100mmHg。如果降压后患者重要器官出现缺血的表现,血压降低幅度应更小些,在随后的 1~2 周将血压逐渐降至正常。

3.选择合适降压药

处理高血压急症应使用起效快、作用持续时间短、不良反应小的药物,临床上常用药有硝普钠、硝酸甘油、尼卡地平、地尔硫䓬、拉贝洛尔等,一般情况下首选硝普钠。

(1)硝普钠:可扩张动脉和静脉,降低心脏前后负荷。可适用于各种高血压急症,静脉滴注 10~25μg/min,但需密切观察血压的变化。不良反应比较轻,可有恶心、呕吐、肌肉颤动等,本药不宜长期、大量使用,因长期、大量使用可引起硫氰酸中毒,特别是肾功能不好者。

(2)硝酸甘油:可扩张静脉,选择性扩张冠状动脉和大动脉。主要用于急性心力衰竭或急性冠脉综合征时高血压急症,起效快。密切观察血压情况下,静脉滴注 5~10μg/min,然后每 5~10 分钟增加滴速至20~30μg/min。不良反应有心动过速、面色潮红、头痛、呕吐等。

(3)尼卡地平:本药作用快、持续时间短。在降压的同时还可以改善脑血流量,主要用于高血压危象、急性脑血管病时高血压急症。开始静脉滴注 0.5μg/(kg·min),逐渐增加剂量至 6μg/(kg·min)。不良反应有心动过速、面色潮红等。

(4)地尔硫䓬:本药具有降压、改善冠状动脉血流量和控制快速室上性心律失常的作用,主要用于高血压危象、急性冠脉综合征。密切观察血压情况下,5~15mg/h 静脉滴注,根据血压变化调整滴速。不良反应有面色潮红、头痛等。

(5)拉贝洛尔:本药起效快,但持续时间长,主要用于妊娠或肾衰竭时高血压急症。开始缓慢静脉注射 50mg,每隔 15 分钟重复注射 1 次,使用总量不超过 300mg。不良反应有头晕、直立性低血压、房室传导阻滞等。

六、护理要点

(一)护理评估

1.身体评估

评估患者意识状态,有无注意力不集中、倦怠等表现;评估心率、双侧肢体血压变化;评估体重、腹围、腰围、BMI、膳食结构、有无水肿;评估有无留置针及留置针是否通畅,有无静脉炎、药物渗出等;评估患者排泄形态、睡眠形态是否改变。

2.病史评估

测量基础血压值及血压波动范围,评估患者高血压分级;评估患者此次发病的经过,有无头晕、搏动性头痛、耳鸣等症状,有无靶器官损害的表现;了解目前服药种类及剂量;评估患者有无心血管危险因素、既往高血压病史、家族史、过敏史;采用高血压患者生活方式调查表评估患者生活方式;了解患者有无烟酒嗜好、性格特征、自我保健知识掌握程度;了解家属对高血压病的认识及对患者给予的理解和支持情况。

3.相关辅助检查评估

评估患者在测量血压前是否做到静息30分钟,询问患者是否规律测量血压,采用何种血压计,测量血压时是否做到四定(定体位、定时间、定部位、定血压计),方法是否正确。

(二)护理措施

1.一般护理

(1)患者出现症状时应立即卧床休息,监测血压变化;遵医嘱给氧,开通静脉通路,及时准确给药。

(2)皮肤护理:出现水肿的患者,密切观察其水肿出现的部位、严重程度及消退情况。双下肢水肿患者可抬高双下肢以促进静脉回流。保持皮肤清洁、床单位平整,避免皮肤破溃引发感染。

(3)合理膳食:优化膳食结构,控制能量摄入,遵医嘱给予低盐(<3g/d)、低脂饮食。

(4)生活护理:如患者头晕严重,协助患者床上大小便。呼叫器置于患者床边可触及处,实施预防跌倒护理措施。患者呕吐后应协助漱口,保持口腔清洁,及时清理呕吐物,更换清洁病号服及床单位。对于卧床的患者,嘱其头偏向一侧,以免误吸。若患者恶心、呕吐症状严重,遵医嘱应用药物治疗。告知患者待血压稳定后恶心、呕吐症状会好转。

2.病情观察

密切监测血压变化;严密观察患者神志及意识状态,以及有无头痛、头晕、恶心、呕吐等症状。

3.用药护理

高血压需要长期、终身服药治疗,向患者讲解服用药物的种类、方法、剂量、服药时间、药物的不良反应等。告知患者在服用降压药物期间,做好自我监测,当血压有变化时应及时就医,降压药物不可擅自增减或停药。

(1)利尿剂:通过利钠排水、降低细胞外高血容量、减轻外周血管阻力,从而达到降低血压的目的。常用药物有呋塞米、螺内酯、托拉塞米、双氢克尿噻。①适应证:主要用于轻中度高血压,尤其是老年人高血压或并发心力衰竭时、肥胖者、有肾衰竭或心力衰竭的高血压患者。②不良反应:低钾血症、胰岛素抵抗和脂代谢异常等。

(2)β受体阻滞剂:通过抑制过度激活的交感神经活性、抑制心肌收缩力、减慢心率发挥降压作用。常用药物有美托洛尔、比索洛尔等。适应证:主要用于轻中度高血压,尤其是静息心率较快的中青年患者或合并心绞痛者。不良反应:心动过缓、心肌收缩抑制、糖脂代谢异常等。

（3）CCB：通过血管扩张以达到降压目的。在具有良好降压效果的同时，能明显降低心脑血管并发症的发生率和病死率，延缓动脉硬化进程。常用药物有氨氯地平、硝苯地平控释片、硝苯地平缓释片、地尔硫草等。适应证：老年高血压、单纯收缩期高血压、稳定型心绞痛、脑卒中患者。不良反应：血管扩张性头痛、颜面潮红、踝部水肿等。

（4）ACEI：通过抑制血管紧张素转换酶阻断肾素-血管紧张素系统发挥降低血压的作用。可有效降低高血压患者心力衰竭发生率及病死率。常用药物有贝那普利、福辛普利钠等。适应证：适用于伴有糖尿病、慢性肾衰竭、心力衰竭、心肌梗死后伴心功能不全、心房颤动的预防、肥胖以及脑卒中的患者。不良反应：干咳、高钾血症、血管神经性水肿等。

（5）ARB：通过阻断血管紧张素Ⅱ受体发挥降压作用。常用药物有氯沙坦、缬沙坦、厄贝沙坦、替米沙坦。作用机制与 ACEI 相似，但更加直接。患者很少有干咳、血管神经性水肿。

4.并发症护理

（1）高血压危象：患者应绝对卧床休息，根据病情选择合适卧位，遵医嘱立即给予吸氧、开通静脉通路、使用降压药物。在使用药物降压过程中密切观察患者神志、心率、呼吸、血压及尿量的变化，发现异常时立即通知医生调整用药。硝普钠是治疗高血压危象的首选药物。静脉滴注硝普钠过程中注意药物配伍禁忌，注意避光，现用现配，配制后 24 小时内使用；滴注时使用微量泵控制滴注速度，硝普钠对血管作用较强烈，可引起血压下降过快，要密切监测患者的血压变化。

（2）高血压脑病：严密观察患者脉搏、心率、呼吸、血压、瞳孔、神志、尿量变化，观察患者是否出现头晕、头痛、恶心、呕吐等症状。在用药过程中血压不宜降得过低、过快，对神志不清、烦躁的患者应加床档，防止发生坠床。抽搐的患者应于上、下齿之间垫牙垫，以防咬伤舌头，并注意保持患者呼吸道通畅。

（3）主动脉夹层动脉瘤：密切观察患者血压、心率、呼吸、血氧饱和度变化，对疑似病例的患者应密切观察患者有无疼痛发作及部位，注意双侧肢体血压有无差异，发现异常及时协助患者卧床休息、给氧并遵医嘱给予处理。

5.心理护理

高血压患者常表现为紧张、易怒、情绪不稳，这些都是血压升高的诱因。嘱咐患者改变自己的行为方式，培养对自然环境和社会良好的适应能力，避免情绪激动及过度紧张、焦虑，遇事要冷静、沉着，当有较大的精神压力时设法释放，向朋友、亲人倾诉或参加轻松愉快的业余活动，从而达到维持、稳定血压的目的。

6.健康指导

（1）分层目标教育：健康教育计划的总目标可分为不同层次的小目标，每个层次目标设定为患者可以接受、并通过努力能达到，前一层次目标达到后再设定下一层次目标。对不同人群、不同阶段进行健康教育也应分层、分内容进行。

（2）健康教育方法：①门诊教育：门诊可采取口头讲解，发放宣传手册、宣传单，设立宣传栏等形式开展健康教育。②开展社区调查：利用各种渠道宣传、普及高血压病相关健康知识，提高社区人群对高血压及其危险因素的认识，提高健康意识。③社会性宣传教育：利用节假日或专题宣传日（全国高血压日等），积极参加或组织社会性宣传教育、咨询活动，免费发放防治高血压的自我检测工具(盐勺、油壶、计步器等)。

(3)活动指导:嘱咐患者要劳逸结合,保证充足的睡眠。为了防止直立性低血压的发生,指导患者做到"下床3步曲":第一步将病床摇起,在床上坐半分钟;第二步将下肢垂在床旁,坐于床缘休息半分钟;第三步站立于床旁,扶稳,活动下肢半分钟,再缓慢移步。告知患者运动可降低安静时的血压,一次10分钟以上、中低强度的运动的降压效果可以维持10～22小时,长期坚持规律运动,可以增强运动带来的降压效果。嘱患者应根据血压情况合理安排休息和活动,每天应进行适当的有氧活动,每周至少进行3～5次。应避免短跑、举重等短时间内剧烈使用肌肉和需要屏气的无氧运动,以免血压瞬间剧烈上升引发危险。安静时血压未能很好控制或超过180/110mmHg的患者暂时禁止中度及以上的运动。

(4)饮食指导:饮食以低盐(<3g/d)、低脂、低糖、清淡食物为原则。减少动物油和胆固醇的摄入,减少反式脂肪酸摄入,适量选用橄榄油,每日烹调油用量<25g(相当于2.5个汤匙)。适量补充蛋白质,如高血压合并肾功能不全时,应限制蛋白质的摄入。主张每天食用400～500g(8两～1斤)新鲜蔬菜,1～2个水果,对伴有糖尿病的高血压患者,在血糖控制平稳的前提下,可选择低糖或中等含糖的水果,包括苹果、猕猴桃等。增加膳食钙摄入,补钙最有效及安全的方法是选择适宜的高钙食物,保证奶类及其制品的摄入,即250～500mL/d脱脂或低脂牛奶。多吃含钾、钙丰富,而含钠低的食品。

(5)用药指导:高血压患者需长期坚持服药,不能自己随意加减药物种类及剂量,避免血压出现较大幅度的波动。

(6)戒烟限酒:告诫患者应做到绝对戒烟;每日酒精摄入量男性不应超过25g,女性减半。

(7)控制体重:成年人正常体重指数为18.5～23.9kg/m²,患者应适当降低体重,减少体内脂肪含量,最有效的减重措施是控制能量摄入和增加体力活动。减肥有益于高血压的治疗,可明显降低患者的心血管危险,每减少1kg体重,收缩压可降低2mmHg。

(8)血压监测:告知患者及家属做好血压自我监测,让患者出院后定期测量血压,1～2周应至少测量1次。在条件允许下,可自备血压计,做到定时间、定部位、定体位、定血压计进行测量,并做好记录。

第二章　外科常见疾病的护理

第一节　先天性心脏病

一、房间隔缺损

房间隔缺损(ASD)是最常见的先天性心脏病之一,在先天性心脏病中占第 5 位,为总发病率的 17.7％。约每 13500 名小于 14 岁的儿童中占 1 例。女性多见,女性与男性之比约为 1.6∶1。房间隔缺损的形成是由于原始心房间隔在发生、吸收和融合时出现异常,左、右心房之间仍残留未闭的房间孔。房间隔缺损可单独存在,也可与其他心血管畸形合并存在。

(一)病因

房间隔缺损的确切病因还不十分清楚,研究表明,遗传性疾病患者、孕妇在妊娠 3 个月内患风疹或服用药物产生反应等,均可能导致房间隔缺损。

(二)病理及分类

在胚胎发育的第 4 周末,原始心腔开始分隔为 4 个房室腔。心房间隔自后上壁中线开始,对向心内膜垫生长,下缘呈新月形,与心内膜垫融合后形成原始房间隔。如在发育过程中受某种因素影响,原始房间隔在与心内膜垫融合前停止生长,即成为原发孔缺损。在原始房间隔与心内膜垫融合前,其上部逐渐吸收,构成两侧心房新的通道,称为继发孔。同时,在原始房间隔右侧出现继发房间隔,向下腔静脉入口生长,与原始房间隔上缘接触形成卵圆窝,如果继发房间隔发育障碍或原始房间隔吸收过多,则上、边缘不能接触,遗留的缺口称之为继发孔缺损。房间隔缺损致使左、右心房间隔留存通道,于心房水平发生左向右血液分流。最基本的血流动力学改变是心房水平的左向右分流,早期因肺循环能容纳大量血液,能维持正常的肺动脉压。但长期大量的左向右分流,肺小动脉发生内膜增生和中层肥厚,形成肺动脉高压。如果仍未及时矫治缺损,肺动脉高压将会不断加重,最后发展为艾森门格综合征。

临床上根据房间隔缺损在右心房的部位不同,将其分为四型。

1. 卵圆窝型缺损或中央型缺损

最常见,占总数的 5％以上。与原发孔缺损的重要区别是,前者位于冠状窦口后上方,而后者则位于前下方。

2. 低位缺损或下腔型缺损

仅占 10％,其下缘即为下腔静脉口,伴有较大的下腔静脉瓣;手术中易将此瓣误作缺损下缘缝合,导致下腔静脉血液直接回流入左心房。

3.上腔型缺损、静脉窦型缺损

约占 4%,其上缘为上腔静脉开口,下缘为房间隔,几乎均伴有右上肺静脉异位引流,并使上腔静脉血液同时回流入左、右心房。

(三)临床表现

1.病史、症状

早期无症状,或仅易患呼吸道感染。后期可有活动后心慌气短、易疲劳、咳嗽等症状。疾病晚期可出现活动后晕厥、右心衰竭、咯血、发绀。

2.体征

胸骨左缘第 2、3 肋间可闻及Ⅱ～Ⅲ级吹风样收缩期杂音,无震颤。肺动脉区第二心音亢进,伴固定分裂。

(四)辅助检查

1.X 线检查

肺血增多,右心房室增大,肺动脉段突出,主动脉结缩小。大量分流者透视下见"肺门舞蹈"征。

2.心电图检查

电轴右偏,P 波高。大部分伴有不完全性右束支传导阻滞。

3.超声心动图检查

可查出房间隔回声中断的征象,并可确定缺损的类型。

4.心导管检查

了解心腔各部压力和肺血管阻力,部分病例心导管可通过缺损进入左心房和肺静脉。

(五)鉴别诊断

对临床不十分典型的病例常需与以下疾病鉴别。

1.部分型心内膜垫缺损

心前区能听到二尖瓣反流的收缩期杂音,心电轴左偏,PR 间期延长和 QVF 主波向下的心电图改变,以及超声心动图示原发孔处房间隔回声脱失,常伴有二尖瓣前叶中间裂隙。

2.肺静脉异位引流

部分型肺静脉异位引流常合并房间隔缺损,临床症状较重,因左向右分流量较大容易合并肺动脉高压,右心导管检查时,可心导管从右心房进入右肺上或下静脉。

(六)治疗要点

小缺损在出生后 1 年内有可能自行闭合,1 岁以后自行闭合的可能性很小。房间隔缺损可通过手术完全矫正,手术适宜年龄随缺损大小而异,手术年龄以 5 岁左右最为理想,但缺损大的幼儿期即有充血性心力衰竭者不应受年龄限制及早手术,避免引起肺动脉高压和心内膜炎。病情进入晚期,肺动脉高压和阻力重度增高,甚至造成右向左分流,则属手术禁忌证。

手术方法已取得比较一致的意见,主张在体外循环下直视修补缺损,以获得充裕的时间和良好的显露,使修补更为精细、完全。心外探查注意是否合并左上腔静脉和部分型肺静脉畸形引流。切开右心房后检查冠状静脉窦开口位置,并通过缺损检查二尖瓣及四个肺静脉开口,排除原发孔房间隔缺损、三房心和肺静脉畸形引流等畸形。

缺损小,左心房发育好,可直接缝合;缺损大则应补片修补。对下腔型缺损,应看清下腔静脉心房入口,以避免误将下腔静脉缝至左心房。对上腔型缺损或伴有右上肺静脉异位引流者,直接缝合缺损常会造成肺静脉入口处狭窄,故宜用补片修补。冠状静脉窦至三尖瓣之间的Koch 三角区为传导系统所在部位,不宜用吸引器刺激或用器械钳夹。缝合缺损左缘应避免进针过远,以防损伤或牵拉传导束。

(七)护理要点

1.术前护理要点

(1)积极控制感染。

(2)纠正心力衰竭改善循环。

(3)预防和治疗低氧血症。

(4)控制肺动脉高压。

(5)纠正水电平衡紊乱。

(6)加强呼吸道管理。

(7)改善营养。

2.术前准备

(1)入院宣教,帮助患者及家属熟悉病区环境,以降低患者的恐惧和焦虑情绪。

(2)术前宣教工作。

①介绍手术前后注意事项,指导患者练习深呼吸、有效咳嗽、床上排尿、排便,要求患者戒烟 2 周以上。

②介入封堵手术,术前介绍手术的方法、必要性、优点,手术前后注意事项。

(3)仔细了解病情,注意皮肤、口腔有无感染病灶,女患者妇科病史及月经来潮日期,发现异常及时向医师报告。

(4)术前 1 天,按医嘱准备。

①抽血化验、备血,药物过敏试验,备皮,测量体重。

②理发,修剪指(趾)甲、胡须,沐浴并更换衣裤。

③胃肠道准备:术前 1 天给予药物排便,晚餐清淡饮食,成人术前 8 小时禁食,小儿 4～6 小时禁饮食,2～4 小时禁水。术前按医嘱可行静脉补液。

(5)手术当天去手术室前工作。

①术晨测体温、脉搏、呼吸并记录。

②术前 30 分钟按医嘱使用安定、阿托品等。

③备齐病历等手术需要资料送患者入手术室。

3.术后常规护理

(1)重症监护(ICU)准备工作

①床单位准备:常规铺好麻醉床,备无菌吸痰盘,准确填写床头牌放到规定位置。

②仪器准备:根据患者情况选择合适的呼吸机及所用管道,预先调试好各种仪器,如呼吸机、心电监护仪、除颤仪、微量注射泵、负压吸引装置、吸氧装置、体外起搏器、简易呼吸器、

ACT 监测仪、血气分析仪等。

③药品、液体准备：备好各种血管活性药物、抗心律失常药物、镇静药物及各种液体。

④其他准备：精密集尿器、中心静脉及动脉测压传感器及管路、固定各种管道的胶布及绷带等。

（2）ICU 接收术后患者工作

①接患者前再检查一遍床位的准备情况，患者入室前 30 分钟打开呼吸机。

②连接呼吸机、心电监护仪等仪器并观察各仪器运作过程有无报警或异常情况。

③与麻醉科、外科医师和手术室护士进行交接：了解麻醉和体外循环情况、术中情况，出血量、血容量情况，手术方式和名称、手术矫正是否满意、术中有无意外及护理中应注意的特殊情况，了解各静脉通道用药名称、剂量及速度。

④抽取各种血标本送检，有异常指标及时遵医嘱处理。

⑤密切观察病情变化及指标变化主要有心率、心律、经皮脉搏血氧饱和度、体温、有创动脉压、中心静脉压、神志、瞳孔的变化、引流液量和性质、血气分析等各项化验指标检测，准确记录每小时尿量和 24 小时出入量并做好记录。

⑥预防急性左心衰竭，术后早期限制液体入量和速度。大心房缺损者，应用药物降低心脏后负荷，改善心功能。伴肺动脉高压者按肺动脉高压术后处理。

⑦做好基础护理，防止并发症的发生。

⑧保持各输液管、测压管、尿管、气管插管及引流管固定通畅。密切观察引流液的量及性质、切口有无渗血现象。

⑨一般清醒、有自主呼吸、病情稳定者拔除气管插管后 4～6 小时开始进流质，术后 2～3 天开始床上活动，活动后无心慌、气促、呼吸困难者可鼓励逐渐下床活动。

⑩做好心理护理，鼓励患者，增强其战胜疾病的信心。与患者多交流使其产生信任感，建立融洽的护患关系。

（3）心包纵隔引流管的观察与护理

①定时、准确记录引流液的量、颜色、性质，有无血凝块，渗出血液较多时应 30 分钟观察记录一次，并及时补充血容量。

②若引流量成人＞200mL/h，小儿＞4mL/（kg·h），颜色为鲜红色或暗红色、性质较黏稠，持续观察 3 小时未见减少，应根据检测 ACT 结果补充鱼精蛋白并给予止血药。效果不佳时应及时准备行二次开胸止血术。

③如果引流液偏多以后突然减少或引流不畅，经挤捏引流管仍不通畅，且伴有心率增快、脉压差小、血压低、中心静脉压（CVP）升高、尿量少、末梢凉、精神差、听诊心音遥远，考虑心包压塞，可行床边 B 超协助诊断。明确后及时行二次开胸止血、清除血块。

④引流管的管理。

⑤保持密闭、引流通畅。引流管长度以患者能够翻身活到为宜，避免管道脱落、受压、扭曲或打折。引流瓶应低于胸壁引流口平面 60～100cm，水封瓶长管没入无菌生理盐水中 3～4cm，并保持直立。定时挤捏引流管，持续低负压吸引，保持通畅。术后抬高床头 30°，循环稳定后取半卧位以利于呼吸和引流。

⑥保持无菌。严格无菌操作,防止逆行感染。搬动患者或更换水封瓶时,需双重夹闭引流管;挤捏引流管时要防止引流液自引流管内逆流入胸腔或心包,切口有渗出及时更换敷料。

⑦拔管。胸腔无积气、积液,引流液逐渐转为淡红色,每天量<50mL,X线显示肺膨胀良好即可拔管。拔管后注意患者是否有不适症状,敷料有无渗液。

(4)房间隔缺损手术后并发症的观察与护理

①急性左心衰竭缺损较大或左心发育不良者,术后可能发生左心衰竭,术后早期限制液体入量和速度;如发生左心衰竭应及时应用镇静剂、强心利尿剂、血管扩张药,以及及时吸除气管内分泌物、增加吸入氧浓度、应用呼吸末正压(PEEP)延长呼吸机辅助时间等。

②心律失常常见的有心房颤动、房性或室性期前收缩、结性心律,房室传导阻滞等。一般经对症处理可恢复正常,如果发生Ⅲ度房室传导阻滞需安装心脏永久起搏器。

③低心排综合征多见于术前心功能差,年龄大或伴有中度肺动脉高压患者,为预防其发生,术前应积极控制心力衰竭,改善心功能。

④残余分流小的残余分流无血流动力学意义,术后临床症状仍可得到改善,可不予处理。如果修补下腔型缺损失误造成下腔静脉开口被隔到左心房,则必须再次行手术矫正。

(5)房间隔缺损封堵术后并发症的观察与护理

①封堵器移位或脱落密切观察患者病情,若术后突然出现胸闷、气短、呼吸困难或心律失常,应注意有无封堵伞脱落或移位,及时汇报医师。封堵器一般脱入左心房、左心室,右心房、右心室和肺动脉。确诊后须行再次手术的准备。

②封堵器血栓形成术后应密切观察患者神志、意识、瞳孔、足背动脉搏动情况及下肢皮肤温度、颜色的改变,注意患者有无咳嗽、气喘、发绀等表现。为防止血栓形成,术中、术后12小时遵医嘱静脉注射肝素后改口服肠溶阿司匹林,连服3~4个月,抗凝治疗期间,注意检查患者的PT,观察皮肤伤口、皮肤黏膜及吐泻物中有无出血征兆。

③穿刺部位出血术后患者卧床休息24小时,保持穿刺肢体制动6~8小时。拔管后按压穿刺点20分钟,用纱布垫加压包扎,沙袋压迫4小时。观察局部有无出血及血肿形成。

(6)房间隔缺损手术后的疼痛管理

①充分止痛是有必要的,可使患者舒适,防止有害的机体反应,如呼吸急促、心动过速、肺膨胀不全、活动减弱及组织缺血等。因此要做好时疼痛的管理,对患者进行疼痛程度的评估。

②患者胸壁切口范围大,加上进行呼吸功能锻炼时疼痛会加重,因此咳嗽时可用双手扶住伤口位置,减轻疼痛。必要时可给予胸带固定胸部。

③评估患者疼痛承受能力,告知患者一些非药物止痛的方法,如幼儿可用抚慰、抱、低调声音和母亲的心跳声音等,大儿或成人可进行合适的活动、游戏、听音乐、看电视等。

④必要时遵医嘱予药物止痛。

4.健康指导

(1)养成良好的生活作息、适当活动,避免过度劳累。如患者出现气促、心悸、无力等症状,应停止活动,卧床休息。

(2)手术后会有很多不适,为了顺利恢复,患者需配合医护人员。可采取听音乐、看电视、玩玩具等分散注意力的方法来缓解疼痛等不适。保持心情舒畅,根据医嘱服用少量止痛药等。

（3）发热的患者家属应配合医护人员做好物理降温，如冰敷、温水擦浴。冰袋放在患儿额部、颈部、腋下或双侧股动脉处。体温下降时出汗较多，应及时更换衣服。

（4）采取半卧位，床头摇高 $30°\sim45°$，这样有利于患者的呼吸及管道的引流。半卧一段时间后可更换为平卧位或侧卧位，也可以在臀下放置水垫，每 2 小时更换。翻身或活动时注意管道，防止脱落、打折或堵塞。

（5）术后家长要经常给患儿翻身、拍背，鼓励患儿多咳嗽。预防肺部感染及肺不张。咳嗽时可用双手扶住伤口位置，减轻患儿疼痛。

（6）告知患儿及家长保持引流管通畅，不要折叠、抓脱、扭曲。注意观察引流物的颜色和量。如有异常变化及时通知医护人员。

（7）切口护理。指导家属注意观察切口有无出血、渗血，伤口敷料有无脱落。切口局部有无红、肿、热、压痛等症状。告知患者不要自行抓脱敷料，必要时指导家属做好四肢约束。

（8）术后家长每天要准确记录患者的尿量，有助于医务人员观察病情。若是婴儿，每次更换尿布前后需对尿布进行称重，以便记录患儿的尿量。

（9）饮食。拔除气管插管 6 小时后无呛咳、呕吐，可进流食，注意少量多餐，避免进食过饱加重心脏负担，适当添加清淡、易消化、高蛋白、高能量的食物如，乳类、粥、瘦肉、鱼虾等食品。可适当食些水果、蔬菜，尚不可进食补气活血等中药材。

二、室间隔缺损

室间隔缺损（VSD）是指左右心室间隔上单发或多发的缺损，为最常见的先天性心脏病之一，男与女发病率大致相等，存活新生儿中发病率约为 0.2%。VSD 可作为单独疾病发生，也可能与其他畸形合并发生，如法洛四联症、大动脉转位、三尖瓣闭锁等。

（一）病理生理

VSD 是胚胎期心室间隔组成部分发育不良形成的异常交通，属左向右分流型先心病，分流量大小与缺损直径大小、部位、肺循环阻力和两心腔间压力阶差有关，而血流动力学的变化与分流量的大小直接相关。小型室间隔缺损心脏和肺动脉基本正常。中、大型室间隔缺损致使左心房、左心室肥大，由于肺循环血流增大，肺血管早期发生痉挛现象，随后出现内膜和中层增厚，管腔部分阻塞等器质性病变，导致肺动脉高压和右心室肥大，左向右分流减少或产生双向分流，最后形成右向左分流的逆向分流，形成艾森门格综合征，而失去手术治疗机会。临床上较常见的室间隔缺损可分为以下四型。

1.漏斗部缺损

又分成以下两型，干下型和嵴上型。

2.膜部缺损

也可分成以下两型，嵴下型和隔瓣下型。

3.肌部缺损

4.左心室-右心房分流型缺损

（二）诊断要点

1.临床表现

(1)症状：小的缺损一般无明显症状。缺损较大伴有大量分流者，活动后可出现心慌、气促、反复呼吸道感染，严重者可有充血性心力衰竭。

(2)体征：典型病例可在胸骨左缘第3、4肋间闻及响亮、粗糙的全收缩期杂音，伴有震颤。分流量较大的缺损于肺动脉瓣听诊区可闻及第二心音增强或亢进。

2.辅助检查

(1)X线：小型缺损的胸部平片示心肺基本正常，肺纹理正常或稍增粗、增多。中大型缺损有大量分流者肺纹理明显增粗增多，肺动脉段突出，肺门动脉扩张，搏动增强，甚至呈"肺门舞蹈"征，左、右心室增大，左心房轻度增大。并发重度肺动脉高压者，肺动脉段呈瘤样扩张，肺门血管呈"残根状"，肺血流量减少。

(2)心电图检查：小型缺损的心电图多为正常或左心室高电压。中大型缺损的心电图示左心室肥厚，并随着肺血管阻力的逐步增高，心电图也由左心室肥厚转变为双室肥厚。

(3)超声心动图：超声心动图可查出室间隔回声中断的征象，有时还可根据中断的部位来确定缺损的类型。

(4)心导管检查：能更好地判断缺损的部位、直径、分流量，并了解心腔各部压力和肺血管阻力，以便为病情、手术适应证选择及手术方法的决定等提供进一步的资料。

（三）鉴别诊断

对临床不十分典型的病例需与以下疾病鉴别。

1.轻症肺动脉瓣狭窄

鉴别点为肺动脉狭窄的心电图示右心室肥厚，X线检查示肺动脉突出明显，右心导管无血氧差别而有右心室-肺动脉压力差。

2.房间隔缺损

其杂音位置较高且柔和，大多无震颤，大分流量者可听到相对性三尖瓣狭窄的舒张期杂音，右心导管检查时导管能经缺损进入左心房，则可明确房间隔缺损的诊断。超声心动图对鉴别诊断也具重要价值。

3.心内膜垫缺损

其心尖部可闻及二尖瓣关闭不全的收缩期杂音，左心室造影也可见二尖瓣反流征象。

4.动脉导管未闭或主-肺动脉间隔缺损

二者之间的鉴别有赖于右心导管检查及升主动脉造影。

（四）治疗要点

(1)小型缺损无临床症状或临床症状逐渐减轻，缺损有自行闭合征象时，可暂不手术，观察到10岁左右再决定是否手术。有症状的小型室间隔缺损及中型室间隔缺损应尽早手术。大型室间隔缺损合并肺动脉高压者，只要肺血管病变为可逆性，未出现艾森门格综合征，仍可争取手术治疗。

(2)室间隔缺损手术治疗年龄有逐渐提早的趋势，但对有心力衰竭、肺部感染无法控制的婴儿，仍可考虑行肺动脉环束术，以减少肺血流量，改善心肺功能，至2岁后再行根治术。一般病例,根据缺损自然闭合 90％发生在 8 岁以前,故宜于学龄前期进行缺损修补术。

(3)常用手术方法是于体外循环下修补缺损。

常用手术切口有:

①右心房切口:除干下型和部分肌部缺损不适用外,其余类型缺损均可采用。

②右心室切口:几乎所有类型室间隔缺损均可用此切口修补。缺点是右心室心肌受损,可能损伤冠状动脉,对缺损后下缘危险区显露困难。

③主动脉切口:适用于干下型缺损,避免右心室的损伤,有利于心功能的保护。

(4)根据缺损大小不同,修补的方法有以下几种:

①单纯缝合法:适用缺损小于 1cm,且边缘为白色组织者。一般采用间断带小垫片褥式缝合,直接缝在纤维组织上使缺损闭合。

②补片修补法:适于较大缺损、周边纤维组织不全以及干下型、隔瓣下型缺损。可采用带垫片的褥式缝合,也可直接缝合,但均要避免对传导系统和主动脉瓣的损伤,以防造成术后完全性房室传导阻滞和主动脉关闭不全并发症。

(五)护理要点

1.术前护理

(1)观察病情变化。

(2)改善心功能。

(3)积极控制感染。

(4)加强营养情况,纠正营养不良、贫血。

(5)心理护理。

2.术前准备

(1)入院宣教,帮助患者及家属熟悉病区环境,以降低患者的恐惧和焦虑情绪。

(2)术前患者应以高蛋白、高维生素、易消化的饮食为主,加强营养。多注意休息,预防感冒及呼吸道感染。

(3)术前宣教。介绍手术前后注意事项,指导患者练习深呼吸、有效咳嗽、床上排尿、排便,要求患者戒烟 2 周以上。

(4)仔细了解病情,注意皮肤、口腔有无感染病灶,女性患者妇科病史及月经来潮日期,如发现异常及时向医师报告。

(5)术前 1 天,按医嘱准备:

①抽血化验、备血,药物过敏试验,备皮,测量体重。

②理发,修剪指(趾)甲、胡须,沐浴并更换衣裤。

③胃肠道准备:术前 1 天给予药物排便,晚餐清淡饮食,成人术前 8 小时禁食,小儿术前 4～6 小时禁饮食,术前 2～4 小时禁水。术前按医嘱可行静脉补液。

(6)手术当天去手术室前工作:

①术晨测体温、脉搏、呼吸并记录。

②患者洗漱毕更换病号服,不可穿内衣裤,义齿、眼镜和其他贵重首饰应取下,交给家属保管,留长发女性梳成辫子。

③按医嘱注射术前基础麻醉药

④备齐病历等手术需要资料送患者入手术室。

3.术后常规护理

(1)ICU准备工作

①床单位准备。

②常规铺好麻醉床、备无菌吸痰盘、准确填写床头牌。

③仪器准备。

④预先调试好各种参数备用的呼吸机、心电监护仪、除颤仪、微量注射泵、负压吸引装置、吸氧装置、体外起搏器、简易呼吸器、ACT机、血气分析仪等。

⑤药品、液体准备。

⑥备好各种血管活性药物、抗心律失常药物、镇静药物及各种液体。

⑦其他准备。

⑧精密集尿器、中心静脉及动脉测压传感器及管路、固定各种管道胶布及带子等。

(2)ICU接收术后患者工作

①进入ICU后立即连接呼吸机、心电监护仪等仪器并观察各仪器运作过程有无报警或异常情况。

②与麻醉科、外科医师和手术室护士进行交接。了解麻醉和手术方式、术中情况、出血量、血容量情况,手术方式和名称、手术矫正是否满意,术中有无意外及护理中应注意的特殊情况。

③抽取各种血标本送检,有异常指标及时遵医嘱处理。

④监测生命体征、密切观察病情变化,观察指标主要有心率、心律、经皮脉搏、血氧饱和度、体温、神志、瞳孔的变化、有创动脉压、中心静脉压、引流液及血气分析等各项化验指标检测,准确记录每小时尿量和24小时出入量并做好记录,周围末梢循环差者予保暖。

⑤保持各输液管道通畅,了解各管道泵注的血管活性药物,根据患者的情况调整。

⑥患者清醒后、有自主呼吸、病情稳定者可拔除气管插管,4~6小时后可开始进流质,逐渐过渡到正常饮食。

⑦术后鼓励患者早期活动,2~3天开始床上活动,活动后无心慌、气促、呼吸困难者可鼓励逐渐下地活动。

⑧病情稳定者,可由专人转送至普通病房。

⑨做好心理护理,鼓励患者,增强其战胜疾病的信心。与患者多交流使其产生信任感,建立融洽的护患关系。

(3)术后并发症的观察与护理

①残余分流:如术后恢复顺利,仅听诊有收缩期杂音而无自觉症状,残余分流量小者,可随诊观察,有可能愈合,残余分流量较大,有明显血流动力学影响可考虑再次手术修补。

②Ⅲ度房室传导阻滞:表现为房室脱节、心动过缓如心脏骤停的危险,可用异丙肾上腺素治疗,术中注意保护心肌及传导系统,术终安装心外膜起搏导线作为临时起搏,3个月后不能恢复者安装永久性起搏器。

③急性左心衰竭:VSD修补术后,由左向右分流消除,左心血容量增大,容易诱发左心衰

竭,表现为呼吸困难、咳嗽、咳痰、咯血等急性肺水肿症状,治疗护理上应以维护左心功能为重,控制出入量,遵医嘱给予强心利尿等处理。

4.健康指导

同房间隔缺损。

三、法洛四联症

法洛四联症(TOF)是我国常见的先天性心脏畸形之一,占先天性心脏病的 12%～14%。其病理解剖特点:高位室间隔缺损、主动脉骑跨、右心室流出道狭窄与右心室肥厚。目前认为法洛四联症是由特征性室间隔缺损和右心室流出道狭窄组成的一种特殊畸形。

(一)诊断要点

1.症状

(1)发绀多在出生后 3～6 个月出现,运动或哭闹后加重。

(2)呼吸困难和活动耐力差,缺氧发作时导致昏迷和抽搐,可危及生命。

(3)喜蹲踞。

(4)成人法洛四联症可合并高血压(与肾缺氧致肾素分泌增加有关),可并发脑脓肿、脑栓塞、亚急性细菌性心内膜炎和肺结核。

2.体征

发育缓慢、杵状指(趾)、发绀,胸骨左缘第 2～4 肋间可闻及收缩期喷射性杂音,随着右心室流出道狭窄加重,杂音相应减弱。如肺动脉闭锁则杂音可消失。如胸骨左缘杂音最响,应怀疑左肺动脉缺如。胸骨左缘第 2～3 肋间的第二心音(主动脉瓣第二心音)在法洛四联症期间往往不减弱反增强。

3.辅助检查

(1)X 线胸片:靴形心,肺纹理细小。

(2)心电图:电轴右偏,右心室肥厚,常伴右心房增大,不完全性右束支传导阻滞,当左心室小时,V_5 可无 Q 波。

(3)超声心动图:可直接观察室间隔缺损的部位、大小,主动脉的直径,前移程度及骑跨度,各心腔大小,右心室流出道(RVOT)狭窄程度,室上嵴及隔束、壁束肥厚情况;观察右心室壁厚度,主肺动脉瓣,漏斗部,主肺动脉直径,左、右肺动脉及开口大小,确定有无合并畸形。

(4)心导管与右心室造影:能明确诊断,了解室间隔缺损的位置,主动脉骑跨程度、肺动脉的发育情况、狭窄部位程度,冠状动脉畸形,以及体肺动脉侧支循环的情况,为手术决策提供依据。

(二)治疗要点

1.手术适应证

单纯型法洛四联症首选一期根治手术,适用于左心室发育好、肺动脉狭窄相对较轻的患者。反复缺氧发作且肺动脉发育良好的患儿可紧急手术。近年来对根治手术的时机选择,已明显趋向小龄化,强调及早手术。

若远端肺动脉狭窄严重、左心室发育差,可先做体肺动脉分流手术,待左心室发育改善后,二期进行根治手术。

(1)左心室发育情况的判断:可借助超声心动图测定的左心室舒张末期容积判断。

左心室舒张末期容量指数(LVEDVI)=左心室舒张末期容积(mL)/体表面积(m^2)

(2)远端肺动脉发育情况的判断:可采用 Mc Goon 比值和肺动脉指数(Nakata 指数)来判断。

McGoon 比值=心包外两侧肺动脉的直径/膈肌水平的主动脉直径

Nakata 指数=心包外左、右肺动脉横截面积之和(mm^2)/体表面积(m^2)

正常情况下,LVEDVI 的平均值为 $55mL/m^2$,Mc Goon 比值＞2.0,Nakata 指数≥$330mm^2/m^2$。

四联症患者进行根治手术时,LVEDVI 必须≥$30mL/m^2$,且 Mc Goon 比值须≥1.2 或 Nakata 指数≥$150mm^2/m^2$。

2.术式选择

(1)单纯心内修复的适应证

①仅有漏斗部狭窄,或漏斗部与肺动脉瓣兼有狭窄。

②第三心室较大。

③肺动脉发育良好。

④嵴下型室缺。

(2)右心室流出道加宽补片的适应证

①多处肺动脉狭窄(包括漏斗部、肺动脉瓣及瓣环和(或)肺动脉干及其分支开口狭窄),绝大多数需跨越瓣环的右心室流出道补片。

②第三心室小。

③肺动脉下室间隔缺损。

(3)右心室-肺动脉带瓣管道的适应证

①一侧肺动脉缺如,合并肺动脉瓣及其瓣环狭窄。

②假性共同动脉干。

③冠状动脉畸形,特别是只有一支冠状动脉,大分支横跨右心室流出道者。

3.手术方法

(1)体肺分流术:体循环动脉向肺动脉系统"分流",形成"左向右"分流的手术。这类手术为姑息手术,对一些肺动脉发育不良的婴幼儿,能改善重度发绀、缺氧症状,促进肺动脉系统的发育,为二期根治手术打下基础。其中最常用的术式为锁骨下动脉-肺动脉吻合术(Blalock-Taussig 手术),目前多采用其改良 B-T 手术(MBTS)。

(2)单纯流出道疏通术:仅疏通流出道,不修补室间隔缺损。

(3)根治手术:在低温(25℃以下)体外循环或深低温停循环下,修补室间隔缺损,彻底疏通右心室流出道,必要时进行跨肺动脉瓣环补片或植入右心室-肺动脉带瓣管道。

(4)复合手术:即侧支栓堵＋根治手术,适用于伴有巨大体肺侧支的患者。

(5)上腔静脉-右肺动脉分流术:适用于并发三尖瓣发育不良的患儿,及右心室流出道难以疏通又无法容纳心外管道的小婴儿。

4.手术并发症

严重低心排或灌注肺、冠状动脉损伤、右心室流出道残余梗阻、严重肺动脉瓣关闭不全、室间隔残余漏、主动脉瓣损伤及房室传导阻滞等。

（三）术前护理

术前应按重病先心病护理，后常规护理好缺氧发作、肺部或其他部位慢性感染、贫血等。

1.注意休息

严格限制患者活动量，避免患儿哭闹或情绪激动，减少不必要的刺激，以免加重心脏负担，减少急性缺氧性晕厥的发作。

2.纠正缺氧

（1）每天吸氧 2～3 次，每次 15～30 分钟，观察吸氧效果，缺氧发作时应立即吸氧，采用蹲踞姿态。

（2）改善微循环，纠正组织严重缺氧，多饮水，防止因脱水导致的血液黏稠度增加，诱发缺氧发作。

3.预防感染

注意保暖，预防呼吸道感染，注意口腔卫生，防止扁桃体及口腔黏膜感染。

4.改善营养

根据患者口味进食易消化、高蛋白、高热量、高维生素饮食，进食避免过饱，对于婴儿，喂养比较困难，吸奶因气促乏力而停止吸吮，且易呕吐和大量出汗，故喂奶时可用滴管滴入，减轻患儿体力消耗。

（四）术前准备

1.术前宣教

工作介绍手术前后注意事项，减少患者及家属紧张心理，指导患者练习深呼吸、有效咳嗽、床上排尿、排便。

2.仔细了解病情

注意皮肤、口腔有无感染病灶，发现异常及时向医师报告。

3.术前一天

按医嘱准备。

（1）抽血化验、备血，药物过敏试验，备皮，测量体重。

（2）理发，修剪指（趾）甲，沐浴并更换衣裤。

（3）胃肠道准备：术前一天给予药物排便，晚餐清淡饮食，小儿术前 4～6 小时禁饮食，2～4 小时禁水。术前按医嘱静脉补液防止脱水导致血液黏稠度增加，诱发缺氧发作。

4.手术当天去手术室前工作

（1）术晨测体温、脉搏、呼吸并记录。

（2）患者洗漱毕更换病号服，不可穿内衣裤，义齿、眼镜和其他贵重首饰应取下，交给家属保管，留长发女性将头发梳成辫子。

（3）按医嘱注射术前基础麻醉药。

（4）备齐病历等手术需要的资料，并送患者入手术室。

（五）术后护理

1.监测循环功能,预防低心排综合征

（1）动态监测患者的心律、心率、血压、血氧饱和度、体温变化；监测平均动脉压、中心静脉压,以及四肢温度、末梢循环的情况,综合判断循环的功能情况。

（2）使用微量泵精确应用血管活性药物剂量,并确保微量泵泵管的通畅,用药期间严密观察患者的生命体征,维持在相对正常的范围内。药物剂量可依病情增减。

（3）因红细胞易被破坏,可出现血红蛋白尿,所以严密观察术后患者的尿色、尿量。保持每小时尿量不低于 $1mL/(kg \cdot h)$,观察有无肾功能损害。

2.加强呼吸道管理,预防肺部并发症

（1）预先调节好呼吸机参数,确保呼吸机正常使用。可根据患者病情、血气分析结果调整呼吸机参数。

（2）妥善固定气管插管,定期测量气管插管长。勤听双肺呼吸音,及时发现气管插管是否有脱出或移位。

（3）法洛四联症根治术后,肺血较术前增多,呼吸道分泌物增多。对婴幼儿应及时清理呼吸道分泌物,吸痰时选择合适的吸痰管,严格无菌操作,并密切观察病情变化。一旦出现异常情况应停止吸痰,做相应处理。

（4）成人脱机后,病情稳定者应鼓励患者咳嗽、咳痰,遵医嘱辅以氧气雾化,减少肺部并发症。

3.健康指导

同房间隔缺损。

（六）心包纵隔引流管的观察与护理

1.引流液的观察

观察引流液的量及性质,患儿术前低氧血症,侧支循环丰富,以及术中抗凝及血液稀释等,均可导致术后出血。

（1）术后每小时准确记录单位时间内引流液的量、颜色、性质,有无血凝块,渗出血液较多时应 30 分钟观察记录一次,并及时补充血容量。

（2）若血性引流量大于 $4mL/(kg \cdot h)$,应想到可能发生急性出血,如果引流液偏多以后突然减少或引流不畅,可能血块堵塞引流管,对这种现象应引起高度重视,并向医师报告及时做好二次开胸等准备。

2.引流管的管理

（1）保持密闭、引流通畅：引流管长度以患者能够翻身活到为宜,避免管道脱落、受压、扭曲或打折,引流瓶应低于胸壁引流口平面 60～100cm,水封瓶长管没入无菌生理盐水中 3～4cm,并保持直立,定时挤捏引流管,持续低负压吸引,术后抬高床头 30°,循环稳定后取半卧位以利于呼吸和引流。

（2）保持无菌：严格无菌操作,防止逆行感染,搬动患者或更换水封瓶时,需双重夹闭胸腔闭式引流管,挤捏引流管时要防止引流液自引流管内逆流入胸腔或心包,切口有渗出及时更换敷料。

(3)拔管：胸腔无积气、积液，引流液逐渐减少并转为淡红色或黄色，每天＜50mL，即可拔管，拔管后注意呼吸及复查胸部 X 线片有无异常。

(七)法洛四联症术后留置尿管的观察与护理

(1)留置尿管连接精密记尿器，术后每小时记录一次尿量，一般排尿量为 $1\sim2mL/(kg\cdot h)$，如果小于 $0.5mL/(kg\cdot h)$，需考虑为肾灌注不足或肾功能不全。

(2)密切观察尿液的颜色、量、性状，体外循环所致的细胞破坏出现血红蛋白尿，即尿液浓茶色或酱油色，对肾脏有潜在危险，可静脉给 5％碳酸氢钠碱化尿液，加强高渗性利尿，直至转清亮为止。

(3)保持尿管通畅，避免受压、打折、弯曲等情况发生。

(4)预防尿路感染，尿袋不能高于膀胱区，尿道口护理 2 次/天，注意无菌操作，每天进行尿管拔管的评估，尽早拔管。

(5)拔管时注意抽空气囊，轻柔、缓慢地将尿管拔除，以免损伤尿道。

(八)法洛四联症手术后并发症的观察与护理

法洛氏四联症根治手术后并发症与右心室流出道、肺动脉梗阻解除是否彻底，室间隔缺损闭合是否完全以及肺血管发育是否存在侧支循环有关，较典型的并发症如下所述。

1.低心排综合征

(1)病因：患儿病情重、畸形矫正不彻底、心肌保护不好、Ⅲ度或Ⅱ度房室传导阻滞、术后血容量补充不足或过量、心脏压塞等病因均可引起低心排综合征。

(2)临床表现：心率加快、中心静脉压升高、尿量减少、外周循环差、肢端发凉发绀等症状，或合并左心房压力明显高于右心房压力，发生泡沫样血痰、血液下降等左心衰竭症状。

(3)预防及处理：调整前负荷、减轻后负荷、增强心肌收缩力、延长呼吸机辅助时间，合理利用利尿剂，纠正血容量不足等改善心功能。

2.灌注肺

灌注肺是法洛四联症根治术后的一种严重并发症，临床表现为急性进行性呼吸困难、发绀、血痰和难以纠正的低氧血症，术后血氧饱和度低，氧分压低，胸部 X 线片示两肺有渗出性改变，处理措施如下所述。

(1)呼吸机辅助呼吸，加 PEEP $5\sim10cmH_2O$，密切观察呼吸机的各项参数，注意气管压力的变化。

(2)保持呼吸道通畅，及时吸痰，但次数不宜过频，吸痰过程中使患儿充分镇静，防止躁动。

(3)严格控制出入量，遵医嘱及时补充血浆和白蛋白，以减少肺渗出。

(4)预防和治疗肺部感染。

3.术后出血和心脏压塞

(1)患儿术前低氧血症，侧支循环丰富及术中抗凝及血液稀释等，均可导致术后出血。

(2)若血性引流量大于 $4mL/(kg\cdot h)$，应想到可能发生急性出血，如果引流液偏多以后突然减少或引流不畅，可能血块堵塞引流管，血液及血块在心包腔集聚较多时即可引起急性心脏压塞。

(3)临床表现为心率加快、精神差、反应淡漠、中心静脉压升高、血压下降、脉压缩小、心音遥远、尿量减少、外周循环差、肢端发凉、发绀等症状。

（4）一旦出血心脏压塞的可能时应密切观察、及早做出诊断，及早入手术室行二次开胸清除积存血块。

第二节 乳腺癌

一、病因与发病机制

乳腺癌的病因尚不清楚。目前认为与下列因素有关。①激素作用：乳腺是多种内分泌激素的靶器官，其中雌酮及雌二醇与乳腺癌的发病有直接关系。20岁前本病少见，20岁以后发病率迅速上升，45～50岁较高，绝经后发病率继续上升，可能与年老者雌酮含量升高有关。②家族史：一级亲属中有乳腺癌病史者的发病危险性是普通人群的2～3倍。③月经婚育史：月经初潮年龄早、绝经年龄晚、不孕及初次足月产年龄较大者发病机会增加。④乳腺良性疾病：与乳腺癌的关系尚有争论，多数认为乳腺小叶有上皮高度增生或不典型增生可能与本病有关。⑤饮食与营养：营养过剩、肥胖和高脂肪饮食可加强或延长雌激素对乳腺上皮细胞的刺激，从而增加发病机会。⑥环境和生活方式：如北美、北欧地区乳腺癌发病率约为亚、非、拉美地区的4倍，而低发地区居民移居到高发地区后，第二、三代移民的发病率逐渐升高。

二、临床表现

（1）无痛性肿块为常见症状，少数可有疼痛，肿块质地较硬，边界不清，活动度差，表面不光滑。

（2）局部皮肤凹陷、水肿，呈"橘皮样"改变，晚期可破溃、感染、坏死，呈"火山口"样改变并伴有恶臭，肿瘤细胞向皮肤扩散而形成"卫星"结节。

（3）乳头凹陷、抬高，可有乳头溢液（血性或浆液性）。乳头乳晕可有糜烂、渗出、皲裂、增厚等湿疹样变。

（4）早期同侧腋窝淋巴结肿大，质硬、无压痛，分散分布或融合成团及锁骨上淋巴结肿大。

（5）可有上肢水肿及血行转移到肺、肝、脑、骨骼而出现相应症状。

三、辅助检查

（一）影像学检查

1.X线检查

常用方法是钼靶X线摄片和干板照相。钼靶X线摄片可作为普查方法，是早期发现乳腺癌的最有效方法。乳腺癌X线表现为密度增高的肿块影，边界不规则，或呈毛刺状，或见细小钙化灶。干板照相对钙化点的分辨率较高，但X线剂量较大。

2.B超检查

能清晰显示乳房各层次软组织结构及肿块的形态和质地，主要用来鉴别囊性或实性病灶。

结合彩色多普勒检查观察血液供应情况,可提高判断的敏感性,为肿瘤的定性诊断提供依据。

3.磁共振成像检查

软组织分辨率高,敏感性高于X线检查。能三维立体观察病变,提供病灶形态学特征,运用动态增强还能提供病灶的血流动力学情况。在国外及国内一些大城市已经广泛应用于乳腺癌的早期诊断。

(二)活组织病理检查

目前常用细针穿刺细胞学检查,多数病例可获得较肯定的细胞学诊断,但有一定局限性。疑为乳腺癌者,可将肿块连同周围乳腺组织一并切除,做快速病理检查。乳头溢液未触及肿块者,可行乳腺导管内镜检查或乳管造影,亦可行乳头溢液涂片细胞学检查。乳头糜烂疑为湿疹样乳腺癌时,可做乳头糜烂部刮片或印片细胞学检查。

结合超声、钼靶X线摄片、磁共振成像等进行立体定位空心针穿刺活组织检查在临床上应用逐渐增多,此法具有定位准确、取材量多、阳性率高等特点。

五、治疗要点

手术治疗为主,辅以化学药物治疗、内分泌治疗、放射治疗、生物治疗等治疗措施。

(一)手术治疗

对病灶仍局限于局部及区域淋巴结患者,手术治疗是首选。手术适应证为TNM分期为0、Ⅰ、Ⅱ期和部分Ⅲ期的患者。已有远处转移、全身情况差、主要脏器有严重疾病、年老体弱不能耐受手术者为手术禁忌。目前应用的5种手术方式均属治疗性手术,而非姑息性手术。

1.乳腺癌根治术

切除整个乳房、胸大肌、胸小肌、腋窝及锁骨下淋巴结。

2.乳腺癌扩大根治术

在乳腺癌根治术基础上行胸廓内动、静脉及其周围淋巴结(即胸骨旁淋巴结)清除术。

3.乳腺癌改良根治术

有两种术式。一是保留胸大肌,切除胸小肌;二是保留胸大肌、胸小肌。该术式保留了胸肌,术后外观效果较好,适用于Ⅰ、Ⅱ期乳腺癌患者,与乳腺癌根治术的术后生存率无明显差异,目前已成为常用的手术方式。

4.全乳房切除术

切除整个乳腺,包括腋尾部及胸大肌筋膜。适用于原位癌、微小癌及年迈体弱不宜做根治术者。

5.保留乳房的乳腺癌切除术

完整切除肿块及其周围1cm的组织,并行腋窝淋巴结清扫。适用于Ⅰ期、Ⅱ期患者,且乳房有适当体积,术后能保持外观效果者。术后必须辅以放疗、化疗等。

(二)化学治疗

乳腺癌是实体瘤中应用化疗最有效的肿瘤之一。常用的药物有环磷酰胺(C)、甲氨蝶呤(M)、氟尿嘧啶(F)、多柔比星(A)、表柔比星(E)、紫杉醇(T)。传统联合化疗方案有CMF和

CAF。术前化疗多用于Ⅲ期病例,可探测肿瘤对药物的敏感性,并使肿瘤缩小,减轻与周围组织的粘连。可采用CMF或CEF方案,一般用2～3个疗程。一般认为辅助化疗于术后早期应用,联合化疗的效果优于单药化疗。辅助化疗应达到一定剂量,治疗期以6个月左右为宜,能达到杀灭亚临床型转移灶的目的。浸润性乳腺癌伴腋淋巴结转移者是应用辅助化疗的指征,可以改善生存率。对腋淋巴结阴性者是否应用辅助化疗尚有不同意见。

(三)内分泌治疗

肿瘤细胞中雌激素受体(ER)含量高者,称激素依赖性肿瘤,此类病例对内分泌治疗有效。ER含量低者,称激素非依赖性肿瘤,对内分泌治疗效果差。因此,对手术切除标本除做病理检查外,还应测定ER和孕激素受体(PR)。ER阳性者优先应用内分泌治疗,阴性者优先应用化疗。

1.他莫昔芬

他莫昔芬是近年来内分泌治疗的一个重要进展。该药可降低乳腺癌术后复发及转移,对ER和PR阳性的绝经后妇女效果尤为明显。同时可减少对侧乳腺癌的发生率。他莫昔芬的用量为每日20mg,至少服用3年,一般服用5年。该药安全有效,不良反应有潮热、恶心、呕吐、静脉血栓形成、眼部不良反应、阴道干燥或分泌物多。长期应用后少数病例可发生子宫内膜癌,但发病率低,预后良好。

2.芳香化酶抑制剂(如来曲唑等)

能抑制肾上腺分泌的雄激素转变为雌激素过程中的芳香化环节,从而降低雌二醇,达到治疗乳腺癌的目的。适用于ER阳性的绝经后妇女。

(四)放射治疗

在保留乳房的乳腺癌手术后,放射治疗是一重要组成部分,应在肿块局部广泛切除后给予较高剂量放射治疗。单纯乳房切除术后可根据患者年龄、疾病分期分类等情况决定是否放疗。在乳腺癌根治术后的放射治疗,多数人认为对Ⅰ期病例无益,对Ⅱ期以后者可降低局部复发率。

(五)生物治疗

近年临床上已推广使用的曲妥珠单抗注射液,是通过转基因技术制备,对人类表皮生长因子受体2(HER2)过度表达的乳腺癌患者有一定效果。

乳腺癌的治疗原则为尽早施行手术,并辅以化疗、放疗、激素治疗、免疫治疗等。

六、观察要点

(1)严密观察生命体征变化,观察切口敷料渗血、渗液情况,并予以记录。乳腺癌扩大根治术有损伤胸膜可能,患者若感到胸闷、呼吸困难,应及时报告医师,以便早期发现和协助处理肺部并发症,如气胸等。

(2)观察皮瓣颜色及创面愈合情况,正常皮瓣的温度较健侧略低,颜色红润,并与胸壁紧贴;若皮瓣颜色暗红,提示血液循环欠佳,有可能坏死,应报告医师及时处理。

(3)观察患侧上肢远端血液循环,若手指发麻、皮肤发绀、皮温下降、动脉搏动不能扪及,提示腋窝部血管受压,应及时调整绷带的松紧度。

七、护理要点

（一）术前护理

1.评估及观察

（1）评估患者的神志、面容、营养状况、精神变化及心理状态。

（2）了解患者术前检查结果，评估重要器官的功能，了解手术耐受性，以便进行针对性处理。

（3）评估皮肤完整性，有无感染的症状和体征。

2.护理措施

（1）每一位乳腺癌患者都经历着不同的心路历程，但呈现出类似的心理问题，患者对其疾病本身引起的心理压力超过手术本身，年轻的职业女性突出表现在对手术预后的恐惧及术后胸部形态改变的担忧。因此要多关心、了解患者，给予心理支持，通过倾听技巧和肢体抚触，使患者产生对护士的信任，尤其是加强患者丈夫的心理疏导。鼓励患者表达自己的想法和感受，请手术成功的病友现身说法，提供精神支持，增加安全感，满足患者的心理和治疗方面的需要，适度暗示患者，帮助患者度过心理调试期。

（2）对于妊娠及哺乳期乳癌患者，应终止妊娠及断乳。

（3）提供舒适的环境，保证充足的休息和睡眠，入睡困难者，睡前给予镇静催眠药物。

（4）加强营养，鼓励患者多进高蛋白、高热量、高维生素和富含膳食纤维易消化的食物，增强手术耐受性，为术后创面愈合创造有利条件并保持术后大便通畅。

（5）做好皮肤准备，进行乳房切除二期假体植入需行皮瓣转移者，术前应做好供皮区皮肤准备，备皮时仔细操作，避免损伤。

（6）注意保暖，避免感冒引起上呼吸道感染。若术前已有肺部感染或吐脓痰，术前 3～5 日，应口服或注射抗生素。

3.健康指导

（1）指导患者练习深呼吸和有效咳嗽的方法，告知患者疼痛量表的使用方法。

（2）做好个人卫生：术前晚应洗头、洗澡、剪指甲、剃须，手术日晨穿好病员服，去除发卡、饰物、义齿、眼镜等，排空大小便，置尿管的患者洗净会阴部，肌内注射术前用药后应卧床休息。

（3）手术前 12 小时禁食，术前 4～6 小时禁饮，以防因麻醉或手术过程中的呕吐而引起窒息或吸入性肺炎。

（二）术后护理

1.评估及观察

（1）评估患者皮肤受压情况、卧位是否恰当。

（2）观察患者意识、生命体征的变化、切口敷料及引流管引流情况，正常引流液的颜色为暗红色，如短时间内引流出大量鲜红色液体（＞100mL/h)，需及时通知医师，并遵医嘱予以对症治疗和护理。

（3）观察患肢皮肤的颜色、肿胀程度、温度、脉搏。

（4）观察尿量、疼痛情况以及有无麻醉并发症

2.护理措施

(1)卧位:全麻清醒后半卧位,有利于呼吸和引流。

(2)生命体征:每1～2小时测量血压、脉搏、呼吸一次,平稳后改为2～4小时一次,并及时记录。

(3)饮食:术后6小时若无恶心呕吐可进少量流质饮食,如牛奶、米汤、菜汤等,以后酌情改为半流质或普通饮食。食物应高热量、高蛋白、高维生素、低脂肪的清淡饮食。

(4)伤口:切口处用胸带或弹力绷带加压包扎,注意松紧适宜,防止过紧引起胸闷、呼吸困难、肢体供血不良;过松则不利于皮瓣或皮片与胸壁紧贴合,引起皮瓣下积血积液。

(5)管道护理:乳腺癌术后,皮瓣下常规放置引流管并接负压吸引器,以及时引流皮瓣下的渗液和积气,使皮瓣紧贴创面,避免皮下积血积液导致皮瓣感染、坏死,影响伤口愈合。引流管的长度以允许患者在床上翻身为宜,过短影响患者活动,过长导管盘曲多圈影响引流效果。术后应妥善固定引流管,在入睡、翻身、起床、活动时避免引流管牵拉、扭曲、折叠、脱落,保持引流管处于功能位置,并防止逆行感染。为保证有效的负压吸引,应经常挤压伤口引流管,每24小时更换负压吸引器一次。当术后5～7天引流量少于10mL,且皮瓣下无积液、创面紧贴皮肤时即可拔管。若拔管后仍有皮下积液,可在严格消毒后穿刺抽液并局部加压包扎或重新放置引流管。

(6)加强患侧肢体护理,促进淋巴回流,避免患肢肿胀:①禁止在患侧肢体测血压、抽血、静脉注射、提重物,患肢负重不能超过5kg;②术后24小时内指导患者开始行伸指、握拳动作;③患者下床活动时应用吊带托扶患肢,他人扶持时只能扶健侧,以免腋窝皮瓣的滑动而影响愈合;④指导患者术后抬高患侧上肢,尽可能高于心脏水平位置10～15cm。

3.手术后常见并发症及护理

(1)出血:在行肿块切除或乳腺癌根治性切除术后均有可能出现出血。术后观察引流液颜色、性质和引流量,一旦引流管内引流量过多,颜色鲜红或者出现凝血块,应立即通知医师。

(2)腋窝及皮下积液:形成积液的原因可能是由于皮下积血未能彻底引流,或由于皮下淋巴管的开放而使淋巴液渗出。术后注意保持负压引流通畅,适当加压包扎有利于减少皮下积液的发生。乳引管拔除后若出现积液,积液量较少时可以反复用注射针筒抽吸;若引流量较大或多次针筒抽吸无效时,宜重新放置负压引流管或皮片引流,并加压包扎。

(3)皮瓣坏死:是乳腺癌术后常见的并发症,皮瓣坏死所致的伤口愈合延迟可能影响后续的局部放疗。术后加强皮瓣区观察,发现皮肤苍白或青紫色、出现水肿或小水疱,及时通知医师。

(4)上肢水肿:乳腺癌根治术后,上肢水肿可在术后数天以致数年后出现,肿胀部位往往在上臂,亦可在前臂或手背。

(5)其他:①胸膜穿破:在行乳腺癌扩大根治术清扫内乳淋巴结时可能会穿破胸膜,而造成气胸;②臂丛神经损伤:一般较多见于尺神经的损伤,引起上臂尺侧的麻木和小鱼际肌的麻木或萎缩。

4.健康指导

(1)依据患者所处的不同术后康复阶段,协助实施相应的功能锻炼计划,具体如下:

第一阶段:术后24小时内麻醉清醒后,即可开始进行手指和腕部的屈曲和伸展运动,在伤口愈合前,不做手臂外展运动。①术后当天进行患肢的伸指、握拳和转腕运动,每次 1 分钟,每日 3~5 次。②术后 1~3 天开始增加肘关节屈伸运动,每次 2 分钟,每日 3~5 次。

第二阶段:①术后的 3~4 天,可坐起,从肘部逐渐到肩部进行功能锻炼,开始进行屈肘运动,尽可能用患肢进行日常生活活动,如刷牙、洗脸等。②术后解除固定上肢的胸带后,可练习患侧手掌摸对侧肩部及同侧耳部的动作。③术后拆除伤口部分缝线后,可锻炼抬高患侧上肢,将患侧的肘关节屈曲抬高,手掌置于对侧肩部。初时可用健侧手掌托扶患侧肘部,逐渐抬高患侧上肢,直至与肩平。④术后 14 天为了扩大肩关节的活动范围,可做扶墙锻炼、画圈及滑轮运动、双手合并向前、向上伸直并使手掌接触背部练习,手臂外展旋转练习等。

第三阶段:可重复做上述的各项练习,特别是扶墙抬高上肢的运动,可使上肢及肩关节的活动范围逐渐恢复正常。为了进一步使各项动作协调、自然、轻松、还可以进行以下几项功能锻炼:①上肢旋转运动:先将患侧上肢自然下垂,五指伸直并拢。自身体前方逐渐抬高患肢至最高点,再从身体外侧逐渐恢复原位。注意上肢高举时要尽量伸直,避免弯曲,动作应连贯,亦可从反方向进行锻炼。②上肢后伸运动:患者应保持抬头挺胸。③患者还可在日常生活中制订提、拉、抬、举物体的各种负重锻炼,以增强患侧上肢的力量,使其功能完全恢复正常。④术后 3 个月开始,可结合自己的兴趣爱好,配合游泳、乒乓球等体育运动。锻炼需要循序渐进、持之以恒,同时需要注意锻炼应不引起疲劳为宜。

(2)伤口未愈合前选择柔软、宽松、全棉的内衣,以减少对手术伤口皮肤的刺激。

(3)饮食指导:①术后一般不必忌口,但对某些含有雌激素成分的食品或保健品如:蜂王浆、阿胶等应少食;②限制脂肪含量高,特别是动物性脂肪含量高的食物,尽量选择脱脂牛奶;③选择富含维生素植物性膳食,如各种蔬菜、水果和豆类,并多食用粗加工的谷类;④建议不饮酒,尤其禁饮烈性酒类;⑤控制肉摄入量,特别是红肉,最好选择鱼、禽肉取代红肉(牛、羊、猪肉);⑥限制腌制食物和食盐摄入量;⑦避免食用被真菌毒素污染而在室温长期储藏的食物;⑧少喝咖啡:咖啡、可可等含有较高的咖啡因,其可促使乳腺增生;⑨注意均衡饮食,适当的体力活动,避免体重过重。

(4)有生育能力及要求的患者术后五年内避免妊娠,应采用非激素的避孕方法如避孕套、避孕膜、宫内避孕器等。

(5)指导患者及配偶正确面对术后性生活,使其认识到术后正常生活对预防疾病的复发有很大益处。

(6)遵照医嘱坚持放疗、化疗或内分泌治疗,并定期到医院复查。

第三节　颅脑损伤

一、头皮损伤

(一)病因及发病机制

1.头皮血肿

头皮血肿多由钝器伤所致,按血肿出现于头皮的层次分为皮下血肿、帽状腱膜下血肿和骨膜下血肿。皮下血肿常见于产伤或碰伤,血肿位于皮肤表层与帽状腱膜之间;帽状腱膜下血肿是由于头部受到斜向暴力,头皮发生剧烈滑动,撕裂该层间的血管所致;骨膜下血肿常由于颅骨骨折引起或产伤。

2.头皮裂伤

头皮裂伤是常见的开放性头皮损伤,多为锐器或钝器打击所致。

3.头皮撕脱伤

头皮撕脱伤是一种严重的头皮损伤,多因发辫受机械力牵拉,使大块头皮自帽状腱膜下层或连同骨膜一并撕脱。

(二)护理评估

1.头皮血肿

(1)皮下血肿:血肿位于皮下和帽状腱膜下,体积小、张力高、压痛明显,有时周围组织肿胀隆起,中央反而凹陷,稍软,易误认为是凹陷性颅骨骨折。

(2)帽状腱膜下血肿:位于帽状腱膜和骨膜中间,该处组织疏松,出血较易扩散,严重者血肿边界可与帽状腱膜附着缘一致,覆盖整个穹窿部,似戴一顶有波动的帽子;小儿及体弱者,可因此致休克或贫血。

(3)骨膜下血肿:血肿多局限于某一颅骨范围内,以骨缝为界,血肿张力较高。

2.头皮裂伤

头皮血管丰富,出血较多,可引起失血性休克。头皮裂伤较浅时,因断裂血管受头皮纤维隔的牵拉,断端不能收缩,出血量反较帽状腱膜全层裂伤者多。由于出血多,常引起患者紧张,使血压升高,加重出血。

3.头皮撕脱伤

大块头皮自帽状腱膜下层连同骨膜一起被撕脱所致。剧烈疼痛及大量出血可导致失血性或疼痛性休克,易致颈椎骨折和脱位。较少合并颅骨损伤及脑损伤。

(三)辅助检查

头颅 X 线片可了解有无合并存在的颅骨骨折。

(四)治疗要点

较小的头皮血肿一般在 1～2 周内可自行吸收,无需特殊处理;若血肿较大,则应在严格皮肤准备和消毒下,分次穿刺抽吸后加压包扎。

头皮裂伤现场急救可局部压迫止血,争取 24 小时内清创缝合。常规应用抗生素和破伤风抗毒素。

头皮撕脱伤现场急救可加压包扎止血、防治休克;尽可能在伤后 6～8 小时内清创做头皮瓣复位再植或自体皮移植。对于骨膜已撕脱不能再植者,需清洁创面,在颅骨外板上多处钻孔,深达板障,等骨孔内肉芽组织生成后再行植皮。

(五)护理问题

1.疼痛

与头皮血肿、头皮裂伤有关。

2.潜在并发症

感染、出血性休克。

(六)护理要点

(1)病情观察:密切观察患者的生命体征、瞳孔、意识状况,警惕合并颅骨损伤、脑损伤及颅内压增高。

(2)头皮血肿嘱患者勿用力揉搓,以免增加出血,早期冷敷以减少出血和疼痛,24~48小时后改用热敷,以促进血肿吸收。

(3)遵医嘱应用抗生素预防感染、缓解疼痛。做好伤口护理,注意创面有无渗血,保持敷料干燥清洁,保持引流通畅。

(4)头皮撕脱伤在急救过程中应注意保护撕脱的头皮,避免污染,用无菌敷料或干净布包裹,隔水放置于有冰块的容器内,随伤员一同送往医院,争取清创后再植。对出现休克的患者,在送往医院途中应保持平卧。

二、颅骨骨折

颅骨骨折的危害性并不在骨折本身,而是在于同时并发的脑膜、脑组织、颅内血管和脑神经损伤。按骨折部位分为颅盖骨折和颅底骨折;按骨折是否与外界相通分为开放性骨折和闭合性骨折;按骨折形态分为线性骨折和凹陷性骨折。

(一)护理评估

1.健康史

询问患者受伤的过程,如暴力的方式、部位、大小、方向,当时有无意识障碍及口鼻流血、输液等情况,初步判断有无脑损伤和其他损伤。

2.身体状况

(1)颅盖骨折:常合并有头皮损伤。若骨折片陷入颅内则可导致脑损伤,出现相应的症状和体征;若引起颅内血肿,则可出现颅内压增高症状。

(2)颅底骨折:多是间接暴力作用于颅底所致,常伴有硬脑膜破裂,引起脑脊液漏而确诊。主要表现为皮下和黏膜下瘀斑、脑脊液外漏和脑神经损伤三个方面(表2-6-1)。

表 2-6-1 颅底骨折的临床表现

骨折部位	瘀斑部位	脑脊液漏	可能损伤的脑神经
颅前窝	眶周、球结膜下(熊猫眼征)	鼻漏	嗅神经、视神经
颅中窝	乳突区	鼻漏或耳漏	面神经、听神经
颅后窝	乳突和枕下部(Battle征)	无	第Ⅸ~Ⅻ对脑神经

(二)辅助检查

颅骨X线摄影和CT检查,可明确骨折的部位和性质。

(三)治疗要点

颅盖线性骨折一般不需特殊处理;凹陷性骨折,如有脑组织受压症状或凹陷直径大于5cm,深度达1cm者,应予手术整复。颅底骨折脑脊液漏超过1个月时,应予手术修补硬脑膜。开放性骨折应予抗生素预防感染。

（四）护理问题

1.有感染的危险

与脑脊液外漏有关。

2.潜在并发症

颅内出血、颅内压增高、颅内低压综合征等。

（五）护理要点

1.病情观察

密切观察患者的意识状态、瞳孔、生命体征、肢体活动等颅内压增高的症状。

2.脑脊液外漏的护理

护理的重点是防止因脑脊液逆行导致颅内感染。

(1)嘱患者采取半卧位,头偏向患侧,借重力作用使脑组织向颅底移动,促进漏口封闭,维持至停止漏液后3~5日。

(2)维持外耳道、鼻腔、口腔清洁,每日清洁消毒2~3次。

(3)严禁堵塞鼻腔和外耳道;禁止耳、鼻滴药、冲洗,严禁经鼻腔吸氧、吸痰和放置胃管;禁忌做腰椎穿刺。

(4)避免用力打喷嚏、擤鼻涕、咳嗽、用力排便,以防止脑脊液逆流。

(5)观察和记录脑脊液出量、颜色及性状。

(6)注意观察有无颅内感染征象,遵医嘱使用抗生素和破伤风抗毒素。

3.心理护理

向患者介绍病情、治疗方法和注意的事项,以取得配合,消除其紧张情绪。

三、脑损伤

（一）脑震荡

脑震荡一词自提出之后,一直在临床上广泛应用,但对脑震荡的认识至今仍有不同意见。脑震荡是颅脑损伤中最轻的一种,特点为头部受伤后,立即发生短暂的脑功能障碍,经过较短的时间后可以自行恢复。

1.病理与病理生理

有关脑震荡发生的机制,至今仍意见不一,过去认为仅是脑生理功能的一时性抑制,在组织学上并无器质性改变,但近年来的临床和实验研究发现,头部遇到暴力打击,使脑在颅内发生摆动,可以造成脑的不同部位组织学损伤,发生如下变化:

(1)病理:动物受伤后意识丧失数分钟,呼吸暂停约1分钟,随后呼吸减慢和不规则,心率减慢,数分钟或十几分钟后呼吸、心率逐渐恢复正常。伤后瞬间脑血流量增加,但数分钟后血流量反而显著减小,约为正常状态下的一半,0.5小时后脑血流量可恢复正常。颅内压伤后立即升高,数分钟后逐渐下降至正常。动物脑的大体标本看不到明显变化,但是光学显微镜可发现轻度变化,如毛细血管充血、神经细胞胞体肿大和脑水肿等。电子显微镜观察显示,受力部位脑皮质有广泛改变,可见到神经元内线粒体肿胀,线粒体嵴被挤向周围,延髓和上部颈髓受损害时更为严重。神经轴突亦发生肿胀,白质处有细胞外水肿等改变,提示血-脑脊液屏障的通透性增加。以上改变在伤后 0.5 小时可出现,1 小时最明显,而多在 24 小时内自然消失。在脑干和上部颈髓的病理变化可以解释为什么脑震荡出现短暂的意识丧失、呼吸、心率和脑血管的改变。

(2)病理生理:脑震荡患者脑电图波幅降低,节律性差,以后出现广泛的 θ 波和 δ 波,可能与脑干网状结构功能障碍有关。患者清醒后脑电图恢复正常。脑干听觉诱发电位检查显示:半数病例的波形及其潜伏期均有改变。脑震荡患者的脑脊液中,可检出乙酰胆碱的含量增高,胆碱酯酶的活性降低。脑脊液中乙酰胆碱含量与患者昏迷程度正相关。临床症状好转时,乙酰胆碱的含量也随之降低。研究表明,乙酰胆碱浓度升高就可以使神经元突触发生传导阻滞。脑干网状结构对意识的维持依赖从周围传来的冲动,如果多突触传导径路发生阻滞,便会导致意识障碍。

2.临床表现

(1)短暂性脑干功能障碍:伤后患者出现一过性意识障碍、面色苍白、四肢松软、呼吸表浅且不规则、血压降低和脉搏微弱等脑干功能紊乱的表现。动物实验出现的呼吸暂停、心率减慢、角膜反射和瞳孔对光反射消失等情况,在伤后来院的患者中多数观察不到。

以上脑干症状多在数分钟或十多分钟逐渐消失或恢复正常。意识障碍一般不超过 30 分钟。但偶有患者表现为瞬间意识混乱或恍惚,并无昏迷,亦有个别出现为期较长的昏迷,甚至死亡者,这可能是暴力经大脑深部结构传导至延髓等生命中枢所致。患者遭受外力时不仅有大脑和上脑干功能的暂时中断,同时也有下脑干、延髓及颈髓的抑制,从而使血管神经中枢及自主神经调节也发生紊乱,引起心率减慢、血压下降、面色苍白、出冷汗、呼吸暂停继而浅弱及四肢松软等一系列反应。大多数可逆的轻度脑震荡患者,中枢神经功能迅速自上而下,由颈髓-延髓-脑干向大脑皮质恢复;而不可逆的严重脑震荡患者则可能是自上而下的抑制过程,使延髓呼吸中枢和循环中枢的功能中断过久,因而导致死亡。

(2)逆行性遗忘或近事遗忘:患者从昏迷中清醒后,不能回忆受伤发生的时间、地点和经过,对受伤前不久的事情也不能回忆,但对往事(远记忆)仍能叙述,伤前越久的事情记忆越清楚。此称为逆行性遗忘。可能为近记忆中枢——海马回受外伤影响的结果。

(3)其他症状:脑震荡患者清醒后,约有半数出现头痛、头昏、眩晕、耳鸣、恶心、呕吐、畏光、乏力、心悸、失眠、烦躁、怕吵闹、注意力不集中、思维力低下等症状。一般可持续数日至数周,以后逐渐消失。有的患者症状持续数月或数年,称为脑震荡后综合征。

(4)神经系统检查:均无阳性体征。

3.辅助检查

目前,脑震荡客观的诊断依据及其与轻度脑挫伤的临床鉴别仍无可靠的方法。因此,常需要借助各种辅助检查方法才能明确诊断:如颅骨平片、腰穿测压力、脑脊液检查、脑电图、脑干听觉诱发电位、CT 等。

4.诊断与鉴别诊断

根据患者头部外伤后有以上临床特点,特别是伤后有短暂昏迷或近事遗忘,但无明显的生命体征改变,无神经系统阳性体征发现,症状很快消失者,即可诊断本症。但伤后患者一直无意识障碍,对受伤当时情况记忆清楚者,一般不能诊断为脑震荡。

5.治疗要点

(1)观察和对症治疗:在伤后一定时间内可在急诊室观察,密切注意意识、瞳孔、肢体活动功能和生命体征变化。一般无需特殊治疗,急性期要安静休息,减少对患者的不良刺激,最好卧床休息5~7天,对兴奋患者可适当给予镇静剂,一般性头痛可服罗通定等止痛药,对血管性头痛可用调节血管运动功能的药物,如尼莫地平、麦角胺等;对有自主神经功能紊乱的患者应用谷维素、胞磷胆碱等药物,但应避免使用影响观察的吗啡类药物。

(2)症状延迟恢复:部分患者症状消失较慢,原因可能有:①外伤较重,脑干等重要结构损害比较明显。②可能合并有其他类型的脑损伤,如脑挫伤、颅内血肿等。③恐惧心理,一部分人对脑震荡认识不清,有恐惧心理。因此,对此类患者应做详细检查,必要时行 CT 扫描,在排除器质性病变后,向患者做耐心解释工作。

(二)脑挫裂伤

脑挫裂伤是脑挫伤和脑裂伤的总称,一般脑凸面挫裂伤多发生在暴力的直接作用部位,属于加速伤,通常为局灶性。但是头枕部等部位着力后,远离冲击点的对冲部位即额、颞前端和底部接触面广泛的脑组织在颅腔内发生滑动并与凹凸不平的颅底相擦、碰撞,从而可以出现损伤(减速性),临床上称之为对冲性脑挫裂伤。

1.病理与病理生理

脑挫伤指脑组织遭受破坏较轻,软脑膜尚完整者;脑裂伤指软脑膜、血管和脑组织同时有破裂,伴有外伤性蛛网膜下腔出血。脑挫裂伤的程度与致伤力的大小有关,轻者可见脑表面淤血、水肿,软膜下有点状出血灶,脑脊液呈血性。严重时脑组织挫碎、破裂,局部出血、水肿,甚至形成脑内血肿,受损皮质血管栓塞,脑组织坏死,挫裂区周围有点状出血及软化灶。4~5天后坏死组织开始液化,凝血块分解,周围脑组织可见铁锈样含铁血黄素染色,糜烂组织中混有黑色凝血碎块。

2.临床表现

轻者可没有原发性意识障碍,如由单纯的闭合性凹陷性骨折造成的脑挫裂伤即有可能出现此种情况。而重者,如损伤多发、范围广泛或合并脑内血肿,可至昏睡,甚至昏迷。

(1)意识障碍:意识障碍是脑挫裂伤最突出的临床表现之一,其严重程度是衡量伤情轻重的指标。轻者伤后立即昏迷的时间可为数十分钟或数小时,重者可持续数日、数周或更长时间,有的甚至长期昏迷。

(2)头痛、头晕、恶心、呕吐等症状:脑挫裂伤患者由于同时伴有不同程度的脑水肿、颅内压增高和外伤性蛛网膜下腔出血,清醒后多有头痛、头晕、恶心、呕吐。伤后早期出现恶心呕吐可能由头部受伤时第四脑室底部呕吐中枢受冲击、蛛网膜下腔出血对脑膜的刺激或对前庭系统的刺激等所致。如果脑挫裂伤急性期已过,患者仍持续剧烈头痛、频繁呕吐或者一度好转后又加重,须警惕继发颅内出血的可能。

(3)脑损伤局部症状:脑挫裂伤发生在脑皮质功能区时,可出现相应的神经功能缺失症状,如肢体瘫痪、失语、感觉障碍、视野缺损以及局灶性癫痫等;如果仅伤及额、颞叶前端等脑功能"哑区",可无神经功能缺如的表现。

(4)生命体征变化:早期多表现为血压下降、脉搏呼吸浅快,这主要为脑干功能抑制所致,常于伤后不久逐渐恢复。若出现持续性低血压,需注意有无复合伤存在。如果生命体征短时间内即恢复正常并出现血压进行性升高,脉搏洪大有力,心率变慢,呼吸深缓,则需考虑发生颅内血肿及脑水肿、脑肿胀等继发性损伤。脑挫裂伤患者常有低热,若损伤波及下丘脑则会出现中枢性高热。

(5)脑膜刺激征:由蛛网膜下腔出血引起,表现为畏光,颈强直,克氏征阳性,多在1周后消失,若持久不见好转,应注意排除颈椎损伤或继发颅内感染。

3.辅助检查

(1)腰椎穿刺:腰穿检查颅内压多显著增高,脑脊液呈血性,含血量与损伤程度有关;颅内压明显增高者应高度怀疑有颅内血肿或严重肿胀、脑水肿。已出现颅内压明显增高、颅内血肿征象或脑疝迹象时禁忌腰穿。

(2)头颅 X 线片:在伤情允许的情况下,头颅 X 线片检查仍有其重要价值,不仅能了解骨折的具体情况,而且对分析致伤机制和判断伤情有其特殊意义。

(3)头颅 CT 和 MRI 扫描:CT 扫描是首选的重要检查,能确定脑组织损伤部位及性质,脑挫裂伤多表现为低密度和高、低密度混杂影像,挫裂伤区呈点片状高密度区,数小时后病灶周围出现低密度水肿带,同时可见侧脑室受压变形,严重者出现中线移位。CT 扫描对脑震荡和脑挫裂伤有明确的鉴别诊断意义,并能清楚显示挫裂伤的部位、程度以及继发损害,如颅内出血、水肿,可同时通过观察脑室、脑池的大小和形态及移位情况间接估计颅内压的高低。但需要强调的是,CT 只反映检查当时的颅内情况,而不能预测颅内血肿和严重脑肿胀的发生和发展。

MRI 扫描较少用于急性颅脑损伤诊断,但对诊断脑挫裂伤的敏感性明显优于 CT,主要表现为脑挫裂伤灶内的长 T_1、长 T_2 水肿信号及不同时期的出血信号。

4.诊断与鉴别诊断

根据患者头部外伤后有以上临床特点,特别是伤后有原发昏迷超过 30 分钟,有神经系统定位体征,脑膜刺激征阳性,结合 CT 扫描等辅助检查,即可确立脑挫裂伤的诊断。临床上需与颅内血肿鉴别,颅内血肿一般表现为继发昏迷,与脑挫裂伤原发昏迷之间可有一个中间好转或清醒期,并且颅高压症状明显,明确的诊断有赖于辅助检查。

5.治疗要点

脑挫裂伤的治疗视伤情及继发性脑损伤的程度而定,一般以非手术治疗为主,若出现颅内继发性血肿、难以遏制的脑水肿、颅内高压时需考虑手术治疗。

(1)非手术治疗:对于轻型脑挫裂伤患者的非手术治疗可参照脑震荡的治疗,密切观察病情变化,针对脑水肿对症治疗,及时复查 CT 扫描。对于中重型脑挫裂伤患者则应加强专科监护,注意保持气道通畅,持续给氧,对有呼吸困难者应及时行气管插管呼吸机辅助呼吸。维持水、电解质平衡,在没有过多失钠的情况下,含盐液体 500mL/d 即可。含糖液补给时要防止高血糖以免加重脑缺血、缺氧损害及酸中毒。如果患者 3～4 天不能进食,宜留置胃管,鼻饲流食以补充热量和营养。在休克患者积极抗休克治疗的同时,应详细检查有无骨折、胸腹腔有无脏器伤和内出血,避免延误复合伤治疗。

①脱水:伤后 6 小时当除外了颅内血肿、血压过低及其他禁忌证即可使用脱水治疗。其

中,20%甘露醇为临床常用的渗透性脱水药,它除了有确切的降低颅内压的作用外,亦可降低血细胞比容、血液黏滞度,增加脑血流量和脑氧携带能力。目前主张应用小剂量甘露醇,每次125mL,6～8小时1次,10～15分钟快速静脉滴注。值得注意的是甘露醇进入血-脑脊液屏障破坏区可加重局部脑水肿,大剂量、长期使用时可引起电解质紊乱、肾衰竭、酸中毒等,如同时应用其他肾毒性药物或有败血症存在时更容易发生肾衰竭。当出现弥散性脑肿胀时,则应立即给予激素和巴比妥疗法,同时行过度换气及强力脱水,冬眠降温、降压也有助于减少脑血流量、减轻血管源性水肿。

②抗癫痫和镇静:患者的躁动、抽搐、去脑强直和癫痫发作常加重脑缺氧,促进脑水肿,应及早查明原因并给予有效的抗癫痫和镇静治疗,苯巴比妥0.1～0.2g肌内注射,并避免使用有呼吸抑制作用的药物。对于颅脑损伤患者是否需要给予预防性抗癫痫药的问题一直存在争议。有些学者认为,伤后给予抗癫痫药能有效地预防癫痫灶的形成和癫痫的发生,而一些前瞻性的临床研究却认为预防性抗癫痫药无效。但后来有人提出,只要药物达到有效的治疗浓度,就能起到预防癫痫的作用。

③脑功能保护:急性期治疗中应注意保护脑功能,可以酌情使用神经功能恢复药物,待病情平稳后尽早开始各种脑功能锻炼,包括听力、语言、肢体功能的康复治疗。对于不伴有气胸、休克、颅内血肿、感染等患者,可采用高压氧治疗;可降低脑外伤后因合并低氧血症、低血压、贫血等从而导致继发缺血缺氧性脑损伤的可能。早期适时使用高压氧疗法有助于可逆性脑损伤的好转。

(2)手术治疗:原发性脑挫裂伤一般不需要手术治疗,但对于下列两种情况应考虑急诊手术治疗:①伤后进行性意识障碍和神经功能损害加重,出现急性颅内压增高,通过脱水等药物治疗无法控制,颅内压>25mmHg或出现脑疝临床表现者;②额颞顶叶挫裂伤体积>20mL,中线移位>5mm,伴基底池受压,应尽早行开颅手术。除了掌握手术指征外,临床医师还必须结合患者年龄、全身复合伤、生命体征、伤前有无重要脏器疾病、伤后CT扫描时间等综合因素全面分析,才能做出合理判断。手术的目的是清除颅内血肿和挫碎坏死的组织,充分内外减压。

手术要点:①根据CT扫描所显示的病变部位选择合适的手术方式。由于严重脑挫裂伤多发生在枕部着力所致的额颞叶对冲部位,因此手术切口多采用额颞部问号或反问号形;②术中注意彻底清除挫碎的脑组织和颅内血肿,达到内减压的目的。严密止血,必要时行颞肌下减压或去骨瓣减压。

(三)脑干损伤

脑干损伤是一种严重的脑损伤,常危及伤者的生命,包括原发性损伤和继发性损伤两种。原发性脑干损伤约占44.4%～71.1%,在脑损伤中发生率为3%～55%,但死亡率高达33.3%;脑干损伤出现并发症者可占80%,因并发症而死亡者高达30%～50%。脑干伤有大量的迟发性细胞死亡或凋亡。头颅CT和MRI扫描,可以用于脑干损伤诊断、分类及判断其预后。

1.生物力学机制

原发性脑干损伤指脑干在外力作用下直接受到震动、牵拉、撕裂而受损或是由于颅脑外伤后脑干受周围形成的水肿或血肿而受到挤压或是脑干本身出现水肿或血肿,而造成的继发损伤。外力作用的力学模式多见于脑干直接受撞或是脑干快速旋转扭挫。

2.临床表现

(1)意识障碍:脑干损伤后,由于网状结构受损,可产生严重的意识障碍,多在外伤当时出现,呈持续性昏迷,无中间清醒期。昏迷时间长短不一,可达数日、数周甚至数月或长期处于植物状态。持续昏迷常见于原发性脑干损伤,但在继发性颅内血肿致严重脑疝形成或救治效果差时也可发生。

(2)瞳孔与眼球运动变化:脑干损伤后,尤其是中脑和脑桥损伤,常有双侧瞳孔散大或大小不等;或双侧瞳孔交替变化,时大时小,对光反射消失;或一侧或双侧瞳孔极度缩小,对光反射消失;眼球位置常有异常,可表现为眼球固定、眼球分离、双眼偏斜、双眼同向凝视麻痹等。

(3)锥体束征:可出现一侧或双侧肢体无力或瘫痪,肌张力增高,腱反射亢进,病理反射阳性等锥体束征,严重者可呈松弛性瘫痪状态。中脑和延髓损伤常致偏瘫或双侧锥体束征阳性,脑桥损伤则肢体瘫痪征象可不甚明显。伤情严重时,可出现全部反射和病理反射皆不能引出,四肢肌张力消失,待病情稳定好转后,锥体束征等阳性体征又开始出现。

(4)去皮层状态和去大脑强直状态:脑干损伤后可表现出去皮质状态,如四肢伸直、肌张力增高、双上肢内收前旋、双足过度跖屈、颈项后仰呈角弓反张状。轻者呈阵发性发作,如压迫眶上神经或刺痛皮肤即可引起发作,重者呈去大脑强直状态。一般在临床上将去大脑强直状态诊断为脑干损伤,尤其是中脑平面以上受损的特征性表现。

(5)生命体征改变

①呼吸功能紊乱:脑干损伤早期即可出现呼吸节律紊乱,多为先浅快继而深慢,最后出现病理性呼吸。延髓直接损伤者,可发生急性呼吸功能衰竭,在伤后或很短时间内即自动停止。同时,由于自主神经功能紊乱,气管内分泌物增多。一般呼吸停止后心跳并不立即停止,可在人工呼吸下维持数小时、数天,甚至能维持十数天。

②心血管功能紊乱:脑干损伤后,可出现血压的明显波动,一般先升后降,先心率增快继而心率减慢,后期可出现心律不齐、搏动微弱甚至停止。因此,脑干损伤的患者在出现呼吸紊乱的同时也可出现脉搏细速微弱或慢而弱、血压低等,有人称此现象为脑性休克或延髓休克。

③体温调节障碍:脑干损伤可引起交感神经系统功能障碍,可导致伤者高热或虚脱。

(6)脑干各平面损伤的特点

①中脑平面损伤:主要表现为意识障碍较深、眼球位置异常和去皮质强直。伤者常双侧瞳孔大小不等或时大时小交替变化,形态可不规则,早期伤侧瞳孔可明显散大且不规则,对光反射消失,眼球歪斜或凝视。四肢肌张力显著增高,呈角弓反张状,并阵发性发作,常因刺激而加重。严重时可出现双侧瞳孔散大固定,四肢松弛性瘫痪,深浅反射消失。

②脑桥平面损伤:多有持久性昏迷,双侧瞳孔常极度缩小,对光反射消失,双眼球多向健侧凝视,虽然锥体束征较少见,但面神经、展神经核性麻痹多见。可出现较为突出的呼吸、脉搏节律的紊乱,呈现呼吸节律不规则、陈-施呼吸或抽泣样呼吸。

③延髓平面损伤:突出表现为呼吸抑制和循环功能紊乱。伤者呼吸慢而不规则,常出现潮式呼吸,甚至呼吸停止。脉搏往往细弱和增快,血压下降,心眼反射消失。

(7)合并伤和并发症:原发性脑干损伤多同时伴有弥散性轴索损伤或合并有较严重的弥散

性脑损伤,以及脑挫裂伤和下丘脑损伤。下丘脑损伤后可出现体温调节障碍、尿崩症、糖尿病、消化道出血、顽固性呃逆以及内分泌功能障碍等。

(8)预后过程:临床所见多在伤后最初的1~2个月呈深昏迷,对强痛刺激仅有肢体伸直反应,其后1~2个月痛刺激时,逐渐出现睁眼动作。晚期可出现本能的自发睁眼或无目的的眼球游动,对语言毫无反应,无遵嘱活动。随时间推移,原有的去皮层状态或去大脑强直逐渐减弱或消失,对痛刺激出现缓慢的肢体回缩反应,但肌张力仍较强,并常有强握、吸吮、磨牙和咀嚼等动作出现。

3.辅助检查

(1)CT:由于颅后窝伪影,一般CT平扫很难显示脑干损伤征象,高分辨CT平扫可提示脑干内小灶出血。

(2)MRI:在脑损伤早期,T_2加权像可见脑干内呈现类圆形或条状高信号,常见于脑干背外侧,T_1加权像则为低信号;伤后3~4天,T_1加权像可显示高信号小出血灶;脑干损伤后期,T_2加权像可见局灶性低信号。

(3)脑电图检查:脑干损伤患者脑电图多有异常,多呈弥散性高慢波活动或呈低波幅8~9Hz的α波,以前额和中央区明显。

(4)脑干听觉诱发电位检查:脑干听觉诱发电位(BAEP)能较准确地反映脑干损伤的平面及程度,并能进行动态的监测,以了解脑干损伤的情况。严重脑干损伤患者,对声、光、疼痛等刺激均无反应。

4.诊断与鉴别诊断

如患者伤后立即出现昏迷、去大脑强直、瞳孔变化、眼球位置异常、双侧锥体束征以及呼吸循环功能障碍,应考虑为原发性脑干损伤可能。头颅CT或MRI检查可进一步明确是原发性脑干损伤还是继发性脑干损害,尤其是MRI检查,对脑干损伤具有独特的临床诊断价值。BAEP与躯体感觉诱发电位(SEP)可比较正确地反映脑干损伤的平面和程度。通常损伤平面以下的各波正常,而损伤水平及其以上的各波则显示异常或消失。

5.治疗要点

(1)ICU监护:进入ICU进行严格的监护,严密观察患者意识状态、生命体征、颅内压、血氧饱和度、眼征、锥体束征以及其他神经系统症状和体征的改变,注意水、电解质以及酸碱平衡的监测,血糖的监测,出入量的平衡,必要时行脑干诱发电位和影像学的动态观察等。

(2)颅内压监护:颅内压监护原理:是采用传感器和监护仪连续监测颅内压以观察颅内压动态变化的方法。可以了解颅脑伤后颅内压的状态,在颅脑损伤的诊断、治疗和预后判断方面都有较大的参考价值。除了解颅内压外,还可以借此监测脑灌注压(CPP)。

(3)呼吸道管理:应定时叩击胸部、翻身拍背,协助排痰,有气管切开的指征者,应尽早行气管切开术,以保证呼吸道通畅,防止脑缺氧。同时,在保持呼吸道通畅的前提下应充分给氧,以面罩给氧较为有效,氧流量可为3~5L/min,以维持血氧饱和度在95%~100%,并定期抽动脉血查血气分析。呼吸不稳定者,用呼吸机维持和辅助呼吸,血氧饱和度(SaO_2)进行性下降者,可果断行气管切开术。

（4）减轻脑水肿、降低颅内压

①高渗性脱水剂的应用：常用的脱水剂有甘露醇、呋塞米等，可单独或两者合用，与肾上腺皮质激素合用效果更佳。甘露醇的用量依伤情而定，使用期间应注意肾功能和血清电解质的变化。另外，适当应用血浆和（或）人血白蛋白以提高胶体渗透压可增强渗透性脱水剂的脱水、减轻脑水肿的功效，并可减少渗透性脱水剂的"反跳现象"。

②巴比妥昏迷疗法：应在连续监测各项生理指标和颅内压监护的情况下进行。临床上一般用硫喷妥钠，剂量按 10～20mg/kg 缓慢静脉滴注，若能配合亚低温治疗，则对脑干损伤的脑保护作用更佳。

③开颅减压手术：原发性脑干损伤常伴有严重脑挫裂伤或颅内血肿等。可出现进行性的颅内压增高，非手术疗法不能缓解高颅压时，应积极考虑开颅减压手术，清除挫碎糜烂的脑组织、颅内血肿以及散在的血肿块或行侧脑室外引流术、基底池引流术、小脑幕切开术等，必要时可切除部分非功能区脑组织、去除骨瓣等减压措施，以达到切实有效的减压效果。

（5）维持水、电解质以及酸碱平衡：该类伤者在临床上多出现高钠血症、低钠血症、低钾血症、代谢性或呼吸性酸中毒等。因此，应常规记 24 小时出入量，每天抽血查电解质、血糖、肝肾功能、血气分析等，一旦出现电解质紊乱或酸碱平衡失调，应及时予以纠正。

（6）并发症防治

①消化道出血：上消化道出血是原发性脑干损伤最为常见的并发症之一，若脑干损伤合并下丘脑损伤则更易发生消化道出血。

②肺部感染：应提早预防肺部感染，加强呼吸道的护理工作。对有意识障碍、排痰困难者，应及早行气管切开，以利于排痰和吸痰。

③其他：感染、癫痫、失水、便秘、尿潴留及压疮等并发症的预防和处理也不容忽视。

（7）营养支持：为维持营养，除口服和鼻饲饮食之外，尚需静脉给予乳化脂肪、氨基酸、水解蛋白、维生素、微量元素、血浆、白蛋白、球蛋白等，也可深静脉给予高能量复合营养液，定期输以少量新鲜血液；为防止关节强直和肌肉萎缩，可隔数日肌内注射丙酸睾酮等雄性激素，促进蛋白合成。

（8）神经营养、活血化瘀西药和中药：患者度过急性期以后，可尽早选用促进脑细胞代谢和脑功能复活的药物，同时应用催醒的药物。给予神经营养（吡拉西坦、脑复新、脑蛋白水解液、脑活素、神经生长因子、神经节苷脂等）和代谢活化药物（三磷腺苷、辅酶 A、细胞色素 C、谷氨酸、谷酰胺、γ-氨酪酸、维生素 B_6、琥珀酸平醛、胞磷胆碱）。呼吸微弱或不稳定者，辅以呼吸兴奋剂（洛贝林、尼可刹米）、催醒药物（中药麝香、安宫牛黄丸）以及活血化瘀药物（尼莫地平、中药丹参）等。

（9）高压氧治疗：为改善脑血供应和提高血氧含量，可行高压氧舱和充氧血输入等措施；提倡早期进行高压氧治疗，以促进患者的康复。但应注意伴有癫痫发作或阵发性去皮质强直发作的患者不宜施行高压氧治疗。

（四）弥漫性轴索损伤

1.弥漫性轴索损伤（DAI）概述

弥漫性轴索损伤（DAI）为严重的脑白质损伤，是在特殊的生物力学机制作用下，脑内发生以神经轴索肿胀、断裂、轴缩球形成为特征的一系列病理生理变化,临床以意识障碍为特点的综合征,约占重型颅脑损伤的 28%～42%,死亡率高达 50%,恢复良好者不及 25%。常见于交通事故,另见于坠落、打击等,诊断与治疗都较为困难。弥漫性轴索损伤最初期光镜下难以发现损伤性病理变化,伤后中晚期光镜下可以见到轴突变性、轴缩球或称回缩球,微胶质星状物,脑白质萎缩等病理改变。轴索损伤易发生在以脑干为轴的中线结构、脑灰、白质交界处和胼胝体等部位。严重损伤时可以出现在整个脑区。随着人们对 DAI 病理生理概念认识的不断深化,近年来有倾向将脑震荡及原发脑干伤纳入 DAI 中,认为脑震荡是最轻的 DAI,原发脑干伤为最重的 DAI。

2.DAI 生物力学机制

动物和尸颅实验研究证实,DAI 是在特殊的外力机制作用下,脑内发生的以神经轴索断裂为特征的系列病理生理变化,意识障碍是其典型临床表现,诊断和治疗困难,预后极差。目前,已有可靠的头颅瞬间旋转加速脑损伤动物模型,用于研究 DAI 的病理生物学特征以及临床行为学特点。DAI 动物模型对于研究人类 DAI 更有其广阔的应用前景。头颅旋转加速伤模型被认为是研究 DAI 的良好模型。

头颅瞬时旋转,使脑在惯性驱导下作非线性加速运动,此间脑冠状面产生的与脑长轴垂直的剪力,是 DAI 发病的始动因素。一般认为,脑质量越小,惯性越小,头颅侧向旋转越难引发颅脑加速伤。目前,头颅瞬间旋转加速伤动物模型多限于上述狒狒、幼猪等大动物,至今尚无小动物头颅旋转加速颅脑损伤模型。20 世纪末,国内学者贺晓生经过反复探索和尝试,研制出适于小动物头颅的旋转加速致伤装置,并成功地建立了大鼠头颅绕脑中心侧向旋转的 DAI 动物模型。

大鼠头颅瞬间旋转后均表现有原发昏迷,时间 2～25 分钟,组织切片嗜银染色光镜下见延髓、中脑被盖等部位广泛神经轴索迂曲、增粗、肿胀,部分轴索断裂后轴浆溢出形成轴缩球,脑干多处见点状出血性改变。NF68 免疫组织化学染色更清楚地显示了本模型中脑内,尤其是脑干区,存在着大量的神经轴索迂曲、增粗、肿胀,以及轴缩球形成。以上表明本动物模型符合 DAI 的临床及病理特征,而脑干损伤最重是该旋转加速损伤模型的突出点。

3.DAI 病理学变化

(1)损害部位:DAI 好发于轴索集聚区,如胼胝体、脑干上端背外侧、脑白质、小脑、内囊、基底核区。DAI 越重,损伤越趋于脑深部或中线结构。尸检示 DAI 典型征密度顺序为:胼胝体＞脑干＞白质＞基底核。

(2)大体改变:组织间裂隙及血管撕裂性出血灶,与显微镜下 DAI 征在分布和密度上一致。是 DAI 区域能被肉眼所识的病理改变。尸检病例大体见,严重 DAI 数小时或数日内胼胝体区及脑干上端背外侧常有局限性出血灶。尽管严重 DAI 者偶伴矢状窦旁白质局限性挫伤及深部小血肿,但和非 DAI 相比,其一般不伴明显脑挫裂伤及颅内血肿等引起颅内压显著增高的病灶。

(3)显微及超微结构异常:轴缩球是 DAI 光镜下诊断依据。

4.临床表现

(1)意识障碍:以脑干为轴的中线结构、脑灰、白质交界处和胼胝体等部位是上行传导激活系统的重要组成部分。该部位的受损,会导致即刻昏迷,昏迷程度深,持续时间较长,极少有清醒期,此为 DAI 的典型临床特点。

(2)生命体征变化:弥漫性轴索损伤后可表现为血压偏高或偏低,脉搏增快或减慢,但以血压降低、脉搏增快多见,且波动较大。呼吸功能的紊乱可表现为减慢,甚至呼吸停止。可出现非脑疝性的一侧或双侧瞳孔散大。

(3)双侧病理反射、去脑强直。

(4)其余临床表现似脑干损伤及重型脑挫裂伤。

5.辅助检查

DAI 概念的形成基于病理学的发现,因而临床上 DAI 的诊断实际上属于间接诊断。如果 CT 或 MRI 未发现明显的脑挫裂伤病灶或颅内继发性血肿,但患者意识障碍发生早,程度深,时间长,大多考虑为 DAI。CT 和 MRI 在 DAI 诊断中起重要辅助作用。

(1)CT 检查

①早期可见弥漫性脑水肿或脑肿胀,脑室变小,脑池消失。大片密度减低区或出现双侧对称密度降低,CT 值<20Hu。

②多在伤后 24 小时之内,大脑灰、白质交界处常可以出现单发或多发散在不对称高密度小出血灶(直径<2mm),多伴有蛛网膜下腔出血。

③可出现胼胝出血、脑室内出血或第三腔室周围小出血灶(直径<2mm)。

(2)MRI 检查

①MRI 的诊断敏感性明显优于 CT,T_2 加权像优于 T_1 加权图像。T_2 像在脑白质、脑灰白质交界处和胼胝体等部位出现散在、不对称分布的 5～15mm 圆形或椭圆形异常高信号,在 T_1 像可见上述病灶为低信号或等信号。

②T_2 加权像的高信号水肿区中,可见低信号出血灶;T_1 像则为等信号,常无占位效应。损伤后期出血灶在 T_1 像变为高信号。

CT 及 MRI 不能显示受损伤轴索,常以 DAI 中组织撕裂性出血变化作为诊断间接证据。DAI 愈重,其影像学诊断就愈可靠。CT 或 MRI 示脑干出血,则确诊 DAI 的把握性最大。目前国外推崇的 DAI 诊断标准为:a.创伤后持续昏迷(>6 小时);b.CT 示组织撕裂出血或正常;c.颅内压正常但临床状况差;d.无明确结构异常的创伤后持续植物状态;e.创伤后弥漫性脑萎缩;f.尸检可见 DAI 病理征象。

6.诊断与鉴别诊断

DAI 的临床诊断较为困难,多发于交通事故、坠落伤后,此后长时间深度昏迷(6 小时以上),其诊断更依赖于影像学检查。CT、MRI 示好发区域组织撕裂出血的影像学特点,另外无颅脑明确结构异常的伤后持续植物生存状态,创伤后弥漫性脑萎缩都需考虑此诊断,确诊需病理检查。DAI 需与原发性脑干损伤、广泛性脑挫裂伤相鉴别。原发性脑干损伤应属于 DAI 的较重的一类;广泛脑挫裂伤有时亦出现长时间昏迷、植物生存状态,但 DAI 的脑水肿、颅内压增高不明显,而且 CT 上无明显占位效应,是散在小出血灶。

根据临床昏迷时间和程度,可将 DAI 分为三种类型:

(1)轻型 DAI:占闭合性颅脑损伤 8%,占 DAI 11%。伤后昏迷时间一般在 6～24 小时清醒,后伴有记忆力减退、逆行性健忘,无肢体运动障碍,少数患者有去脑皮质状态,但这些体征可很快消失。

(2)中型 DAI:最为常见,占闭合性颅脑外伤 20%,占 DAI 患者的 45%。伤后昏迷时间可在数天至数周,常伴有颅底骨折,伤后偶有脑干体征和去脑皮质状态,可有躁动,清醒后可有明显记忆力减退、逆行性健忘和轻度肢体运动障碍。

(3)重型 DAI:是 DAI 最严重的一种类型,占闭合性颅脑外伤 26%,约占 DAI 患者的 1/3 以上。伤后昏迷时间可在几周或更长时间,有明显的脑干体征、去脑皮质状态或去大脑强直,这类患者常包括临床诊断的原发性脑干伤。

7.治疗要点

DAI 患者,病情重,恢复时间长。恢复过程中极易伴发各种并发症或多器官功能衰竭,也是最常见的导致伤者死亡的原因。因而 ICU 十分必要。在 ICU 治疗期间,一般可采用过度换气、吸氧、脱水、巴比妥类药物治疗,冬眠、亚低湿治疗措施亦可应用。还可应用脑细胞功能恢复药物系统治疗,但应早期应用。现临床中已开始应用尼莫地平、自由基清除剂、兴奋性氨基酸阻滞剂等,但目前疗效仍难以确定。此外需加强并发症治疗,防治感染。对明显脑肿胀、非手术疗法难以控制的颅内压渐进性增高的患者,可行减压手术。

(1)密切观察病情:对生命体征及神经系统体征进行动态观察。持续颅内压监护及血氧饱和度监测。入院初期每日记出入量,查血生化、肾功能。如病情无好转,或病情逐渐加重,应及时复查头颅 CT。

(2)呼吸功能监护和管理:保持呼吸道通畅,一旦出现呼吸困难及低氧血症,应立即气管切开,早期应用呼吸机。

①呼吸机监测:呼吸监测主要是对呼吸频率、幅度、呼吸状态、血氧饱和度与血气分析的监测。使用呼吸机机械通气辅助呼吸时,要在使用之前调整潮气量、气道压力、吸入气氧分压等,确认呼吸机的工作状态正常时,才能用于患者。临床定时观察患者的呼吸频率、呼吸深度、缺氧体征(鼻翼扇动、发绀),以及肺部听诊等,均是估价呼吸功能简单有效的敏感指标之一,但它不能真正反映其呼吸功能。而呼吸机监护可以准确反映呼吸功能。

②机械辅助通气:DAI 如伴发下丘脑、脑桥和延髓损伤,更可能引起中枢性呼吸衰竭。如同时继发支气管黏膜下出血、神经源性肺水肿及肺部感染等周围性呼吸不利因素,使用呼吸机辅助呼吸更为重要。通常呼吸频率为 10～30 次/分,呼吸频率超过 30 次/分即为呼吸过快,呼吸频率少于 10 次/分为呼吸过慢。病理性呼吸有潮式呼吸、窒息性呼吸等。如出现呼吸频率、幅度异常及病理性呼吸,应从脑损伤和全身因素分析病因,及时处理。

③动脉血气分析:动脉血气分析在呼吸监测中有十分重要的价值,用于直接测定血氧分压(PaO_2)和动脉血二氧化碳分压($PaCO_2$)。其中 $PaCO_2$ 直接反映肺泡通气状态,正常参考值 35～45mmHg,低于 30mmHg 为过度换气;而高于 45mmHg 为 CO_2 潴留,说明肺通气功能不良,应及时处理。PaO_2 指示动脉血气氧分压,正常参考值 85～100mmHg。重型颅脑损伤患者,要求维持氧分压在 85mmHg 以上。低于 80mmHg 为低氧血症,应及时处理;低于 60mmHg 为严重低氧血症,属呼吸衰竭,应予支持呼吸等处理。同时监测血酸碱度(pH)、碱剩余(BE)、碳酸氢根(HCO_3^-)等项目,可了解体内是否有酸碱失衡。参照吸气氧浓度(FiO_2)、

血红蛋白(Hb)、血酸碱度(pH)、SaO_2 等,还可计算出一系列呼吸监护指标。这些指标提示了多个量间的相互关系,因此有时比单纯直观指标更有指导意义。

④血氧饱和度监护:血氧饱和度监测方法包括间歇性血气分析测定 SaO_2 法和持续性脉搏血氧饱和度(SpO_2)监测法。SpO_2 是通过脉搏血氧饱和度仪来持续监测的,它可以较敏感地反映 SaO_2,并可同时计数脉搏。SpO_2 持续监测法已普遍应用于危重症监护及手术麻醉过程中。当 $SaO_2<70\%$ 时,其 95% 可信限的精度为 4%,可见 SpO_2 是准确可靠反映动脉血氧合状态的指标。根据氧离解曲线的固有特性,当动脉氧分压(PaO_2)$>100mmHg$ 时,SpO_2 为 $99\%\sim100\%$,PaO_2 降到 $80mmHg$ 时,SaO_2 为 $94.5\%\sim95\%$,PaO_2 低至 $60mmHg$ 时,SaO_2 仍 $>90\%$。DAI 患者,经常引起呼吸循环障碍,代偿能力降低,易导致缺氧,所以应常规地检测氧饱和度,重视血气分析。SpO_2 应保持在 $95\%\sim100\%$($PaO_2>80mmHg$)水平,若 $SpO_2<95\%$($PaO_2<80mmHg$),提示低氧血症,$SpO_2<90\%$($PaO_2<60mmHg$),提示严重低氧血症。在 SpO_2 持续监测过程中,一旦发现患者低氧血症等动脉血氧饱和度低下的变化,应予以相应的处理。一方面从伤情变化上考虑,解除引起伤情加重的原因,另一方面调整体位,改善呼吸,适时地应用机械通气辅助呼吸,以纠正缺氧状态。定期监测血气分析,维持脑组织氧浓度,以免使脑组织发生继发性损害。

(3)药物治疗:常规应用止血剂、抗生素及神经细胞代谢药物。适当补充水和电解质,防止水、电解质紊乱。静脉应用胰岛素,降低高血糖。

(4)脱水降颅压:降低颅内压控制脑水肿根据颅内压增高程度给予脱水药物,如甘露醇、呋塞米和人体白蛋白。伤后早期可应用大剂量地塞米松。

(5)脑保护治疗:①静脉应用尼莫地平,减轻轴索钙超载引起的轴索肿胀;②应用镇静、冬眠及抗癫药物,对不能控制的脑干发作和癫痫发作患者,应在呼吸机控制下静脉应用肌松剂;③亚低温($32\sim35℃$)治疗,应激期基础代谢率高,亚低温降低基础代谢率,减少机体能量消耗。

(6)亚低温治疗:亚低温治疗可减轻脑损伤后的继发性病理损害程度,促进神经功能的恢复。一般说来,对脑干损伤患者行亚低温治疗开始愈早,效果愈好。

(7)手术治疗:一般而言,DAI 不伴有明显占位的伤后继发性病理改变,尽管脑室因脑肿胀而变小或消失,但中线不发生偏移,故通常无需手术减压。但部分患者,伤后继发颅内不对称性脑水肿和(或)血肿,使得开颅减压成为必须。及时采取手术,有重要意义。对伤后无脑干功能衰竭的患者,出现一侧瞳孔散大、昏迷加深,CT 提示一侧大脑半球肿胀或水肿,中线结构明显移位的患者,必须立即采取手术,去除骨瓣以达到充分减压目的,从而缓解颅内高压所引起的脑继发性损害。若发现继发颅内血肿,应急诊行血肿清除术。伤后即呈深昏迷,短时间内出现脑干功能损害或脑疝者,多属不可逆性脑损害,病情很难控制;即使有薄层硬膜下血肿或脑实质内挫伤,积极手术清除血肿或去骨瓣减压,也常预后凶险。

(8)并发症防治,并发症主要有:①肺部、尿路、颅内及全身感染,包括细菌和真菌感染;②呼吸功能衰竭,包括中枢性和周围性呼吸衰竭;③急性肾衰竭;④应激性溃疡等。

8.预后

DAI 预后与入院时格拉斯哥昏迷量表(GCS)评分、瞳孔表现、年龄及脑出血灶部位等明显相关。Cordobes 等报道重型 DAI 患者痊愈率为 5%,重残率为 49%,植物生存率 15%,死亡率为 49%。

（五）护理要点

1.护理问题

（1）意识障碍：与脑损伤、颅内压增高有关。

（2）清理呼吸道无效：与脑损伤后意识不清有关。

（3）营养失调：低于机体需要量，与脑损伤后高代谢、呕吐、高热等有关。

（4）有失用综合征的危险：与脑损伤后意识和肢体功能障碍及长期卧床有关。

（5）潜在并发症：颅内高压、脑疝及癫痫发作。

2.护理目标

（1）患者意识逐渐恢复，生命体征平稳，意识障碍期间生理需求得到满足。

（2）患者呼吸道保持通畅，呼吸平稳，无误吸发生。

（3）患者营养状态能够维持良好。

（4）患者未出现因不能活动引起的并发症。

（5）患者颅内压增高、脑疝的早期迹象及癫痫发作能够被及时发现和处理。

3.护理措施

（1）非手术治疗护理措施

①病情观察

a.严密观察生命体征，及时发现病情变化。

b.有癫痫发作的患者应注意观察发作前的先兆、持续时间及发作类型。

c.注意观察有无上消化道出血等并发症的发生。

d.早期发现继发性颅内出血和颅内高压，及时进行手术治疗。

e.早期发现继发脑神经损害，及时处理。

②保护患者安全

a.对于癫痫和躁动不安的患者，给予专人护理。

b.在癫痫发作时应注意保护患者。

c.烦躁患者床旁加床档，在取得家属的同意后，适当约束防止患者受伤。

③解除呼吸道梗阻，防止误吸

a.患者置于侧卧位，床旁备吸引器，随时吸出患者呕吐物、口鼻腔分泌物、血块等。

b.立即给患者吸氧。

c.必要时置口咽通气道或行气管插管。

d.注意观察患者的血氧饱和度。

④高热患者给予物理降温或亚低温治疗。

⑤心理护理：对清醒患者作适当的解释，让患者知道某些症状可随时间的延长而逐渐消失，以消除患者的思想顾虑；对于昏迷患者，应主动安慰家属，稳定家属的情绪。

（2）手术治疗护理措施

①术前护理措施

a.心理护理：解释手术的必要性、手术方式、注意事项；鼓励患者表达自身感受；教会患者自我放松的方法;针对个体情况进行针对性心理护理;鼓励患者家属和朋友给予患者关心和支持。

b.饮食护理:急行手术者应即刻禁饮禁食;择期手术者术前8小时禁食禁饮;饱胃患者应行胃肠减压,防止麻醉后食物反流引起窒息。

c.术前检查:协助完善相关术前检查:血常规、尿常规、肝肾功检查、心肺功能、磁共振、CT等。

d.术前准备:合血或自体采血,以备术中用血;行抗生素皮试,以备术中、术后用药;剃头、备皮、剪指甲、更换清洁病员服;遵医嘱带入术中用药;测生命体征,如有异常或患者发生其他情况,及时与医生联系;遵医嘱予术前用药;准备好病历、CT、MRI片等以便带入手术室;与手术室人员进行患者、药物核对后,送入手术室。

②术后护理措施

a.全麻术后护理常规:了解麻醉和手术方式、术中情况、切口和引流情况;持续吸氧2～3L/min;持续心电监护;床档保护防坠床,必要时行四肢约束;严密监测生命体征。

b.伤口观察及护理:观察伤口有无渗血渗液,若有,应及时通知医生并更换敷料;观察头部体征,有无头痛、呕吐等。

c.饮食护理:术后6小时内禁食禁饮,6小时后普食。

d.各管道观察及护理:输液管保持通畅,留置针妥善固定,注意观察穿刺部位皮肤;尿管按照尿管护理常规进行,一般清醒患者术后第2日可拔除尿管,拔管后注意关注患者自行排尿情况;气管插管,切开按气管插管/切开护理常规进行。

e.疼痛护理:评估患者疼痛情况,注意头痛的部位、性质,结合生命体征等综合判断;遵医嘱给予镇痛药物或非药物治疗;提供安静舒适的环境。

f.基础护理:做好口腔护理、尿管护理、定时翻身、雾化、患者清洁等工作。

③体位与活动

a.全麻清醒前:去枕平卧位,头偏向一侧。

b.全麻清醒后手术当日:低半卧位或斜坡卧位,床头抬高15°～30°。

c.术后第1～3日:半卧位为主,适当增加床上运动。

d.3日后:半卧位为主,可在搀扶下适当屋内活动。

注:活动能力应当根据患者个体化情况,循序渐进,对于年老或体弱的患者,应当相应推后活动进度。意识、运动、感觉、排泄等障碍者,按相应康复训练措施进行。

四、创伤性脑水肿

脑水肿发生在外伤之后称为创伤性脑水肿。脑水肿可使颅内压增高,颅内压增高又可转而加重脑水肿,发展到一定程度时,就可使脑组织发生功能和结构上的损害,如不能及时诊断和处理,将对脑形成严重危害。

(一)病因

各种颅脑损伤,直接或间接造成脑挫伤、裂伤,均能引起脑水肿。

(二)病理

外伤使头颅产生加速或减速运动,从而使脑组织受到压迫、牵张、滑动或负压吸引等多种压力引起脑水肿。根据脑水肿的发生机制不同,脑水肿可分为四种类型:细胞毒性脑水肿、血管源性脑水肿、间质性脑水肿和缺血性脑水肿。

(三)诊断要点

1.临床表现

(1)脑损害症状:如意识障碍、癫痫、瘫痪等。

(2)颅内压增高症状:如头痛、呕吐、视盘水肿、躁动不安、意识加深。颅内压增高可能导致颞叶或小脑扁桃体形成脑疝,导致脑干萎缩,危及生命。

(3)其他症状:脑水肿影响到额叶、颞叶、丘脑前部等,可引起精神障碍症状、中枢性高热等。

2.辅助检查

颅内压监护;影像学;CT 表现为在病灶周围或白质区域不同范围的低密度区;MRI 结果较 CT 更优。

(四)治疗要点

1.非手术治疗

(1)头位与体位:头部抬高 30°,身体自然倾斜,避免颈部扭曲,以利于颅内静脉回流,从而减轻脑水肿,降低颅内压。

(2)保持气道通畅,及时清除呼吸道分泌物,维持正常呼吸功能。

(3)严密观察病情变化,有异常情况立即采取相应措施。

(4)对抗脑水肿

①脱水治疗:脱水剂主要为 20%甘露醇,成人每 6～8 小时快速静脉滴注 250mL,紧急时可加量,病情危急时可加呋塞米 20～40mg 静脉注射,肾功能障碍时可改用 10%甘油果糖 250～500mL,2～3 次/天。

②激素:给药宜早,剂量宜大,疗程宜短,停药宜缓。

③过度换气:借助呼吸机做控制性过度换气,使血 $PaCO_2$ 降低、PaO_2 升高,促使脑血管适度收缩,脑血流量减少,从而降低颅内压。

④对抗高热:主要应用物理降温,如使用冰帽、冰袋等。体温过高,物理降温无效时,需采用冬眠疗法,保持体温 32～35℃。

2.手术治疗

创伤性脑水肿达到手术指征者应及时手术,常用的手术方式为去骨瓣减压术。

(五)护理要点

1.护理问题

(1)潜在并发症:颅内高压、脑疝及癫痫发作。

(2)意识障碍:与脑损伤、颅内压增高有关。

(3)清理呼吸道无效:与脑损伤后意识不清有关。

(4)营养失调:低于机体需要量,与脑损伤后高代谢、呕吐、高热等有关。

(5)有废用综合征的危险:与脑损伤后意识和肢体功能障碍及长期卧床有关。

2.护理目标

(1)患者颅内压增高、脑疝的早期迹象及癫痫发作时被及时发现和处理。

(2)患者意识逐渐恢复,生命体征平稳,意识障碍期间生理需求得到满足。

(3)患者呼吸道保持通畅,呼吸平稳,无误吸发生。

(4)患者营养状态能够维持良好。

(5)患者未出现因不能活动引起的并发症。

3.护理措施

(1)急诊手术按急诊患者术前护理,术前及术后护理按神经外科围手术期护理常规。

(2)继发性颅脑损伤护理要点

①严密病情观察

a.严密观察意识、瞳孔、生命体征,如有异常及时通知医生。

b.当患者出现头痛剧烈、呕吐加剧、躁动不安等典型症状时,应立即通知医生并迅速输入20%甘露醇250mL,同时做好术前准备工作。

c.脑内血肿位于后颅凹者,因后颅凹空隙较小,少量血肿即可引起猝死,应严密观察呼吸变化及是否出现颈强直症状。

d.继发性颅脑损伤者不可轻易使用止痛剂、降压药、止吐药等,以免掩盖病情变化。

②紧急情况处理

a.急诊入院诊断明确有手术指征者,应立即做好急诊术前准备。

b.急性颅脑损伤发生休克者,应立即开放静脉通路,输血或代血浆维持血液循环。

c.躁动患者及癫痫发作患者应注意安全防护,遵医嘱予抗癫痫药物,防止因癫痫发作引起血肿增大。

③其他特殊情况处理

a.慢性硬膜下血肿行硬膜下钻孔引流术后去枕卧位或头低脚高,直到拔出引流管,有利于淤血引出。

b.保持呼吸道通畅,昏迷患者头偏向一侧,及时吸痰,必要时尽早行气管切开术。

c.昏迷及瘫痪患者保持肢体功能位,加强口腔护理、皮肤护理、翻身等,预防肺部感染及压疮的发生。

d.高热患者行药物及物理降温,必要时给亚低温治疗。

e.眼睑闭合不全者注意保护眼睛,如涂眼药膏等,防止角膜溃疡。

④康复:根据患者情况,制定语言、运动、智力等康复训练

4.并发症的处理及护理

(1)颅内出血:严密观察患者生命体征、瞳孔意识的变化,一旦确定再次出血,应及时准备手术治疗。

(2)压疮:保持皮肤清洁干燥,定时翻身,按摩骶尾部、足跟等骨隆突部位。

(3)肺部感染:加强呼吸道管理,定期翻身拍背,保持呼吸道畅通,防止呕吐物误吸引起窒息和呼吸道感染。

（4）泌尿系统感染

①导尿时，应严格执行无菌操作。

②留置导管过程中，加强会阴部护理，并定时放尿以训练膀胱储尿功能。

③尿管留置时间不宜超过 3～5 日，需长期导尿者，可行耻骨上膀胱造瘘术，以减少泌尿系统感染。

（5）暴露性角膜炎

①眼睑闭合不全者，给予眼药膏保护。

②无需随时观察瞳孔时，可用纱布遮盖眼睛，必要时行眼睑缝合术。

（6）关节挛缩、肌萎缩

①保持肢体位于功能位防止足下垂。

②每日 2～3 次做四肢关节被动活动及肌肉按摩，防止肢体挛缩和畸形。

五、颅内血肿

颅内血肿是颅脑损伤中最多见、最危险、却又是可逆的继发性病变。由于血肿直接压迫脑组织，常引起局部功能障碍的占位性病变和体征及颅内压增高的病理生理改变，若未及时处理，可导致脑疝危及生命，早期发现和及时处理可很大程度上改善预后。

根据血肿的来源和部位分为：硬膜外血肿、硬膜下血肿和脑内血肿。根据血肿引起颅内压增高及早期脑疝症状所需时间分为：①急性型，3 天内出现症状；②亚急性型，3 天至 3 周出现症状；③慢性型，3 周以上才出现症状。

（一）硬膜外血肿

1.概述

硬膜外血肿（EDH）是指出血积聚于颅骨与硬脑膜之间，好发于幕上半球凸面，占外伤性颅内血肿的 25％～30％，其中急性 85％，亚急性 12％，慢性 3％。

2.病因

急性硬膜外血肿常见于青壮年颅骨线性骨折患者，慢性硬膜外血肿致伤因素与急性者相同，不同者在于患者伤后能够较长时间耐受血肿，并且临床症状表现十分缓慢。

3.病理

硬膜外血肿与颅骨损伤有密切关系，由于颅盖部的硬脑膜与颅骨附着较松，易于分离，而颅底部硬脑膜附着紧密，故硬膜外血肿多见于穹窿部线性骨折时，以额颞部和顶颞部最多。可因骨折或颅骨的短暂变形撕破部位于骨管沟内的硬脑膜中动脉或静脉窦而引起出血，或骨折的板障出血。血液积聚使硬脑膜与颅骨分离过程中也可撕破一些小血管，使血肿增大。

4.诊断要点

（1）临床表现：其症状取决于血肿的部位、扩展速度及年龄的差异。

①意识障碍：有三种情况。

a.损伤较轻者，伤后无原发昏迷，待颅内血肿形成后，颅内压增高导致脑疝出现意识障碍。

b.损伤略重者，呈现为典型的"中间清醒期"，即伤后有短暂意识障碍，随后即完全清醒，不久之后由于血肿形成,颅内压增高导致脑疝出现意识障碍。

c.损伤较重者,伤后持续昏迷,随着硬膜外血肿的形成,昏迷进行性加重。

②颅内压增高及脑疝的表现:头痛、恶心、呕吐剧烈,一般成人幕上血肿大于 20mL 或幕下血肿大于 10mL,即可引起颅内压增高的症状。幕上血肿者大多先经历小脑幕切迹疝,然后合并枕骨大孔疝,故常发生在意识障碍和瞳孔改变之后出现严重的呼吸循环障碍。幕下血肿者可直接发生枕骨大孔疝,较早发生呼吸骤停。

③神经系统体征

a.瘫痪:患者伤后立即出现全瘫或偏瘫。

b.一侧瞳孔散大:血肿侧瞳孔逐渐散大,对光反射减弱或消失,对侧肢体完全或不完全瘫痪。

④生命体征的变化:血压升高、体温升高、心率和呼吸减慢等代偿性反应,即 Cushing 反应。

(2)辅助检查:CT 检查表现为颅骨内板与脑表面之间有双凸镜形或弓形密度增高影,常伴颅骨骨折和颅内积气。

5.治疗

(1)非手术治疗:对于神志清楚、病情平稳、血肿量<15mL 的幕上急性硬膜外血肿可采取保守治疗。但必须动态观察患者神志、临床症状和动态 CT 扫描。一旦发现血肿增大,立即改为手术治疗。

(2)手术治疗

①钻孔冲洗引流术。

②骨窗或骨瓣开颅硬膜外血肿清除术。

(二)硬膜下血肿

1.概述

硬膜下血肿(SDH)是指出血积聚在硬膜下隙,是最常见的颅内血肿,发生率为 5%～6%,占颅内血肿的 50%～60%。其中,急性硬膜下血肿发生率最高,其次为慢性型,亚急性次之。

2.病因

急性和亚急性硬膜下血肿常见于脑挫裂伤皮质血管破裂引起出血,慢性硬膜下血肿者绝大多数有轻微头部外伤史。

3.病理

急性或亚急性硬膜下血肿多见于额颞部,常继发于对冲性脑挫裂伤。出血多来自挫裂的脑实质血管。症状类似硬膜外血肿,脑实质损伤较重,原发性昏迷时间长,中间清醒期不明显,颅内压增高与脑疝的其他征象多在 1～3 日内进行性加重。

慢性硬膜下血肿的致病机制主要为:血肿占位效应引起颅内高压,局部脑受压,脑循环受阻、脑萎缩及变性,癫痫发生率较高,约为 40%。

4.诊断要点

(1)临床表现:急性硬膜下血肿其临床表现与急性硬膜外血肿相似,不同者是进行性颅内压增高更加显著,患者伤后多处于持续昏迷状态,很快出现脑疝的表现。

亚急性硬膜下血肿神经体征逐渐加重,颅内压逐渐升高,意识逐渐恶化。

慢性硬膜下血肿表现为慢性颅内压升高,出现头痛、恶心、呕吐、视盘水肿、视力减退等症状,意识淡漠,双瞳可有轻度不等大。

(2)辅助检查:CT检查示颅骨内板与脑组织表面之间有高密度、等密度或混合密度的新月形或半月形影。

5.治疗要点

(1)急性或亚急性硬膜下血肿:由于病情发展急重,一经确诊,应尽早手术治疗。

(2)慢性硬膜下血肿:保守治疗,一旦出现颅内压升高症状,应立即手术治疗。

(3)手术治疗:①钻孔引流术;②骨窗或骨瓣开颅术;③颞肌下减压或去骨片减压术。

(三)脑内血肿

1.概述

脑内血肿有两种类型:①浅部血肿,出血均来自脑挫裂伤灶,多伴有颅骨凹陷性骨折或严重的脑挫裂伤,好发于额叶和颞叶,常与硬脑膜下和硬膜外血肿并存。②深部血肿,多见于老年人,血肿位于白质深处,脑表面可无明显挫伤。

2.病因

急性或亚急性脑内血肿常见于对冲性脑挫裂伤,其次为直接打击的冲击上或凹陷性骨折引起。迟发性外伤性脑内血肿多见于中、老年患者,发病高峰常在脑挫裂伤后3天内或清除其他脑内血肿突然减压后。

3.病理

血肿初期仅为一血凝块,4~5天后血肿开始液化,变为棕褐色陈旧血液,至2~3周后,血肿表面开始有包膜形成。

4.诊断要点

(1)临床表现

①颅内压增高。

②以进行性加重的意识障碍为主。

③若血肿累及重要脑功能区,可出现偏瘫、失语、癫痫等局部症状。

(2)辅助检查:CT检查在挫裂伤灶附近或脑深部白质内见到圆形或不规则高密度血肿影,周围有低密度水肿区。

5.治疗要点

一般采用骨窗或骨瓣开颅术清除血肿。

(四)护理要点

同创伤性脑水肿。

第四节　脑胶质瘤

胶质瘤是颅内肿瘤中发病率最高的,约占颅内肿瘤的40%,综合发病年龄高峰分别在30~40岁和11~20岁。胶质瘤主要包括星形细胞瘤、胶质母细胞瘤、少枝胶质瘤、髓母细胞瘤、室管膜瘤等,大脑半球发生的胶质瘤约占全部胶质瘤的51.4%,以星形细胞瘤为最多,其次是胶质细胞瘤和少枝胶质细胞瘤。脑室系统也是胶质瘤的好发部位,占胶质瘤总数的23.9%。儿童患者常以分化较差的髓母细胞瘤和室管膜瘤为多,成年患者则以星形细胞瘤为多。

一、治疗要点

目前国内外对于胶质瘤的治疗普遍以手术治疗为主,辅以放疗、化疗、X刀、γ刀和生物治疗等。

(一)手术

基于胶质瘤的生长特点,理论上手术不可能完全切除,特别是生长在脑干等重要部位的肿瘤有的则根本不能手术,但是也应尽可能地多切除瘤组织,以便术后进行辅助性治疗。

(二)放疗

放射治疗几乎是各型胶质瘤的常规辅助治疗,可以提高手术后患者的生存率。X刀、γ刀均属放射治疗范畴,因肿瘤的部位、瘤体大小(一般限于3cm以下)及瘤体对射线的敏感程度,治疗范畴局限。对于生长部位不宜手术的脑胶质瘤可行单纯放疗。

(三)化疗

原则上用于恶性肿瘤,化疗也是脑胶质瘤术后辅助治疗方法之一。给药途径有:静脉给药、口服给药、局部用药等。

二、护理要点

(一)心理护理

胶质瘤属于恶性肿瘤,患者均有不同程度的心理障碍,且患者治疗要经过开颅手术、化疗或放疗等过程,其生理、心理都会受到不同程度的打击,容易产生紧张、焦虑、恐惧等心理。此时,护士应根据患者的性格特征、文化修养等,按照肿瘤患者的心理特征,在治疗的不同时期因人而异制订相应的心理护理计划,做好心理护理,如与患者建立友好关系,取得患者的信任;选择合适的时机,对其进行病情教育及相关指导;根据心理学知识,适时帮助患者调整心理适应能力和心理承受能力,同时鼓励亲友给予更多的情感支持,使其消除消极情绪,并以乐观和积极的心态接受和配合治疗,促进各治疗阶段的顺利完成。

(二)饮食护理

(1)根据患者饮食习惯,给予高维生素、高蛋白、高热量饮食,以保证患者营养需求。指导患者多食蔬菜与水果,如胡萝卜、西红柿、橘子、苹果等。蔬菜、水果和谷类中富含有膳食纤维,主要是纤维素、木质素、半纤维素、多缩戊糖、树胶及果胶等,膳食纤维能预防由某些化学致癌物诱发的癌变,又能调整体内激素或内源性肿瘤抑制剂。指导患者少食盐制、腌制和熏制的鱼类、酱类、酸菜类等食物,因此类食物含有大量能形成亚硝酸盐类的硝酸铵类物质。

(2)根据治疗的不同时期,采取不同的饮食护理措施。

①手术前后饮食护理:胶质瘤术前尽可能补充各种营养物质,术前12小时禁食、禁饮。术后第一天无吞咽困难、呛咳等症状时给予患者流质饮食,并采取少食多餐的方式增加营养的摄

入,如:牛奶、排骨汤、鸡汤、菜粥等。开颅术后患者都可能出现不同程度的脑水肿,饮食应以清淡为宜,限制钠盐和水的摄入,并且做好患者及家属的饮食宣教,取得患者及家属的配合,做到科学、合理的补充营养。

②化疗时期的饮食护理:因化疗药物可导致患者胃肠道反应,患者可出现食欲减退、恶心、呕吐等症状,护士应注意分散患者注意力,且根据患者饮食习惯给予患者进清淡、易消化、少刺激、高维生素饮食,以保证患者营养需求,如胃肠反应严重,可遵医嘱给予镇吐剂以缓解症状。

③放疗时期的饮食护理:因放射线可损伤胃肠功能,使患者表现为食欲不佳、厌食等现象,但这些反应在放射治疗结束后会逐步缓解,应指导合理进补,以增强机体抵抗力,提高治疗的耐受性,必要时进行胃肠内营养支持,严重者可实施短期胃肠外营养。

(三)术前护理

1.心理护理

护士应掌握沟通技巧,与患者及家属建立良好的护患关系,进行交流,积极收集患者资料,向患者及家属介绍疾病常规、治疗方法及效果,介绍同种疾病实例,讲解需要注意配合的内容及方法,使患者树立战胜疾病的信心,积极配合治疗。

2.头痛的护理

评估颅内压增高引起的疼痛对患者的影响,耐心解释疼痛的原因,严密观察患者头痛时的表现,如生命体征、意识、瞳孔的变化,指导患者抬高床头 $15°\sim30°$,并遵医嘱用药,以缓解头痛,一旦患者发生意识、瞳孔的改变,应考虑脑疝发生,应及时通知医生,并配合抢救。

3.感知改变

由于肿瘤压迫神经,致使患者视力下降。评估患者视力障碍程度及嗅觉感知程度,向患者解释原因,主动给予生活护理,嘱患者外出时需要有家属陪伴,注意安全,防止意外发生。

(四)术后护理

1.病情观察

密切观察患者意识、瞳孔及生命体征的变化。

(1)意识观察是神经外科护理工作中的首要任务,从患者语言、睁眼、运动三方面来评估患者意识程度,检查患者时注意患者表情与姿势,并通过语言刺激,定时唤醒患者并作简单的对话,如无反应,则进一步行疼痛刺激,即压迫眶上神经或用手捏胸大肌外侧缘等方法观察患者反应。意识观察常关系到能否及时挽救生命和保障生存质量。昏迷意味着脑功能衰竭,就像尿毒症表示肾衰竭一样,一切抢救措施必须在神志刚刚变差,脑功能还在可逆阶段进行。

(2)瞳孔改变对判断病情,特别是出现颅内压增高危象——小脑幕切迹疝时非常重要。因此要观察两侧瞳孔对光反射、瞳孔大小、两侧是否对称、等圆,并且连续观察其动态变化。检查瞳孔应分别检查左右侧,并注意直接光反应与间接光反应,这对鉴别脑内病变与视神经或动眼神经损伤所引起的瞳孔改变有着重要意义。

(3)术后 24 小时持续监测生命体征的变化,保持血压在 140/60mmHg,脉搏为 $70\sim$ 80 次/分,呼吸 20 次/分,体温在 38.5℃以下。如果脉搏缓慢而洪大,每分钟 60 次以下,呼吸慢而深大,血压升高,常提示有术后严重颅内高压的出现,此时患者需做 CT 检查,确诊后根据情况决定是否手术治疗。如果未及时治疗,解除脑受压,患者将进入晚期失代偿阶段,出现脉搏快而弱、血压下降、呼吸异常或突然停止。肿瘤开颅术后患者体温可出现高热。如术后患者体温恢复正常后有突然上升,应考虑伤口感染、颅内、肺部和泌尿系统感染的可能性。

2.降低颅内压

根据病情给予氧气 2～3L/min 吸入,以改善患者脑组织缺氧状态;抬高床头 15°～30°以利颅内静脉回流,减轻脑水肿,但要注意保持头、颈、肩在一条直线;遵医嘱准确及时给予脱水剂、利尿剂,使脑组织体积缩小,从而降低颅内压,合理使用激素,以调节血脑屏障,改善脑血管通透性;保持呼吸道通畅,勤翻身叩背、雾化、吸痰,避免因缺氧而加重脑水肿;冰敷头部或采用冬眠疗法以降低脑组织代谢率,从而提高脑神经细胞对缺氧的耐受力,改善脑血管及神经细胞膜的通透性,减少脑水肿的发生;保持排便通畅,防止因便秘致使颅内压增高;保持瘤创腔引流通畅,防止引流管受压、扭曲、打折、脱出,并告知患者及家属预防知识;严密观察引流液的量、性质、颜色并准确记录,发现异常及时与医生联系,妥善处理。

3.癫痫的观察及护理

由于手术创伤可诱发癫痫,应定时巡视患者并评估患者癫痫发作类型,发作时原则上是预防外伤及并发症,在间歇期应定时服用抗癫痫药物,持续状态应从速制止发作,尽量减少发热、疲劳、饥饿、饮酒、惊吓、受凉、情绪冲动等诱发因素;耐心细致向患者做好疏导工作,讲解疾病知识,正确指导用药,防止诱发因素,树立战胜疾病的信心。

(五)放疗时护理

放疗一般选择在术后 1 个月左右进行。

1.颅内压增高的护理

放射性脑水肿导致的颅内压增高是颅内肿瘤术后放疗的主要并发症,是脑部病变及周围组织细胞接受放射线照射而造成血脑屏障受损、通透性增强、脑组织水肿、颅内压增高,大多发生在肿瘤吸收剂量达 15～20Gy 时和放疗后的 24 小时～7 日期间,护理干预对减轻放射治疗期间的颅内压增高症状非常重要,应耐心地将该症状产生的原因、临床表现、处理方法等在放疗前向患者及家属解释,从而消除患者的恐惧心理,做到积极配合。在放射治疗前后密切观察生命体征、瞳孔、意识、语言、视力、运动功能的改变,注意出现血压升高或脉搏过慢的征兆时预示颅内压有可能增高,同时通过观察瞳孔的形状、大小对称与否、对光反应等以了解颅内压的变化,并做好记录。发现异常情况及时通知医生处理。凡颅内压增高的患者如无禁忌,将其病床床头抬高 15°～30°,以利颅内压的下降,教育患者改变体位时动作应轻缓,避免情绪激动、咳嗽、排便时不宜用力,若患者发生恶心呕吐,协助头偏向一侧,以免呕吐物误入呼吸道。

2.症状性癫痫的护理

癫痫发作多因肿瘤直接刺激或水肿压迫所致,对有癫痫发作病史的患者提前进行护理干预,按照医嘱定时定量给予抗癫痫治疗,并注意观察不良反应,病室保持安静,避免声光刺激,病床设有护栏,床旁随时准备开口器、压舌板、口咽通气导管等应急物品,以预防患者跌倒、坠床、舌咬伤、窒息等情况发生,教育患者增强自我保护意识,尽量不要独自一人,避免参加危险活动。

3.皮肤损伤的护理

由于放射线在杀伤肿瘤细胞的同时对正常组织亦具有一定的杀伤力,可出现放射性皮炎及皮肤溃疡,放疗前可向患者及家属解释和说明皮肤反应的危害情况、预防措施、保护放射野皮肤的重要性,取得患者及家属的积极配合,教育患者注意保持照射野皮肤的清洁干燥,指导患者穿宽大、柔软、吸水强的棉质内衣,可戴帽保护头部以防日照及头部碰撞;勿用碱性肥皂或粗毛巾擦洗;禁止在照射野贴胶布或者涂擦刺激性药物,根据发生皮炎程度给予"生理盐水+维生素 B_{12}+地塞米松"溶液湿敷,使干痂自然脱落,严禁手抓,以防感染。

(六)化疗患者的护理

密切注意化疗药物的毒副作用、恶心呕吐等胃肠道反应,化疗可引起脑水肿、出血及颅内压增高,应密切观察,及早发现并遵医嘱准确及时使用脱水剂及大剂量激素,另外,抗肿瘤药物大多可产生骨髓抑制,每周测白细胞及血小板计数。如白细胞下降到$(3\sim4)\times10^9$/L 或出现出血倾向后应当停药,且避免到人群多的地方,以防发生感染。定期检查肝、肾功能,防止肝肾功能受损。化疗同时遵医嘱口服使用升白细胞的药物,如沙干醇、利血生等。也应维持好患者的营养状态。

三、健康教育

脑胶质瘤患者经过手术、放疗、化疗仍有复发的可能。因此,应使患者在了解疾病的基础上掌握预防、控制及康复等方面的知识,出院后,根据患者不同需要,向患者及家属交代清楚家庭护理应注意的问题:

(1)保证充足的睡眠、休息及足够的营养,适当地进行户外活动,保持乐观的情绪,不能过于急躁。

(2)坚持中西医结合治疗,告知患者继续服药的方法和定期到医院复查,如出现头痛、呕吐,可能为肿瘤复发或残留的肿瘤继续生长,要保持心理平衡,及时到医院进行检查治疗。

(3)继续加强功能锻炼,鼓励完成力所能及的事,以提高生活质量。多与家人、亲友交谈,训练自己的语言表达能力,使肢体运动感觉、大小便功能等逐渐恢复到最佳水平。

脑胶质瘤的预后总的来说较差,脑干、基底核、胼胝体、三脑室壁等处的恶性胶质瘤多预后不佳。手术并放化疗可能延长生命,而不能治愈,平均延长生命$1\sim2$年。神经节细胞瘤、神经胶质瘤和神经母细胞瘤则为高度恶性,预后极差。小脑星形细胞瘤如能手术彻底摘除,结合放疗,一般可痊愈。

第五节 脑血管疾病

一、颅内动脉瘤

颅内动脉瘤系颅内动脉壁的局限性异常突起。尸检发现率为 $0.2\%\sim7.9\%$。其发病率为 5%。儿童动脉瘤占 2%。在脑血管意外中,颅内动脉瘤破裂出血仅次于脑血栓和高血压脑出血,居第三位。

(一)病因

颅内动脉瘤的形成病因目前尚不十分清楚。动脉壁本身的先天性缺陷和(或)后天性损伤与血流动力学因素应是动脉瘤形成、发展和破裂的主要因素。颅内动脉同身体其他部位动脉相比，其外膜和中膜缺乏弹性纤维，中膜肌纤维少，外膜薄，内弹力层更加发达。同时大的脑动脉位于蛛网膜下腔，没有支撑组织。而后天因素，如颅内动脉粥样硬化、动脉炎等破坏动脉内弹力板，在血流动脉学作用下缺损的动脉壁渐渐膨出形成囊性动脉瘤。另外，身体的感染性病灶，如细菌性心内膜炎，栓子脱落流至脑动脉侵蚀动脉壁，形成细菌性动脉瘤；同样一些肿瘤，如心房黏液瘤，也可形成肿瘤栓子性动脉瘤；头部外伤也可能导致外伤性动脉瘤形成；还有一种因外伤、动脉硬化、高血压等因素造成动脉内膜损伤，血液进入动脉壁中层而形成夹层动脉瘤，临床均少见。

（二）病理学

颅内动脉瘤最常见的是囊性动脉瘤，常常呈球形或浆果状，外观呈紫红色，瘤壁比较薄，术中可见瘤内的血流旋涡。瘤顶部更为薄弱，98%动脉瘤出血位于瘤顶，破口处与周围组织粘连。其次为梭形动脉瘤，好发于椎基底动脉或颈内动脉。巨大动脉瘤内常有血栓形成，甚至钙化，血栓分层呈"洋葱"状。组织学检查发现部分动脉瘤壁仅存一层内膜，缺乏中层平滑肌组织，弹性纤维断裂或消失。瘤壁内有炎性细胞浸润。电镜下可见瘤壁弹力板消失。

（三）动脉瘤的分类

1.按动脉瘤位置分类

分成颈内动脉系统动脉瘤和椎-基底动脉系统动脉瘤，也分别称为前循环动脉瘤和后循环动脉瘤。

颈内动脉系统动脉瘤占颅内动脉瘤的85%～95%，主要分成颈内动脉动脉瘤、大脑中动脉动脉瘤和前动脉动脉瘤。椎基底动脉系统动脉瘤占颅内动脉瘤的5%～15%，主要分为椎-动脉动脉瘤、基底动脉动脉瘤、大脑后动脉动脉瘤、小脑上动脉动脉瘤、小脑前下动脉动脉瘤和小脑后下动脉动脉瘤。多发动脉瘤占20%～30%。

前循环动脉瘤常见的部位：①前交通动脉，约占30%；②后交通动脉，约占25%；③大脑中动脉，约占20%。后循环动脉瘤最常见的部位是基底动脉顶端分叉处。

2.按动脉瘤的大小分类

动脉瘤直径小于5mm者属小型，6～15mm为一般型，16～25mm为大型，直径大于25mm者为巨大型。

3.按病因分类

可分成先天性动脉瘤、感染性动脉瘤、动脉硬化性动脉瘤和外伤性动脉瘤。

（四）临床表现

一般动脉瘤在破裂出血前无症状，少数病例可因体积大压迫周围神经结构而出现相应的神经症状。

1.出血症状

动脉瘤破裂出血时，患者往往出现突发性剧烈头痛、呕吐、大汗淋漓和项背部疼痛，可出现意识水平下降，甚至昏迷。约50%的患者在出血前6～20天有"警兆症状"，如偏头痛或眼眶痛和（或）动眼神经麻痹，头痛侧多与动脉瘤侧相符，此时应警惕随之而来的蛛网膜下腔出血（SAH）。出现警兆症状动眼神经麻痹可能是动脉瘤扩张、瘤壁内出血或膨大压迫动眼神经所致。

动脉瘤破裂的危险因素有高血压、口服避孕药、妊娠和分娩、吸烟等,此外,情绪激动、排尿、排便等可诱发动脉瘤破裂,冬春季动脉瘤破裂出血比例高。动脉瘤破裂出血以蛛网膜下腔出血最常见,可伴有脑(室)内或硬脑膜下出血。

动脉瘤破裂出血有着很高的死亡率和致残率。文献报道动脉瘤性 SAH 患者在出院前死亡率为 10%～15%,在初次出血未经手术治疗的而活下来的患者中,再出血是致残和致死的主要原因,2 周内危险性为 15%～20%,总死亡率约 45%,存活患者约 30% 有中、重残疾。成功夹闭动脉瘤的患者,约 66% 不能恢复到 SAH 前的生活质量。所以 SAH 后及时的诊断和治疗是降低动脉瘤致残和死亡的关键。

2.局灶症状

取决于动脉瘤的部位、毗邻解剖结构及动脉瘤大小。颈内动脉后交通动脉瘤和大脑后动脉动脉瘤,常出现同侧动眼神经麻痹,表现为单侧眼睑下垂、瞳孔散大、眼球内收、上下视不能,直接、间接光反应消失。前交通动脉瘤可表现为一侧或双侧下肢一过性轻偏瘫及缄默症状。大脑中动脉动脉瘤破裂出血形成颞叶血肿,或因脑血管痉挛所致脑缺血或脑梗死而出现肢体偏瘫或和失语。巨大动脉瘤压迫脑干可产生偏瘫。颈内动脉海绵窦段和床突上动脉瘤可以出现视力、视野障碍和三叉神经痛。

3.脑血管痉挛症状

除动脉瘤破裂出血外,SAH 后脑血管痉挛也是影响患者预后的关键,在 SAH 后红细胞破坏产生 5-羟色胺、儿茶酚胺等多种血管活性物质,可以造成脑血管痉挛,一般发生在出血 3 天以后,可以持续 2 周左右。症状性脑血管痉挛发生率为 20%～30%,主要表现为脑缺血症状,可为暂时性或进展性的定位体征和意识水平下降。但应注意同脑积水、脑出血等所致意识水平下降相鉴别。

4.癫痫

急性 SAH 患者可以出现癫痫发作,多以癫痫大发作为主。

(五)影像学检查

1.头部 CT 扫描

对所有临床怀疑自发性 SAH 的患者,首选头部 CT 平扫。头颅 CT 可确定 SAH、血肿部位及血肿量、脑积水和脑梗死等。此外根据头部 CT,约 70% 患者可预测破裂动脉瘤的部位,如纵裂、鞍上池和额内侧面的出血提示前交通动脉瘤可能性大,侧裂出血则提示中动脉动脉瘤可能性大,第四脑室及小脑蚓部出血则小脑后下动脉动脉瘤可能性大。对多发性颅内动脉瘤,根据 CT 的主要出血位置可能判定责任动脉瘤的位置。

计算机断层扫描血管造影(CTA)是一种通过静脉快速注射碘对比剂,对 CT 扫描中动脉期的图像进行采集和重建脑动脉的成像方法。CTA 可以多角度观察动脉瘤以及动脉瘤同载瘤动脉之间的关系,同时可以显示脑血管同颅骨的解剖关系。因 CTA 操作简便,创伤性小,而且准确性比较高,已成为动脉瘤的初步检查方法。

2.MRI 检查

颅内动脉瘤多位于颅底 Willis 环。MRI 优于 CT,较大动脉瘤内可见流空。MRA 可提示不同部位动脉瘤,常用于颅内动脉瘤筛查,从不同角度了解动脉瘤与载瘤动脉的关系。

3.DSA 检查

目前是 SAH 病因诊断的"金标准",对确定动脉瘤的位置、形态、大小、蒂宽、数目、有无血管痉挛和确定手术方案十分重要。85%的患者可以确定出血的原因,同时了解是否存在脑血管痉挛及痉挛程度,评价侧支循环。对自发性 SAH 患者应在病情允许的情况下尽早实施脑血管造影。脑血管造影应常规包括双侧颈内动脉和双侧椎动脉,防止遗漏多发动脉瘤的存在,必要时行双侧颈外动脉造影。如果 SAH 患者首次造影阴性,应在 2～4 周后重复进行脑血管造影,特别是在合并脑动脉痉挛情况下。如仍造影阴性,可能是小动脉瘤破裂后消失,或内有血栓形成,患者一般预后较好。

4.腰椎穿刺

是诊断急性 SAH 最敏感的方法。但可能因穿刺损伤而出现假阳性,再就是腰椎穿刺有可能诱发动脉瘤破裂出血,故对怀疑 SAH 而 CT 扫描阴性患者,应进行腰椎穿刺检查。发病1 周后,由于出血逐渐被吸收,CT 扫描可能显示不清或阴性,可腰椎穿刺行脑脊液检查。颅压高者应慎用。

5.TCD 检查

脑血管痉挛是影响患者预后的重要因素之一。在血容量一定的情况下,血流速度与血管的横截面积呈反比,故用 TCD 技术测量血管的血流速度可以间接地测定血管痉挛的程度。

(六)治疗要点

因动脉瘤破裂出血具有很高的致残率和死亡率,以及易反复出血的特性,所以对动脉瘤性SAH 患者,在病情允许条件下,应尽快进行外科治疗,防止动脉瘤再次破裂出血,降低患者致残率和死亡率。外科治疗包括手术治疗和血管内栓塞治疗。

1.手术治疗时机

颅内破裂动脉瘤的治疗时机同患者的病情分级,动脉瘤的位置、形态和直径等密切相关。手术前分级便于判断动脉瘤病情,选择造影和手术时机,评价疗效。目前国际上对 SAH 常采用 Hunt 和 Hess 分级方法(表2-8-1)。对Ⅰ级、Ⅱ级和Ⅲ级患者应及早进行脑血管造影和手术治疗;Ⅳ级和Ⅴ级患者只行 CT 除外血肿和脑积水,待病情稳定后,再行造影检查和治疗。

表 2-8-1　蛛网膜下腔出血 Hunt 和 Hess 分级

分级	描述
0 级	未破裂动脉瘤
Ⅰa 级	无急性脑膜/脑反应,但有固定神经功能缺失
Ⅱb 级	无症状,或有轻微头痛和颈强直
Ⅱ级	头痛较重,颈强直,除脑神经麻痹外无其他神经症状
Ⅲ级	嗜睡或有局灶性神经功能障碍
Ⅳ级	昏迷、偏瘫,早期去脑强直和自主神经功能障碍
Ⅴ级	深昏迷、去脑强直,濒危状态

注:若有严重的全身性疾病(如高血压、糖尿病、严重的动脉硬化、慢性阻塞性肺疾病)及动脉造影上显示严重的血管痉挛则增加 1 级。

2.围术期治疗

动脉瘤破裂出血和脑血管痉挛是动脉瘤的主要死亡原因。为预防动脉瘤再次破裂出血,患者最好置于ICU监护下,绝对卧床,尽量减少不良的声、光刺激。便秘者给缓泻药,维持正常血压,适当镇静治疗。为防治脑血管痉挛,可以预防性早期应用钙通道阻滞剂等扩血管治疗方法。可以考虑预防性应用抗癫痫治疗。

3.手术方法

动脉瘤颈夹闭是动脉瘤最理想的治疗方法。这种方法既将动脉瘤排除在循环之外,防止了动脉瘤破裂出血,同时保证正常的血液循环。孤立术是在动脉瘤两端夹闭载瘤动脉,在未证明侧支循环良好时应慎用。动脉瘤壁加固术疗效不肯定,应尽量少用。临床不适宜手术、导管技术可达部位的动脉瘤,可选电解可脱性微弹簧圈(GDC)栓塞术。无论何种治疗,手术后应复查脑血管造影,证实动脉瘤是否消失。

4.脑积水处理

SAH后急性脑积水占15%。手术前有症状应行脑室外引流术。慢性脑积水需行侧脑室-腹腔分流。

(七)护理问题

1.舒适改变

与疼痛有关。

2.焦虑/恐惧

与患者对疾病的恐惧、担心预后有关。

3.知识缺乏

缺乏疾病相关知识。

4.潜在并发症

颅内再出血、感染。

(八)护理目标

(1)患者疼痛减轻,主诉不适感减轻或消失。

(2)患者焦虑/恐惧程度减轻,配合治疗及护理。

(3)患者及家属了解相关知识。

(4)术后未发生相关并发症,或并发症发生后能得到及时治疗与处理。

(九)术前护理措施

1.心理护理

(1)向患者或家属解释手术的必要性、手术方式、注意事项。

(2)鼓励患者表达自身感受。

(3)对个体情况进行有针对性的心理护理。

(4)鼓励患者家属和朋友给予患者关心和支持。

2.营养饮食

(1)根据情况给予高蛋白、高维生素、低脂、清淡易消化食物。

(2)不能进食者遵医嘱静脉补充热量及管喂营养。

(3)针对患者的具体情况,如合并糖尿病、心功能不全、肾功能不全等,给予相应的饮食。

3.胃肠道准备

术前 8 小时禁食禁饮。

4.病情观察及护理

(1)观察并记录患者血压情况。

(2)观察患者意识、瞳孔、生命体征、尿量和肢体活动情况。

(3)昏迷患者注意观察皮肤状况并加强护理。

(4)绝对卧床休息,保持病室安静,减少探视,尽量减少不良的声、光刺激。

(5)避免各种不良刺激,如用力排便、咳嗽、情绪激动、烦躁等易引起再出血的诱因。

(6)保持大便通畅;保证充分的睡眠和休息;保持情绪稳定。

(7)脑血管造影后的护理:

①严密观察股动脉伤口敷料情况。

②拔管后按压局部伤口 4~6 小时,先用手压 2 小时,再用沙袋压 4 小时压力要适度,以不影响下肢血液循环为宜,或者用动脉压迫器压迫穿刺点,压迫 2 小时后逆时针松解一圈,再压迫 6 小时后拔除压迫器。

③注意观察双侧足背动脉搏动。

④密切观察患侧足背皮肤温度及末梢血运情况。

⑤嘱患者穿刺侧肢体伸直,24 小时制动,不可弯曲。

5.术前常规准备

(1)术前行抗生素皮试,术晨遵医嘱带入术中用药。

(2)协助完善相关术前检查:心电图、B 超、出凝血试验等。

(3)术晨更换清洁病员服。

(4)术前 2 日洗发剂洗头后氯己定消毒手术部位,检查术区皮肤情况、剪指甲,在手术室用医用专用备皮器推除手术切口周围 3cm 毛发。

(5)术晨建立静脉通道。

(6)术晨与手术室人员进行患者、药物核对后,送入手术室。

(7)麻醉后置尿管。

(十)术后护理措施

1.神经外科术后护理常规

(1)全麻术后护理常规

①了解麻醉和手术方式、术中情况、切口和引流情况。

②持续低流量吸氧。

③持续心电监护。

④床档保护防坠床。

⑤严密监测生命体征。

(2)伤口观察及护理:观察伤口有无渗血渗液,若有,应及时通知医生并更换敷料。

（3）各管道观察及护理

①输液管保持通畅，留置针妥善固定，注意观察穿刺部位皮肤。

②尿管按照尿管护理常规进行，一般术后第 2 日可拔除尿管，拔管后注意观察患者自行排尿情况。

③创腔、硬膜外、硬膜下、皮下、脑室、腰穿持续引流等引流管参照引流管护理相关要求。

（4）疼痛护理

①评估患者疼痛情况：伤口、颅内高压。

②遵医嘱给予镇痛药物或降压药物。

③提供安静舒适的环境。

（5）基础护理：做好口腔护理、尿管护理、定时翻身、雾化、患者清洁等工作。

2.神经外科引流管护理

（1）保持通畅：勿折叠、扭曲、压迫管道。

（2）妥善固定

①颅内引流管与外接引流瓶或引流袋接头应连接牢固，外用纱布包裹，胶布分别将纱布两端与引流管固定，避免纱布滑落。

②躁动患者在征得家属同意后适当约束四肢。

③告知患者及家属引流管的重要性，切勿自行拔出。

④根据引流管的种类和安置目的调整放置高度。

⑤引流管不慎脱出，应检查引流管头端是否完整拔出，并立即通知主管医生处理。

⑥观察并记录严密观察引流液性状、颜色、量。

⑦正常情况下手术后 1~2 天引流液为淡血性液，颜色逐渐变淡，若引流出大量新鲜血液或术后血性液逐渐加深，常提示有出血，应通知医生积极处理。

⑧引流量过少应考虑引流管阻塞的可能，采用自近端向远端轻轻挤压、旋转引流管方向、适当降低引流管高度等方法进行处理。

⑨采用以上方法处理后引流管仍未通畅时应严密观察患者意识或瞳孔变化，警惕颅内再出血的发生。

⑩观察患者伤口敷料情况。

（3）拔管：根据引流量的多少、引流液的颜色、颅内压、引流目的等考虑拔管时间。

3.饮食护理

患者术后清醒后 6 小时可进温开水及流质，第 2 天可进半流质饮食，以后逐渐过渡到普食；昏迷患者则于第 2 天安置保留胃管，给予管喂流质饮食。饮食以高蛋白、高维生素、低糖、清淡易消化为宜。

4.体位与活动

患者清醒后抬高床头 30°，能改善颈静脉回流和降低颅内压，头部应处于中间位，避免转向两侧。患者术后活动应循序渐进，首先在床上坐，后在床边坐，再在陪护搀扶下下地活动，避免突然改变体位引起脑部供血不足致头晕或昏倒。

5.健康指导

(1)饮食:清淡易消化饮食。

(2)复查:3个月后复查。

(3)功能锻炼

①肢体瘫痪者,保持肢体功能位,由被动锻炼到主动锻炼。

②失语者,教患者锻炼发音,由简单的字到词组,再到简单的句子。

③自我保健保持稳定的情绪。

④保持大便通畅。

⑤保持良好的生活习惯:活动规律,睡眠充足,劳逸结合等。

(4)心理护理:根据患者不同的心理情况进行不同的心理护理。

二、颅内动静脉畸形

颅内动静脉畸形(AVM)是颅内血管畸形中最常见的一种,属于高发病率的先天性脑血管疾病,发病高峰期一般认为在20～40岁,在颅内各部位均有可能发生,主要存在颅内异常扩张的动静脉直接交通,无中间的毛细血管床,包括供血动脉、畸形血管团和引流静脉3个部分,发病率约为颅内动脉瘤的1/10。

(一)病因学

据估计,AVM出现在胚胎发育期的第4周和第8周,也有假说认为,AVM在出生后会继续生长。AVM确切的病因尚不清楚,目前有以下几种说法:①AVM是在毛细血管丛内的永存的动静脉直接相通;②AVM是动态变化的,源于无序的血管生长,如增生性毛细血管病;③AVM源于毛细血管和和静脉之间结合部再塑形的功能异常;④AVM可能代表着瘘性的脑动脉瘤。

(二)流行病学

以人群为基础的统计数据非常有限,AVM的总发病率0.005%～5%,有尸检证据表明人群中总检出率约为4.3%,另对3200例脑肿瘤患者的尸检检出率约为1.4%,其中12.2%为症状性的。AVM的性别差距不大,男性略多见(约55%),好发于20～40岁的年轻人,平均发病年龄大概在31.2岁。AVM多为单发,幕上的额叶、颞叶、顶叶、枕叶都是高发部位。AVM可合并其他脑血管疾病,最常见的是脑动脉瘤,有报道大约50%的AVM患者同时患有脑动脉瘤,通常这样的患者更容易发生出血、癫痫和神经功能异常。

与AVM有关的疾病包括:①遗传性出血性毛细血管扩张症,是一种血管结构的常染色体显性遗传性疾病,常累及脑、鼻、皮肤、肺、胃肠道;②家族性脑动静脉畸形,病例少见,大多数为自发性;③Wybum-Mason综合征,比较少见,特点是脑和视网膜存在动静脉畸形;④Sturge-Weber综合征,是一种神经皮肤病,常累及软脑膜、视网膜和面部等。

(三)病理与病理生理

1.病理

(1)从解剖上来看:AVM可在双侧半球分布,更多累及大脑半球或功能区。AVM的供血动脉主要有终末供血、穿支供血和过路供血3种类型。AVM的畸形血管团可致密存在,也可弥散分布,小则几厘米,大至整个脑半球;相邻的脑组织因既往出血的含铁血黄素沉着所染色,表面的脑膜可增厚并纤维化,也可以表现为胶质增生和钙化。多发的 AVM 占 9%,常伴有相关的血管综合征(遗传性出血性毛细血管扩张症)。

(2)从组织学上来看:AVM 的动脉异常扩张,管壁存在变薄、退变或缺少中膜、弹力板。以往观点认为畸形血管团内部不存在正常脑组织,而目前研究认为 AVM 中可有正常脑组织,但一般不具有功能。畸形血管团内部可散在动脉瘤或硬化的脑组织,血管壁可存在中膜肥大,无法分辨是动脉或是静脉;静脉"动脉化",管壁增厚,但缺乏弹力板,不是真正的动脉结构。

2.病理生理

AVM 多数是高排低阻型,供血动脉和引流静脉的压力逐渐增高(尤其是流出道狭窄)与出血直接相关。有的观点认为,AVM 的"盗血"导致周围脑组织局部 CBF 降低,周围脑组织的自动调节引起症状出现,但也有前瞻性研究否认了这种说法。AVM 的发育可使功能区脑组织结构重组,增粗供血动脉、巨大畸形血管团和粗大引流静脉、静脉球等可产生占位效应,导致周围脑组织受压移位。

(四)自然病程

AVM 最常见的临床表现是脑出血,约占出血性卒中的 1%,年出血率 2%～18.7%,出血风险高低取决于既往有无出血病史,无出血病史的每年大约为 2%～4%,首次出血后再出血风险显著增加,出血后第一年的再出血率约为 7%,然后逐年下降,大概第 3 年可降至基线水平。

AVM 出血的风险差异很大,关于高风险因素争论较多,尚无明确结论,一般认为高危因素包括以下几点:①出血病史;②畸形团大小,对此尚无统一意见;③深部静脉引流;④单一静脉引流;⑤静脉引流不畅,静脉流出道狭窄或是反流;⑥幕下的病变;⑦脑深部的病变;⑧脑室周围病变;⑨血流相关性动脉瘤;⑩大脑中动脉穿支参与供血;⑪高血压;⑫炎性因子 IL6 多态性。

AVM 的自然好转的极为少见。AVM 出血的总死亡率为 5%～30%,低于颅内其他疾病导致的出血死亡率,主要是由于 AVM 是先天性疾病,部分病变的相邻脑组织的逐渐适应性调节。

(五)临床表现

AVM 绝大多数表现为脑出血或癫痫后才被发现,一部分患者为隐匿性,伴随终生而无症状,此外头痛和局灶性神经功能异常也很常见,少部分患者还有耳鸣症状。2 岁以下的儿童常表现为充血性心力衰竭,大头症和癫痫。

1.出血

最常见症状,约占临床表现的 53%,并且超过一半以上表现为颅内血肿,其次是蛛网膜下腔出血和脑室出血。与畸形相关严重的血管痉挛偶尔被提及,但并不常见。

2.癫痫

占临床表现的 20%～5%,年发生率为 1%～4%,可表现为局灶性的或是全身性的,表现方式,常可提示病变所在部位,病变位于颞叶和顶叶的更易发生癫痫,其中病变位于顶叶的癫痫多表现为局灶性的,而额叶的动静脉畸形更多的是引起广泛性的癫痫。

3.头痛

约占临床表现的15%,未破裂的脑动静脉畸形也可以引起头痛,曾有报道 AVM 与偏头痛和其他头痛综合征有关。头痛部位与病灶位置无明确相关。

4.局灶性神经功能异常

包括视觉、听觉异常,肌张力障碍,锥体束征阳性,进展性理解力、记忆力下降等。这可能与 AVM 引起的盗血现象和脑组织重构、移位相关。

(六)辅助检查

主要是影像学检查,包括 CT、MRI、CTA、MRA 和 DSA。影像学资料必须结合临床表现和神经系统查体结果才能做出 AVM 的诊断。

1.CT 检查

为诊断急性出血的最佳影像学检查。未出血的 AVM 的 CT 平扫常为阴性,粗大的供血动脉、引流静脉或静脉球可表现为高血管信号,巨大的 AVM(广泛的供血动脉、畸形血管团和粗大的引流静脉、静脉球)可造成局部脑组织移位、脑室受压或脑积水。

2.MRI 检查

对微小病变的检出率明显高于 CT,可精确定位病变的解剖位置,可检出相关动脉瘤,对开颅切除手术的指导意义很大。

3.CTA/MRA 检查

敏感性高于 CT 和 MRI,无创、便捷,但对于手术治疗的指导性不如 DSA。

4.DSA 技术

敏感性最高,微创、低风险,是诊断脑动静脉畸形的"金标准",可准确分辨供血动脉(含血流相关性动脉瘤)、畸形血管团和引流静脉(含静脉球),对指导治疗可提供最有价值的信息。

(七)治疗要点

治疗目的是完全闭塞异常的动静脉连接和恢复正常的脑血流,防止和杜绝病灶破裂出血,减轻或纠正"脑盗血"现象,改善脑组织的血供,缓解神经功能障碍,减少癫痫的发作,提高患者的生活质量。

1.手术治疗

手术是最根本的治疗方法。手术基本原则是在保护正常脑组织和血管的前提下,尽可能完整切除脑 AVM 血管团。常见手术方式有两种:①动静脉畸形切除术;②供血动脉结扎术。目前动静脉畸形血管切除术仍是最可靠的治疗方法。

2.介入治疗

对血流丰富体积较大者可行血管内栓塞术。Onyx 液态栓塞剂的出现使单独应用血管内介入栓塞治愈脑动静脉畸形的可能性及比率增加。现在常用人工栓塞作为切除术前的辅助手段。

3.放射治疗

其主要适用于:

(1)病灶直径<3cm 或体积<10mL。

（2）病灶位于脑深部或功能区。

（3）手术切除术后或血管内栓塞治疗后病灶残余。

（4）全身情况不能耐受开颅手术者,也用于手术后残留病灶的补充治疗。

4.综合治疗

对于大型、高级别、位于功能区及结构复杂的脑 AVM,综合治疗可结合各种治疗方案的优点,避开单一治疗方案的缺点,扩展了可治疗病例的范围,明显提高治愈率,降低致残率和病死率。

（八）护理要点

1.护理问题

（1）舒适程度改变:头痛。

（2）有受伤的危险:与癫痫发作有关。

（3）潜在并发症:颅内出血、颅内压增高、意识障碍、脑疝、癫痫发作、术后血肿。

2.护理目标

（1）患者头痛及伴随症状能缓解或去除。

（2）癫痫发作时能做好安全防护,避免受伤。

（3）预防并发症,并发症发生时能及时发现和处理。

3.护理措施

（1）常见症状护理

①癫痫

a.保持良好的环境:安静,光线柔和,适宜的温度和湿度。

b.保持呼吸道通畅:立即松解衣领、裤带,取下义齿。取头低侧卧位或平卧头侧位,必要时置口咽通气道或气管插管切开。

c.病情观察:应注意观察发作类型,记录发作时间与频率,以及患者发作停止后意识的恢复、有无头痛乏力行为异常等。

d.作好安全防护:告知患者有前驱症状时立即平卧,发作时应注意防舌咬伤、防骨折、防关节脱臼、防坠床或跌伤。

e.遵医嘱予以抗癫痫药物的使用。

f.健康指导:指导患者建立良好的生活习惯,注意劳逸结合,保持睡眠充足,减少精神刺激,禁止从事危险工作,如高空作业或司机,忌游泳、蒸汽浴等。按时服药,禁止随意增减药物剂量或停药。避免诱因,如疲劳、饥饿、便秘、经期、饮酒等。定期复查。

②颅内压增高

a.体位:抬高床头 $15°\sim30°$。

b.给氧:持续或间断给氧,使脑血管收缩,降低脑血流量。

c.维持正常体温:高热可使机体代谢率增高,加重脑缺氧。

d.防止颅内压骤然增高:避免情绪激动;保持呼吸道通畅;避免剧烈咳嗽和便秘;处理躁动。

③头痛

a.头痛的观察：应观察患者头痛部位、性质、持续时间及发作频率，以及有无伴随症状。并做好详细的观察记录。

b.健康教育：指导患者写头痛日记，包括头痛时间、部位、诱因等，教育患者配合规范治疗的重要性，指导正确给药，讲解过量和经常使用某些药物可能产生的不良反应。

（2）术前准备常规

①心理护理

a.解释手术的必要性、手术方式、注意事项。

b.了解患者的心理状态，鼓励患者表达自身感受。

c.根据患者心理状态进行针对性心理护理。

d.鼓励患者家属和朋友给予患者关心和支持。

②营养及胃肠道准备

a.鼓励患者进食高蛋白、高热量、高维生素、易消化食物。

b.不能进食者遵医嘱静脉补充热量及其他营养。

c.术前8小时禁食禁饮。

③病情观察及护理：观察并记录患者生命体征、神志、瞳孔、肌力、肌张力等情况，以及患者有无癫痫发作，发作类型等。

④术前常规准备

a.术前行抗生素皮试，术晨遵医嘱带入术中用药。

b.协助完善相关术前检查：心电图、CT、MRI、DSA、出凝血试验等。

c.术前医护共同核查术前准备是否完善并书面记录，如有遗漏及时通知医生整改。

d.术晨更换清洁病员服。

e.备皮：术前2日用洗发剂洗头待干后，用氯己定揉搓头皮5分钟，手术当日入手术室后，根据手术标记推剪去手术部位头发。

f.术晨建立静脉通道。

g.术晨与手术室人员进行患者、药物核对后，送入手术室。

h.麻醉后置尿管。

（3）术后护理措施

①全麻术后护理常规

a.了解麻醉和手术方式、术中情况、切口和引流情况。

b.持续低流量吸氧。

c.持续心电监护。

d.床档保护防坠床。

e.严密监测生命体征。

f.伤口观察及护理：观察伤口有无渗血渗液，若有，应及时通知医生并更换敷料。

②各管道观察及护理

a.输液管保持通畅，留置针妥善固定，注意观察穿刺部位皮肤。

b.尿管按照尿管护理常规进行,一般术后第 1 日可拔除尿管。拔管后注意关注患者自行排尿情况。

c.保持引流管通畅,观察引流量及颜色性状。

③疼痛护理

a.评估患者疼痛情况。

b.遵医嘱给予镇痛药物。

c.提供安静舒适的环境。

④基础护理:做好口腔护理、尿管护理、定时翻身、雾化、患者清洁等工作

(4)介入手术护理

①术前护理

a.评估患者心理状态,做好心理护理及术前健康宣教。

b.术前禁饮禁食 8 小时。

c.术区备皮(腹股沟及会阴部)。

d.术前 1～2 天要让患者练习在床上大小便,防止患者因为术后不习惯在床上解小便而导致充盈性尿失禁。

e.术晨建立静脉通道时最好能选择左侧上肢,以免影响医生术中操作。

f.术前应记录患者肌力和足背动脉搏动情况,作为术后观察对照,便于及早判断是否有并发症发生。

②术后护理

a.术后观察:神志、瞳孔、生命体征、四肢活动度,以及穿刺点出血征象。

b.术后患者需平卧 24 小时。穿刺肢体伸直,避免术肢屈曲,防止活动过早引起局部血肿。制动期间避免喝牛奶,以免引发腹胀。

c.穿刺部位护理:术中全身肝素化会导致穿刺点和全身出血风险的增加,局部加压是防止穿刺部位出血最为简便有效的方法。可选择用术后 2 小时手指强压,术后 2 小时后用 2kg 盐袋/沙袋压迫 6 小时(压迫期间前 2 小时每 15 分钟扪足背动脉 1 次,压迫期间每 2 小时测血压,记录生命体征)或术后即用动脉压迫止血器压迫穿刺处,2 小时后逆时针旋转 360°放松压迫器,继续压迫 6 小时后去除压迫器。

d.注意观察穿刺肢体动脉搏动及色泽,询问患者有无下肢疼痛、麻木现象。若术侧足背动脉搏动较对侧明显减弱和(或)下肢疼痛明显,皮肤色泽发绀,提示有下肢栓塞可能。穿刺点加压包扎过度也可致动脉血运不良,应迅速松解加压包扎绷带。

e.嘱清醒患者多饮水,昏迷患者适当加快输液速度,利于造影剂排出,观察小便量的变化。

f.术后使用抗凝药物的患者应观察有无出血倾向:皮下出血点、牙龈出血、胃溃疡等,加强凝血机制及血生化的检测。

三、缺血性脑卒中

(一)概述

脑梗死是最常见的缺血性脑卒中类型,占全部脑卒中的 $60\%\sim80\%$,是指各种原因引起

的脑部血液供应障碍,使局部脑组织发生不可逆性损伤,导致脑组织缺血、缺氧性坏死。脑梗死包括脑血栓形成和脑栓塞。脑血栓形成指脑动脉的主干或其皮层支因动脉粥样硬化及各类动脉炎等血管病变导致血管的管腔狭窄或闭塞,进而发生血栓形成,造成脑局部供血区血流中断,发生脑组织缺血、缺氧,软化坏死,出现相应的神经系统症状和体征。脑栓塞是指各种栓子随血流进入颅内动脉系统使血管腔急性闭塞引起相应供血区脑组织缺血坏死及脑功能障碍。

(二)病因

最常见的病因为动脉粥样硬化,高血压、高血脂症和糖尿病等可加速脑动脉粥样硬化的发展。其他病因有非特异性脑动脉炎、高同型半胱氨酸血症、动脉瘤、脑淀粉样血管病、Moyamoya 病等。血液学异常引起者较少见。

(三)病理

脑组织对缺血、缺氧损害非常敏感,脑动脉闭塞致供血区缺血超过 5 分钟后即可出现脑梗死。急性脑梗死病灶是由中心坏死区及其周围的缺血半暗带组成。中心坏死区由于严重的完全性缺血致脑细胞死亡;而缺血半暗带内仍有侧支循环存在。

(四)诊断要点

1.临床表现

多见于 50~60 岁以上有动脉粥样硬化的老年人。根据受累部位的不同、侧支循环形成情况的差异等,会出现相应的神经系统的局灶性症状与体征。

(1)颈内动脉系统(前循环)脑梗死:对侧肢体瘫痪、感觉障碍及双眼对侧同向偏盲,优势半球受累尚可出现不同程度的失语、失用和失认。非优势半球受损可有体象障碍。当眼动脉受累时,可出现单眼一过性黑蒙。

(2)椎-基底动脉系统(后循环)脑梗死:表现为眩晕、恶心、呕吐、眼球震颤、吞咽困难。优势半球受累可见失语、失读、失认、失写等症状;非主侧半球受累可出现体象障碍。

2.辅助检查

(1)血液化验:血常规、血糖、血沉、血脂、凝血功能检查等。

(2)心电图检查。

(3)影像学检查

①平扫 CT:平扫 CT 可准确识别绝大多数颅内出血,并帮助鉴别非血管性病变(如脑肿瘤),是疑似脑卒中患者首选的影像学检查方法。

②多模式 CT 检查:灌注 CT 可区别可逆性与不可逆性缺血,因此可识别缺血半暗带。

③标准 MRI 检查:标准 MRI(T_1 加权、T_2 加权及质子相)在识别急性小梗死灶及后颅窝梗死方面明显优于平扫 CT。可识别亚临床缺血灶,无电离辐射,不需碘造影剂。

④多模式 MRI 检查:包括弥散加权成像(DWI)、灌注加权成像(PWI)、水抑制成像(FLAIR)和梯度回波(GRE)等。DWI 在症状出现数分钟内就可发现缺血灶并可早期确定大小、部位与时间,对早期发现小梗死灶较标准 MRI 更敏感。PWI 可显示脑血流动力学状态。弥散-灌注不匹配(PWI 显示低灌注区而无与之相应大小的弥散异常)提示可能存在缺血半暗带。梯度回波序列可发现 CT 不能显示的无症状性微出血,但对溶栓或抗栓治疗的意义尚不明确。

（4）脑血管检查：MRA和CTA可提供有关血管闭塞或狭窄的信息。以DSA为参考标准，MRA发现椎动脉及颅外动脉狭窄的敏感性和特异性为70%～100%。MRA可显示颅内大血管近端闭塞或狭窄，但对远端或分支显示不清。DSA的准确性最高，仍是当前血管病变检查的金标准，但主要缺点是有创性和有一定风险。

（5）颅外血管检查：颈动脉双功超声对发现颅外颈部血管病变，特别是狭窄和斑块很有帮助；TCD可检查颅内血流、微栓子及监测治疗效果，但其局限是受操作技术水平和骨窗影响较大。

（五）治疗要点

治疗包括内科治疗、外科治疗和介入治疗。

1.内科治疗

（1）原则：超早期治疗、个体化治疗、防治并发症、整体化治疗。

（2）治疗方法

①卒中单元：是组织化管理住院脑卒中患者的医疗模式，把传统治疗脑卒中的各种独立方法，如药物治疗、肢体康复、语言训练、心理康复、健康教育等组合成一种综合的治疗系统，明显降低了脑卒中患者的病死率和残疾率。

②超早期溶栓治疗：溶栓应在4.5小时内的治疗时间窗内进行才可能挽救缺血半暗带。

③抗血小板治疗：不符合溶栓适应证且无禁忌证的缺血性脑卒中患者应在发病后尽早给予口服阿司匹林150～300mg/d。急性期后可改为预防剂量（50～150mg/d）；溶栓治疗者，阿司匹林等抗血小板药物应在溶栓24小时后开始使用；对不能耐受阿司匹林者，可考虑选用氯吡格雷等抗血小板治疗。

④调控血压：准备溶栓者，血压应控制在收缩压＜180mmHg，舒张压＜100mmHg；血压持续升高收缩压≥200mmHg或舒张压≥110mmHg，或伴有严重心功能不全、主动脉夹层、高血压脑病，可予缓慢降压治疗，并严密观察血压变化，必要时可静脉使用短效药物（如拉贝洛尔、尼卡地平等），最好应用微量输液泵，避免血压降得过低；有高血压病史且正在服用降压药者，如病情平稳，可于卒中24小时后开始恢复使用降压药物。

⑤抗凝治疗：对大多数急性缺血性脑卒中患者，不推荐无选择地早期进行抗凝治疗；关于少数特殊患者的抗凝治疗，可在谨慎评估风险/效益比后慎重选择，治疗期间应监测凝血功能。

⑥调控血糖：血糖超过11.1mmol/L时给予胰岛素治疗。

⑦控制脑水肿：卧床，避免和处理引起颅内压增高的因素，如头颈部过度扭曲、激动、用力、发热、癫痫、呼吸道不通畅、咳嗽、便秘等；可使用甘露醇静脉滴注；必要时也可用甘油果糖或呋塞米等。

⑧降纤治疗：对不适合溶栓并经过严格筛选的脑梗死患者，特别是高纤维蛋白血症者可选用降纤治疗。

⑨神经保护：使用神经保护剂、亚低温治疗、高压氧治疗可能减少细胞损伤、加强溶栓效果，或者改善脑代谢。

⑩营养支持：卒中后由于呕吐、吞咽困难可引起脱水及营养不良，可导致神经功能恢复减慢。正常经口进食者无需额外补充营养；不能正常经口进食者可鼻饲，持续时间长者经本人或

家属同意可行胃造口(PEG)管饲补充营养。

2.外科治疗

对于发病 48 小时内,60 岁以下的恶性大脑中动脉梗死伴严重颅内压增高、内科治疗不满意且无禁忌证者,以及压迫脑干的大面积小脑梗死患者,可行去骨瓣减压术,挽救患者生命。

3.介入治疗

介入治疗有动脉溶栓术、血管内支架成形术、经皮血管扩张成形术。

(六)主要护理问题

1.脑组织灌注异常

与脑水肿有关。

2.躯体移动障碍

与偏瘫或平衡能力降低有关。

3.语言沟通障碍

与意识障碍或大脑语言中枢功能受损、气管切开有关。

4.有窒息的危险

与意识障碍或延髓麻痹有关。

5.有皮肤完整性受损的危险

与意识障碍、偏瘫、感知改变、大小便失禁有关。

6.生活自理缺陷

与偏瘫、认知障碍、体力不支有关。

7.吞咽困难

与意识障碍或延髓麻痹有关。

8.有受伤的危险

与偏瘫或躁动有关。

9.排便模式的改变

与意识障碍、感知改变、大小便失禁有关。

10.清理呼吸道低效/无效

与痰液黏稠、排痰无力有关。

11.焦虑/抑郁

与偏瘫、失语或缺乏社会支持等有关。

12.有废用综合征的危险

与意识障碍、偏瘫所致长期卧床有关。

13.知识缺乏

缺乏疾病、药物及护理等相关知识。

14.潜在并发症

泌尿系统感染、肺部感染、深静脉血栓形成、肢体挛缩、颅内压增高等。

(七)护理目标

(1)合理用药,改善脑组织灌注。

（2）患者掌握移动躯体的正确方法，在帮助下可进行活动。

（3）患者语言功能恢复或能采取各种沟通方式表达自己的需要。

（4）患者或家属能采取有效防止误吸的方法、未发生窒息。

（5）患者卧床期间感到清洁舒适，生活需要得到满足。

（6）患者皮肤完好，未发生压疮。

（7）患者能进行自理活动，如梳头、洗脸、如厕、穿衣等。

（8）患者恢复到原来的日常生活自理水平。

（9）患者能够进食或能够依赖胃管/造瘘管提供所需营养。

（10）患者排便恢复正常或未发生相关并发症。

（11）患者痰液能够排除，呼吸道通畅。

（12）患者有适当的社会交流，有应对焦虑的有效措施，情绪稳定。

（13）患者或家属了解疾病、药物及护理等相关知识。

（14）患者未发生并发症或早发现、早处理、及早控制病情进展和变化。

（八）护理要点

1.一般护理

（1）病情观察

①严密监测生命体征。

②观察神志瞳孔变化情况。

③观察患者肌力、肌张力恢复情况。

④观察患者皮肤情况。

（2）更换衣物

①指导患者穿衣时先穿患侧，后穿健侧；脱衣时先脱健侧，后脱患侧。

②鼓励患者选择穿脱方便的较宽松柔软的棉质衣服，避免穿套头衫。

③穿不用系带大小合适的鞋，最好穿防滑鞋。

（3）舒适卧位

①根据患者瘫痪情况，选取适宜的良肢卧位。

②头部适当抬高，应避免头颈部过度歪曲、用力。

（4）呼吸道护理

①低氧血症患者给予吸氧。

②定时翻身拍背，促进痰液排出，可使用排痰机协助排痰。

③痰液黏稠者，可以采用雾化吸入法，帮助稀释痰液。

④不能自行咳出痰液者，及时给予吸痰，保持呼吸道通畅。

⑤气道功能严重受损者，及时给予气管插管/气管切开，必要时给予机械辅助通气。

（5）大便失禁护理

①尽量掌握患者排便规律，适时给予便盆排便。

②饮食调节，增加食物中膳食纤维的含量，有助于恢复肠道功能，形成排便的规律性，能改善大便失禁状况。

③患者臀下垫清洁、柔软的尿布,保持尿布平整,如有粪便浸渍需立即更换,并且要随时更换污染的衣物和被单。

④腹泻严重时可使用1次性气囊导管插入直肠15～20cm,气囊充气,使导管固定,粪便引流出来,减轻粪便对皮肤的刺激;也有报道称可使用造口袋粘贴于肛周以保护肛周皮肤。

⑤保持肛周皮肤的清洁干燥,每次大便结束后用温水清洗肛周皮肤,皮肤未破损时可以外擦紫草油或使用透明薄膜保护肛周皮肤;已经破损的皮肤在清洗干净后可以用溃疡贴保护或局部喷洒溃疡粉促进皮肤的愈合。

(6)小便失禁护理

①女性患者可使用柔软、干净的尿布,有尿液后及时更换并且用温水清洗会阴,保持局部清洁干燥。

②男性患者可使用假性尿袋,减少尿液对皮肤的浸渍。

③必要时安置保留尿管。

(7)防止受伤

①感觉减退或障碍的患者防止烫伤或冻伤,忌用热水袋。

②行走不稳的患者,取用适宜的辅助用具,教会患者如何正确移动躯体。

③躁动的患者专人守护,床挡保护,防止受伤、坠床,必要时给予保护性约束。

(8)防止误吸

①床旁备吸引装置。

②昏迷患者取下义齿。

③及时清除口腔中的分泌物及食物残渣。

④进食时采取端坐位或半坐卧位、健侧卧位。

⑤根据吞咽功能的评定选取适宜的食物及进食方法。

⑥必要时安置保留胃管。

⑦保持气道通畅。

(9)维持水、电解质平衡

①准确记录出入量,注意液体出入平衡。

②监测电解质并纠正其紊乱,使其维持在正常水平。

③通过血气分析纠正酸碱平衡的失调。

(10)有效沟通

①在患者面前讲话时要尊重患者,语气自然,用词慎重。

②用多种形式与患者沟通交流,如打手势、实物图片、书写或绘画等。

③在康复及语言治疗师的帮助下,逐渐恢复语言功能。

(11)心理护理

①建立优良的环境,使患者心情舒畅,取得患者的信任。

②向患者及家属介绍疾病的相关知识,了解疾病病程及预后。

③重视患者的主诉,鼓励其表达自身感受、耐心解答患者的疑问。

④与患者建立各种形式的有效沟通方式。

⑤鼓励患者参与康复及掌握自我护理,增强自信心。

⑥指导家属对患者照顾,使患者感到来自家庭的支持关心。

⑦根据患者的各类型心理特点,进行针对性心理护理。

⑧重视对患者精神情绪变化的监控,及时干预。

2.并发症的处理及护理

(1)下肢深静脉血栓预防

①积极控制高血压、糖尿病、高血脂、血液高凝状态等危险因素。

②注意患肢早期的被动及主动功能训练。

③定时翻身拍背、防止瘫痪肢体受压过久,适当抬高患肢;避免在膝下垫硬枕、过度屈髋。

④避免在患肢穿刺,减少血管刺激性药物的输入。

⑤保持大便通畅,以免增加腹内压,影响下肢静脉回流。

⑥患肢可穿弹力袜、使用间歇性充气压力装置。

⑦观察患肢有无肿胀、疼痛、皮温改变等体征。

(2)下肢深静脉血栓护理

①一旦发生下肢静脉血栓,患肢抬高制动,高出心脏平面 20~30cm。

②患肢禁止挤压、按摩、热敷,严格制动,避免发生血栓脱落,形成肺栓塞。

③严密观察患肢皮温、色泽、水肿、弹性及肢端动脉搏动情况,每天在同一部位测量 2 次肢体周径并记录。

④严禁在患侧股静脉穿刺,注意保护患侧足背浅静脉及下肢浅静脉,禁忌输注溶栓、抗凝药以外的药物。

⑤抗凝及溶栓的护理严格按医嘱用药,准确计算输入药量及时间控制;密切监测患者凝血功能的变化,观察有无其他部位的出血,防止发生脑出血。

3.介入手术护理

(1)术前护理

①术前禁饮禁食 8 小时。

②术区备皮(腹股沟及会阴部)。

③术前 1~2 天要让患者练习在床上大小便,防止患者因为术后不习惯在床上解小便而导致充盈性尿失禁。

④建立静脉通道时最好能选择左侧上肢,以免影响医生术中操作。

⑤术前应记录患者肌力和足背动脉搏动情况,作为术后观察对照,便于及早判断是否有并发症发生。

(2)术后护理

①术后观察:神志、瞳孔、生命体征、四肢活动度,以及穿刺点出血征象。

②术后患者需平卧 24 小时。穿刺肢体伸直,禁止蜷曲。

③如为动脉溶栓术,则动脉鞘需保留 4~6 小时方可拔除。

④穿刺部位护理:术中全身肝素化会导致穿刺点和全身出血风险的增加,防止穿刺部位出血的方法有沙袋压迫止血、压迫器压迫止血、血管内缝合。注意观察局部穿刺处有无渗血、瘀

斑、血肿。注意观察穿刺肢体动脉搏动及色泽,询问患者有无下肢疼痛、麻木现象,若术侧足背动脉搏动较对侧明显减弱和(或)下肢疼痛明显,皮肤色泽发绀,提示有下肢栓塞可能。穿刺点加压包扎过度也可致动脉血运不良,应迅速松解加压包扎绷带。

⑤加强凝血机制及血生化的检测。

四、脑出血

(一)概述

脑出血(ICH)是神经内外科最常见的难治性疾病之一,亚洲国家 ICH 占脑卒中患者的 25%～55%,而欧美国家 ICH 仅占脑卒中患者的 10%～15%。ICH1 个月死亡率高达 35%～52%,6 个月末仍有 80%左右的存活患者遗留残疾,是中国居民死亡和残疾的主要原因之一。

脑出血的危险因素以高血压、脑淀粉样血管病(CAA)、脑动静脉畸形、脑动脉瘤、肿瘤卒中、凝血功能障碍等多见。目前国际上尚无公认的分类,欧洲将 ICH 分为原发性脑出血、继发性脑出血和原因不明性脑出血;美国有学者将 ICH 命名为非动脉瘤性、非 AVM 性、非肿瘤性自发性脑出血。原发性脑出血与继发性脑出血的分类,目前得到较多认可。

原发性脑出血指无明确病因的脑出血,多数合并有高血压。在我国,虽未进行大样本流行病学调查,但就现有文献资料分析,原发性脑出血合并高血压者可高达 70%～80%,所以我国一直沿用"高血压脑出血"命名。

(二)病因

ICH 发病原因复杂,受环境因素和遗传因素共同影响。目前认为高血压和脑淀粉样脑血管病是 ICH 的最重要危险因素。

(1)环境因素:如精神压力、不良饮食习惯、高血压、高血糖、吸烟等。

(2)遗传因素。

(3)其他:如血小板活化因子、凝血因子等。

(三)病理

长期高血压伴发脑小动脉病变,小动脉管壁发生玻璃样或纤维样变性和局灶性出血、缺血和坏死,使血管壁强度降低,局限性扩张,并可形成微小动脉瘤。在情绪激动、过度劳累等情况下引起血压急剧升高,导致病变血管破裂出血。血肿造成周围组织受压、缺血、脑梗死、坏死,伴脑水肿。

(四)诊断要点

1.临床表现

突然的剧烈头痛、恶心、呕吐,偶有癫痫样发作,继之出现不同程度的意识障碍(小量出血可无),破入脑室的出血或侵入脑干的出血常在发病后立即昏迷,大脑半球内的出血,可因颅内压升高而出现进行性意识障碍,神经系统体征随出血部位而异。

(1)基底节出血:常累及内囊而出现三偏症状:对侧偏瘫、偏身感觉障碍和对侧同向性偏盲,这些体征进行性加重,短时间内达到高峰,病情进一步发展,可出现脑干受压征象。

(2)丘脑出血:常侵犯丘脑底部和中脑出现双侧瞳孔缩小或大小不等,光反应消失,因累及内囊而出现症状。

(3)桥脑出血:严重者可出现深昏迷,四肢瘫痪,针尖样瞳孔,中枢性高热,病情常迅速恶化,患者在几小时内死亡。

(4)小脑出血:枕部剧痛,频繁呕吐,眩晕,坐立困难等。

2.辅助检查

(1)头颅 CT 平扫:首选检查,可迅速明确脑内出血部位、范围和血肿量,以及血肿是否破入脑室等。可根据多田公式粗略计算血肿体积:血肿体积 $T(\text{mL})=\pi/6 \times L \times S \times Slice$,式中 L 为血肿的长轴,S 为短轴,$Slice$ 为所含血肿层面的厚度(cm)。

(2)MRI 检查:可鉴别诊断脑血管畸形、肿瘤、颅内巨大动脉瘤等。

(3)脑血管检查:脑血管检查有助于了解 ICH 病因和排除继发性脑出血,指导制订治疗方案。常用检查包括 CTA、MRA、CTV、MRV(低场强磁共振脑静脉窦血管成像)、DSA 等。CTA、MRA、CTV、MRV 是快速、无创性评价颅内外动脉血管、静脉血管及静脉窦的常用方法,可用于筛查可能存在的脑血管畸形、动脉瘤、动静脉瘘等继发性脑出血,但阴性结果不能完全排除继发病变的存在。DSA 能清晰显示脑血管各级分支,可以明确有无动脉瘤、AVM 及其他脑血管病变,并可清楚显示病变位置、大小、形态及分布,目前仍是血管病变检查的重要方法和金标准。

(五)治疗要点

1.内科治疗

ICH 患者在发病的最初数天内病情往往不稳定,应常规持续生命体征监测(包括血压监测、心电监测、氧饱和度监测)和定时神经系统评估,密切观察病情及血肿变化,定时复查头部CT,尤其是发病 3 小时内行首次头部 CT 患者,应于发病后 8 小时、最迟 24 小时内再次复查头部 CT。

ICH 治疗的首要原则是保持安静、稳定血压、防止继续出血。根据情况,适当降低颅内压,防治脑水肿,维持水电解质、血糖、体温平衡,同时加强呼吸道管理及护理,预防各种颅内及全身并发症。

2.外科治疗

我国目前外科治疗的主要目标在于及时清除血肿、解除脑压迫、缓解严重颅内高压及脑疝、挽救患者生命,并尽可能降低由血肿压迫导致的继发性脑损伤和残废。

(六)主要护理问题

(1)清理呼吸道无效与意识障碍有关。

(2)低效性呼吸形态与出血压迫呼吸中枢有关。

(3)意识形态的改变与脑组织损害有关。

(4)脑组织灌注不足与出血致脑组织肿胀有关。

(5)潜在并发症脑疝、颅内再出血、消化道出血、感染、深静脉血栓等。

(七)护理目标

(1)呼吸道通畅,患者不发生组织缺氧或二氧化碳潴留。

(2)呼吸形态得到改善。

（3）患者不发生外伤和误吸,显示稳定的生命体征,意识逐渐好转。

（4）脑水肿减轻。

（5）术后未发生相关并发症,或并发症发生后能得到及时治疗与处理。

（八）术前护理措施

1.内科治疗的护理

（1）控制血压:急性脑出血患者常伴有明显血压升高,且血压升高的幅度通常超过缺血性脑卒中患者,这增加了 ICH 患者残疾、死亡等风险。ICH 早期及血肿清除术后应立即使用药物迅速控制血压,但也要避免长期严重高血压患者血压下降过快、过低可能产生的脑血流量下降。如因 Cushing 反应或中枢性原因引起的异常血压升高,则要针对病因进行治疗,不宜单纯盲目降压。

（2）降低颅内压,控制脑水肿:抬高床头约 30°,头位于中线上,以增加颈静脉回流,降低颅内压;对需要气管插管或其他类似操作的患者,需静脉应用镇静剂。镇静剂应逐渐加量,尽可能减少疼痛或躁动避免引起颅内压升高。常用的镇静药物:丙泊酚(二异丙酚)、依托咪酯、咪达唑仑等;镇痛药:吗啡、阿芬太尼等;若患者具有颅内压增高的临床或影像学表现,和(或)实测颅内压大于 20mmHg,可应用脱水剂,如 20％甘露醇(1～3g/kg·d)、甘油果糖、高渗盐水、白蛋白、利尿剂等,应用上述药物均应监测肾功能、电解质,维持内环境稳定;必要时可行颅内压监护。

（3）血糖管理:无论既往是否有糖尿病,入院时的高血糖均预示 ICH 患者的死亡和转归不良风险增高。然而,低血糖可导致脑缺血性损伤及脑水肿,故也需及时纠正。因此,应监测血糖,控制血糖在正常范围内。

（4）呼吸道管理:若意识障碍程度重,排痰不良或肺部感染者可考虑气管插管或尽早气管切开,排痰防治肺部感染。怀疑肺部感染患者,应早期作痰培养及药敏实验,选用有效抗生素治疗。

（5）神经保护:有临床报道显示,神经保护剂是安全、可耐受的,应用神经保护剂对临床预后有改善作用。

（6）体温控制:一般控制体温在正常范围,尚无确切的证据支持低温治疗。

（7）预防应激性溃疡:脑出血早期可使用质子泵抑制剂预防应激性溃疡。

（8）维持水和电解质平衡:定期检查血生化,监测及纠正电解质紊乱。

（9）抗癫痫治疗:若出现临床痫性发作应进行抗癫痫药物治疗。

（10）下肢深静脉血栓和肺栓塞的预防:ICH 患者发生深静脉血栓形成和肺栓塞的风险较高,应鼓励患者尽早活动、腿抬高;尽可能避免穿刺下肢静脉输液,特别是瘫痪侧肢体;可联合使用弹力袜和间歇性空气压缩装置预防下肢深静脉血栓及相关栓塞事件。

2.外科治疗的护理

（1）术前常规准备心理护理

①向患者或家属解释手术的必要性、手术方式、注意事项。

②鼓励清醒患者表达自身感受。

③针对个体情况进行针对性心理护理。

④鼓励患者家属和朋友给予患者关心和支持。

(2)营养

①根据情况给予高维生素、低盐、低脂、易消化食物。

②不能进食者遵医嘱静脉补充热量及管喂营养。

(3)胃肠道准备

①饮食:术前禁食禁饮8小时。急诊手术例外。

②尿管:急诊手术患者安置保留尿管。

(4)病情观察及护理

①保持环境安静,减少不必要的搬动。

②保持呼吸道通畅,持续低流量吸氧。

③观察并记录患者血压情况,维持收缩压在180mmHg以下。

④严密观察患者意识、瞳孔、生命体征、尿量和肢体活动情况。

⑤昏迷患者注意观察皮肤状况并加强护理。

⑥避免各种不良刺激,如咳嗽、情绪激动、烦躁、过度兴奋、屏气用力、精神紧张等易引起再出血的诱因。

(5)术前常规准备

①术前行抗生素皮试,遵医嘱带入术中用药。

②协助完善相关术前检查:心电图、B超、出凝血试验等。

③更换清洁病员服。

④术前2日用洗发剂洗头吹干后用氯已定揉搓头皮5分钟,手术当日入手术室后根据手术标记剪去手术部头发。

⑤建立静脉通道。

⑥与手术室人员进行患者、药物核对后,送入手术室。

⑦麻醉后置尿管。

(九)术后护理措施

1.神经外科术后护理常规

(1)全麻术后护理常规

①了解麻醉和手术方式、术中情况、切口和引流情况。

②持续低流量吸氧。

③持续心电监护。

④床档保护防坠床。

⑤严密监测生命体征。

(2)伤口观察及护理:观察伤口有无渗血渗液,若有,及时通知医生并更换敷料。

(3)各管道观察及护理

①输液管保持通畅,留置针妥善固定,注意观察穿刺部位皮肤。

②尿管按照尿管护理常规进行,一般术后第2日可拔除尿管,拔管后注意观察患者自行排尿情况。

③创腔、硬膜外、硬膜下、皮下、脑室、腰穿持续引流等引流管参照引流管护理相关要求。

（4）疼痛护理

①评估患者疼痛情况。

②遵医嘱给予镇痛药物或降压药物。

③提供安静舒适的环境。

（5）基础护理：做好口腔护理、尿管护理、定时翻身、雾化、患者清洁等工作。

2.血压管理

血压监测和护理是高血压脑出血患护理的重点。

（1）严密监测血压：行心电监护，每 15～30 分钟测血压，必要时每 5 分钟测血压，并做好相应记录。

（2）血压控制标准

①血压在 180/100mmHg 以内原则上不行药物降压处理。

②行药物降压应注意避免血压下降过快、过低。

③有高血压病史的患者，降压幅度应控制在基础血压的 15％～20％以内，以不超过 20％为宜。

④ICP 升高的患者，其血压控制标准应相应提高，至少保证脑灌注压在 60～80mmHg。

（3）病情观察：无高血压病史的患者，血压升高要高度警惕急性颅内高压（Cushing 反应：血压升高、脉搏减慢宏大有力、呼吸深而慢）的可能。

3.神经外科引流管护理

（1）保持通畅：勿折叠、扭曲、压迫管道。

（2）妥善固定

①颅内引流管与外接引流瓶或引流袋接头应连接牢固，外用纱布包裹，胶布分别将纱布两端与引流管固定，避免纱布滑落。

②躁动患者在征得家属同意后适当约束四肢。

③告知患者及家属引流管的重要性，切勿自行拔出。

④根据引流管的种类和安置目的调整放置高度。

⑤引流管不慎脱出，应检查引流管头端是否完整拔出，并立即通知主管医生处理。

（3）观察并记录

①严密观察引流液性状、颜色、量。

②正常情况下手术后 1～2 天引流液为淡血性液，颜色逐渐变淡，若为引流出大量新鲜血液或术后血性液逐渐加深，常提示有出血，应通知医生积极处理。

③引流量过少应考虑引流管阻塞的可能，采用自近端向远端轻轻挤压、旋转引流管方向、适当降低引流管高度等方法进行处理。

④采用以上方法处理后引流管仍未通畅时应严密观察患者意识或瞳孔变化，警惕颅内再出血的发生。

⑤观察患者伤口敷料情况。

（4）拔管：根据引流量的多少、引流液的颜色、颅内压、引流目的等决定拔管时间。

4.饮食护理

清醒患者手术 6 小时后可进流质饮食，如无不适可逐渐过渡到普食；昏迷患者则于第 2 天安置保留胃管,给予管喂流质饮食。

5.体位与活动

患者清醒后抬高床头30°,能改善颈静脉回流和降低颅内压,头部应处于中间位,避免转向两侧。患者术后活动应循序渐进,首先在床上坐,后在床边做,再在陪护搀扶下下地活动,避免突然改变体位引起脑部供血不足致头晕或昏倒。

6.健康指导

(1)饮食:低盐(低于5g/d)、低脂、低胆固醇、低热量。

(2)药物指导

①根据医嘱用药。

②准时服药。

③不能突然停药。

④如有不良反应,及时看医生。

(3)功能锻炼

①肢体瘫痪者,保持肢体在功能位,由被动锻炼到主动锻炼。

②失语者,教患者锻炼发音,由简单的字到词组,再到简单的句子。

(4)自我保健

①减轻体重,坚持适当的运动。

②戒烟。

③保持稳定的情绪。

④保持良好的生活习惯,如活动规律、睡眠充足、服药定时、劳逸结合等。

⑤定期监测血压,维持血压的稳定。

(5)心理护理:进行个体化心理护理。

第六节　脊柱脊髓疾病

一、椎管内肿瘤

椎管内肿瘤也称为脊髓肿瘤,主要来源于脊髓以及和脊髓相关的椎管内组织细胞,如终丝、神经根、硬脊膜、蛛网膜、血管以及椎管内脂肪组织等。椎管内肿瘤约占中枢神经系统肿瘤的15%。部分椎管内肿瘤是由身体其他部位原发肿瘤转移而来,大多位于硬脊膜外,侵犯脊髓少见。

(一)肿瘤分类

按照解剖层次分为硬脊膜外、髓外硬脊膜下以及髓内肿瘤;按照病理性质分为:脊膜瘤、神经纤维瘤、星形细胞瘤、脊索瘤以及表皮样囊肿等;按照来源分为:原发性、继发性和转移性肿瘤;按照在脊髓的节段分为:高颈段、颈膨大、腰段、腰膨大以及圆锥和马尾。

(二)临床表现

由于椎管内空间有限,其临床症状及体征主要是肿瘤在椎管内刺激、压迫以及损坏脊髓和脊神经所致。椎管内肿瘤一般病程较长,进展缓慢。主要表现为进行性的感觉障碍、运动障碍以及自主神经系统症状等。

(三)诊断要点

1.病史

应该详细询问患者病史,特别是感觉障碍、运动障碍、刺激性疼痛以及神经功能障碍等。椎管内肿瘤一般病程较长,而一些恶性肿瘤以及肿瘤囊性变或出血等可致症状急剧恶化。详细完善的病史资料对于椎管内肿瘤的诊断意义很大。

2.体格检查

由于肿瘤在椎管内节段和层次的不同,其引起的临床症状也不相同,因而严格的体格检查和临床体征的客观、科学分析对椎管内肿瘤的初步定位意义深远。

(1)髓内肿瘤和髓外肿瘤临床体征主要区别在于:前者症状主要是自上而下出现,相反后者主要为自下向上发展;前者有感觉分离,而根性疼痛不确切,而后者感觉分离少见但是较早出现根性疼痛。

(2)不同脊髓节段肿瘤的临床体征也不相同

①高颈段($C_{1\sim4}$):枕颈部疼痛,有时伴有四肢痉挛性瘫痪,躯干及四肢的感觉障碍。有时还会出现呃逆、呕吐和呼吸困难,为肿瘤侵犯膈肌所致。

②颈膨大($C_5\sim T_1$):早期出现上肢及肩背部疼痛,如果肿瘤侵犯并引起脊髓横贯性损害时,可出现上肢弛缓性瘫痪,下肢痉挛性瘫痪,以及病变以下节段的感觉障碍。有时还会出现霍纳综合征。

③腰段($T_{2\sim12}$):早期出现特征性腰腹部疼痛,呈束带样感觉。随着肿瘤的生长出现下肢的痉挛性瘫痪伴有感觉障碍,而上肢正常。

④腰膨大($L_1\sim S_2$):早期出现腰及双下肢疼痛,随病程进展出现双下肢的弛缓性瘫痪,同时多伴有括约肌功能障碍。

⑤圆锥和马尾:圆锥肿瘤早期出现自主神经功能障碍,伴有相应部位感觉障碍;马尾肿瘤早期多出现剧烈的神经根性痛,有肌肉萎缩、感觉障碍等,而自主神经功能障碍出现较晚。

3.辅助检查

必要的检查是椎管内肿瘤确诊不可缺少的检查方法和诊断依据。传统临床应用的检查方法有腰椎穿刺、压颈试验(Queckenstedt 试验)、X 平片扫描、脊髓造影等,部分方法由于具有一定的创伤性和危险性,操作复杂以及对肿瘤分辨率差等关系,目前临床上作为椎管内肿瘤的诊断运用已经很少。而 CT 和 MRI 检查是目前运用较多的影像学检查手段。CT 平扫对椎管肿瘤诊断意义不大,而其增强扫描可以显示某些肿瘤的范围、周边水肿情况等。目前对椎管内肿瘤临床诊断应用最广泛,也最具有价值的是 MRI。MRI 较 CT 能更加清楚地显示肿瘤及其周围结构,特别是 MRI 能够从水平、冠状以及矢状位显示肿瘤立体位置以及与周围组织的关系,对肿瘤的定位以及指导手术治疗具有不可替代的意义,而部分肿瘤在 MRI 的特定影像学表现也有助于肿瘤的定性诊断。

(四)治疗要点

大部分椎管内肿瘤是良性肿瘤,外科手术是首选方法。明确诊断后尽早手术,大多数临床症状可以得到缓解,而且脊髓功能可以部分或全部恢复。而椎管内转移性肿瘤或恶性肿瘤在手术后应辅以放疗或化疗以巩固疗效。

1.手术适应证

临床诊断椎管内占位病变明确,且患者出现脊髓或相邻神经根功能影响者均应考虑手术治疗。

2.手术禁忌证

(1)有严重或不可改善的心、肺、肝、肾等系统疾病,无法耐受手术者。

(2)手术野局部皮肤感染、溃疡或坏死者应积极局部处理后手术。

(3)椎管内转移瘤,其他系统已经出现明显临床症状者。

(4)椎管内多发肿瘤,应征得家属和患者同意后,选择责任病变手术或分次手术。

3.手术并发症

(1)脊髓损伤导致临床症状加重或出现相应节段新发症状。

(2)单根或很少几根神经根损伤多不会出现明显临床症状,但连续几根神经根损伤可能导致相应症状。

(3)术野局部神经根粘连导致感觉过敏或疼痛症状。

(4)术野血肿压迫脊髓症状。

(5)体位不当、释放脑脊液过多致颅压改变症状;术中渗血进入蛛网膜下腔出现头痛等症状。

(6)伤口愈合差,脑脊液漏以及感染等。

(五)主要护理问题

1.低效性呼吸形态

与脊髓损伤造成呼吸肌麻痹有关。

2.清理呼吸道低效

与呼吸肌无力及气管切开有关。

3.有废用综合征的危险

与肢体瘫痪神经功能障有关。

4.躯体移动障碍

与肌无力、肢体瘫痪有关。

5.有皮肤完整性受损的危险

与长期卧床、神经功能障碍有关。

6.潜在并发症

感染。

7.有外伤的危险

与肢体瘫痪、神经功能障碍有关。

8.体温过高

与手术创伤有关。

9.疼痛

与手术创伤有关。

10.语言沟通障碍

与气管切开有关。

11.自理能力缺陷/部分缺陷

与肢体瘫痪有关。

12.腹胀

与脊髓损伤有关。

13.有营养失调、低于机体需要量的危险

与长期卧床、鼻饲有关。

14.焦虑

与担心疾病预后有关。

15.知识缺乏

与缺乏手术前后相关的知识有关。

（六）护理目标

(1)患者不发生组织缺氧或二氧化碳潴留。

(2)及时清除呼吸道分泌物,保持呼吸道通畅。

(3)患者不发生关节僵直,肌肉萎缩。

(4)患者家属能认识翻身及活动关节的意义,患者不发生关节僵直及失用性肌萎缩。

(5)保持患者皮肤的完整性。

(6)患者住院期间不发生感染/感染得到控制。

(7)患者不发生意外受伤。

(8)患者不发生高热导致的并发症。

(9)患者疼痛时得到及时处理。

(10)与患者建立有效的沟通方式。

(11)患者卧床期间生活需要能够得到满足。

(12)患者腹胀时得到及时妥善处理。

(13)患者的营养状况良好。

(14)患者能对疾病有所了解,焦虑减至最低。

(15)患者能配合完成各项术前检查,对疾病和手术有所了解。

（七）术前护理措施

1.心理护理

(1)评估患者心理问题的来源及程度,鼓励患者正确面对疾病,以取得患者的理解和信任。

(2)以理解和宽容的态度和患者交谈,解释手术的必要性、手术方式、注意事项,增强战胜疾病的信心。

2.术前宣教

(1)以通俗易懂的语言向患者及家属讲解疾病病因、征象,术前有关检查项目及注意事项,麻醉知识,术后并发症的预防等,如神经根痛、感觉障碍、运动障碍、自主神经功能障碍是此类疾病的主要特征。

(2)临床上有的患者疼痛难忍;有的感觉下肢麻木,有蚁走感;还有的感觉下肢冰冷。这些征象都是肿瘤压迫脊神经根所致。

(3)除做好患者生活护理外,还要注意预防意外伤或并发症,如烫伤、冻伤、压疮等。

3.安全管理

偏瘫、感觉障碍患者,及时行压疮、跌倒/坠床风险评估,常规予以床档保护。

4.有关项目训练

(1)咳嗽训练

①指导患者做深呼吸,吸气时间长于呼气时间,要自然、缓慢,闭声门,然后胸部自下而上,缓缓用力咳嗽,避免用力过猛,使术后切口振动过大引起疼痛。

②有效咳嗽,增加肺通气量,预防术后坠积性肺炎发生。

(2)排尿训练:让患者放松腹部及会阴部,用温热毛巾敷下腹部或听流水声,温开水清洗会阴等,反复多次练习,直至能躺在床上自然排尿,避免术后发生尿潴留及排便困难。

(3)翻身训练:教会患者轴线翻身的方法,让患者平卧,护士站于患者所需卧位一侧,俯身,一手放于患者颈下,另一手放于患者外侧肩部,让患者双手分别放于护士颈后和一侧腋后,另一位护士站在患者背后,双手分别托着患者臀部及大腿,两人一起缓慢沿脊柱轴线用力,将患者缓缓放手侧卧位,再帮患者按摩受压处。

5.术前准备

(1)按神经外科术前护理常规。

(2)皮肤准备:术前2日氯己定消毒术区皮肤范围。

①高位颈段手术:枕骨粗隆至双窟水平的皮肤。

②腰段脊髓手术:以病变为中心上下5个椎体的皮肤。

③骶段手术:病变腰椎以上5个锥体至坐骨结节处。

(3)术前8小时开始禁食禁水,哺乳期婴儿术前4小时禁食。

(4)术前有留置尿管者,应用艾利克消毒,更换无菌集尿袋。

(5)手术前晚21时入睡困难者,遵医嘱给予镇静剂。

(6)术晨遵医嘱带入术中用药,测生命体征,更换清洁患者服,准备好病历、CT、MRI等带入手术室,准确填写手术前评估单并与手术室人员进行患者、药物核对后进入手术室。

(八)术后护理措施

1.体位护理

(1)术后全麻清醒给予去枕平卧位,以利于压迫止血,搬动患者时要保持脊柱水平位,尤其是高颈段手术应颈部制动、颈托固定,应注意颈部不能过伸过屈,以免加重脊髓损伤。硬脊膜打开修补者取俯卧位。

(2)应1~2小时翻身1次,翻身时注意保持头与身体的水平位,护士以稳妥轻柔的动作按照术前训练方法,协助患者翻身,因疼痛不必过多移动患者,要注意头、颈、躯干及下肢应保持在同一轴线位,不可强拖硬拉。

2.生命体征监测

(1)密切观察患者生命体征。

(2)保持呼吸道通畅,观察呼吸频率、节律及血氧饱和度的变化,观察患者是否有出现呼吸困难、烦躁不安等呼吸道梗阻症状。

3.脊髓神经功能的观察

(1)颈椎手术:注意呼吸情况,应特别注意观察伤口周围有无肿胀、胸闷气紧、呼吸困难,以防发生血肿压迫颈部而影响呼吸功能。

(2)颈椎手术

①麻醉清醒后严密观察四肢感觉、运动、肌力等,并与术前对比,以便及时发现并发症。

②术后可能会出现颈交感神经节损伤症,患侧瞳孔缩小,脱睑下垂,眼球凹陷,一般不需处理。

(3)胸椎手术:一般上肢不受影响。术后观察下肢活动情况,术后常会出现腹胀者可加用通便满肠药物或肛管排气。

(4)腰骶部手术:观察下肢肌力活动度及肛周皮肤感觉,如发现感觉障碍平面上升或四肢活动度有减退,应考虑脊髓出血或水肿,应立即通知医生采取紧急措施。

4.伤口及引流管护理

(1)注意观察伤口有无渗血、渗液,有无感染征象,保持伤口敷料干燥固定,尤其是骶尾部,污染衣裤及时更换。

(2)伤口感染常在术后 3～7 天出现,表现为局部搏动性疼痛,皮肤潮红、肿胀,压痛明显,并伴有体温升高,及时通知医生,检查伤口情况并及时处理。

(3)一般引流管在 2～3 天拔除。

5.饮食护理

麻醉清醒前应禁食,清醒 6 小时后可进流质饮食,出现呕吐时暂不进食,头偏向一侧。术后第一天进食高蛋白、高营养、易消化的食物,以增强机体的抵抗力,多食蔬菜及水果,多饮水,保持大便通畅。

6.截瘫患者皮肤护理

截瘫患者皮肤失去感觉,神经调节功能不良,血循环差,容易发生压疮。间歇解除压迫,按摩和温热敷是预防产生压疮的关键,早期翻身叩背 1 次/2 小时,并帮助患者按摩受压处和被动活动肢体关节,保持关节功能位置。

7.疼痛的护理

评估患者疼痛的程度及是否需要药物辅助止痛。另外可适当变换体位,让患者舒适以便缓解疼痛。咳嗽、打喷嚏、便秘常常可使腹压增加,诱发或加重疼痛。因此,应注意预防感冒及便秘。寒冷常使腰部以下肌肉收缩,加重疼痛。因此,腰部及下肢注意保暖,给予患者足浴和温水擦浴,水温保持 41～43℃。

8.预防肺部感染

指导患者进行咳嗽训练。随着切口愈合,疼痛逐渐减轻或消失,鼓励患者用力咳嗽,勤翻身叩背,以利肺的膨胀和引流。必要时做雾化吸入。

9.健康指导

(1)心理支持:了解患者心理反应,给予鼓励,增强疾病恢复的信心,并说明功能的恢复会有各种可能性,如痊愈、好转、部分好转,并也有恶化的可能,使家属思想上有所准备。

(2)压疮护理:预防压疮,按时翻身,保持皮肤及床单的清洁平整。动态行压疮风险评估,对已产生的压疮应积极治疗,对症处理。

(3)神经功能障碍肢体的护理

①感觉麻木或感觉消失的肢体应当心烫伤。

②瘫痪肢体要保持功能位,预防关节畸形,足下垂等。

③教会患者使用轮椅,帮助其树立生活的信心,尽早参加社会活动。

(4)排便护理:保持大小便通畅,一般清醒患者术后第1日可拔除尿管,拔管后应关注患者自行排尿情况。长期安置尿管的患者定期更换尿袋,定期夹闭尿管帮助患者建立膀胱功能,待小便功能恢复后方能拔除尿管。便秘时可用开塞露纳肛或口服轻泻剂。

(5)功能锻炼:指导患者肢体功能锻炼,做到自动运动与被动运动相结合。用健侧的肢体带动瘫痪肢体做被动活动,或由家属帮助运动,完成关节活动,促进肢体功能恢复,并教育患者自我护理的方法。患者起床前根据手术部位不同先给予颈托、胸托、腰围保护,以免影响脊柱稳定性。

(6)饮食指导

①养成良好的生活习惯,加强营养,食用高蛋白(鸡、鱼、蛋、奶等)、高维生素、高热量、高纤维素(韭菜、芹菜等)、易消化的饮食,多食水果、蔬菜。

②忌浓茶、咖啡、辛辣食物等。

二、脊髓损伤

急性脊髓损伤是创伤致死和致残的最常见的原因之一。在我国,造成脊髓损伤的原因主要有交通事故、高处坠落,重物砸伤、运动伤、自然灾害以及老年人生活中摔倒致颈脊髓损伤。近年来,随着创伤救治系统的完善、院前急救水平的提高、外科固定技术及康复医学的发展,大部分患者能从急性期生存下来,但是多数会存在截瘫、四肢瘫、括约肌功能障碍等非常严重的残疾,给家庭和社会带来严重的心理和经济负担。因此,早期诊断脊髓损伤,尽量减轻继发性脊髓损伤,保留脊髓和神经根功能,同时恢复脊柱稳定性尤为重要。

(一)临床表现

1.完全性脊髓损伤

临床表现为完全截瘫,损伤平面以下超过3个节段感觉、运动完全丧失,排尿、排便功能障碍(括约肌功能障碍),可出现阴茎异常勃起、低血压及心动过缓。

完全性脊髓损伤的急性期常合并有脊髓休克,由于损伤平面以下脊髓失去高级中枢控制,处于休克状态,表现为感觉丧失,肢体弛缓性瘫痪,深、浅反射均消失,尿潴留,排便失禁。一般24小时后即开始恢复,但通常脊髓损伤平面越高,则休克期越长,最长可达8周。休克期过后,脊髓损伤水平呈下运动神经元损伤表现,而损伤平面以下的脊髓功能恢复,呈上运动神经元损伤表现,即弛缓性瘫痪变为痉挛性瘫痪,感觉仍完全丧失,腱反射恢复甚至亢进,括约肌功能障碍依旧。在这些表现中,球海绵体反射、肛门反射(无圆锥损伤)最先恢复,即完全截瘫患者休克期中,一旦肛门反射出现,即提示休克期将过去。

2.脊髓震荡

脊髓震荡为轻度脊髓损伤,表现为损伤平面以下感觉、运动和括约肌功能不完全丧失,通常在 24 小时内开始恢复,6 周左右,恢复完全,与不完全性脊髓损伤的区别在于后者神经功能不能完全恢复。

3.不完全脊髓损伤

损伤平面以下感觉或运动功能不完全丧失,或括约肌功能部分丧失,但肛周感觉存在。通常,感觉和运动可大部分恢复,但不能完全恢复。排尿功能常可恢复。以下为常见几种特殊类型的不完全脊髓损伤。

(1)中央脊髓综合征:是最常见的不完全性脊髓损伤综合征,主要见于颈椎过伸伤或颈椎爆裂性骨折,通常上肢瘫痪重于下肢,感觉不完全丧失,括约肌功能障碍较轻。中央脊髓损伤的范围主要是中央灰质,而皮质脊髓侧束和前束中,控制上肢的神经纤维靠近中央,控制下肢的神经纤维远离中央,所以下肢症状较轻,神经功能恢复也是下肢先恢复,膀胱功能次之,最后是上肢肌力及手指活动。预后相对较好,但与损伤的严重程度及患者的年龄密切相关,老年患者恢复较年轻患者差。

(2)前脊髓综合征:又称脊髓前动脉综合征,常见于颈椎爆裂骨折,碎骨片损伤或压迫前部脊髓,甚至损伤脊髓前动脉,导致脊髓前动脉闭塞,由于脊髓前动脉供应脊髓腹侧 $2/3 \sim 3/4$ 血供,出现相应供血区域脊髓梗死。临床表现为损伤平面以下截瘫或四肢瘫,分离性感觉障碍(痛觉和温觉缺失而振动觉和本体觉保存),括约肌功能障碍。在不完全脊髓损伤中,此综合征预后较差,仅有 $10\% \sim 20\%$ 的患者可恢复至功能性的运动控制。

(3)脊髓半切综合征:常见于穿刺伤,后关节单侧脱位或横脱位,变现为同侧损伤平面以下中枢性瘫痪,同侧本体觉及振动觉消失,对侧损伤平面以下 $1 \sim 2$ 个节段出现痛温觉消失。

(4)后脊髓综合征:相对罕见,主要见于椎板骨折块压迫脊髓后部,表现为损伤平面以下深感觉消失,伴有痛觉过敏及感觉异常,肢体运动功能障碍较轻。

4.马尾神经损伤

多见于 L_1 水平以下爆裂性骨折,可合并脊髓圆锥损伤。单纯马尾神经损伤造成的神经功能障碍多是不完全性的,表现为双侧下肢呈弛缓性瘫痪,伴有括约肌功能障碍,肛门及会阴区感觉障碍,通常下肢功能障碍能部分恢复,但括约肌功能障碍和会阴部感觉难以恢复。

5.脊髓损伤后全身改变

(1)呼吸系统:高位脊髓损伤后(T_2 以上,C_4 以下),肋间肌瘫痪,膈肌、胸锁乳突肌、斜角肌等功能障碍,呼吸时,胸廓可呈反向运动,胸腔负压下降,影响肺容积和气体交换,同时由于胃肠功能紊乱,发生腹胀,也会影响膈肌运动,进而影响呼吸。此外,高位脊髓损伤后,交感神经受累,迷走神经无拮抗,气管、支气管收缩,同时由于咳痰能力下降,容易发生肺部感染。当损伤平面位于 C_4 以上,膈肌完全瘫痪,需呼吸机辅助通气。

(2)循环系统:急性脊髓损伤患者可能在伤后出现低血压性休克(收缩压$\leqslant 90mmHg$),其原因包括:损伤平面位于 T_1 水平之上,导致交感神经功能消失,迷走神经占优势,出现心动过缓,血管张力降低,外周血管阻力下降,同时由于骨骼肌张力麻痹,失去肌肉泵作用,导致静脉血淤积,回心血量下降,出现相对血容量不足,进而表现为低血压。

(3)体温调节障碍:高位脊髓损伤后,体温异常较常见,以体温升高居多,其原因在于体温调节中枢的传导通路障碍,产热散热不平稳;交感神经功能消失,皮肤汗腺失去支配,无法通过出汗散热,患者长期卧床,合并压疮、泌尿系统感染及肺部感染也可能引起高热。

(二)辅助检查

1.影像学检查

(1)X线检查:对怀疑存在脊柱脊髓损伤的患者,应当常规摄正、侧位和双斜位片。正位片注意观察椎体的形态有无改变,有无横向移位,椎板是否下陷,椎弓根形态有无改变,椎弓根距离有无增宽,棘突是否位于中线。侧位片注意观察脊柱曲线有无改变,椎体形态,椎体前缘高度有无改变,后缘有无后移,相邻椎体间有无移位,椎间隙有无狭窄或增宽、关节突位置是否正常,有无交锁或分离,关节突有无骨折,棘突间隙有无增宽等。

(2)CT检查:轴位CT可以显示椎管形态,观察骨折情况,确定骨块有无压迫脊髓及脊髓受压的程度,三维CT可清晰直观地显示脊柱骨性结构损伤情况。

(3)MRI检查:MRI是目前观察脊髓损伤的最佳影像,可以显示脊髓损伤的性质、程度、范围。急性脊髓损伤在形态上表现为肿胀、变形、甚至断裂,在MRI上的表现可分为出血、水肿和挫伤三类。24小时内髓内出血在 T_1 加权像表现为等信号或稍低不均匀信号, T_2 像呈低信号;脊髓水肿在 T_1 加权像呈均匀稍低信号或等信号, T_2 加权像呈高信号;挫伤在 T_1 加权像呈等高信号, T_2 加权像呈不均匀高信号。陈旧性脊髓损伤可表现为脊髓萎缩变细、囊变等。

2.电生理检查

(1)SEP:通过刺激周围神经(上肢腕部正中神经及尺神经,肘部桡神经,下肢在内踝处袭击胫后神经,腓骨颈处刺激,股前刺激股神经),经过脊髓后索传导,在大脑皮质相应的感觉区可以记录到电位变化。完全性脊髓损伤通常表现为伤后24小时不能引出诱发电位,且数周内连续检查无恢复;不完全性脊髓损伤通常在伤后即能引出诱发电位,或者经过一段时间恢复后能引出异常电位。该检查对于判断脊髓损伤程度及评价预后有一定帮助。

(2)运动诱发电位(MEP):通过刺激大脑皮质运动区,经过皮质脊髓束传导至相应脊髓节段,诱发其支配肌肉收缩,从而在脊神经或肌肉上记录电信号。通常临床上脊髓损伤患者,其感觉丧失与运动瘫痪是一致的,同一平面体感诱发电位就能反应脊髓损伤程度,当感觉障碍与运动瘫痪不一致时,应当同时行体感诱发电位和运动诱发电位以检查脊髓内感觉通道和运动通道的损伤情况。

(三)诊断及鉴别诊断

1.脊髓损伤的诊断

脊髓损伤的诊断主要依据:①明确外伤史;②存在脊髓损伤的症状及体征;③X线、CT及MRI等影像学检查明确脊柱、脊髓损伤的节段和类型;④电生理检查提示存在诱发电位改变。

2.脊髓损伤的鉴别诊断

(1)脊柱脊髓肿瘤:脊柱脊髓肿瘤通常起病缓慢,没有明确外伤史,症状和体征多呈进行性加重,MRI通常可提示脊髓受压改变或是明确肿瘤位置。

（2）脊髓血管性病变

①脊髓梗死:较为少见,梗死部位通常位于脊髓前动脉,脊髓后动脉少见,多位于 T_4 水平,可能的原因有手术阻断主动脉、椎管狭窄患者行坐位手术、术中低血压、主动脉夹层、脊髓动脉栓塞。

②脊髓出血:最常见的是脊髓动静脉畸形出血,好发于 30 岁以下,10%～20% 急性发病,可行选择性脊髓血管造影以明确诊断。

（3）癔症性截瘫:部分患者可有外伤史,但其截瘫感觉平面通常不按神经平面分布,查体肌张力多正常,腱反射正常,没有病理反射,肛门反射正常,体感诱发电位正常。

（四）治疗要点

脊髓损伤早期的主要死亡原因是误吸和休克,因此,脊髓损伤患者的急救非常重要,其原则同创伤急救原则,包括气道、呼吸及循环。针对脊髓损伤的处理原则如下。

1.一般原则

（1）尽早开始治疗:由于脊髓损伤后病理改变进展非常迅速,治疗应当越早越好,有学者认为伤后 6 小时是黄金治疗时期,美国脊髓损伤协会（ASIA）建议脊髓损伤患者到达急诊室即应当开始激素冲击治疗。

（2）恢复脊柱稳定性:脊柱的不稳定可能会加重脊髓损伤,因此无论是现场急救还是转运患者,都需要足够的人员同时水平抬起患者,保持搬动时脊柱的稳定性,避免二次损伤。脊柱骨折或脱位后,骨折块或者脱位的椎体会压迫脊髓,而脊髓持续受压会加重脊髓损伤,影响脊髓的功能恢复,所以应尽早整复骨折与脱位,并且对脊髓进行减压,同时早期恢复脊柱稳定性有利于进行护理及康复治疗。

（3）治疗脊髓损伤:药物治疗包括大剂量甲泼尼龙、神经节苷脂、神经生长因子等,手术治疗包括椎板切除减压、硬脊膜切开减压、脊髓切开等。

（4）预防及治疗并发症:脊髓损伤患者多为四肢瘫或截瘫,常见的并发症包括压疮、尿路感染、肺部感染、深静脉血栓等。

（5）康复及功能重建:对于脊髓损伤患者,康复治疗非常重要,经过积极康复,可减少患者生活依赖,提高生活质量。功能重建包括截瘫肢体功能重建、括约肌功能重建等。

2.脊髓损伤的药物治疗

（1）甲泼尼龙:甲泼尼龙是一种合成的糖皮质激素,其抗炎作用是氢化可的松的 5 倍,生物半衰期为12～36小时,在体内经过肝酯酶代谢成为游离类固醇后通过血-脑屏障作用于中枢神经系统。甲泼尼龙是目前临床治疗急性脊髓损伤中最常用的药物,也是美国 FDA 唯一批准用于治疗急性脊髓损伤的药物,其治疗机制目前尚不完全清楚,可能的机制包括:①抑制脂质过氧化作用;②抑制脂质水解和二十四碳四烯酸的形成;③维持需氧的能量代谢,抑制细胞内钙离子的蓄积等。

采用甲泼尼龙进行治疗时,应注意需在伤后 8 小时内开始应用,超过 8 小时应用则无效,建议用量为首剂 30mg/kg,于 15 分钟内静脉输入,间隔 45 分钟后,按照 5.4mg/（kg·h）,静脉维持 23 小时（伤后 3 小时开始治疗）或 47 小时（伤后 3～8 小时开始治疗）。治疗过程中需注意预防肺部及胃肠道并发症。

(2)单唾液酸四己糖神经节苷脂:是一种含唾液酸的糖神经鞘脂,其可能的作用机制为减轻谷氨酸对神经细胞的毒性,减少脂质过氧化反应等,有研究认为神经节苷脂与甲泼尼龙联用,其治疗效果较单纯运用甲泼尼龙要好。

3.脊髓损伤的手术治疗

(1)手术适应证:脊髓不完全性损伤,症状进行性加重;影像学检查提示完全的蛛网膜下腔阻塞以及明确的骨折片、椎体后缘、血肿等压迫脊髓;脊髓损伤后功能部分恢复随后又加重;脊髓损伤伴关节突交锁,闭合复位失败。

(2)手术禁忌证:完全性脊髓损伤超过 24 小时;伤情严重,全身情况不稳定的患者;影像学未见明显脊髓受压且症状逐渐好转。

(3)手术方法:后路切开复位内固定,同时行椎板切除减压;若压迫来自脊髓前方,则可行前路切开复位内固定,切除压缩和脱位的椎体、骨折块、椎间盘等。

(五)主要护理问题

1.潜在并发症:脊髓休克

与脊髓损伤有关。

2.有感染的危险

与脊髓开放性损伤或呼吸肌麻痹有关。

3.低效性呼吸形态

与脊髓损伤致呼吸肌麻痹有关。

4.有受伤的危险

与脊髓手术后脊柱稳定性差及患者对冷热、疼痛感觉减弱或消失有关。

5.躯体移动障碍

与脊髓损伤有关。

6.体温过高

与高颈髓受伤致体温中枢失调有关。

7.尿潴留

与脊髓损伤有关。

8.腹胀

与脊髓损伤致肠蠕动减弱有关。

9.尿失禁

与脊髓损伤有关。

10.大便失禁

与脊髓损伤有关。

11.有皮肤完整性受损的危险

与脊髓损伤致躯体移动障碍有关。

12.有失用综合征的危险

与脊髓损伤有关。

（六）护理目标

（1）患者脊髓休克的表现能够及早发现并及时得到处理；患者不因脊髓休克而发生继发损伤。

（2）患者未发生感染或感染得到及时控制。

（3）患者能够维持有效呼吸，血氧饱和度在90％以上。

（4）患者脊髓不发生继发性损伤。

（5）患者躯体活动能力有所恢复或得到相应的帮助。

（6）患者能够维持正常体温。

（7）患者排尿功能得到改善。

（8）患者腹胀缓解，自诉舒适感增加。

（9）患者会阴部皮肤完整，并保持清洁、干燥。

（10）排便功能得到改善。

（11）患者未发生皮肤破损。

（12）患者未发生废用综合征及自理能力得到提高。

（七）护理要点

1.一般护理措施

（1）脊髓损伤患者应睡硬板床。

（2）翻身时应用轴线翻身法，即保持脊柱呈直线，两人动作一致，防止再次脊髓损伤。

（3）严密观察四肢活动，监测感觉平面是否有上升，观察意识、血压等变化，及早发现脊髓休克等异常状况，避免患者发生继发损伤。

（4）根据损伤部位不同而进行重点观察。

①高颈髓损伤

a.体温中枢失调，中枢性高热可达39～40℃。宜用物理降温或冰毯降温。

b.呼吸肌麻痹，呼吸道分泌物难以排出，咳嗽、咳痰反射消失，呼吸困难应加强吸痰，保持呼吸道通畅，预防肺部感染。

②胸部损伤：注意观察有无血、气胸。

③腰骶部损伤

a.观察有无大小便失禁、尿潴留、便秘等，若有，应予下列护理：

b.有大小便失禁者要及时清理，保持肛周皮肤清洁、干燥无破损。

c.出现尿潴留应及时处理，刺激排尿效果不佳时，应予导尿。

d.便秘者应保持大便通畅，必要时遵医嘱予缓泻剂。

（5）防止腹胀

①腹部按摩或使用热水袋热敷腹部，注意热水袋的温度，防止烫伤。

②遵医嘱予肛管排气、胃肠减压或缓泻剂。

③饮食宜少食多餐，多食纤维素多的食物，多饮热果汁；少食或不食甜食、豆类等产气食物。

④病情允许者，可鼓励患者多在床上或床下活动。

⑤向患者讲解腹胀的发生原因,教会患者和家属缓解腹胀的方法。

(6)防止烫伤:因患者神经麻痹或瘫痪,对冷热、疼痛感觉减退或消失。

(7)有脑脊液漏者,及时予更换敷料,防止感染。

(8)适时给予心理干预,减轻患者的焦虑、抑郁情绪。

(9)若需手术者,按下列护理措施进行护理。

2.术前护理措施

脊髓损伤常为急诊手术:

(1)评估患者意识、生命体征、肢体活动及有无其他伴随疾病,建立观察记录。

(2)遵医嘱正确输入激素、止血药等。

(3)立即更衣、配血、皮试、导尿。

(4)准备术中用药、CT、MRI 片。

(5)保持呼吸道通畅,吸氧,必要时吸痰。

(6)如呼吸有暂停,应立即配合医生行气管插管,遵医嘱静推呼吸兴奋剂,用简易呼吸器辅助呼吸的同时送往手术室。

3.术后护理措施

脊髓手术术后护理常规。

①全麻术后护理常规

a.了解麻醉和手术方式、术中情况、切口和引流情况。

b.持续吸氧 2～3L/min。

c.持续心电监护。

d.床档保护防坠床,必要时行四肢约束。

②全麻术后护理常规

a.病情观察:严密监测生命体征、血氧饱和度、四肢活动、感觉及皮肤情况等。

b.进行跌倒/坠床危险因素及压疮危险因素的评估,对高危者加强保护措施。

③伤口观察及护理

a.若有渗血渗液,应予更换敷料。

b.保持伤口敷料清洁干燥,固定妥善。

④呼吸道管理

a.保持呼吸道通畅。

b.有气管插管或口咽通气道的患者注意观察呼吸频率和幅度、氧饱和度,若呼吸困难及时使用呼吸机支持呼吸。

c.各管道观察及护理输液管保持通畅,留置针妥善固定,注意观察穿刺部位皮肤,若有异常及时更换。

d.尿管按照尿管护理常规进行。

⑤营养和补液

a.清醒患者术后 6 小时流质,逐渐过渡到普食。

b.昏迷患者:鼻饲。

c.体位及功能康复睡硬板床。

d.头颈和脊柱的轴线始终保持一致。

e.卧位时保持肢体功能位,预防关节畸形。

f.嘱患者活动时避免牵拉躯体。

g.取3个椎板以上者应戴颈托或腰围,至少3个月,以增加脊术稳定性。

h.肌力减退者予肢体被动锻炼,防止肌肉萎缩。

i.根据病情,制订肢体功能锻炼计划。

⑥基础护理:做好口腔护理、尿管护理、定时翻身、雾化、患者清洁等工作。

第七节 上肢骨折

一、手创伤

(一)病因及发病机制

损伤原因有刺伤、锐器伤、钝器伤、挤压伤和火器伤。根据损伤原因和损伤程度的不同,预后也不同。

(二)临床表现

运动及功能障碍。

(三)辅助检查

X线检查可明确骨折的类型和程度。

(四)治疗要点

手创伤的处理因其手部解剖和功能比较特殊,因此要求也较高,除遵守一般创伤处理原则外,还有特殊的处理原则。

(五)观察要点

1.术前病情观察

包括生命体征及患肢局部情况,尤其应警惕失血性休克,正确使用止血带。

2.术后病情观察

(1)全身情况:伤员经受创伤和手术后,失血较多而致低血压。而低血压容易使吻合的血管栓塞,直接影响肢体的成活。因此,术后要及时补充血容量,纠正贫血。

(2)局部情况:手部皮肤颜色、温度、毛细血管回流反应、有无肿胀等。损伤后的肿胀程度与损伤部位的结缔组织特征和血管分布有关,即结缔组织、血管丰富的部位肿胀明显。疼痛与损伤的程度和局部活动度有关:损伤越严重,局部活动度越大,疼痛越剧烈。疼痛一般在伤后2～3天开始缓解,1周左右可适应。此时,若疼痛未减轻且有加重趋势,应考虑感染的可能。

(六)护理要点

1.术前护理

(1)心理护理:意外致伤,顾虑手术效果,易产生焦虑心理。应给予耐心的开导,介绍治疗方法及预后情况,并给予悉心的护理,同时争取家属的理解与支持,减轻或消除心理问题,积极配合治疗。

(2)体位:平卧位,患手高于心脏,有利于血液回流,减轻水肿和疼痛。

(3)症状护理:手部创伤常伴有明显疼痛,与手部神经末梢丰富、感觉神经末端的位置表浅(特别是在桡侧与尺侧)、腕管内容相对拥挤有关。剧烈的疼痛会引起血管痉挛,还可引起情绪、凝血机制等一系列的变化,因此,应及时遵医嘱使用止痛药。

2.术后护理

(1)体位:平卧位,抬高患肢,以利静脉回流,防止和减轻肿胀。手部尽快消肿,可减少新生纤维组织的形成,防止关节活动受限。

(2)饮食:宜高能量、高蛋白、富含维生素、高铁、粗纤维饮食。

(3)局部保温:应用 60～100W 照明灯,距离 30～40cm 照射局部,保持室温在 22～25℃(当室温接近 30℃时可免用烤灯),使局部血管扩张,改善末梢血液循环。术后 3～4 天内进行持续照射,以后可以在早晨、夜间室温较低时照射,术后 1 周即可停用。

(4)用药护理:及时、准确地执行医嘱,正确使用解痉、抗凝药物,如罂粟碱、妥拉苏林、右旋糖酐-40,以降低红细胞之间的凝集作用和对血管壁的附着作用,并可增加血容量,减低血液的黏稠度,利于血液的流通及伤口愈合;用药过程中,需注意观察有无药物不良反应(如出血倾向等)。

(5)潜在并发症的预防

①感染:患者入院后,注意保护患者,避免或防止污染程度增加;妥善固定患肢,防止加重损伤;术前认真细致地备皮;及时应用破伤风抗毒素和广谱抗生素。

②关节活动障碍:手指尽量制动在功能位;尽量缩小固定范围和时间,如血管吻合后固定 2 周,肌腱缝合后固定 3～4 周,神经修复后固定 4～6 周;一旦拆除固定,及时进行患肢功能练习,以免造成关节僵直。

③肌肉失用性萎缩:患肢充分进行肌力练习;新近修复的肌腱肌肉,在静息约 2 周后应随着缝合处抗扩张强度的恢复而逐渐开始由轻而重的主动收缩;肌力为Ⅰ～Ⅱ级时进行感应电刺激;肌力达Ⅲ级以上时必须进行抗阻练习,如揉转石球、捏皮球或海绵卷及挑皮筋网。

3.功能锻炼

(1)主动练习法:一般可在术后 3～4 周开始。主动充分的屈曲和伸直手的各关节,以减少肌腱粘连。对于肌腱移位术后的患者,在主动锻炼其移位的肌腱功能时,应结合被移植的肌腱原先的功能进行锻炼。

(2)被动活动法:被动活动开始的时间及力量大小,要依手术缝合方法、愈合是否牢固而定,如编织法缝合可在术后 5～6 周开始被动活动,力量由小到大,缓慢进行,不可用力过猛;在开始锻炼之前先做物理疗法,如理疗、按摩等。术后 5 周内不做与缝合肌腱活动方向相反的被动活动及牵拉肌腱活动,可做被动牵拉肌腱活动,使轻度的粘连被动拉开,但不可用力过猛,以防肌腱断裂。

(3)作业疗法:为患者提供有助于改善关节活动度、肌力及手部协调运动的练习,如包装、木工、装配、编织、镶嵌、制陶、园艺、弹奏乐器、玩纸牌、球类活动等。

4.健康指导

(1)讲究卫生,及时修剪指甲,保持伤口周围皮肤清洁。

(2)注意营养,有利神经、血管的修复。

(3)坚持康复训练,改善手部功能:用两手相对练习腕背伸,两手背相对练掌屈,手掌平放桌上练腕背伸,腕放桌边练腕掌屈,拇指外展练习虎口,手部关节按压练习等。避免过度用力,以防神经损伤、肌腱断裂。

(4)复诊:神经损伤的患者,3 周时进行肌电图检查,此后每隔 3 个月复查 1 次,观察神经功能恢复情况;同时测试患指的感觉和运动情况。肌腱损伤患者出院后 3 周复查。此后可在 1.5 个月、3 个月、6 个月复查。

二、锁骨骨折

(一)病因及发病机制

锁骨骨折多由间接暴力引起,如跌倒时手掌着地或肘、肩着地,暴力均可传达至锁骨引起骨折。骨折线多位于中段。儿童骨质柔软,多表现为青枝骨折,无移位,仅向上成角状或使前弓加大;成年人多发生横形骨折,偶为斜形或粉碎骨折,常有移位。骨折端除重叠移位外,近折段受胸锁乳突肌的牵拉向上向后移位,远折端受三角肌、胸大肌和肢体重量的牵拉向前向后下移位。粉碎骨折的小碎片,可呈垂直变位,尖端刺入皮内或刺向锁骨下的血管、神经。直接暴力打击所致的锁骨骨折,折线多位于外 1/3 处,移位情况同前,仅程度稍轻而已。

(二)临床表现

局部肿胀、疼痛,锁骨中外 1/3 畸形。肩关节活动受限,患肩下垂,患者常以健手扶托患肘以减轻因牵拉造成的疼痛。局部压痛,可摸到移位的骨折端,可触及异常活动与骨擦感。

(三)辅助检查

(1)疑有锁骨骨折时需拍 X 线片确定诊断。一般中 1/3 锁骨骨折拍摄前后位及向头倾斜 45°斜位相。拍摄范围应包括锁骨全长,肱骨上 1/3、肩胛带及上肺野,必要时需另拍摄胸 X 线片。前后位相可显示锁骨骨折的上下移位,45°斜位相可观察骨折的前后移位。

(2)婴幼儿的锁骨无移位骨折或青枝骨折有时在原始 X 线像上难以明确诊断,可于伤后 5~10 天再复查拍片,常可呈现有骨痂形成。

(3)锁骨内 1/3 前后位 X 线片与纵隔及椎体相重叠,不易显示出骨折。拍摄向头倾斜 40°~45°X 线片,有助于发现骨折线。有时需行 CT 检查。

(四)治疗要点

根据患者年龄、移位情况、并发症有无决定治疗方案。

(五)观察要点

观察上肢皮肤颜色是否发白或发绀,温度是否降低,感觉是否麻木,如有上述现象,可能系"8"字绷带包扎过紧所致。应指导患者双手叉腰,尽量使双肩外展后伸,如症状仍不缓解,应报告医生适当调整绷带,直至症状消失。"8"字绷带包扎时禁忌做肩关节前屈、内收动作,以免腋部血管神经受压。

（六）护理要点

1.常规护理

（1）心理护理：青少年及儿童锁骨骨折后，因担心肩部、胸部畸形，影响发育和美观，常会产生焦虑、烦躁心理。应告知其锁骨骨折只要不伴有锁骨下神经、血管损伤，即使是再叠位愈合，也不会影响患侧上肢的功能，局部畸形会随着时间的推移而减轻甚至消失，治疗效果较好，以消除患者心理障碍。

（2）饮食：给予高蛋白、富含维生素、高钙及粗纤维饮食。

2.非手术治疗及术前护理

（1）体位：局部固定后，宜睡硬板床，取半卧位或平卧位，避免侧卧位，以防外固定松动。平卧时不用枕头，可在两肩胛间垫上一个窄枕，使两肩后伸外展；在患侧胸壁侧方垫枕，以免悬吊的患肢肘部及上臂下坠。患者初期对去枕不习惯，有时甚至自行改变卧位，应向其讲清治疗卧位的意义，使其接受并积极配合。告诉患者日间活动不要过多，尽量卧床休息，离床活动时用三角巾或前臂吊带将患肢悬吊于胸前，双手叉腰，保持挺胸、提肩姿势，可缓解对腋下神经、血管的压迫。

（2）功能锻炼

①早、中期：骨折急性损伤经处理后 2～3 天，损伤反应开始消退，肿胀和疼痛减轻，在无其他不宜活动的前提下，即可开始功能锻炼。

准备：仰卧于床上，两肩之间垫高，保持肩外展后伸位。

第 1 周：做伤肢近端与远端未被固定的关节所有轴位上的运动，如握拳、伸指、分指、屈伸、腕绕环、肘屈伸，前臂旋前、旋后等主动练习，幅度尽量大，逐渐增大力度。

第 2 周：增加肌肉的收缩练习，如捏小球、抗阻腕屈伸运动。

第 3 周：增加抗阻的肘屈伸与前臂旋前、旋后运动。

②晚期：骨折基本愈合，外固定物去除后进入此期。此期锻炼的目的是恢复肩关节活动度，常用的方法有主动运动、被动运动、助力运动和关节主动牵伸运动。

第 1～2 日：患肢用三角巾或前臂吊带悬挂胸前站立位，身体向患侧侧屈，做肩前后摆动；身体向患侧侧屈并略向前倾，做肩内外摆动。应努力增大外展与后伸的运动幅度。

第 3～7 日：开始做肩关节各方向和各轴位的主动运动、助力运动和肩带肌的抗阻练习，如双手握体操棒或小哑铃，左右上肢互助做肩的前上举、侧后举和体后上举，每个动作 5～20 次。

第 2 周：增加肩外展和后伸主动牵伸，双手持棒上举，将棍棒放颈后，使肩外展、外旋，避免做大幅度和用大力的肩内收与前屈练习。

第 3 周：增加肩前屈主动牵伸，肩内外旋牵伸，双手持棒体后下垂将棍棒向上提，使肩内旋。

以上练习的幅度和运动量以不引起疼痛为宜。

3.术后护理

（1）体位：患侧上肢用前臂吊带或三角巾悬吊于胸前，卧位时去枕，在肩胛区垫枕使两肩后伸，同时在患侧胸壁侧方垫枕，防止患侧上肢下坠，保持上臂及肘部与胸部处于平行位。

（2）症状护理

①疼痛：疼痛影响睡眠时，适当给予止痛、镇静剂。

②伤口：观察伤口有无渗血、渗液情况。

（3）一般护理：协助患者洗漱、进食及排泄等，指导并鼓励患者做些力所能及的自理活动。

（4）功能锻炼：在术后固定期间，应主动进行手指握拳、腕关节的屈伸、肘关节屈伸及肩关节外展、外旋和后伸运动，不宜做肩前屈、内收的动作。

4.健康指导

（1）休息：早期卧床休息为主，可间断下床活动。

（2）饮食：多食高蛋白、富含维生素、含钙丰富、刺激性小的食物。

（3）固定：保持患侧肩部及上肢于有效固定位，并维持 3 周。

（4）功能锻炼：外固定的患者需保持正确的体位，以维持有效固定，进行早、中期的锻炼，避免肩前屈、内收动作。解除外固定后则加强锻炼，着重练习肩的前屈、肩旋转活动，如两臂做划船动作。值得注意的是应防止两种倾向：①放任自流，不进行锻炼；②过于急躁，活动幅度过大，力量过猛，造成软组织损伤。

（5）复查时间及指征：术后 1 个月、3 个月、6 个月需进行 X 线摄片复查，了解骨折愈合情况。有内固定者，于骨折完全愈合后取出。对于手法复位外固定患者，如出现下列情况须随时复查：骨折处疼痛加剧，患肢麻木，手指颜色改变，温度低于或高于正常等。

三、肱骨近端骨折

（一）病因及发病机制

高能量交通事故或运动损伤是肱骨近端骨折的主要原因。最常见的是上肢在伸展位摔伤，手掌着地或上肢外展及过度旋转位摔伤，肱骨上端与肩峰撞击而发生骨折。肩部侧方遭受直接暴力可致外科颈及大结节骨折。中老年人骨质疏松致骨质量下降，在遭受中小暴力作用时，易引起肱骨近端骨折。

（二）临床表现

局部疼痛、肿胀、瘀斑、畸形、上肢活动障碍。检查可发现局部明显压痛及轴向叩击痛。

（三）辅助检查

X 线检查和 CT 检查（包括 CT 三维重建），可做出明确诊断。X 线检查除了正位（或后前位）外，应进行腋位 X 线拍片。

（四）治疗要点

1.非手术治疗

对于 Neer 型肱骨近端骨折，包括大结节、肱骨外科颈骨折，以及有轻度移位的二型骨折。患者功能要求不高者，可用上肢三角巾悬吊 3~4 周，复查 X 线片后，可逐步行肩部功能锻炼。

2.手术治疗

多数移位的肱骨近端骨折的特点是二部分以上的骨折，应及时行切开复位内固定，大部分患者可获得良好的功能恢复。对于 Neer Ⅲ型、Ⅳ型骨折，也可行切开复位钢板内固定术，但对于特别复杂的老年人四部分骨折也可行人工肱骨头置换术。

（五）护理要点

1.术前护理

（1）加强营养：给予高蛋白、高热量、高钙、高铁、高维生素饮食，以供给足够营养。合并糖尿病、高血压、心脏病的患者，给予低盐、低脂饮食等。根据病情可适当增加膳食纤维的摄入，多饮水，防止便秘。

（2）生活护理：给予患者生活上的照顾，满足患者基本的生活需求，协助其起居、饮食、卫生等，保持个人卫生和室内环境清洁，以增加患者的舒适感。

（3）患肢护理：使用前臂吊带或三角巾抬高患肢，促进静脉及淋巴回流，减轻疼痛，并观察患侧上肢的感觉活动及血液循环情况。

（4）疼痛护理：护士做好疼痛的观察，主动倾听患者主诉，鼓励患者表达，指导并教会患者使用数字评分法，表达疼痛程度，遵医嘱给予镇痛药物，观察用药后的效果及不良反应。

（5）皮肤护理：入院后，护士首先评估患侧肢体的皮肤情况，创伤患者应评估全身皮肤情况，有无擦伤、挫伤等皮肤破损。开放性骨折应评估并记录伤口皮肤情况，通知医生对创面做好消毒、清创、保护等处理，并遵医嘱注射破伤风人免疫球蛋白。对肥胖患者，要特别做好腋窝处皮肤的护理，避免因患侧肢体活动障碍，腋窝出汗过多，导致皮肤淹红破溃，可使用棉垫等薄软的物品垫于腋下，保持局部皮肤干燥。使用绷带固定的患者，应做好绷带周围皮肤的护理，防止因长时间压迫造成皮肤损害。

（6）完善术前准备：①完善各项实验室检查和心电图、X线片。②胃肠道准备：全麻手术术前禁食禁水12小时。③皮肤准备：根据手术部位及麻醉方式进行皮肤准备；清洁皮肤（洗澡或擦浴）；如局部皮肤有炎症等，应及时告知医生进行相应处理。④其他：术前摘除各类饰品、义齿，进入手术室前排空膀胱。

（7）心理护理：骨折多为突发事件，患者及家属缺乏心理准备，加之疼痛和肢体活动受限，容易使患者产生焦虑情绪，护士应耐心讲述骨折相关知识，介绍成功病例，消除患者及家属的紧张情绪，正确认识骨折及手术，增强信心，积极配合治疗。

（8）安全护理：由于骨折多为中、老年患者，部分患者有骨质疏松，患者安全尤为重要。护士应在患者入院时，做好患者及家属的安全宣教，床前悬挂"防范患者跌倒安全"提示牌，提示此患者存在跌倒风险，填写"防范患者跌倒（坠床）观察记录表"并定时填写观察记录。保持病室整洁、地面清洁干燥、物品摆放规范。加强巡视。

2.术后护理

（1）病情观察：密切观察患者的神志、生命体征。观察患者有无因麻醉药物造成的恶心、呕吐等胃肠道反应，如有发生协助健侧卧位，避免误吸，并通知医生，必要时遵医嘱给予药物治疗。

（2）管路护理：留置伤口引流管、尿管的患者，护士应做好引流液、尿液的观察，包括颜色、性状、量并做好记录，在管路上贴好相应的标识并注明留置管路的名称和时间。保持管路通畅，妥善固定，如有异常立即告知医生。做好患者及家属宣教，避免因患者人为因素造成活动时管路滑脱。护士在倾倒引流液时，应夹闭引流管，防止引流液倒流，逆行感染。

（3）伤口护理：护士每班巡视，观察伤口敷料有无渗血、渗液，伤口局部皮肤有无红肿热痛；术后 3 天内每日测量体温至少 4 次，如有异常及时通知医生。

（4）疼痛护理：责任护士常规进行疼痛评分，如分值≥4 分，通过调整体位等不能缓解时应通知医生，遵医嘱给予镇痛剂。执行护理操作时，动作要轻柔、准确，避免粗暴操作。需患者移动或变换体位时，应取得患者配合，做好患肢的扶托保护，以免加重患者疼痛。

（5）体位护理：适当予以患肢抬高，以促进静脉及淋巴回流，减轻水肿；侧卧时，使患侧与躯干平行。坐起时要给予协助，避免患侧肢体用力不当。

（6）人工肱骨头置换术的患者，在协助变换体位或搬运患者时，护士动作要轻柔，做好患肢的扶托保护，避免人为因素加重患肢疼痛或造成肱骨头脱位。

（7）功能锻炼

①第一阶段：保持正确体位，使用外展支具，使肩关节维持在外展前屈的功能位，以保护肩关节功能。

②第二阶段：术后 1～2 周，增加肌肉锻炼，开始练习握拳，以防止肌肉萎缩和促进血液循环。锻炼强度以患者不感到疼痛及疲劳为宜；可逐渐做腕、肘关节的各种活动。肘关节以主动活动为主，但不能做强力的被动活动或推拿、按摩，以免造成骨化性肌炎。这一时期以静止性的肌肉收缩为主，其作用是在制动阶段能有效地保持肌力，改善肢体的血液循环，加速骨痂形成。

③第三阶段：术后 3～4 周开始练习肩部前屈后伸，逐步增加肩关节活动范围。

④第四阶段：术后 5 周后如无不良反应，全面练习肩关节活动。活动范围循序渐进，每次锻炼时以患者有轻度疲劳感为妥，幅度由小到大，次数由少到多。

四、桡骨远端骨折

（一）病因及发病机制

多因间接暴力引起。跌倒时，手部着地，暴力向上传导，发生桡骨远端骨折。直接暴力发生骨折的机会较少。根据暴力来源和移位方向，通常将骨折分为伸直型和屈曲型。伸直型多为腕关节处于背伸位、手掌着地、前臂旋前时受伤引起。屈曲型常由于跌倒时，腕关节屈曲、手背着地受伤引起。也可由腕部受到直接暴力打击发生。桡骨远端关节面骨折是桡骨远端骨折的一种特殊类型。在腕背伸、前臂旋前位跌倒时，手掌着地受伤引起。

（二）临床表现

伸直型伤后局部疼痛、肿胀，可出现典型畸形姿势，即侧面看呈"银叉"畸形，正面看呈"枪刺样"畸形。检查局部压痛明显，腕关节活动障碍。屈曲型受伤后腕部下垂，局部肿胀，腕背侧皮下瘀斑，腕部活动受限。

（三）辅助检查

X 线片可明确骨折的部位，移位情况。

（四）治疗要点

1.手法复位，夹板或石膏固定

新鲜骨折要立即行手法复位，等待肿胀消退才手法复位的做法是错误的。复位后，固定时间为 3～4 周。

2.切开复位内固定

有以下情况可行切开复位内固定术：①严重粉碎骨折移位明显，桡骨远端关节面破坏；②手法复位失败或复位成功，外固定不能维持复位。

3.外固定架固定

外固定架可以维持骨端轴向的牵引，克服桡骨背侧皮质粉碎骨折端重叠移位、嵌插、以及桡骨短缩等不利于稳定的因素而持续维持复位。所以，严重的桡骨粉碎性骨折若桡骨短缩明显，外固定架是首选方法。

（五）护理要点

1.术前护理

同肱骨近端骨折。

2.术后护理

（1）患肢护理：术后严密观察患肢血液循环及感觉、运动功能。患肢适当抬高，可在前臂下垫软枕，以促进静脉及淋巴回流，减轻患肢肿胀。早期进行手指屈伸活动，也有利于减轻水肿。必要时，继续遵医嘱予以脱水剂静脉输注。

（2）石膏护理：观察石膏固定是否有效，石膏边缘皮肤有无受压或刺激现象，防止因石膏过紧造成皮肤压疮及影响患肢血液循环情况，石膏边缘须使用棉衬保护。随着患肢肿胀减轻，石膏会随之变松，如发生应通知医生立即调整。

保持石膏的清洁干燥，避免污染。如患者出现发热，石膏内发出腐臭气味，肢体邻近淋巴结有压痛等，要警惕感染的可能，并及时处理。

（3）外固定架护理：护士定时巡视，观察外固定架是否牢固，有无松动、针移位等现象；做好针道护理，予以 75％乙醇消毒针孔，每日 2 次。若出现针道处渗血、渗液应立即告知医生。

（4）功能锻炼：术后应早期进行手指屈伸、对指、对掌主动练习，逐日增加动作幅度及用力程度。4～6 周后可去除外固定，逐渐开始腕关节活动。

病情观察、管路护理、伤口护理、疼痛护理同肱骨近端骨折。

五、肱骨髁上骨折

（一）病因及分类

肱骨髁上骨折多系间接暴力所致，多发生于运动伤、生活伤和交通事故。根据暴力来源和移位方向，通常将骨折分为伸直型和屈曲型。

1.伸直型

多见，跌倒时肘关节在半屈曲或伸直位，手心触地，地面反作用力经前臂传达至肱骨下端，导致髁上部伸直型骨折。骨折近端向前移位，损伤正中神经和肱动脉。骨折远端向侧方移位可挫伤桡神经或尺神经。

2.屈曲型

较少见，肘关节在屈曲位跌倒，暴力由后下方向前上方撞击尺骨鹰嘴，髁上骨折后远端向前移位，骨折线常为后下斜向前上方，与伸直型相反。很少发生血管、神经损伤。

（二）临床表现

患侧肘部肿胀、疼痛、功能障碍。伸直型骨折,鹰嘴和远端骨折端向后方突出,骨折端近端向前移位,肘关节处可见畸形,但肘后三角关系正常,可有骨擦音、反常活动等。肱动脉损伤或受压会出现血管痉挛,导致前臂缺血性肌痉挛;正中神经损伤导致"猿形手"畸形。

（三）辅助检查

X 线片可确定骨折类型和移位方向。

（四）治疗要点

1.手法复位外固定

肘部肿胀较轻、桡动脉搏动正常者可采取手法复位和石膏外固定。伸直型骨折复位后,屈肘 60°～90°,用三角巾悬吊于胸前。

2.手术复位内固定

手法复位失败或肘部严重肿胀且桡动脉搏动微弱、消失,患肢剧痛、苍白、麻木、发凉者需通过手术在直视情况下解剖复位,用钢板、螺丝钉或带锁髓内钉进行固定。

3.持续牵引

若患者受伤时间较长,肘部肿胀严重并出现水疱,但桡动脉搏动良好,可行尺骨鹰嘴窝牵引,牵引重量 1～2kg,时间 3～5 天,待水肿消失后,再行手法复位。

（六）观察要点

(1)密切观察患肢桡动脉波动是否减弱或消失,手指是否发绀、发凉、发麻,能否主动握拳、伸指、对指、夹指,被动伸手指时,有无产生剧烈的疼痛。72 小时内仍每 2～4 小时巡视 1 次。

(2)伴有正中神经损伤时,注意观察神经功能恢复情况,并给予相应的护理。

（七）护理要点

1.术前护理

(1)心理护理:因儿童语言表达能力差,不能准确叙述自己的不适及要求,应关心爱护患儿,及时解决他们的痛苦与需要。

(2)饮食:给予高蛋白、富含维生素、含钙丰富的饮食,注意食物的色、香、味,增加患儿食欲。

(3)体位:患肢采用石膏托于肘关节屈曲位固定,于患肢下垫枕,使其高于心脏水平,减轻肿胀。行尺骨鹰嘴持续骨牵引治疗时,取平卧位。

(4)警惕前臂骨筋膜室综合征:由于肱动脉受压或损伤或严重的软组织肿胀可引起前臂骨筋膜室综合征,如不及时处理,可引起前臂缺血性肌挛缩。当患儿啼哭时,应密切观察是否有"5P"征象:①剧烈疼痛:一般止痛剂不能缓解,晚期严重缺血后神经麻痹即转为无痛;②患肢苍白或发绀;③肌肉麻痹:患肢进行性肿胀,肌腹处变硬,压痛明显;手指处于屈曲位,主动或被动牵伸手指时,疼痛加剧;④感觉异常:患肢出现套状感觉减退或消失;⑤无脉:桡动脉搏动减弱或消失。如出现上述表现,应立即松开所有包扎的石膏、绷带和敷料,并立即报告医生,紧急手术切开减压。

(5)功能锻炼:向患儿及家长讲明功能锻炼的重要性,取得家长的重视、理解和合作。反复示范功能锻炼的动作要领,直到家长和患儿学会为止。

①早、中期：复位及固定后当日开始做握拳、伸指练习。第 2 日增加腕关节屈伸练习。患肢三角巾或前臂吊带胸前悬挂位，做肩前后、左右摆动练习。1 周后增加肩部主动练习，包括肩屈、伸、内收、外展与耸肩，并逐渐增加其运动幅度。

②晚期：骨折固定去除后增加关节活动范围的主动练习，包括肘关节屈、伸、前臂旋前和旋后。恢复肘关节活动度的练习，伸展型骨折着重恢复屈曲活动度，屈曲型骨折则增加伸展活动度。应以主动锻炼为主，被动活动应轻柔，以不引起剧烈疼痛为度，禁止被动反复粗暴屈伸肘关节，以免引起再度损伤或发生骨化性肌炎，加重肘关节僵硬。

2.术后护理

(1)维持有效固定，经常观察患者，查看固定位置有无变动，有无局部压迫症状，保持患肢功能位；如肘关节屈曲角度过大，影响桡动脉搏动时，应予调整后再固定。

(2)告知患儿及家长固定时限为 3～4 周，以便配合。

3.健康指导

(1)饮食：高蛋白、高热量、含钙丰富且易消化的饮食，多食蔬菜及水果。

(2)休息：与体位行长臂石膏托固定后，卧床时患肢垫枕与躯干平行；离床活动时，用三角巾或前臂吊带悬吊于胸前。

(3)功能锻炼：家长应督促并指导患儿按计划进行功能锻炼，最大限度地恢复患肢功能。

(4)复查的指征及时间：石膏固定后，如患肢皮肤发绀、发凉、剧烈疼痛或感觉异常，应立即就诊。自石膏固定之日起.2 周后复诊，分别在骨折后 1 个月、3 个月、6 个月复查 X 线片，了解骨折的愈合情况，以便及时调整固定，防止畸形愈合。

六、肱骨干骨折

(一)病因及发病机制

大多数发生于 30 岁以下的青年。直接暴力引起者多在肱骨中上段，成横形骨折或粉碎性骨折。间接暴力引起多发生在肱骨的中下部，如跌倒时肘部着地，多为斜形或螺旋骨折。由投手榴弹、棒球、掰手腕等旋转暴力引起者也可为螺旋骨折。

(二)临床表现

(1)创伤后局部肿胀、疼痛、成角畸形、异常活动和有骨擦音。

(2)骨折合并桡神经损伤可出现垂腕，手掌指关节不能伸直，拇指不能伸展和手背、虎口区感觉减退或消失。

(三)辅助检查

X 线片可确定骨折类型、移位方向。

(四)治疗要点

消除分离，防止愈合障碍。

(1)整复时不用麻醉，避免诱发分离。

(2)整复时，牵引手法勿过度，以免引起分离。

(3)固定时，消除远端肢体重量的牵拉，防止分离，如用外展架或弹力带固定或早期多卧床,均可预防分离。

(五)观察要点

(1)夹板或石膏固定者,观察伤口及患肢的血运情况,如出现患肢发绀、肿胀、剧痛等,应立即报告医生处理。

(2)伴有桡神经损伤者,应观察其感觉和运动功能恢复情况。通过检查汗腺功能,可了解自主神经恢复情况。

(3)如骨折后远端皮肤苍白、皮温低,且摸不到动脉搏动,在排除夹板、石膏固定过紧的因素外,应考虑有肱动脉损伤的可能;如前臂肿胀严重,皮肤发绀、湿冷,则可能有肱静脉损伤。出现上述情况应及时报告医生处理。

(六)护理要点

1.术前护理

(1)心理护理:肱骨干骨折,特别是伴有桡神经损伤时,患肢伸腕、伸指功能障碍,皮肤感觉减退,患者心理压力大,易产生悲观情绪。应向患者介绍神经损伤修复的特殊性,告知骨折端将按 1mm/d 的速度由近端向远端生长,治疗周期长,短期内症状改善不明显,使患者有充分的思想准备,以预防不良情绪的产生。关注患者感觉和运动恢复的微小变化,并以此激励患者,使其看到希望。

(2)饮食:给予高蛋白、高热量、富含维生素、含钙丰富的饮食,以利于骨折愈合。

(3)体位:U 形石膏托固定时可平卧,患侧肢体以枕垫起,保持复位的骨折不移动。悬垂石膏固定 2 周内只能取坐位或半卧位,以维持其下垂牵引作用。但下垂位或过度牵引,易引起骨折端分离,特别是中下 1/3 处横行骨折,其远折端血供差,可致骨折延迟愈合或不愈合,需予以注意。

(4)皮肤护理:桡神经损伤后,引起支配区域皮肤营养改变,使皮肤萎缩干燥,弹性下降,容易受伤,而且损伤后伤口易形成溃疡。预防:①每日用温水擦洗患肢,保持清洁,促进血液循环;②定时变换体位,避免皮肤受压引起压疮;③禁用热水袋,防止烫伤。

(5)功能锻炼

①早、中期:骨折固定后立即进行上臂肌肉的早期舒缩活动,可加强两骨折端在纵轴上的压力,以利于愈合。握拳、腕屈伸及主动耸肩等动作每日 3 次,并根据骨折的部位,选择相应的锻炼方法。

②晚期:去除固定后第 1 周可进行肩摆动练习,站立位上身向患侧侧屈并略前倾,患肢做前后、左右摆动,垂直轴做绕环运动;第 2 周用体操棒协助进行肩屈、伸、内收、外展、内旋、外旋练习,并做手爬墙练习,用拉橡皮带做肩屈、伸、内收、外展及肘屈等练习,以充分恢复肩带肌力。

2.术后护理

(1)体位:内固定术后,使用外展架固定者,以半卧位为宜。平卧位时,可于患肢下垫一软枕,使之与身体平行,并减轻肿胀。

(2)疼痛的护理

①找出引起疼痛的原因:手术切口疼痛在术后 3 天内较剧烈,以后逐日递减。组织缺血引

起的疼痛,表现为剧烈疼痛且呈进行性,肢体远端有缺血体征。手术 3 天后,如疼痛呈进行性加重或搏动性疼痛,伴皮肤红、肿、热,伤口有脓液渗出或有臭味,则多为继发感染引起。

②手术切口疼痛可用镇痛药;缺血性疼痛须及时解除压迫,松解外固定物;如发生骨筋膜室综合征须及时切开减压;发现感染时报告医生处理伤口,并应用有效抗生素。

③移动患者时,对损伤部位要重点托扶保护,缓慢移至舒适体位,以免引起或加重疼痛。

(3)预防血管痉挛:行神经修复和血管重建术后,可能出现血管痉挛。①避免一切不良刺激:严格卧床休息,石膏固定患肢 2 周;患肢保暖,保持室温 25℃左右;不在患肢测量血压;镇痛;禁止吸烟。②1 周内应用扩血管、抗凝药,保持血管的扩张状态。③密切观察患肢血液循环的变化:检查皮肤颜色、温度、毛细血管回流反应、肿胀或干瘪、伤口渗血等。

3.健康指导

(1)饮食:多食高蛋白、富含维生素、含钙丰富的食物。

(2)体位:对桡神经损伤后行外固定者,应确保外固定的稳定,以保持神经断端于松弛态有利于恢复。

(3)药物:对伴有神经损伤者,遵医嘱口服营养神经药物。

(4)继续进行功能锻炼:防止肩、肘关节僵硬或强直而影响患肢功能。骨折 4 周内,严禁做上臂旋活动。

(5)复诊、复查指征及时间:U 形石膏固定的患者,在肿胀消退后,石膏固定会松动,应复诊;悬吊石膏固定 2 周后,更换长臂石膏托,继续维持固定 6 周左右。伴桡神经损伤者,定期复查肌电图,了解神经功能恢复情况。

七、前臂双骨折

(一)病因及发病机制

直接暴力致伤,如打击、重物砸伤和压轧伤,两骨多在同一平面发生骨折,可呈横断、粉碎或多节骨折,可合并严重的软组织损伤。间接暴力致伤,如跌倒时手掌着地,作用力由腕沿桡骨上传,在桡骨中或上 1/3 处发生横骨折或短斜骨折。同时暴力通过骨间膜斜行向远侧传导至尺骨,造成较近位的尺骨骨折。在遭受传导暴力作用时,前臂又可受到一种扭转外力,如前臂极度旋前或旋后扭转,造成两骨螺旋形骨折。其骨折线的方向一致,但平面不同,尺骨骨折线在上,桡骨骨折线在下。

(二)临床表现

伤后前臂肿胀、疼痛,活动受限,可出现短缩和成角畸形。前臂局部有显著压痛,骨折有移位时可触及骨折端并感知骨擦音和异常活动。骨擦音和异常活动不必特意检查,因有可能造成附加损伤。

(三)辅助检查

X 线检查可确诊骨折部位、类型及移位方向。

(四)治疗要点

前臂双骨折的治疗较为复杂,除治疗骨折外,还应注意骨筋膜室综合征的发生和治疗。

（1）手法复位：采取石膏夹板外固定，适用于单纯闭合或移位较小的骨折。

（2）对儿童或成年人轻度移位的前臂双骨折，手法复位后屈肘90°，以管形石膏或石膏托超关节固定。

（3）对软组织损伤较重的开放骨折、桡尺骨骨干多处骨折，以及难以手法复位或难以外固定的骨折，应切开复位，行钢板或髓内针、钢针、螺钉内固定。

（五）观察要点

严密观察生命体征及病情变化，监测血压、脉搏、呼吸、血氧饱和度至平稳，及时发现低血压和高血压，必要时进行心电监护。术后伤口渗血及引流管、引流量观察，如有异常及时报告医生，并配合处理，必要时遵医嘱应用止血剂。

（六）护理要点

1.常规护理

（1）心理护理：由于前臂具有旋转功能，骨折后患肢手的协调性及灵活性丧失，给生活带来极大不便，患者易产生焦虑和烦躁情绪。应向患者做好安抚工作，并协助生活料理。

（2）饮食：给予高蛋白、富含维生素、高钙饮食，促进生长发育及骨质愈合。

（3）体位：患肢维持在肘关节屈曲90°、前臂中立位。适当抬高患肢，以促进静脉回流，减轻肿胀。

2.术前护理

由于前臂高度肿胀或外固定包扎过紧或组织肿胀加剧以后造成相对过紧导致骨筋膜室综合征。如果患者出现"5P"症状，应立即拆除一切外固定，以免出现更严重的并发症如前臂缺血性肌挛缩。

3.术后护理

（1）保持有效固定：钢板固定后，用长臂石膏托将患肢固定于肘关节屈曲90°、前臂中立位3～4周。髓内钉固定者，则用管型石膏固定4～6周。

（2）功能锻炼

①早、中期：从复位固定后开始。2周内可进行前臂和上臂肌肉收缩活动。a.第1日：用力握拳，充分屈伸拇指，对指、对掌。站立位前臂用三角巾悬吊胸前，做肩前、后、左、右摆动及水平方向的绕圈运动。b.第4日：开始用健肢帮助患肢做肩前上举、侧上举及后伸动作。c.第7日：增加患肢肩部主动屈、伸、内收、外展运动。手指的抗阻练习，可以捏橡皮泥、拉橡皮筋或弹簧等。d.第15日：增加肱二头肌等长收缩练习。用橡皮筋带做抗阻及肩前屈、后伸、外展、内收运动。3周内，禁忌做前臂旋转活动，以免干扰骨折的固定，影响骨折的愈合。e.第30日：增加肱三头肌等长收缩练习，做用手推墙的动作，使两骨折端之间产生纵轴向挤压力。

②晚期：从骨折基本愈合，外固定除去后开始。a.第1日做肩、肘、腕与指关节的主动运动。用橡皮筋做阻力的肩屈、伸、外展、内收运动，阻力置于肘以上部位。手指的抗阻练习有捏握力器、挑橡皮筋等。b.第4日增加肱二头肌抗阻肌力及等长、等张、等速收缩练习。c.第8日增加前臂旋前、旋后的主动练习，助力练习，肱三头肌与腕屈伸肌群的抗阻肌力练习。有肩关节功能障碍时，做肩关节外旋与内旋的牵引，腕关节屈与伸的牵引。d.第12日增加前臂旋前、旋后的肌力练习，可用等长、等张、等速收缩练习等方法。前臂旋前、旋后的牵引。e.还可增加

作业练习,如玩橡皮泥、玩积木、洗漱、进餐、穿脱衣服、上厕所、沐浴等,以训练手的灵活性和协调性。

4.健康指导

(1)饮食:宜高蛋白、高热量、含钙丰富且易消化的饮食,多食蔬菜及水果。

(2)休息:与体位行长臂石膏托固定后,卧床时患肢垫枕与躯干平行,头肩部抬高;离床活动时,用三角巾或前臂悬吊于胸前。

(3)功能锻炼:按计划进行功能锻炼,最大限度地恢复患肢功能。4周后可进行各关节的全面运动。

(4)复诊的指征及时间:石膏固定后,如患肢出现"5P"征,应立即就诊。在骨折后1个月、3个月、6个月复查X线片,了解骨折的愈合情况以便及时调整固定,防止畸形愈合。

第八节　下肢骨折

一、股骨颈骨折

各年龄段均可能发生股骨颈骨折,但以50岁以上的老年人最为多见,女性多于男性。由于常在骨质疏松症的基础上发生,外伤暴力可以较轻。而中青年股骨颈骨折常由较大暴力引起。股骨颈骨折的致残率和致死率均较高,已成为导致老年人生活质量下降甚至死亡的主要威胁之一。

股骨颈位于股骨头与股骨粗隆部之间,是人体承受剪力最大的解剖段。

(一)损伤机制

1.引起股骨颈骨折最常见的外伤机制

一是外力从侧面对大转子的直接撞击;二是躯干在倒地时相对于持重下肢旋转,而股骨头则卡在髋臼窝内不能随同旋转,加上股骨颈前方强大的髂腰韧带和后方的髂股韧带挤压股骨颈。正常股骨颈部骨小梁的走向呈狭长卵圆形分布,长轴线与股骨头、颈的轴心线一致,有利于在正常生理情况下承受垂直载荷,但难以对抗上述横向水平应力而易于发生断裂。

2.绝经后和老年性骨质疏松症

造成骨量下降和松质骨结构异常,最终导致骨的力学强度下降、骨折危险性增加,股骨颈为骨质疏松性骨折的好发部位之一。

3.股骨颈部在同一段时间内受到反复超负荷的外力作用

股骨颈部骨小梁可不断发生显微骨折而未及时修复,即使是中青年也可能最终导致疲劳性骨折。

(二)诊断要点

老年人摔跌后主诉髋部或膝部疼痛的,应考虑股骨颈骨折的可能。检查时可发现大转子上移至髂前上棘与坐骨结节连线以上,腹股沟韧带中点下方有压痛,患肢轻度屈曲、内收并有外旋、短缩畸形,肿胀可不明显,叩击患者足跟时可致髋部疼痛加重。多数患者伤后即不能站立和行走,部分骨折端嵌插的患者症状很轻,甚至可以步行赴医院就诊,下肢畸形也不明显,极易漏诊。正侧位摄片可明确诊断和确定骨折类型。疑有骨折而急诊 X 线片检查不能确诊的患者,应嘱附卧床休息,2 周后再次摄片复查。

(三)分类

股骨颈骨折分类方法其多,常用的有以下几种。

1.按骨折部位分类

(1)头下型:骨折线完全在股骨头下。

(2)头颈型:骨折线的一部分在股骨头下,另一部分则经过股骨颈。

(3)经颈型:全部骨折线均通过股骨颈中部。

(4)基底型:骨折线位于股骨颈基底部,其后部已在关节囊外。

2.按骨折移位程度分类

(1)Ⅰ型:不全骨折或外翻嵌插骨折。

(2)Ⅱ型:完全骨折无移位。

(3)Ⅲ型:完全骨折部分移位,远侧端轻度上移并外旋。

(4)Ⅳ型:骨折完全错位,远侧端明显上移并外旋。

Garden 分类法目前使用较广,但也有不少学者认为在临床实践中实际上很难完全区分这4 种类型。因此,可以更简单地按移位情况将股骨颈骨折分为无移位骨折(Garden Ⅰ、Ⅱ型)和有移位骨折(Garden Ⅲ、Ⅳ型),同样能起指导治疗的作用。

3.按骨折线走向分型

按骨折线与股骨干纵轴垂线交角(Linton 角)可分为:

(1)外展型:最稳定,Linton 角小于 30°。

(2)中间型:尚稳定,Linton 角为 30°～50°。

(3)内收型:不稳定,Linton 角大于 50°。骨折部所受剪力最大。

(四)治疗要点

合理的治疗应根据患者年龄、活动情况、骨骼密度、其他疾病、预期寿命和依从性来决定。目前对股骨颈骨折的治疗主要包括保守治疗、复位加内固定、髋关节置换术。

(五)观察要点

1.严密观察病情变化

术后 24 小时内严密监测生命体征变化及切口疼痛情况,护理过程中与患者多沟通,多倾听,给患者以安全感,充分发挥心理镇痛作用,必要时遵医嘱给予镇痛剂。保持引流管通畅,防止医源性感染。密切观察切口出血情况以及引流液的颜色、性质及量。术后 6 小时内引流量>300mL 且颜色呈鲜红或短时间引流量较多伴血压下降时,应立即通知医生,做好止血、输血准备工作。保持切口敷料清洁干燥。切口靠近会阴部,排便时注意保护,避免感染,敷料一旦被血液浸透,污物污染要及时更换。同时为预防切口感染,预防性应用抗生素 3～5 天,观察用药的反应,随时进行调整。

2.患肢的观察与处理

注意观察患肢末梢血液循环、感觉、温度及足背动脉的波动情况,如患肢末梢麻木、疼痛及血液循环不良,应及时通知医生。鼓励患者做患肢的足背伸、背屈运动及股四头肌的等长收缩运动,以促进血液循环,减轻患肢肿胀。

3.假体脱位的观察及护理

术后髋关节脱位是全髋关节置换术后常见的并发症之一。老年人由于缺乏运动协调性和准确性易造成脱位。术后保持患肢外展中立位,注意观察双下肢是否等长、疼痛、触摸手术部位有无异物感。若有脱位应及时报告医生。指导患者翻身(两腿之间放 1 个枕头),取物、下床的动作应避免内收屈髋。

(六)护理要点

1.术前护理

(1)心理护理:老年人意外致伤,常常自责,顾虑手术效果,担忧骨折预后,易产生焦虑、恐惧心理。应给予耐心的开导,介绍骨折的特殊性及治疗方法,并给予悉心的照顾,以减轻或消除患者心理问题。

(2)饮食:宜高蛋白、富含维生素、高钙、粗纤维及果胶成分丰富的食物。品种多样,色、香、味俱全,且易消化,以适合于老年骨折患者。

(3)体位。①必须向患者及其家属说明保持正确体位是治疗骨折的重要措施之一,以取得配合;②指导与协助维持患肢于外展中立位:患肢置于软枕或布朗架上,行牵引维持,并穿防旋鞋;忌外旋、内收,以免重复受伤机制而加重骨折移位;不侧卧;尽量避免搬动髋部,如若搬动,需平托髋部与肢体;③在调整牵引、松开皮套检查足跟及内外踝等部位有无压疮时或去手术室的途中,均应妥善牵拉以固定肢体;复查 X 线片尽量在床旁,以防骨折或移位加重。

(4)维持有效牵引效能:不能随意增减牵引重量,若牵引量过小,不能达到复位与固定的目的;若牵引量过大,可发生移位。

(5)并发症预防:老年创伤患者生理功能退化,常合并有内脏疾病,一旦骨折后刺激,可诱发或加重原发病导致脑血管意外、心肌梗死、应激性溃疡等意外情况的发生。应多巡视,尤其在夜间。若患者出现头痛、头晕、四肢麻木、表情异常(如口角偏斜)、健肢活动障碍;心前区不适和疼痛、脉搏细速、血压下降;腹部不适、呕血、便血等症状,应及时报告医生紧急处理。

(6)功能锻炼:骨折复位后,即可进行股四头肌收缩和足趾及踝关节屈伸等功能锻炼。3~4 周骨折稳定后可在床上逐渐练习髋、膝关节屈伸活动。解除固定后扶拐不负重下床活动直至骨折愈合。

2.术后护理

(1)体位:术后肢体仍为外展中立位,不盘腿,不侧卧,仰卧时在两大腿之间置软枕或三角形厚垫。各类手术的特殊要求为:

①三翼钉内固定术:术后 2 天可坐起,2 周后坐轮椅下床活动。3~4 周可扶双拐下地,患肢不负重,防跌倒(开始下床活动时,须有人在旁扶持)。6 个月后去拐,患肢负重。

②移植骨瓣和血管束术:术后 4 周内保持平卧位,禁止坐起,以防髋关节活动度过大,造成移植的骨瓣和血管束脱落。4~6 周后,帮助患者坐起并扶拐下床做不负重活动。3 个月后复查 X 线片,酌情由轻到重负重行走。

③转子间或转子下截骨术:带石膏下地扶双拐,并用 1 根长布带兜住石膏腿挂在颈部,以

免石膏下坠引起不适。

④人工股骨头、髋关节置换术:向患者说明正确的卧姿与搬动是减少潜在并发症——脱位的重要措施,帮助其提高认识,并予以详细的指导,以避免置换的关节外旋和内收而致脱位。

(2)功能锻炼:一般手术患者的功能锻炼在前面内容已提到,在此着重介绍髋关节置换术后的功能锻炼。

①术后1天可做深呼吸,并开始做小腿及踝关节活动。

②术后2～3天进行健肢和上肢练习,做患肢肌肉收缩,进行股四头肌等长收缩和踝关节屈伸,收缩与放松的时间均为5秒,每组20～30次,每日2～3组。拔除伤口引流管后,协助患者在床上坐起,摇起床头30°～60°,每日2次。

③术后3天继续做患肢肌力训练,在医生的允许下增加髋部屈曲练习。患者仰卧伸腿位,收缩股四头肌,缓缓将患肢足跟向臀部滑动,使髋屈曲,足尖保持向前,注意防止髋内收、内旋,屈曲角度不宜过大(＜90°),以免引起髋部疼痛和脱臼。保持髋部屈曲5秒后回到原位,放松5秒,每组20次,每日2～3组。

④术后4天继续患肢肌力训练。患者用双手支撑床坐起,屈曲健肢,伸直患肢,移动躯体至床边。护士在患侧协助,一手托住患肢的足跟部,另一手托起患侧的腘窝部,随着患者移动而移动,使患肢保持轻度外展中立位。协助患者站立时,嘱患者患肢向前伸直,用健肢着地,双手用力撑住助行器挺髋站起。患者坐下前,腿部应接触床边。

⑤术后5天继续患肢肌力训练和器械练习。护士要督促患者在助行器协助下做站立位练习,包括外展和屈曲髋关节。患者健肢直立,缓慢将患肢向身体侧方抬起,然后放松,使患肢回到身体中线。做此动作时要保持下肢完全伸直,膝关节及足趾向外。屈曲髋关节时,从身体前方慢慢抬起膝关节,注意勿使膝关节高过髋关节,小腿垂直于地面,胸部勿向前弯曲。指导患者在助行器的协助下练习行走:患者双手撑住助行器,先迈健肢,身体稍向前倾,将助行器推向前方,用手撑住助行器,将患肢移至健肢旁;重复该动作,使患者向前行走,逐步增加步行距离。在进行步行锻炼时,根据患者关节假体的固定方式决定患肢负重程度(骨水泥固定的假体可以完全负重;生物型固定方式则根据手术情况而定,可部分负重;而行翻修手术的患者则完全不能负重)。在练习过程中,患者双手扶好助行器,以防摔倒。

⑥术后6天到出院继续患肢肌力、器械和步行训练。在患者可以耐受的情况下,加强髋部活动度的练习,如在做髋关节外展的同时做屈曲和伸展活动、增加练习强度和活动时间,逐步恢复髋关节功能。

(3)术后潜在并发症的预防及护理

①出血:行截骨、植骨、人工假体置换术后,由于手术创面大,且需切除部分骨质,老年人血管脆性增加、凝血功能低下,易致切口渗血,应严密观察局部和全身情况。了解术中情况,尤其是出血量;术后24小时内患肢局部制动,以免加重出血;严密观察切口出血量(尤其是术后6小时内),注意切口敷料有无渗血迹象及引流液的颜色、量,确保引流管不受压、不扭曲,以防积血残留在关节内;监测神志、瞳孔、脉搏、呼吸、血压、尿量每小时1次,有条件者使用床旁监护仪,警惕失血性休克。

②切口感染:多发生于术后近期,少数于术后数年发生深部感染,后果严重,甚至需取出置

换的假体,因此要高度重视。

③血栓形成:有肺栓塞、静脉栓塞、动脉栓塞。肺栓塞可能发生于人工髋关节术中或术后24小时内,虽然少见,但来势凶猛,是手术中髓内压骤升,导致脂肪滴进入静脉所致;静脉栓塞,尤其是深静脉栓塞,人工关节置换术后的发生率较高;动脉栓塞的可能性较小。

3.健康指导

由于髋关节置换术后需防止脱位、感染、假体松动、下陷等并发症,为确保疗效,延长人工关节使用年限,特做如下指导:

(1)饮食:多进食富含钙质的食物,防止骨质疏松。

(2)活动:避免增加关节负荷量,如体重增加、长时间站或坐、长途旅行、跑步等。

(3)日常生活:洗澡用淋浴而不用浴缸,如厕用坐式而不用蹲式。

(4)预防感染:关节局部出现红、肿、痛及不适,应及时复诊;在做其他手术前(包括牙科治疗)均应告诉医生曾接受了关节置换术,以便预防用抗生素。

(5)复查:基于人工关节经长时间磨损与松离,必须遵医嘱定期复诊,完全康复后,每年复诊1次。

二、股骨干骨折

(一)应用解剖特点

1.股骨干的解剖定位

股骨干的解剖范围为:股骨小粗隆下缘至股骨髁上部的解剖段。

2.外形结构特点

股骨干是人体中最坚固和最长的管状骨,当人体直立时,其向内向下倾斜;女性的骨盆相对较宽,其倾斜度更大一些。股骨干本身还有一个向前的凸度,其外形上部呈圆柱形,下部逐渐移行呈三棱柱形,在其后面有一条纵形骨嵴称为股骨嵴或股骨粗线。向近端逐渐分为两唇,外侧唇终于臀肌粗隆,为臀大肌的附着部;内侧唇一部分终于耻骨线,为耻骨肌附着部,另一部分止于转子间线;股骨嵴向远端也分为两唇,分别移行至股骨内、外上髁。股骨干远端逐渐变扁增宽,在横切面上呈卵圆形。股骨干骨皮质的厚薄不一,一般中间厚,两端逐渐变薄,向远端至髁部仅为一薄层。前后面对应点的皮质厚度除股骨嵴最厚外基本一致。股骨骨髓腔横断面呈圆形,长度自小粗隆底部起至股骨下端关节面上一手掌处止,骨髓腔狭窄不一。一般自股骨大粗隆至外上髁连线上1/4处开始狭窄,最狭窄处在此连线中点近端2~3cm处。以此连线中点远近端4cm连线代表股骨干髓腔的中线,并沿髓内钉进入方向引线,两线的交点在近端4~5cm处,夹角为5°~7°,进行股骨髓内钉固定时应注意这些解剖特点。

3.血液供应特点

股骨干滋养孔一般有1~3个,大部分为双孔,多位于股骨的中段及中上段。一般开口于股骨嵴上或股骨嵴的内外侧,上滋养孔大多位于股骨干上、中1/3交界处稍下方,下孔则位于上、下1/2交界处稍上方。滋养孔道多斜向近侧端,与股骨轴线成45°角。股骨滋养孔也有单孔,多集中于股骨中1/3处。双滋养动脉的上滋养动脉一般发自第一穿动脉,而下滋养动脉则发自其余穿动脉。滋养动脉进入皮质后其行程可长可短,入髓腔后再向上、下分支做树枝状,血流呈远心方向,供应皮质内侧2/3～3/4。骨膜动脉为众多横形细支,来自周围肌支,呈阶梯状,只供应皮质外侧 1/4～1/3,平时作用不大。股骨干骨折后,如果主要滋养动脉缺如,骨骺动脉和骨膜动脉不能代偿股骨干远侧断端的血供,新骨形成将受到影响。如骨折发生在上中 1/3 交界处,远骨折段近侧将缺乏血供。如骨折发生在中下 1/3 交界处,同时该股骨只有 1 个滋养动脉,在皮质内行程又较长,则近断段远端的血供将发生障碍,影响愈合。

股骨干骨折后采用髓内钉固定,将有可能损伤滋养动脉的髓质。另一方面,由于滋养动脉在股骨嵴处进入的较多,手术时应尽量不要剥离此处,采用钢板固定时,钢板不宜放在前面,因为螺丝钉可能穿入后部股骨嵴,从而损伤滋养动脉而影响骨折的愈合。

4.周围相关结构的解剖特点

围绕股骨有较多的肌肉,特别集中于上部及后部,因而通常从体表不易摸到股骨。由于股骨外侧无重要血管及神经等结构,且肌肉较薄,显露股骨以外侧最为适宜。股骨中段 1/3 的全部、上 1/3 的大部以及下 1/3 的一部分全为股内侧肌、股外侧肌及股中间肌所包围,股骨干任何部分的骨折都或多或少地引起股四头肌的损伤。由于出血、水肿、渗液进而机化,如果再给予较长时间的固定,缺少必要的肌肉功能锻炼,时间一长,必然引起挛缩或纤维增生,造成粘连,特别是骨折位于股骨下部或由于渗液向下流注更易引起肌肉及膝关节囊的粘连,严重影响膝关节的活动,使得屈曲范围大受限制。

(二)致伤机制

1.概述

股骨干骨折的发生率略低于粗隆部骨折和股骨颈骨折,约占全身骨折的 3%,但其伤情严重,好发于 20～40 岁的青壮年,对社会造成的影响较大。10 岁以下的儿童及老年人也时有发生。

2.致伤机制

健康成人股骨骨折通常由高强度的直接暴力所致,例如机动车辆的直接碾压或撞击、机械挤压、重物打击及火器伤等均可引起。高处坠落到不平地面所产生的杠杆及扭曲传导暴力也可导致股骨干骨折。儿童股骨干骨折通常由直接暴力引起且多为闭合性损伤,也包括产伤。暴力不大而出现的股骨干骨折者除老年骨质疏松外,应警惕病理性因素。

3.骨折移位

股骨周围肌群丰富,且大多较厚,力量强大,以致股骨干完全骨折时断端移位距离较大,尤其是横形骨折更明显。骨折后断端移位的方向部分取决于肌肉收缩的合力方向,另外则根据外力的强度与方向以及骨折线所处的位置而定。整个股骨干可以被看成 1 个坚固的弓弦,正常情况下受内收肌群、伸膝肌群及股后肌群强力牵引固定。股骨干骨折后该 3 组肌肉强力牵引使弓弦两端接近,使得骨折端向上、向后移位,结果造成重叠畸形或成角畸形,其顶端常朝前方或前外方。具体按照骨折不同部位,其移位的规律如下。

(1)股骨干上 1/3 骨折:近侧断端因髂腰肌及耻骨肌的收缩向前屈曲,同时受附着于股骨大转子的肌肉,如阔筋膜张肌、臀中肌及臀小肌的影响而外展外旋;近侧骨折断端越短,移位越明显;远侧断端因股后肌及内收肌群的收缩向上,并在近侧断端的后侧。由于远侧断端将近侧断端推向前,使后者更朝前移位。

(2)股骨干中 1/3 骨折:骨折断端移位情况大致与上部骨折相似,只是重叠现象较轻。远侧断端受内收肌及股后肌收缩的作用向上向后内移位,在骨折断端之间形成向外的成角畸形,但如骨折位于内收肌下方,则成角畸形较轻。除此以外,成角或移位的方向还取决于暴力的作用方向。这一部位骨折还常常由于起自髋部止于小腿的长肌的作用而将股骨远断端和小腿一起牵向上方,导致肢体短缩,Nelaton 线变形,大粗隆的最高点比股骨颈骨折更位于髂前上棘与坐骨结节连线的上方。其另一个特点是,足的位置由于重力的作用呈外旋位。

(3)股骨干下 1/3 骨折:除纵向短缩移位外,腓肠肌的作用可使骨折远端向后移位,其危险是锐利的骨折端易伤及腘后部的血管和神经。

(三)临床表现

股骨干骨折多因强暴力所致,因此应注意全身情况及相邻部位的损伤。

1.全身表现

股骨干骨折多由于严重的外伤引起,出血量可达 1000～1500mL。如果是开放性或粉碎性骨折,出血量可能更大,患者可伴有血压下降、面色苍白等出血性休克的表现;如合并其他部位脏器的损伤,休克的表现可能更明显。因此,对于此类情况,应首先测量血压并严密动态观察,并注意末梢血液循环。

2.局部表现

可具有一般骨折的共性症状,包括疼痛、局部肿胀、成角畸形、异常活动、肢体功能受限及纵向叩击痛或骨擦音。除此以外,应根据肢体的外部畸形情况初步判断骨折的部位,特别是下肢远端外旋位时,注意勿与粗隆间骨折等髋部损伤的表现相混淆,有时可能是 2 种损伤同时存在。如合并有神经血管损伤,足背动脉可无搏动或搏动轻微,伤肢有循环异常的表现,可有浅感觉异常或远端被支配肌肉肌力异常。

3.X 线片表现

一般在 X 线正侧位片上能够显示骨折的类型、特点及骨折移位方向,值得注意的是,如果导致骨折的力量不是十分剧烈,而骨折情况严重,应注意骨质有无病理改变的 X 线片征象。

(四)诊断要点

根据受伤史再结合临床表现及 X 线片显示,诊断一般并不复杂。但对于股骨干骨折诊断的第一步,应是有无休克和休克趋势的判断;其次还应注意对合并伤的诊断。对于股骨干骨折本身的诊断应做出对临床处理有意义的分类。传统的分类包括开放性或闭合性骨折;稳定型或不稳定型骨折,其中横形、嵌入型及不全性骨折属于稳定型骨折。国际内固定研究协会(AO/ASIF)对于长管状骨骨折进行了综合分类,并以代码表示,用来表示骨骼损伤的严重程度并作为治疗及疗效评价的基础。AO 代码分类的基础是解剖部位和骨折类型,解剖部位以阿拉伯数字表示,股骨为 3、骨干部为 2,股骨干即为 32,骨干骨折类型分为"简单"(A 型)及"多段",多段骨折既有"楔形"骨折(B 型)又有"复杂"骨折(C 型),再进一步分亚组。其英文字母序列数及阿拉伯数字越大,骨折也越复杂,治疗上的难度也越高。

(五)治疗要点

在急诊处理时患肢可暂时用夹板固定。这样既利于减轻疼痛,又可防止软组织进一步损伤。治疗应尽可能达到较好的对位和对线,防止旋转和成角。

(六)观察要点

1.全身情况

监测生命体征,包括神志、瞳孔、脉搏、呼吸、腹部情况以及失血征象。创伤初期应警惕颅脑、内脏损伤及休克发生。

2.肢体情况

观察患肢末梢血液循环、感觉和运动情况,尤其对于股骨下 1/3 骨折的患者,应注意有无刺伤或压迫腘动脉、静脉和神经征象。

(七)护理要点

1.非手术治疗及术前护理

(1)心理护理:由于股骨干骨折多由强大的暴力所致,骨折时常伴有严重软组织损伤,大量出血、内脏损伤、颅脑损伤等可危及生命安全,患者多恐惧不安,应稳定患者的情绪,配合医生采取有效的抢救措施。

(2)饮食:高蛋白、高钙、富含维生素饮食,需急症手术者则禁食。

(3)体位:抬高患肢。

(4)保持牵引有效效能:不能随意增、减牵引重量,以免导致过度牵引或达不到牵引效果。小儿悬吊牵引时,牵引重量以能使臀部稍悬离床面为宜,且应适当约束躯干,防止牵引装置滑脱至膝下而压迫腓总神经。在牵引过程中,要定时测量肢体长度和进行床旁 X 线检查,了解牵引重量是否合适。

(5)功能锻炼:①伤后 1～2 周内应练习患肢股四头肌等长收缩;同时被动活动髌骨(左右推动髌骨);还应练习踝关节和足部其他小关节,乃至全身其他关节活动。②第 3 周健足踩床,双手撑床或吊架抬臀练习髋、膝关节活动,防止股间肌和膝关节粘连。

2.术后护理

(1)饮食:鼓励进食促进骨折愈合的饮食,如排骨汤、牛奶、鸡蛋等。

(2)体位:抬高患肢。

(3)功能锻炼:方法参见术前。

3.健康指导

(1)体位:股骨中段以上骨折患者下床活动时,应始终保持患肢的外展位,以免因负重和内收肌的作用而发生继发性向外成角突起畸形。

(2)扶拐锻炼:由于股骨干骨折后的愈合及重塑时间延长,因此需较长时间扶拐锻炼。扶拐方法的正确与否与发生继发性畸形、再损伤,甚至臂丛神经损伤等有密切关系。因此,应教会患者正确使用双拐。

(3)拐杖是辅助步行的一种工具,常用的有前臂拐和腋拐。前臂拐轻便,使用方便,拐的把手位置可依患者上肢长短调节;腋拐靠腋下支撑,应用普遍。

用拐注意事项:①拐杖下端必须安装橡皮头,以免拐杖压在地上滑动而致不稳;拐杖上端的横梁上须垫软垫,以免使用时压迫腋下软组织。②腋拐高度:以患者直立时,拐从腋窝到地面并向身体两侧分开,橡皮头距足 20cm 为宜。过高,行走时拐杖将撑至腋下,引起疼痛不适,甚至难以行走;过低,则可发生驼背,感到疲劳。③单拐与双拐的选择与使用:腋拐可用单拐也可用双拐。单拐适用于因手术后恢复期患肢不能完全负重,而需借助单拐来增加健侧对整个身体重量的支撑,大部分置于健侧。当一侧下肢完全不能负重时,必须使用双拐,这样可增加行走时的平衡,且省力。双腋拐使用方法:先将两拐同时稳放在两腿前方,然后提起健肢移到两拐的前方,再将两拐同时向前方移到健肢前方,如此反复,保持两拐及一健肢形成一个等边三角形。④防跌倒:患者初次下地时,应有护理人员在旁扶助,并及时给予帮助与鼓励,指导用拐,防止患者因不习惯而失去重心而跌倒及出现情绪低落。初次下地时间不可过长,以后逐渐延长下地时间。

(4)2～3个月后行X线片复查:若骨折已骨性愈合,可酌情使用单拐而后弃拐行走。

三、股骨远端骨折

(一)病因及发病机制

股骨远端骨结构主要是骨松质,骨密质甚薄。骨折后骨松质压缩形成骨缺损以及骨折端常有粉碎,这是骨折复位不稳定的主要原因。

(二)临床表现

1.全身症状

大多较股骨干骨折为轻,休克发生率为股骨干骨折的$1/8～1/10$。

2.局部症状

(1)一般症状:主要表现为骨折局部之肿胀、疼痛及在股骨髁上部的环状压痛及传导叩痛。

(2)移位:表现为骨折远端侧向移位及膝端屈曲畸形。

(3)功能障碍:主要表现为患肢尤其是膝关节功能障碍。

(4)并发症:主要是有否伤及腘动脉或其他血管的表现。

(三)辅助检查

X线检查可显示骨折及类型,涉及神经血管损伤者可行MRI或血管造影检查。

(四)治疗要点

1.保守治疗

一般采用骨牵引及石膏固定。

(1)骨牵引:与股骨干骨折牵引方法相似,因牵引力线偏低以放松腓肠肌而有利于复位。如胫骨结节牵引未达到理想对位,则改用股骨髁部牵引,使作用力直接作用到骨折端。如有手术可能者,则不宜在髁部牵引,以防引起感染。

(2)下肢石膏固定:牵引2～3周后改用下肢石膏固定;2周后换功能位石膏。拆石膏后加强膝关节功能锻炼,并可辅以理疗。

2.手术疗法

(1)开放复位:视手术目的的不同可采取侧方或其他入路显示骨折断端,并对需要处理及观察的问题加以解决,包括血管神经伤的处理、嵌顿肌肉的松解等,而后将骨折断端在直视下加以对位及内固定。对复位后呈稳定型者,一般无须再行内固定术。

（2）固定：单纯复位者，仍按前法行屈曲位下肢石膏固定，2～3 周后更换功能位石膏。对需内固定者可酌情选用 L 形钢板螺钉、Ender 钉或其他内固定物，然后外加石膏托保护 2～3 周。

（五）观察要点

术后应加强血压、脉搏监测，及时排除尿潴留、输液过多等引起的血压升高的原因。对术前已经患有高血压或术后血压升高的患者，30 分钟测量血压、脉搏 1 次，并及时遵医嘱进行治疗。

（六）护理要点

1.术前护理

（1）心理护理：应及时做好解释工作，稳定患者情绪，悉心照顾患者，减轻、消除其恐惧心理，取得患者家属的配合。

（2）饮食护理：高龄患者胃肠功能减弱，食欲较差，根据患者情况制定合理的饮食。

（3）术前床上护理：术前训练患者床上利用头、双肘、健肢足底撑床用力抬起臀部，这样可以按摩背部、臀部、预防压疮，又方便放入气圈、便盆、训练床上排大小便。指导训练有效咳嗽，慢吸气，咳嗽时将腹肌收缩，腹壁内缩，1 次吸气，连续咳 3 声，停止咳嗽，缩唇将余下的气体尽量呼出。反复几次，增加咳嗽效率。

2.专科护理

（1）一般护理：心电图、血压、血氧监测，吸氧，密切观察生命体征变化。

（2）预防术后并发症

①预防下肢深静脉血栓形成：术后听取患者的主诉，观察患肢肿胀程度、皮肤温度、颜色，及时发现病情变化，保持伤口引流通畅，避免局部血肿压迫血管，使血流变缓。术后早期进行患肢主动收缩，合理使用持续被动运动机伸屈关节，肌肉按摩，有利于血液回流。嘱咐患者进低脂、多纤维素食物，保持大便通畅，避免因排便困难造成的腹压增高影响下肢静脉血液回流。

②预防切口感染：术后密切观察切口敷料，保持敷料清洁干燥，引流管一般在术后 48 小时内拔除，遵医嘱应用抗生素，密切观察。

③预防肺部感染及压疮：保持病室环境清洁，空气新鲜，鼓励患者深呼吸，每 2 小时扣背 1 次，必要时雾化吸入，注意皮肤及床铺清洁，使用气垫床，骶尾部垫水囊，每 4 小时更换 1 次。教会患者自我调节方法，如挺腰法、抬臀法、自我按摩法等。

④防止假体脱落：术毕回病房搬运时，将患肢平放，保持外展中立位，防止内收外旋。做各种护理操作，应将整个患肢关节托起，不可单独抬动下肢，不宜过早过度屈伸髋关节。

⑤预防泌尿系统感染：定时清洗外阴、肛门、鼓励患者多饮水促进排泄，达到预防感染的目的。

⑥功能锻炼：早期锻炼可促进局部血液循环，避免肢体肿胀，肌肉萎缩，增进关节活动度，同时对改善全身机体功能状态和心理状态也有明显的效果。由于疼痛、牵引及担心活动时置换关节松动脱位，患者常不愿意活动肢体，必须正确指导消除其顾虑以配合锻炼。具体方法：术后第 1 日开始踝关节背伸、趾间关节屈伸活动，术后第 2 日陪护为患者做向心按摩，术后第 3 日床上股四头肌的舒缩活动，术后第 3 周可坐起行膝关节屈伸活动，但应避免屈髋大于 90°，

术后第 4 周扶拐活动,但避免患肢完全负重。

⑦康复训练:术后 2～21 天内,早期功能锻炼阶段,术后第 2 日鼓励患者做小腿和踝关节的自主活动,特别是患肢股四头肌的等长收缩,第 3 日可给予下肢关节功能康复器(CPM 机)进行患肢肌肉及关节活动锻炼。术后 2 周拆线后指导患肢开始负重活动。

3.健康指导

嘱患者定期门诊复查,禁止盘腿位及交叉腿,适当控制体重,减少人工假体磨损,提高假体的使用寿命。

四、髌骨骨折

(一)病因及发病机制

髌骨骨折由直接暴力和间接暴力所造成。直接暴力系外力直接作用于髌骨,如膝前的打击伤、踢伤、撞伤等,直接暴力造成的髌骨骨折常属粉碎性,其股四头肌肌腱和关节囊一般保持完整或仅有局部撕裂,故骨折移位多不明显,伸膝功能影响较少。

间接暴力造成的髌骨骨折系膝关节处于半屈位,髌骨与股骨髁紧密接触时,跌倒使股四头肌骤然猛力收缩,引起髌骨骨折。其原理与折断木棒的机制完全一致。骨折多系横形骨折,且多伴有股四头肌肌腱和关节囊的严重损伤。近侧骨折片受股四头肌收缩的牵拉,明显向上移位,股四头肌肌腱撕裂越严重,近骨折块移位越多。

(二)临床表现

局部肿胀、瘀斑、疼痛,膝关节活动障碍。有移位时,可触及骨折线的间隙。膝关节积血,可出现浮髌试验阳性。①髌骨位于膝关节,受伤后易导致局部肿胀,关节内积液、积血,疼痛严重。②在导致髌骨软骨面损伤的同时,也使相对的股骨髌面发生软骨损伤;由于软骨的再生能力极低,即使修复髌骨以后,仍可出现髌股关节创伤性关节炎。③随着骨折分离移位的程度不同,髌骨腱膜和关节囊也有不同程度的损伤,若修复不好,将严重影响伸膝功能。

(三)辅助检查

髌骨正侧位 X 线可确诊。对可疑髌骨纵行或边缘骨折,须拍 X 线轴位片证实。

(四)治疗要点

治疗原则是尽量恢复髌骨整齐的关节面,缩短外固定时间,加强功能练习。

(五)观察要点

(1)注意观察局部的情况。

(2)手术后应观察伤口的渗出情况。

(六)护理要点

1.常规护理

给予患者生活上的照顾,及时解决患者的困难,给患者以精神安慰,减轻其焦虑心理。

2.专科护理

(1)抬高患肢,保持功能位置,以利静脉回流,减轻肿胀。

(2)疼痛时遵医嘱给予止痛剂。

3.健康指导

(1)环境:环境应安静、舒适,并为生活不能自理的患者提供方便。

(2)心理指导:①讲解疼痛的原因及解决的方法。②说明外固定的意义、抬高患肢的目的。③固定3～4周后开始功能锻炼,介绍功能锻炼的意义,以取得配合,并教患者正确的方法。

(3)饮食:做好饮食指导。

五、胫腓骨骨折

(一)病因及发病机制

导致胫腓骨骨折的损伤形式有3种:①超越骨自身能力的损伤即疲劳骨折(应力骨折);②低能量暴力导致的较稳定的小移位骨折;③高能量暴力造成的严重软组织破坏、神经血管损伤、粉碎骨折、骨缺损,这种高能量暴力常导致肢体多种组织严重创伤,肢体存活困难。

当暴力以旋转形式作用于胫骨时,常形成螺旋型骨折,并由于外力的大小不同,而造成不同的粉碎程度,例如滑雪时足固定而身体强力扭转时,造成的螺旋型胫腓双骨折。3或4支点弯曲外力作用于小腿将造成短斜或横形骨折,如外力较大使支点范围增大时,导致粉碎型骨折。当外力大并且集中作用于较小范围时,常形成骨和周围软组织严重创伤,例如重物直接砸于小腿上而形成的损伤。由于胫骨前方直接位于皮下易遭受创伤。现代社会机械化程度增高,胫腓骨骨折发生率不断增加。

对于开放性骨折,有学者提出了开放骨折分类法:

Ⅰ型:伤口不到1cm长,一般为比较干净的穿刺伤,骨尖自皮肤内穿出,软组织损伤轻微,无碾挫伤,骨折较简单,为横断或短斜形者,无粉碎。

Ⅱ型:伤口超过1cm,软组织损伤较广泛,但无撕脱伤亦未形成组织瓣,软组织有轻度或中度碾挫伤,伤口有中度污染,中等程度粉碎骨折。

Ⅲ型:软组织损伤广泛,包括肌肉、皮肤及血管、神经,有严重污染。

ⅢA型:尽管有广泛的撕裂伤及组织瓣形成或为高能量损伤,不管伤口大小,骨折处有适当的软组织覆盖。

ⅢB型:广泛的软组织损伤或缺失,伴有骨膜剥脱和骨暴露,这种类型的开放性骨折常伴有严重污染。

ⅢC型:伴有需要修复的动脉损伤。

(二)临床表现

小腿疼痛、肿胀、活动受限,有骨擦音,肢体成角、旋转畸形。

(1)对于儿童的青枝骨折、成人的单纯腓骨骨折,主要表现为局部的肿胀、压痛,活动受限不明显,甚至可以行走。如骨折有明显的移位,可表现为小腿的畸形、反常活动,有骨擦音、骨擦感。

(2)由于胫腓骨骨折经常合并血管、神经损伤,故临床应常规检查足背动脉和胫后动脉搏动及足背、足趾的感觉和运动状况。对于软组织损伤严重者,要认真判断其存活的可能性;对于潜行性剥离的皮肤要判断其剥离范围;对于小腿肿胀严重者,应警惕有无骨筋膜室综合征。

（三）辅助检查

1.X线检查

X线平片见胫腓骨上有断裂，骨皮质不连续并有切迹者，骨密度增高和骨膜增厚硬化基本上在所有病例中都可以出现，骨小梁粗乱、排列不整齐，并可见模糊不完全性骨折线，严重病例骨骼变形及周围软组织的损伤。

2.超声检查

对于怀疑可能有动脉损伤的病例要及时行血管彩色多普勒超声检查。

（四）治疗要点

1.闭合性骨折的治疗

①闭合复位以石膏、支具等制动；②外固定架固定；③切开复位内固定；④闭合复位髓内针内固定。

2.开放性骨折

选用上述4种方法之一固定骨折。开放伤口则遵循下面原则：彻底反复清创，合理应用抗生素，早期关闭伤口（包括使用肌瓣及游离皮瓣），早期植骨治疗。

（五）观察要点

（1）密切观察生命体征，如发生异常应及时通知医生处理，严密观察患肢末梢血液循环情况。

（2）骨牵引针眼处每日换药，保持床单位清洁。

（3）及时给予生活上的照顾，解决患者的困难。

（4）有较大张力性水疱形成时，应穿刺抽出液体以促进吸收。

（六）护理要点

1.常规护理

（1）心理护理：多与患者沟通，了解患者的思想情况，使患者树立战胜疾病的信心。

（2）活动指导：固定期间做静止位肌肉收缩锻炼，外固定解除后逐步开始功能锻炼。

（3）有效固定：随时调整外固定的松紧，避免由于伤肢肿胀后外固定过紧，造成压迫。

2.专科护理

（1）保持环境安静、舒适。

（2）抬高患肢减轻肿胀。

（3）查明疼痛原因后可遵医嘱给予止痛剂。

（4）告知患者如有感觉麻木、患肢憋胀等应及时告知医生、护士。

（5）指导患者配合医生进行功能锻炼。

3.健康指导

（1）功能锻炼：伤后早期可进行髌骨的被动活动及跖趾关节和趾间关节活动。外固定去除后，充分练习各关节活动，逐步下地行走。

（2）医疗护理措施的配合：严格按照医嘱进行功能锻炼。

六、踝部骨折

（一）病因及发病机制

此种骨折多由间接暴力造成,如足于内翻或外翻位时负重,由高处坠落足在内翻、外翻或跖屈位着地。直接暴力引起的少见。

根据受伤时足的姿势和致伤方向及骨折部位可分为三型:

1.Ⅰ型

内翻内收型。受伤时,踝部极度内翻(即旋后)。首先外侧副韧带牵拉外踝,使腓骨下端在韧带联合水平以下撕脱。若暴力持续下去,距骨向内踝撞击,致使内踝发生骨折。

2.Ⅱ型

①Ⅱa型(外翻外展型):受伤时,踝关节极度外翻(即旋前)或被重物压于外踝,先是内侧副韧带牵拉内踝致撕脱骨折,暴力持续会使腓骨下端骨折,同时出现胫骨后唇(即后踝)骨折,造成三踝骨折;②Ⅱb型(内翻外旋型):伤力先造成外踝斜骨折,在韧带联合水平位,向上延伸,使胫骨后唇骨折,最后撕脱内踝,形成三踝骨折。

3.Ⅲ型

外翻外旋型。受伤使内踝撕脱骨折,接着造成下胫腓关节分离,腓骨发生斜骨折或粉碎骨折。

（二）临床表现

踝部疼痛,有肿胀、皮下出血斑和功能障碍。

（三）辅助检查

X线检查应拍摄踝关节正位、侧位和踝穴位片。

（四）治疗要点

踝关节既支持全身重量,又有较为灵活的活动。因此,踝部骨折的治疗既要保证踝关节的稳定性,又要保证踝关节活动的灵活性。这就要求踝部骨折后应尽量达到解剖对位,并较早地进行功能锻炼,使骨折愈合后能符合关节活动的力学要求。在治疗方法上,当闭合复位失败时,应及时考虑切开复位与内固定,从而恢复踝关节的稳定,并使踝穴结构能适应距骨活动的要求,避免术后发生关节疼痛。

（五）观察要点

观察患肢足背动脉搏动情况,以防足背动脉损伤导致缺血挛缩,影响患肢功能。及时倾听患者主诉,如果主诉疼痛剧烈,不能立即止痛,应先观察其疼痛的特点与创伤本身是否相符。有无进行性加重或持续性剧痛等。以防骨筋膜室内神经受压和缺血,导致患肢功能障碍。严密观察患肢情况,如发现肿胀,除及时遵医嘱给予脱水消肿外还必须抬高患肢,严格制动,使患肢肿胀减轻,避免皮肤产生张力性水疱加重患处软组织损伤。

（六）护理要点

1.非手术治疗及术前护理

(1)心理护理:老年人意外致伤,常常自责,顾虑手术效果,担忧骨折预后,易产生焦虑、恐惧心理。应给予耐心的开导,介绍骨折的特殊性及治疗方法,并给予悉心的照顾,以减轻或消除心理问题。

(2)饮食:宜高蛋白、富含维生素、高钙、粗纤维及果胶成分丰富的食物。

(3)体位:因踝部骨折肿胀较甚,应抬高患侧小腿略高于心脏的位置,以利肿胀消退。

(4)预防踝部压疮:踝部软组织少,在夹板或石膏固定前应在骨突处衬棉垫;行外固定后,应仔细倾听患者主诉,是否有骨折处以外的疼痛,以便及时发现异常。

(5)功能锻炼:早期功能锻炼,有促进功能恢复的作用,且对进入关节面的骨折端有“模造塑形”作用。骨折复位固定后即可做小腿肌肉收缩活动及足趾屈伸活动;3~4周后可做踝关节屈伸活动;去除外固定后,加强踝关节功能锻炼并逐渐负重行走。

2.术后护理

(1)体位:抬高患肢,稍高于心脏水平。

(2)功能锻炼:麻醉消退后,即对肿胀足背进行按摩,并鼓励患者主动活动足趾、踝背伸和膝关节伸屈等活动。双踝骨折从第2周开始,加大踝关节自主活动范围,并辅以被动活动。被动活动时,只能做背伸及跖屈活动,不能旋转及翻转,以免导致骨折不愈合;2周后可扶拐下地轻负重步行;三踝骨折对上述活动步骤可稍晚1周,以预防踝关节僵硬。

3.健康指导

(1)饮食:宜高热量、高钙、维生素饮食,以利骨折修复。

(2)预防骨质疏松:对因踝部存在骨质疏松的骨折患者,每日到户外晒太阳1小时或补充鱼肝油滴剂或维生素D奶、酸奶等,以促进钙的吸收。

(3)继续功能锻炼:骨折愈合去固定后,可行踝关节旋转、斜坡练步、站立屈膝背伸和下蹲等自主操练,再逐步练习行走。

七、骨盆骨折

(一)病因及发病机制

常见的病因是创伤,如压砸、轧碾、撞挤和高处坠落等;其次是肌肉的撕脱伤。由于骨盆具有负重、保护盆腔内脏和传递人体力线的作用,因此严重的骨折不但会造成内脏损伤,而且对人体的负重会造成严重的影响。

(二)临床表现

1.疼痛

剧烈疼痛,在搬运或翻身时加重,髋关节活动也可引起疼痛。

2.肿胀与瘀斑

常见于会阴部、腹股沟、臀部、腰部,这是合并腹膜后血肿的重要体征。

3.功能障碍

骨折后患者不能站立,床上翻身困难。

4.畸形

骨盆有旋转倾斜、下肢有短缩等畸形。

5.感觉运动障碍

因神经受到损伤所致。

(三)辅助检查

1.X线检查

X线检查是诊断骨盆骨折的主要手段,可显示骨折类型及移位情况。

2.CT检查

具有以下优点:

(1)能发现X线照片不能显示的骨折。

(2)能清楚地立体显示半侧骨盆移位情况。

(3)对髋臼骨折特别适用。

(4)对需行内固定的骨盆骨折,CT能准确显示复位情况、内固定位置是否恰当及骨折愈合进展情况。

3.B超检查

以了解腹腔及盆腔内脏器及大血管的情况。

(四)治疗要点

1.非手术治疗

(1)卧床休息:大多数骨盆骨折患者通过卧床休息数周可愈合,如单纯髂骨翼骨折患者,只需卧床至疼痛消失即可下床活动;稳定的耻骨支骨折及耻骨联合轻度分离者卧床休息至疼痛消失可逐步负重活动。

(2)牵引:牵引可解痉止痛、改善静脉回流、减少局部刺激、纠正畸形、固定肢体、促进骨折愈合,并方便护理。

(3)石膏外固定:一般用双侧短髋"人"字形石膏,固定时间为10～12周。

2.手术治疗

(1)骨盆骨折的外固定术。

(2)骨盆骨折的内固定。

(五)观察要点

1.入院后密切观察病情变化

严重骨盆骨折或合并其他脏器伤时,必须密切监测全身情况,如神志、脉搏、呼吸、血压、体温、尿量、甲床充盈时间、有无贫血征象等,化验血常规、血气分析等,必要时监测中心静脉压或肺动脉压。

2.并发症观察与护理

骨盆骨折可引起严重的并发症,而且常较骨折本身更为严重,是造成死亡的主要原因。

(1)腹膜后血肿:骨盆为松质骨,骨折后本身出血较多,其邻近有动脉及静脉丛,加之盆腔静脉丛多无静脉瓣阻挡回流,骨折后常引起广泛出血,出血量常达1000mL以上,积血沿腹膜后疏松结缔组织间隙蔓延到肾区或膈下,形成巨大腹膜后血肿,可引起腹痛、腹肌紧张,可抽出不凝血,观察可见腰背部瘀斑,腹部叩诊呈浊实音,但无移动性浊音。如果合并损伤髂内、外动脉或股动脉,亦可引起盆腔内严重出血,导致休克,甚至因失血过多而迅速致死。因此要密切观察患者有无腹痛、腹胀、呕吐、肠鸣音的变化和有无腹膜刺激征等,必要时可做腹腔穿刺以明确诊断。严重的腹膜后血肿还可引起麻痹性肠梗阻,患者出现腹痛、呕吐、腹胀、不排气、不排便、肠鸣音消失,应常规禁食 2～3 天,必要时给予胃肠减压或肛管排气、甘油灌肠剂灌肠等。

(2)泌尿道损伤:观察有无血尿、尿道口滴血、排尿困难或无尿,以判断膀胱、尿道的损伤情况。如膀胱颈部或后壁破裂,尿液流入腹膜腔,可引起明显腹膜炎刺激征,导尿时膀胱内无尿;如前臂或两侧未被腹膜覆盖的部分破裂,尿液渗入膀胱周围,可引起腹膜外盆腔蜂窝织炎,患者还常伴有休克、下腹部疼痛等症状,直肠指诊有明显压痛,导尿时可有血性尿液;后尿道损伤时,因尿生殖膈限制,外渗尿液局限于膀胱周围;如尿道球部破裂,外渗尿液可沿会阴浅筋膜至阴茎、阴囊和前腹壁;尿道断裂患者常表现有尿痛、尿道出血、排尿障碍、尿潴留和会阴部血肿,导尿往往不能成功。

(3)直肠及女性生殖道损伤:坐骨骨折可损伤直肠、肛管和女性生殖道,表现为大便带血、排便困难、腹膜刺激征,肛门指诊可以发现破裂口及骨折端,因此骨盆骨折必须检查肛门和会阴。

(4)腹腔内脏损伤:分为实质脏器和空腔脏器损伤,可表现为腹痛、腹膜刺激征,腹腔穿刺可抽出不凝血。

(5)神经损伤:神经损伤多为不全损伤,主要表现为某一神经分布区的痛觉障碍及运动障碍。

(六)护理要点

1.术前护理

(1)急救及一般处理

①患者入院后迅速建立有效的静脉通道,必要时 2 个或多个通道,输液通道应建立在上肢或颈部,不宜在下肢,以免液体不能有效进入血液循环。

②迅速高流量给氧。

③给予留置尿管。

④注意保暖,提高室温或用棉被、毛毯,禁用热水袋,避免增加微循环氧耗。

(2)术前准备

①协助患者完善术前检查。

②肠道准备:术前一天协助清洁肠道,予以甘油灌肠剂灌肠 1 次。术前 12 小时禁食、禁水。

③皮肤准备:协助患者清洁皮肤,更换干净病服。手术区域去除汗毛。

④遵医嘱做好药敏试验、交叉配血等,提前备术中用药。

⑤术前协助患者摘除饰品、义齿等,交予患者家属妥善保管。

(3)饮食护理

①伤后或术后常规禁食 48～72 小时,待排气后如无腹胀等症状,可进流食,逐步过渡到半流食直至普食。

②宜进食高蛋白、富含维生素、高钙、高铁、粗纤维即果胶成分丰富的食物,以补充失血过多导致的营养失调。

③食物应易消化,且根据受伤程度决定膳食种类,若合并有直肠损伤,则应酌情禁食。

(4)卧位

①不影响骨盆环完整的骨折,可取仰卧与侧卧交替,侧卧时健侧在下,严禁坐位,伤后1周可取半卧位。

②影响骨盆环完整的骨折,伤后应平卧硬板床,并减少搬动,必须搬动时则应多人平托,以免引起疼痛、增加出血。

③尽量使用防压疮垫,既能预防压疮,又能减少翻身次数。

(5)牵引护理:牵引可解痉止痛、改善静脉回流、减少局部刺激、纠正畸形、固定肢体、促进骨折愈合,并方便护理。

①骨盆兜悬吊牵引:将兜带从后方包住骨盆,前方两侧各系一牵引绳,交叉至对侧上方滑轮上悬吊牵引;牵引重量以臀部抬离床面5cm为宜;在骨盆两侧的兜内置衬垫,预防压疮。

②牵引方法:一般采用双侧或单侧下肢股骨髁上牵引或胫骨结节牵引。骨盆骨折中应用牵引治疗一般牵引重量较大,占体重的1/7~1/5,牵引时间较长,一般6周内不应减重,时间在8~12周。

(6)排便护理

①预防便秘,嘱患者多饮水(每日≥2500mL),按顺时针方向按摩腹部,促进肠蠕动,必要时服用缓泻剂;术前一天必须排出肠道内大便,促进肠蠕动,于术前当晚将110mL甘油灌肠剂置肛排便一次,以利手术操作和减轻术后腹胀;有直肠损伤者,应严格禁食或采用完全胃肠外营养,并遵医嘱应用抗生素预防感染,若行结肠造口术,注意保持造口周围皮肤清洁干燥,观察局部有无感染征象。

②对疑有膀胱、尿道损伤患者,禁止自行排尿,以免加重尿液外渗;尿道不完全断裂者,导尿成功后,应留置尿管2~4周,并妥善固定,预防瘢痕牵缩尿道狭窄;尿道大部分或完全断裂,经试插导尿管失败者,不可强行再插,应行膀胱造瘘及尿道会师术。a.术后患者常有血尿,产生的血凝块易堵塞引流管,可用生理盐水或1:5000呋喃西林液维持滴入,冲洗速度根据尿液颜色而定,一般术后3天内滴速较快,冲洗液量每日可达3000~4000mL,以后逐渐减慢滴速,至尿液澄清可改为每日冲洗2次,每次200mL左右,冲洗前应先放尿。b.造瘘管留置1~2周,保持引流管通畅,防止扭曲或打折;拔管前先夹管,观察能否自行排尿,如排尿困难或切口处有漏尿则延期拔管。c.术后留置尿管2~3周,待尿道破裂处愈合后拔除尿管;由于断裂处瘢痕收缩,易形成尿道狭窄,需要定期进行尿道扩张术。d.保持造瘘口周围皮肤清洁、干燥,切口周围分泌物较多或敷料浸湿时应及时更换敷料。

(7)心理护理

①骨盆骨折多为高能量损伤,患者伤势较重,易产生恐惧、焦虑心理,应给予心理护理,耐心听取患者的倾诉,理解、同情患者的感受,并共同分析恐惧产生的原因,尽可能消除其相关因素,同时以娴熟的抢救技术控制病情发展,减轻患者的恐惧及焦虑心理。

②向患者耐心详细地介绍特殊检查、治疗、手术的程序及配合要点,对疾病的预后多给予明确、有效和积极的信息;让治疗效果较满意患者向其介绍经验,增强患者自信心。

2.术后护理

(1)伤口:注意观察伤口渗血情况和伤口引流情况,保持引流管通畅,及时引流出伤口积血,预防伤口感染。

(2)体位:术后平卧6小时,以后每2~3小时更换一次体位,尽量避免大幅度搬动患者,以防止内固定断裂、脱落;平卧和健侧卧位交替更换,也可使用聚合酯垫,预防压疮。

(3)预防感染:术后遵医嘱合理应用抗生素,一般5~7天;抗生素应足量使用,依照药物半衰期严格按时给药,保证有效的血药浓度;发现体温升高,及时报告医生,妥善处理,定期复查血象和红细胞沉降率,警惕感染发生。

(4)神经损伤的观察:坐骨神经损伤常表现为腘绳肌、踝背屈肌不能收缩及支配区痛觉迟钝;闭孔神经损伤表现为股内收肌麻痹及大腿内侧不规则痛觉减退。骶神经损伤表现为膀胱功能障碍及阳痿等。

(5)饮食:术后常规禁食2~3天,待排气后,开始进食清淡、易消化半流食,每日4~5餐,逐步过渡到普通饮食;指导患者多吃含粗纤维较多的蔬菜、果胶成分丰富的水果,预防便秘。

(6)心理护理:因术后卧床时间长,患者易产生厌烦情绪,应多开导,并取得家属的支持,共同为患者制订比较周密的康复计划并督促实施,适时鼓励,提高患者治疗的积极性。

(7)功能锻炼

①不影响骨盆环完整的骨折:a.单纯一处骨折,无合并伤,又不需复位者,卧床休息,仰卧与侧卧交替(健侧在下),早期可在床上做上肢伸展运动、下肢肌肉收缩以及足踝活动;b.伤后1周,练习半卧及坐位,并做髋关节、膝关节的伸屈运动;c.伤后2~3周,如全身情况尚好,可下床站立并缓慢行走,逐渐加大活动量;d.伤后3~4周,不限制活动,练习正常行走及下蹲。

②影响骨盆环完整的骨折:a.伤后无并发症者,卧硬板床休息,并进行上肢活动;b.伤后第2周开始半坐位,进行下肢肌肉收缩锻炼,如股四头肌收缩、踝关节背伸和跖屈、足趾伸屈等活动;c.伤后第3周在床上进行髋、膝关节的活动,由CPM机被动锻炼逐渐过渡到主动锻炼;d.伤后第6~8周(即骨折临床愈合),练习扶拐行走;e.伤后第12周逐渐锻炼弃拐负重步行。

③有腰骶或坐骨神经损伤的骨折:及早鼓励并指导患者做肌肉锻炼,定时按摩、理疗,促进局部血液循环,防止失用性肌萎缩及足下垂,保持踝关节功能位,防止跟腱挛缩畸形。

3.健康指导

(1)对于轻症无移位骨折的患者,要告知患者卧床休息的重要性,禁止早期下床活动,防止骨折发生移位。

(2)对于耻骨联合分离而要求回家休养患者,应告知禁止侧卧,教会其家属如何正确使用骨盆兜,以及皮肤护理、会阴清洁的方法,预防压疮和泌尿系感染。

(3)嘱患者出院后1个月、3个月定期复查,检查内固定有无移位及骨折愈合等情况。

(4)根据具体情况,帮助患者正确进行功能锻炼。

(5)嘱患者生活规律,合理安排饮食;保持心情愉快和充足睡眠;提高免疫力,促进骨折愈合。

第九节 关节脱位

一、概述

组成关节的各骨面失去正常的对合关系称为关节脱位。关节脱位好发于儿童、青壮年。上肢脱位多于下肢。

(一)分类

1.按病因分类

引起关节脱位的原因较多,可分为:

(1)创伤性脱位:是由于暴力作用于正常关节引起的脱位。

(2)病理性脱位:因关节病变,破坏关节的相关结构,使关节囊松弛,关节头变小,关节腔增大所引起的脱位。常见于关节结核、肿瘤、类风湿性关节炎、化脓性关节炎等。

(3)习惯性脱位:创伤性关节脱位后,关节囊、韧带尚未愈合,再次发生脱位,反复脱位使关节囊的破口愈合不良,韧带断裂愈合不良,关节失去稳定性,在轻微外力作用下即可发生脱位,称为习惯性脱位。以肩关节和颞下颌关节多见。

(4)先天性脱位:胚胎发育异常或胎儿在生长发育过程中受到母体某些有害因素的影响,使关节头发育不全,关节窝过大引起的脱位。多见于髋关节。

2.按脱位程度分类

(1)全脱位:完全失去对合关系的称为全脱位。

(2)半脱位:部分失去对合关系的称为半脱位。

3.按脱位后关节腔是否与外界相通分类

可分为开放性脱位和闭合性脱位。开放性脱位是指关节腔与外界相通,细菌易进入关节腔发生感染。闭合性脱位是指关节脱位后,关节腔与外界不相通,不易发生感染。

4.按脱位发生的时间长短分类

(1)新鲜脱位:关节脱位发生在 2 周以内,关节腔内无肉芽生长,手法复位容易成功。

(2)陈旧脱位:关节脱位发生在 2 周以上,关节内长满肉芽组织,手法复位较困难,常需要手术切开复位。

(二)护理评估

1.健康史

了解受伤的经过,暴力的大小、性质、受伤部位、受伤的时间及治疗情况;评估有无化脓性关节炎、关节结核、骨关节肿瘤病史。

2.身体状况

(1)一般表现:关节肿胀、疼痛、瘀血斑,局部压痛,关节功能障碍。有时可见伤口,有血液流出。

(2)专有表现

①畸形:关节脱位后骨端移位导致外形的改变,产生各种畸形,脱位后可在关节附近的部位触及到关节头,肢体的长度发生改变,有些变长、有些变短。

②弹性固定：脱位产生疼痛，疼痛使关节周围肌肉发生痉挛，加之关节囊和周围韧带的牵拉，使患肢处于某种异常位置，当被动活动时又被弹回或有弹性感。

③关节腔空虚：关节脱位后在体表触摸关节腔，其内空虚，附近异常位置触及移位骨端。

（3）并发症：脱位的关节头，可压迫周围神经和血管，当神经受到压迫时，出现其支配区的感觉、运动、反射、自主神经功能障碍。当压迫血管时，出现远端肢体皮肤苍白或水肿、缺血性疼痛、动脉搏动减弱或消失，严重时肢体坏死。

3.心理-社会状况

脱位后关节疼痛、功能障碍以及关于预后和治疗费用的忧虑，常使患者产生焦虑和烦躁情绪。对于肿瘤等原发病变所导致的关节脱位，肢体的功能可暂时或永久的丧失，患者常产生悲观失望情绪、甚至产生轻生念头。

4.辅助检查

（1）X线检查：了解脱位的程度、类型、是否合并骨折，指导复位，判断疗效。是关节脱位诊断最常用、最简便的方法。

（2）CT检查：主要用于髋关节，通过三维成像，可明显地看到是否合并有髋臼骨折及股骨头坏死。

5.治疗要点及反应

脱位治疗的总原则是复位、固定、功能锻炼。对于新鲜的闭合性脱位，采用手法复位外固定。对于开放性脱位及早进行清创缝合，预防感染，复位固定。对于陈旧性脱位、手法复位失败或合并有关节内骨折者应切开复位外固定。

（三）护理评估

1.急性疼痛

与关节周围软组织损伤有关。

2.躯体活动障碍

与脱位后关节功能丧失有关。

3.潜在并发症

周围神经、血管损伤。

（四）护理目标

患者的疼痛得到缓解或消失；肢体功能恢复，逐步恢复生活自理。

（五）护理要点

1.急症护理

开放性的关节脱位，积极做好清创前的准备，及时配合医生实施清创术。闭合性脱位及时配合医生进行复位、固定，固定期间做好常规的护理工作。

2.非手术治疗的护理及手术前的护理

（1）病情观察：观察局部肿胀和血肿情况，复位后症状和体征是否消失，有无再脱位的危险。伤后神经血管损伤者，复位后病情有无好转，如感觉、运动、反射是否正常，末梢血运有无改变，动脉搏动是否恢复。

(2)配合治疗,包括以下几点:

①解除疼痛:对于外伤性脱位,有效止痛的方法是及时复位,只要妥善复位和固定,疼痛将会减轻或消失。如果复位后疼痛不减轻,查无特殊原因,伤后当天可冷敷,能减轻肿胀及疼痛;24 小时后进行热敷,解除肌肉痉挛,缓解疼痛;必要时遵医嘱使用止痛剂。对于病理性脱位,主要是治疗原发病,必要时遵医嘱使用止痛剂。进行各种护理操作时动作要轻柔,避免造成患者痛苦。

②固定:肩关节、肘关节外伤性脱位复位后,选用三角巾悬吊固定抬高患肢,固定 2 周,2 周后进行功能锻炼,过早进行功能锻炼,容易形成习惯性脱位。髋关节外伤性脱位复位后,选用皮牵引固定于外展位 3 周,3 个月内不能负重,6 个月内不能劳动,避免髋关节内收、内旋、屈曲,防止发生再脱位。

(3)心理护理:对于不同的脱位类型,患者的心理反应不同。与患者多交流,了解其心理感受,正确引导患者正视疾病。介绍疾病发生、治疗、预后、康复锻炼的目的等,给予精神安慰,减轻其紧张心理,使其树立起战胜疾病的信心,配合医疗、护理和各项操作。

3.手术后的护理

(1)一般护理:肩、肘关节脱位术后,功能位石膏固定并稍抬高,以利于静脉回流,减轻肿胀。髋关节脱位术后,石膏固定于外展位并稍抬高,防止髋关节屈曲、内收、旋转。

(2)病情观察:手术后密切观察生命体征,直至平稳。观察伤口有无渗血,以及渗血的量和速度;伤口红、肿、热、痛、流脓等情况;末梢血运,肢体远端动脉搏动,肿胀情况;末梢感觉和运动,了解神经是否损伤。

(3)治疗配合:伤口出血较多,协助医生包扎止血;伤口有感染迹象,及时进行换药,必要时遵医嘱使用有效的抗生素。

4.健康指导

(1)功能锻炼:向患者及家属解释功能锻炼的目的、意义、方法、重要性,正确指导患者进行功能锻炼。在固定期间,非固定关节进行功能锻炼,固定关节进行肌肉舒缩活动。在外固定解除后逐渐地进行肢体功能的主动锻炼,防止肌肉萎缩及关节粘连。肩关节主要锻炼前屈、后伸、旋转、环转、上举等功能;肘关节屈、伸功能;髋关节屈、伸、内收、外展、负重、行走功能。

(2)家庭护理:对于门诊患者,向家属和患者交代,坚持固定,肩、肘关节固定 2 周后进行功能锻炼,预防习惯性脱位,4 周后进行主动功能锻炼。观察局部肿胀、疼痛情况,如有异常及时来医院复诊。习惯性脱位者注意保护,避免再发生脱位。

二、常见关节脱位

(一)肩关节脱位

肩关节脱位约占全身关节脱位的 50%,最常见。这与肩关节的解剖和生理特点有关,如肩关节肱骨头大,关节盂浅而小,关节囊松弛,其前下方组织薄弱,关节活动范围大,遭受外力的机会多等。肩关节脱位多发生在青壮年,男性患者较多。

1.病因及分类

肩关节脱位多因暴力因素导致,分为前脱位、后脱位、下脱位、盂上脱位。因肩关节前下方组织薄弱,所以前脱位最常见。严重者可合并肱骨外科颈骨折及臂丛神经损伤。

2.临床表现

(1)伤肩肿胀、疼痛:主动和被动活动受限。患者健侧手托患侧肘,头和身体偏向患侧。

(2)"方肩"畸形:肩三角肌塌陷,呈方肩畸形。

(3)杜加征阳性:患肢弹性固定于轻度外展位。患侧肘部靠近胸廓时,手掌不能搭在对侧肩部;当患侧手搭在对侧肩部,患侧肘部则不能靠近胸廓,又称为搭肩试验阳性。

(4)关节盂空虚:在腋窝、喙突下或锁骨下可触及移位的肱骨头,关节盂空虚。

3.治疗要点

(1)复位

①手法复位:足蹬法、外展复位法、悬吊法等。

②手术复位:手法复位失败者,或伴骨折或肌腱嵌顿者,陈旧性或习惯性脱位者。

(2)固定:肩关节内收、内旋,屈肘 90°,腋窝处置一大棉垫,用胶布及绷带环形固定,前臂用三角巾悬吊 3 周。

(3)功能锻炼:解除固定后主动活动肩关节,配合理疗和体疗。

(二)肘关节脱位

肘关节由肱骨滑车和尺骨半月切迹肱骨头和桡骨小头近端关节面构成。由于关节囊前后无韧带加强,尺骨半月切迹前端冠状突小,易发生肘关节脱位。

1.病因及分类

多由间接暴力所致,以后脱位最为常见。

2.临床表现

(1)肘关节肿痛,伸屈活动受限,前臂缩短,肘部变粗,鹰嘴后突,肘后凹陷。肘后三角关系消失。

(2)关节置于半屈曲 135°,健侧手托患侧前臂。

(3)肘后方空虚,鹰嘴部向后明显突出;关节脱位时,可合并正中神经和尺神经损伤,偶有肱动脉损伤。正中神经损伤可出现"猿猴手"畸形,尺神经损伤可出现"爪形手"畸形。

3.治疗原则

(1)复位:大多采取手法复位,取肘关节半屈曲位,术者一手握住患臂腕部,沿前臂纵轴方向牵引,另一手拇指压尺骨鹰嘴突,沿前臂纵轴持续推挤复位。手法复位失败可考虑手术复位。

(2)固定:复位后,屈肘 90°,可用超过肘关节夹板或石膏托进行固定,再用三角巾悬吊胸前区 2～3 周。

(3)功能锻炼:固定期间可做伸指、握拳等活动,在外固定保护下,可做肩、腕、手指活动。拆除固定后做肘关节的屈伸运动、前臂旋转运动及锻炼肘关节周围肌群。

(三)髋关节脱位

髋关节是全身最大的杵臼关节,结构最稳定,一般不容易发生脱位。髋关节脱位只有在受到强大暴力时才会发生脱位,多见于男性青壮年。

1.病因及分类

多因遭受强大暴力的冲击而致伤。

(1)髋关节后脱位:股骨头多由髂股韧带与坐股韧带之间的薄弱区穿出脱位,造成后关节囊及圆韧带撕裂。

(2)髋关节前脱位:多因髋关节极度外展外旋时,大转子顶于髋臼缘形成的杠杆作用,使股骨头至髂股韧带与耻股韧带之间的薄弱区穿破关节而脱出。

(3)中心脱位:当传导暴力时股骨头撞击髋臼底部,向骨盆脱出则属于中心脱位。

2.临床表现

(1)髋关节后脱位:髋关节疼痛,活动障碍。髋关节弹性固定于屈曲、内收、内旋位,足尖触及健侧足背,患肢外观变短。腹沟部关节空虚,髂骨后可摸到隆起的股骨头。大转子上移,高出髂坐线(髂前上棘与坐骨结节的连线)。可并发坐骨神经损伤,髋臼后上缘骨折。晚期可并发股骨头坏死。

(2)髋关节前脱位:髋关节呈屈曲、外展、外旋畸形,患肢很少缩短,大粗隆亦突出,但不如后脱位时明显,可位于髂坐线之下,在闭孔前可摸到股骨头。

(3)髋关节中心脱位:严重者可出现患肢缩短,下肢内旋内收,大转子隐而不现,髋关节活动障碍。常合并髋臼骨折,可有坐骨神经及盆腔内脏器损伤,晚期可并发创伤性关节炎。

3.治疗要点

(1)复位:后脱位常在腰麻或全麻下行手法复位,争取在24小时内复位成功。常采取提拉法、旋转法。

(2)固定:复位后,可采取持续皮牵引,保持患肢伸直、外展,防止患肢内收、内旋,禁止患者坐起,穿丁字鞋预防足下垂,一般固定2~3周。

(3)功能锻炼:固定期间可做患肢股四头肌的收缩运动、踝关节运动及全身其他未固定关节的活动。4周后,去除皮牵引可指导患者扶拐下地活动。3个月内,患肢不负重,以免发生股骨头缺血坏死或受压变形。3个月后,经X线检查股骨头血供良好,可尝试去拐步行。

第十节　脊柱疾病

一、颈椎病

(一)概述

颈椎病是指颈椎间盘退行性变以及继发性椎间关节退行性变所致脊髓、神经、血管损害,出现一系列功能障碍的临床综合征。好发50岁以上人群,男性多于女性,好发部位依次是$C_{5\sim6}$、$C_{4\sim5}$、$C_{6\sim7}$。

(二)病因

1.颈椎的退行性变

颈椎的退行性变是颈椎病发病的主要原因。椎间盘退行性改变:一是导致椎间隙狭窄,关节囊松弛,韧带松弛、钙化,刺激或压迫脊髓、血管、神经;二是引发颈椎力学功能紊乱,引起椎体、椎间关节及其周围韧带发生变性、增生、钙化。

2.先天性椎管狭窄

椎管矢状径与颈椎病联系紧密,椎管矢状径小于正常(14～16cm)。即便颈椎退变并不十分严重,但症状出现早而且比较严重。

3.慢性劳损

慢性劳损是指超过正常生理活动范围最大限度或局部所能耐受值的各种超限活动,如不良的睡姿、不良的坐姿、不适当的体育锻炼。

(三)临床表现

1.神经根型颈椎病

发病率最高,占50%～60%,因椎间盘向后侧突出,刺激压迫单侧或双侧神经根所致。

(1)症状:①颈部疼痛及僵硬,向肩部及上肢放射,咳嗽或打喷嚏时疼痛加剧;②皮肤可有麻木、过敏等感觉改变;③上肢肌力下降,手指动作不灵活。

(2)体征:①颈部肌肉痉挛,肩颈部有压痛;②头偏向患侧,耸肩;③患侧上肢肌萎缩,功能障碍;④检查者一手扶患者颈部,另一手握住患侧腕部外展,双手反向牵引,诱发已受压神经根出现放射痛和麻木感,即为上肢牵拉试验阳性;⑤患者端坐,头不自觉的偏向患侧,检查者在患者身后用掌心在其头顶施压,患者出现颈部疼痛,向患侧手臂放射,即压头试验阳性。

2.脊髓型颈椎病

占颈椎病10%～15%,由突出的椎间盘压迫脊髓所致。

(1)症状:①手指发麻,不灵活,握力下降,特别是精细活动失调;②下肢无力,发麻,步态不稳,有踩棉花感;③躯体有紧束感。

(2)体征:随病情加重可出现自下而上的运动神经元性瘫痪。

3.椎动脉型颈椎病

因颈椎横突孔增生狭窄,上关节突肥大,颈椎失去了稳定,直接牵拉、刺激或压迫椎动脉导致。有动脉硬化的患者易发生此病。

(1)症状:①眩晕为最主要症状,可出现旋转性、浮性或晃动性眩晕,随头部活动而加重;②椎-基底动脉受压,供血不足,侧支循环血管代偿性扩张,导致枕部、顶枕部疼痛,可放射至颞部;③视觉障碍,出现失明、弱视、复视,短期内可自行恢复;④猝倒,多发生在突然扭动头部一过性脑供血不足时。

(2)体征:颈部压痛,活动受限。

4.交感神经型颈椎病

因颈椎的病变压迫或刺激颈椎旁的交感神经节后纤维所致。

(1)交感神经兴奋:多见,如头晕、头痛、恶心、呕吐、视物模糊、心律不齐、心跳增快、血压升高、耳鸣、听力下降等。

(2)交感神经抑制:如头晕、眼花、流泪、心动过缓、血压下降、胃肠胀气等。

(四)辅助检查

1.影像学检查

(1)颈椎 X 线检查:颈椎 X 线片常表现为颈椎正常生理曲度消失或反张,椎间隙狭窄,椎管狭窄,椎体后缘骨赘形成,在颈椎的过伸过屈位片上还可以观察到颈椎节段性不稳定。

(2)颈椎 CT 检查:可更清晰地观察到颈椎的增生钙化情况,对于椎管狭窄、椎体后缘骨赘形成具有明确的诊断价值。

(3)颈椎 MRI 检查:可以清晰地观察到椎间盘突出压迫脊髓,常规作为术前影像学检查的证据用以明确手术的节段及切除范围。

2.椎-基底动脉多普勒检查

用于检测椎动脉血流的情况,也可以观察椎动脉的走行,对于眩晕以主要症状的患者来说鉴别价值较高。

3.脑脊液动力学试验

用于脊髓型颈椎病显示椎管梗阻情况。

(五)治疗要点

1.非手术治疗

①枕颌带牵引。②颈托固定颈椎:保护颈椎,限制颈椎过度活动。③推拿按摩:缓解肌肉痉挛,脊髓型颈椎病不易采用。④理疗:改善局部血液循环,减轻局部肿胀。⑤药物治疗:属于对症治疗,如复方丹参片等。

2.手术治疗

保守治疗无效,反复发作,或脊髓型颈椎病压迫症状进行性加重时可采用手术治疗。根据手术入路部位不同分前路、前侧路、后路手术三种。手术通过切除对脊髓、神经造成压迫的组织、椎间盘、骨赘和韧带,或椎管扩大成形,使脊髓和神经充分减压;通过植骨、内固定颈椎融合来稳定颈椎。

常用手术方式有:颈椎间盘摘除术、椎间植骨融合术、颈椎半椎板切开或全椎板切除术、椎管成形术。

(六)护理评估

1.术前评估

(1)健康史。通过收集资料,评估以下内容:①基本资料:职业、年龄等。②本次发病的诱因。③既往史:有无类似情况发生过及采取的治疗手段,有无高血压、糖尿病、心脏病等病史。

(2)身体状况。①局部:评估患者疼痛性质,放射部位,四肢运动、感觉、反射状况。②全身:密切观察患者的生命体征及意识状况,生活自理能力,有无大小便失禁现象。

(3)辅助检查:了解 X 线、CT、MRI 等检查结果,以便判断病情、可采取的治疗和护理措施。

(4)心理-社会状况:①患者对疾病的认知程度,对手术及手术治疗的恐惧、焦虑程度和心理承受能力;②亲属对患者的关心程度、支持力度,家庭对手术的经济承受能力。

2.术后评估

(1)手术切开出现情况、引流情况。

（2）生命体征：尤其是呼吸状况，呼吸困难是前路手术术后早期最危险的并发症。主要原因有：①切口内出血；②喉头水肿；③术中移植骨松动，脱落压迫气管。

（3）肢体感觉、活动及大小便情况。

（七）常见护理诊断/问题

1.疼痛

与化脓性感染及手术治疗有关。

2.焦虑

与疾病影响生活，担心疾病的预后有关。

3.躯体活动障碍

与神经根受压或手术早期疼痛有关。

4.知识缺乏

缺乏疾病预防及术后康复等方面知识。

5.潜在并发症

呼吸困难、泌尿系统感染、肺部感染、失用性肌萎缩等。

（八）护理要点

1.术前护理

（1）缓解疼痛

①休息与活动：卧床休息2～4周，减少颈部负荷，减轻局部肿胀。

②枕颌带牵引：解除颈部肌肉痉挛，增大椎间隙从而减轻椎间盘对神经根的压迫，减轻神经水肿。

③热敷理疗：可促进血压循环，促进局部水肿消退，减轻肌肉痉挛，缓解疼痛。疼痛明显者可遵医嘱给予患者非甾体解热镇痛药。

（2）心理护理：向患者解释该疾病的发病原因、治疗过程，帮患者树立战胜疾病的信心，取得患者的配合。

（3）加强生活护理：协助患者正确佩戴颈托，鼓励患者尽可能生活自理，保持病室地面清洁、干燥，有痉挛步态的患者需陪同，使用拐杖或助行器，防止跌倒。

（4）术前护理：按骨科术前常规准备。为增强对手术的耐受力，需提前做适应性训练，颈前路手术患者做气管推移训练，后路手术患者做俯卧位训练。

2.术后护理

（1）颈部制动：①绝对卧床休息1～2周，注意颈部固定制动，回病房后，取平卧位，用沙袋放在两侧肩颈部；②前路手术的患者取平卧，头稍前屈位；③搬运患者采取轴线翻身，避免扭曲，以防移植骨脱落；④应用头颈胸石膏进行固定时，注意松紧度；⑤枕颌带牵引患者需做好牵引的护理；⑥离床需佩戴颈托，打喷嚏或咳嗽时用手轻轻按住颈前区。

（2）切口护理：观察颈部切口有无出血、渗血，观察颈部有无肿胀，切开敷料有无浸透，渗出液的颜色、量、性状。若颈部迅速肿大、增粗，患者呼吸困难、发绀，需警惕出血、水肿，立即协助医生拆开缝线，去除血肿。若血肿去除后仍呼吸困难，需做气管切开。

（3）病情观察：密切观察患者生命体征，尤其是呼吸功能。一旦呼吸异常，立即通知医生，协助处理。因此颈部手术患者术后床头常备气管切开包。

（4）引流的护理。①保持引流管通畅：防止管道折叠、受压、扭曲或滑脱；②观察引流液的颜色、性状、量，一旦引流大量血液，需立即通知医生，采取措施。

（5）加强功能锻炼：颈部需固定2～3个月。

①术后早期：协助患者做好生活护理，如穿衣、梳头、刷牙、洗脸等。

②指导患者用双手进行对指、系纽扣、捏皮球等练习。

③逐渐扩大活动范围，促进患者尽早恢复全面生活自理，每天进行四肢与关节的锻炼，预防肌萎缩、关节僵硬等并发症。

3.健康教育

（1）保持正确的坐姿：学习、生活、工作中，保持颈部平直，定时改变颈部姿势，避免长时间屈曲或仰伸。

（2）选择合适的枕头：枕头的长度应超过肩部10～16cm，高度以头颈部压下后一拳高为宜。高低合适的枕头对保护脊柱的生理弯曲十分重要。

（3）避免颈部损伤：注意安全，避免颈部受伤，一旦发生损伤，应尽早规范就诊。

（4）功能锻炼：定时向远处眺望，放松肩颈部肌肉。定时做颈部、上肢体操，活动肩颈部肌肉，促进血液循环，使得肩颈部放松。

二、腰椎间盘突出症

（一）病因与发病机制

腰椎间盘突出症是因腰椎间盘变性，纤维环破裂和髓核突出，刺激或压迫脊神经或脊髓引起一系列症状和体征的一种综合征，是腰腿痛最常见的原因之一。好发于 L_4～L_5 和 L_5～S_1 椎间隙，可分为膨隆型、突出型、脱垂游离型、Schmorl 结节及经骨突出型，多见于成年人，男性多于女性。腰椎间盘退行性变和损伤是患腰椎间盘突出症的主要原因。

（二）护理评估

1.健康史

了解一般情况如身高、坐姿、时间、职业、习惯、有无受伤，治疗经过及疗效，排除结核史；了解有无其他部位肿瘤，治疗经过和疗效。

2.身体状况

（1）腰痛：为最早出现的症状，发生率约为91%，为急性剧痛或慢性隐痛，弯腰负重、咳嗽、打喷嚏、长时间强迫体位时加重，休息后可减轻。腰痛先向臀部，后向下肢放射。一旦髓核突破纤维环、后纵韧带，腰痛反而减轻。

（2）坐骨神经痛：约95%的患者出现坐骨神经痛，这是由于突出多发于 L_4～L_5 和 L_5～S_1 椎间隙的缘故。初为痛觉过敏或钝痛，逐渐加重，从下腰部开始，放射至臀部、大腿后外侧、小腿外侧至足根部或足背，严重者相应区域感觉迟钝或麻木。咳嗽、打喷嚏等增加腹内压的行为可使腿痛加重。腿痛重于腰背痛是椎间盘突出症的重要表现。

(3)马尾综合征:中央突出的髓核或脱垂游离的椎间盘组织压迫马尾神经。出现大、小便和性功能障碍,鞍区感觉感觉异常。

(4)腰椎检查:生理曲度消失、变直、侧凸(脊柱弯曲是一种为减轻疼痛姿势代偿性畸形)。腰部活动受限,其中以前屈受限最为明显,腰部和骶脊肌痉挛,棘间及椎旁 1cm 处多有深压痛、叩击痛,并可引起下肢放射痛。

(5)直腿抬高试验及加强试验:患者仰卧,在伸直状况下抬高患肢,抬高在 60° 以内出现坐骨神经痛,称直腿抬高试验阳性。再缓慢降低高度,待放射痛消失时被动背屈踝关节,又出现放射痛,称为加强试验阳性。

(6)神经系统检查:下肢相应部位感觉异常、麻木,小腿痛触觉减退,肌力下降,踝反射减弱或消失;马尾神经受压时肛门反射减弱或消失。

3.心理-社会状况

患者病程较长,呈慢性过程,时轻时重,迁延不愈,给生活和工作带来不便,患者常出现焦虑或抑郁情绪,对治疗缺乏信心。

4.辅助检查

(1)X 线检查:腰椎正、侧位 X 线片能反应腰椎有无侧突、椎体退行性变,椎间隙有无狭窄,鉴别有无肿瘤、结核。

(2)CT 和 BMI 检查:CT 可显示骨性椎管形态,椎间盘突出的方向、大小,黄韧带是否增厚等,有较大诊断价值。BMI 可全面观察腰椎间盘是否病变,也可在矢状面上了解髓核突出的程度和位置,并鉴别是否存在椎管内其他占位性病变。对本病也有较大诊断价值。

(3)肌电图检查:可协助确定神经受损范围及程度。

(4)脊髓造影:可间接显示有无椎间盘突出及程度,但有一定并发症,应慎用。

5.治疗要点

早期采用非手术治疗,包括卧床休息、骨盆牵引、理疗和推拿按摩、应用腰围、皮质激素硬膜外注射、髓核化学溶解法、使用非甾体类抗炎药物和皮质类固醇等。症状较重时可采用手术治疗,常用经皮髓核切吸术和髓核摘除术等。

(三)护理诊断及合作性问题

1.疼痛

与髓核压迫引起的炎症有关。

2.躯体活动障碍

与神经功能障碍有关。

3.便秘

与马尾神经受压,长期卧床有关。

4.知识缺乏

缺乏腰椎间盘突出的预防及功能锻炼知识。

(四)护理目标

(1)患者疼痛得到减轻或消失。

(2)患者能维持正常的排便,无尿潴留、便秘发生,生活能自理。

（3）患者活动能力和舒适度改善。

（4）患者能了解腰椎间盘突出的预防及功能锻炼知识。

（五）护理要点

1.一般护理

（1）体位与休息：急性期严格卧硬板床休息，3～4周后症状好转时，可佩带腰围起床活动，3个月内不做弯腰动作。手术后平卧2周，后戴腰围起床活动。卧床期间坚持深呼吸和四肢肌肉、关节的功能锻炼，防止并发症的发生。

（2）饮食：卧床期间给予易消化吸收、富含膳食纤维的食物，多饮水，以防便秘和泌尿系统感染。

（3）其他：卧床患者注意呼吸道、皮肤、大小便的护理。

2.病情观察

牵引期间，观察牵引是否有效，牵引带有无松动，疼痛是否减轻。手术后观察生命体征，切口出血情况，引流液的性质和引流量的多少。

3.治疗配合

（1）骨盆牵引：目的是增宽椎间隙，使突出物回缩，减轻对神经根的压迫。孕妇、高血压病患者禁用。一般行骨盆水平牵引，牵引重量（7～15kg）依人而异，抬高床足作反牵引，维持2周。

（2）理疗和推拿：可缓解痉挛，对某些早期病例有较好的效果，但动作应轻柔。暴力推拿按摩往往弊多利少。

（3）应用腰围：起床活动时，用作临时保护措施，不宜久用。

（4）换药：手术后保持局部清洁，及时进行换药。

（5）指导腰背肌功能锻炼：可增加脊柱的内在稳定性，应指导患者进行锻炼。非急性期患者和手术后恢复期患者均可进行。术后第7日开始，先用飞燕式、五点支撑法，1～2周后改为三点支撑法，每日3～5次，每次50下。功能锻炼宜循序渐进，逐渐增加次数。但腰椎有破坏性改变、内固定物植入、感染性疾病、年老体弱及心肺功能不佳者不宜进行腰背肌功能锻炼。

（6）直腿抬高：术后第一日开始练习直腿抬高，可防止神经根粘连。

（7）行走训练：制订计划，指导患者下床活动。

4.心理护理

介绍病情基本知识；向患者解释手术的必要性和重要性；说明常用的非手术治疗方法及注意事项；解除患者焦虑心理。

5.健康指导

（1）避免慢性损伤：长期坐位工作者需注意桌、椅高度，定时改变姿势；常弯腰劳动者应定时伸腰、挺胸活动，并使用宽腰围。

（2）加强腰背肌训练。

（3）弯腰取物时注意姿势：最好采用屈髋、屈膝下蹲方式，减少对椎间盘后方的压力。

（4）治疗后患者在一定时期内应佩带腰围，同时加强腰背肌锻炼。

（5）定期到医院复诊。

（六）护理评价

（1）患者疼痛是否减轻或消失。

（2）患者躯体移动是否有障碍,日常生活是否能够自理。

（3）患者焦虑是否减轻。

（4）患者能否叙述预防椎间盘突出的预防要点及功能锻炼要点。

三、腰椎管狭窄症

（一）定义

腰椎管狭窄症是指因原发或继发因素造成椎管腔内变窄,出现以间歇性跛行为主要特征的腰腿痛。

按国际分类法分为以下几类。

1.脊椎退变所致的狭窄

因脊椎受老年改变及劳损的影响,而使椎板增厚、椎体骨赘增生等,使椎管产生容积上的缩小,而致狭窄、小关节肥大以及黄韧带肥厚等。

2.复合因素所致的狭窄

先天、后天畸形同时存在之狭窄,椎间盘突出使椎管容积变小或椎间盘突出与椎管之轻度狭窄的复合原因引起的狭窄。

3.脊椎滑脱症（退化性）

与骨溶解病所致狭窄。

4.医源性狭窄

有术后的骨质增生与髓核溶解素注射所造成的瘢痕增生粘连等。

5.损伤性狭窄

如压缩骨折与骨折脱位。

6.其他

畸形性骨炎（Pagets 病）可有脊椎变形、椎管缩小；氟中毒也可使增生畸形,造成狭窄。

（二）病因及发病机制

（1）按病因将腰椎管狭窄分为先天性（或称发育性）及继发性狭窄两种。

①先天性椎管狭窄:椎管前后径的狭窄比横径改变明显,椎弓根缩短,狭窄累及节段较多。

②继发性椎管狭窄:常由脊椎退行性改变、手术、创伤、脊椎滑脱引起,其他一些病变如畸形性骨炎、氟中毒、脊柱后突畸形、脊柱侧弯畸形、后纵韧带肥厚或后纵韧带及黄韧带骨化亦可引起椎管狭窄。

（2）脊柱退行性改变是引起椎管狭窄最常见的原因,狭窄程度大致与脊椎关节退行性改变的程度成正比,呈对称性,以腰 4～5 平面最常见,其次为腰 3～4 平面。椎间盘突出及脊椎滑移进一步加重了狭窄。此种狭窄一般较局限,常位于关节突和椎间盘平面,可分为中央部及周围部狭窄。

①中央部狭窄:常为椎板和黄韧带增生肥厚及椎间盘退变或伴有椎间盘突出所致。腰椎

管前后径小于11mm应考虑为腰椎管中央部狭窄。

②周围部狭窄：由关节突增生、黄韧带肥厚或合并椎间盘突出所致。周围部狭窄又可分为侧隐窝狭窄及椎间孔狭窄。

a.隐窝狭窄：侧隐窝的外侧为椎弓根，后面为上关节突，前面为椎体后外侧壁及邻近的椎间盘。侧隐窝最狭窄的部位是在该节段椎弓根的上缘。隐窝狭窄在普通X线片及脊髓造影片上均不能确切显示。CT扫描测定正常人侧隐窝前后宽一般5mm以上，如果小于2～3mm，临床有症状者可肯定诊断。另外CT扫描尚可见到上关节突增生、骨赘形成、椎管呈三叶形等改变。

b.椎间孔狭窄：椎间孔的上下界为椎弓根，后面为关节突，前面为椎体和椎间盘。椎间孔狭窄在脊髓造影时不能看到。标准的CT扫描横切面上可提示椎间孔狭窄。

（3）多数退行性腰椎管狭窄患者，椎管径减小的发生十分缓慢，神经组织能逐渐适应这种改变，因此多数腰椎退行性狭窄患者仅有轻微神经症状。椎管进行性狭窄，导致狭窄的椎管内压力增加，椎管内炎性组织、马尾神经缺血及摩擦性神经炎是产生临床症状的重要因素。

（三）临床表现

1.症状

腰椎管狭窄症常发生在中老年人，平均年龄为47岁。男性多于女性。开始疼痛症状不明显，只是行走时下肢有麻痛不适，当坐、卧时疼痛明显消失。临床症状大致分为腰痛、下肢痛、间歇性跛行及括约肌功能障碍等。

（1）腰痛：这类患者常伴有不同程度腰椎骨关节病，加上腰椎不稳，常可引起下腰痛，症状较轻，卧床时消失或明显减轻。腰椎前屈不受限，后伸时尤其过伸受限，有时出现腰痛。

（2）下肢痛：常表现为臀部，下肢后外侧或大腿前内侧，小腿后外侧痛，类似坐骨神经痛，但不典型，有时有痛麻，发凉感。咳嗽、打喷嚏时症状并不加重，约半数患者为双侧腿痛，有时伴有行走无力。仰卧时腰前凸增加，使症状很快加重，屈髋、屈膝、侧卧，使椎管容积变大，神经根松弛，症状减轻或消失。一般讲，单纯侧隐窝狭窄，症状类似腰椎间盘突出，而椎管中央狭窄，双侧下肢痛麻症状，直腿抬高阴性居多，但少数有括约肌症状。

（3）间歇性跛行：大多数患者久站或行走时，下肢发生疼痛与麻木，逐渐加重，并有沉重感与无力，以致不得不改变站立姿势或停止行走，蹲下片刻后症状消失或减轻，然而可继续行走，不久又出现症状，这种现象称为间歇性跛行，是腰椎管狭窄的典型症状。因神经受压引起，故又称神经性间歇性跛行。骑自行车时不出现症状，因此患者常以车代步。这是因为骑车时腰呈屈曲位，椎管容积增大。行走时腰变直轻度后仰，椎管腔容积变小，加重神经受压。行走活动增加神经根对血液供应需要量，因而神经根缺血，即缺血性神经炎引起症状。这种情况常表现为感觉的症状与体征重于运动的症状与体征。

（4）括约肌功能障碍：严重中央型椎管狭窄可引起排尿不畅、尿频、会阴部麻木感。男性有性功能障碍，但要排除前列腺肥大引起的症状。

2.体征

腰椎管狭窄的骨科体征与神经体征均不多。约半数患者直腿抬高试验阳性（＜70°），跟腱反射低下或消失，小腿与足外侧痛觉稍差。跟腱反射在老年人较常见减弱与消失，这是老年人常有糖尿病周围神经病变与老年人同时伴有周围血流灌注受损有关。这要求临床医生检查足背或胫后动脉搏动。

负荷试验,当为患者做第一次下肢神经系统检查未发现明显阳性体征,让患者行走300~500m后又出现症状,请患者继续再走900m,即刻让患者躺下做第二次神经系统检查,有时可获得腱反射、肌力与痛觉等异常体征。

(四)辅助检查

1.X线检查
显示椎管矢状径变小,小关节增生,椎板间隙狭窄。

2.CT检查
能清晰显示腰椎各横断面的骨性和软组织结构。

3.MRI检查
可判断椎间盘退变或突出、硬膜囊和神经根之间的关系等。

(五)治疗要点

1.非手术治疗
症状轻者可行非手术治疗。

2.手术治疗
常行椎管减压术,以解除对硬脊膜及神经根的压迫,适用于:症状严重,经非手术治疗无效者;神经功能障碍明显,特别是马尾神经功能障碍者;腰骶部疼痛加重、有明显的间歇性跛行以及影像学检查椎管狭窄严重者。若并有椎间盘突出,可一并切除,必要时行脊柱融合内固定术。

(六)观察要点

1.生命体征的观察
一般手术后均有3~5天的吸收热,体温不超过39℃。部分患者由于手术时间长,为防止脊髓神经水肿可作小剂量激素治疗。激素治疗患者的体温一般不超过38℃,术后第3日即可降至正常。注意观察血压、脉搏、呼吸的变化,进行心电监护,防止意外的发生。

2.观察出血情况
密切观察伤口敷料渗血情况,引流液的量及性状。如发现伤口大量渗血,应立即报告医生,及时处理。

3.术后观察神经功能恢复情况
观察下肢痛或麻木症状区域,按受压神经而定。男性多出现在大腿前内方或小腿外侧,女性常达踝部。因为男性腰椎椎管最窄部位在腰$_{3\sim5}$段,而女性在腰$_5$骶$_1$节段。中央性椎管狭窄症的症状主要有腰骶部疼痛或臀部痛,很少有下肢放射痛。

4.排尿的观察
由于麻醉因素、疼痛刺激、姿势和习惯改变均可引起排尿困难。因此,强调术前训练床上大小便特别重要,强调术后不要过早使用镇痛剂,以免影响排尿反射的恢复。发生尿潴留后,可行诱导排尿,无效时可采取导尿。

(七)护理要点

1.术前护理

(1)疼痛护理:绝对卧床休息,卧位时椎间盘承受的压力比站立时下降50%,因此卧床休息可减轻负重和体重对椎间盘的压力,缓解疼痛。卧床3周后,可考虑戴腰围下床活动,腰围可加强腰椎的稳定性,对腰椎起保护及制动作用。

(2)体位护理:抬高床头20°,膝关节屈曲,放松背部肌肉,增加舒适感。不习惯长期侧卧者亦可在膝部垫高后屈髋屈膝仰卧,每日除必要起床外,应尽量卧床,直至症状基本缓解。指导患者及家属帮助患者进行床上翻身,同时作张口呼吸,以使肌肉放松。

(3)骨盆牵引的护理:保持有效骨盆牵引。牵引期间注意观察患者体位、牵引力线及重量是否正确,不可随意加减,以保证达到牵引的效果。加强基础护理,观察皮肤有无疼痛、发红、破损、压疮等。

(4)心理护理:患者因长期病痛而丧失不同程度的劳动能力,由于职业、年龄、经济条件不同而产生心理障碍,情绪低落,顾虑重重。主要担心手术效果及能否恢复正常劳动,这些将影响治疗工作的顺利进行。应因势利导,关心安慰患者,做耐心的解释。配合医生共同做好思想工作,说明手术的安全性,并请手术后的患者现身说法,以解除顾虑,使其树立战胜疾病的信心。以最佳的心理状态接受治疗,配合治疗,取得最佳疗效。

2.术后护理

(1)手术后体位及翻身:术后患者睡硬板床,取左、右侧位,双膝间置软枕,肩背及臀部放置枕头以保持体位平稳,使患者感到舒适安全。其优点是便于观察伤口出血,保持脊柱过伸位,有利于脊柱术后稳定及防止扭曲。翻身时护士一手扶住患者肩膀,一手托住臀部与患者同时慢慢用力,用"圆木"滚动法翻至对侧,然后再用枕头固定肩、背、臀部。

(2)功能锻炼:为预防肌肉萎缩,术后第3日指导患者进行直腿抬高锻炼及膝、踝关节活动,神经水肿严重者待疼痛减轻后开始。拆线后指导患者俯卧做飞燕式腰背肌锻炼。早期锻炼能有效预防腰肌肌肉萎缩。一般卧床时间为脊椎融合术卧床3~4个月;全椎板切除术卧床2~3个月;半椎板切除术卧床1.5个月至2个月方可下床活动。下床后应坚持每日作直腿抬高锻炼,高度从板凳床窗台逐渐加高为宜。因为当腿抬高40°~70°时,可将腰、骶神经根牵拉进椎间孔2~8mm,并能牵动对侧神经根,能有效预防神经根粘连。

(3)饮食护理:①对使用激素治疗的患者要给予低盐、高蛋白饮食,注意补钾。②供给多品种食物,注意食物调配和烹调技术,饭菜色香味俱全,使患者增进食欲,以满足机体对营养素的全面需求。③避免食用太凉的食物,以减少对胃肠道的刺激,防止肠蠕动过多及胃肠道炎症引起腹泻。④多进食水果、蔬菜等纤维素含量高的食物,避免发生便秘。

3.健康指导

(1)指导患者保持正确的姿势:应用人体力学的原理指导患者的坐、立、行、卧及持重的姿势。指出患者不正确的姿势及活动方法,协助并监督患者改正。用通俗易懂的言语讲解有关知识,使患者认识到保持正确姿势的原理、重要性及对疾病的影响。

(2)指导患者经常变换体位,避免长时间用同一姿势站立或坐位。站立一段时间后,将一只脚放在脚踏上,双手放在身前,身体稍前倾。长时间伏案工作者,应积极参加工间操活动,以免慢性肌肉劳损。不要长时间穿高跟鞋站立或行走。

（3）保护腰部：腰部劳动强度大的工人，应佩戴有保护作用的宽腰带。参加剧烈运动时，应注意患者运动前的准备活动和运动中的保护措施。

（4）积极参加适当体育锻炼，尤其是注意腰背肌功能锻炼，以增加脊柱的稳定性，同时加强营养，减缓机体组织和器官的退行性变。术后1周开始腰背肌锻炼，增强腰背肌力和脊柱稳定性。3个月内不弯腰，半年内不负重，促进机体康复。

第十一节　骨与关节化脓性感染

一、急性血源性骨髓炎

（一）概述

化脓性骨髓炎是指骨膜、骨密质、骨松质与骨髓组织的化脓性细菌感染，按病程长短分为急性和慢性两种。急性骨髓炎以骨质吸收、破坏为主，慢性骨髓炎以死骨形成和新生骨形成为主。根据感染途径不同分为以下几类：

1.血源性感染

化脓性细菌通过循环在局部骨质发生病变，即为血源性骨髓炎。感染病灶常为扁桃腺炎、中耳炎、疖、痈等。

2.创伤后感染

系直接感染，由外伤引起的开放性骨折、伤口污染、未经及时彻底清创而发生感染。

3.邻近感染灶

如脓性指头炎，若不及时治疗，可以引起指骨骨髓炎。

急性血源性骨髓炎是身体其他部位的化脓感染灶中的细菌经血液播散到骨膜、骨质和骨髓的急性炎症。多见于小儿，好发于长形管状骨干骺端，如股骨下端、胫骨上端，其次为肱骨下端和桡骨上端。

（二）病因

多由身体其他部位感染灶引发，主要致病菌为金黄色葡萄球菌，其次为乙型溶血性链球菌、白葡萄球菌、大肠杆菌等。

（三）病理生理

早期以骨质破坏为主，晚期以修复形成新生骨为主。基本病理变化是骨质破坏、骨吸收和死骨形成，同时出现反应性骨质增生。

（1）大量的菌栓停滞在长骨的干骺端，阻塞小血管，迅速发生骨坏死，并有充血、渗出、白细胞浸润，形成局限性骨脓肿。脓肿不断扩大并与周围的脓肿合并成更大的脓肿。

（2）髓腔内脓液增多后，脓液突破干骺端的坚质骨，沿哈佛斯管蔓延进入骨膜下间隙将骨膜掀起成为骨膜下脓肿，致外层骨密质缺血坏死形成死骨。

（3）脓液穿破骨膜流向软组织筋膜间隙而成为深部脓肿；穿破皮肤排出体外，形成窦道；进入骨髓腔,破坏骨髓组织、骨松质及内层骨密质的血液供应,形成大片死骨。穿入关节,引起化脓性关节炎。小儿骨骺板具有屏障作用,脓液一般不易进入邻近关节,但成人骺板已经闭合,脓肿可直接进入关节腔形成化脓性关节炎。

(4)骨组织失去血供后,部分骨组织因缺血而坏死。在周围形成炎性肉芽组织,死骨的边缘逐渐被吸收,伸死骨与主骨完全分离。在死骨形成的过程中,病灶周围的骨膜因炎性充血和脓液的刺激而产生新骨,包围在骨干的外层,形成"骨性包壳",包壳上有数个小孔与皮肤窦道相通。包壳内有死骨、脓液和炎性肉芽组织,往往引流不畅,成为骨性无效腔。

(5)小片死骨可以被肉芽组织吸收或为吞噬细胞所清除,也可经皮肤窦道排出。大块死骨难以吸收或排出,长期存留在体内,使窦道经久不愈合,疾病进入慢性阶段。

(四)临床表现

1.全身症状

起病急骤,全身中毒症状重,可出现寒战,高热至 39℃ 以上,有明显的毒血症症状。严重患肢可出现意识障碍,感染性休克。

2.局部症状

早期患处剧痛,局部皮温增高,有局限性压痛,肿胀并不明显。后期局部水肿,压痛更为明显,说明此处已形成骨膜下脓肿。往后疼痛减轻,为脓肿穿破后成为软组织深部脓肿,但局部红、肿、热、压痛则更加明显。各关节可有反应性积液。如向髓腔播散,症状更重,整个骨干都有骨破坏后,可导致病理性骨折。

(五)辅助检查

1.实验室检查

白细胞计数增高,可达 $10×10^9/L$ 以上,中性粒细胞超过 90%,血培养阳性。

2.脓肿分层穿刺

脓肿部位穿刺,逐层深入,抽出脓液可涂片确诊,同时可做细菌培养和药敏试验。

3.影像学检查

X 线摄片早期不明显,一般发病 2 周后可见骨质破坏征象及骨膜反应。CT 检查可较早发现骨膜下脓肿。

(六)治疗要点

早诊断、早治疗,尽早控制感染。预防炎症扩散,应及时切开引流脓液,防止死骨。

1.非手术治疗

(1)加强支持疗法,提高机体的抵抗力。

(2)早期联用大剂量有效抗生素。

(3)患肢制动。

2.手术治疗

尽早行开窗引流术,即在病灶处骨密质开窗减压,于窗洞内放置两根导管做持续冲洗及引流,近端导管滴入抗生素冲洗液,远端导管用负压吸引引流。引流管一般留置 3 周,当患者体温下降,引流液连续 3 次细菌培养均为阴性时即可拔管。

（七）护理评估

1.术前评估

（1）健康史：通过收集资料，评估以下内容：①基本资料；②原发性感染灶；③手术史、过敏史。

（2）身体状况：①急性骨髓炎局部症状；②急性骨髓炎全身表现。

（3）辅助检查：①白细胞计数、分类；②分层穿刺抽液的量和性状；③涂片检查是否发现脓细胞等。

（4）心理-社会状况：①患者对疾病的认知程度，对手术及手术治疗的恐惧、焦虑程度和心理承受能力；②亲属对患者的关心程度、支持力度，家庭对手术的经济承受能力。

2.术后评估

（1）手术伤口及引流情况：①局部引流管是否通畅；②引流液的颜色、性状、量等；③患肢制动固定效果。

（2）患肢感觉运动功能：有无改变。

（八）常见护理诊断/问题

1.疼痛

与化脓性感染及手术治疗有关。

2.体温过高

与化脓性感染有关。

3.皮肤完整性受损

与化脓感染、溃疡、窦道有关。

4.自理能力缺陷

肢体肿胀、疼痛及功能障碍有关。

5.焦虑

担心疾病的疗效，疼痛导致。

6.知识缺乏

缺乏疾病相关预防、康复方面的知识。

（九）护理要点

1.术前护理

（1）缓解疼痛

①抬高制动：患肢制动、局部用石膏托或皮牵引固定，缓解患肢疼痛，预防病理性骨质。抬高患肢维持功能位，减轻患肢水肿。

②分散注意力：各项护理操作动作轻柔，避免牵拉患肢，多和患者沟通，分散其注意力，缓解疼痛。

③遵医嘱用药：疼痛剧烈者，可遵医嘱适当止痛。

（2）降温：高热期间可采取物理降温，必要时可遵医嘱使用降温药，密切观察患肢体温变化。

（3）控制感染：根据细菌培养和药敏试验结果，及时调整抗生素用药，并观察用药后的不良反应。

（4）观察病情：密切关注患者生命体征及神智变化，观察伤口引流管及周围组织的变化情况。

（5）支持疗法：多卧床休息，鼓励患者多喝水，给予高热量、高蛋白、高维生素易消化食物，增强抵抗力。

2.术后护理

（1）保持有效引流

①正确连接：引流管连接一次性负压引流袋，引流袋低于床面（创口）50cm。

②引流液量和速度：每天滴入抗生素溶液1500～2000mL，24小时持续冲洗引流，术后12～24小时内应快速滴入，随后逐渐减慢至50～60滴/分。

③保持通畅：避免管道受压、扭曲、折叠。

④观察引流液：密切关注引出液体的颜色、性状、量。一旦管道梗阻，应调整引流管位置，加大负压或在严格无菌条件下进行加压冲洗。

⑤拔管指征：体温恢复正常，引流液透明清亮，连续3次细菌培养阴性，即可拔管。先拔滴入管，1～2天后无异常后再拔引流管。

（2）切口护理：及时更换敷料，保持创口清洁、干燥，促进创面愈合。

（3）功能锻炼：急性炎症控制后，指导患肢早期进行功能锻炼，防止失用性肌萎缩和关节僵硬，但需注意锻炼强度，防止发生病理性骨折。X线检查局部骨包壳坚固后患肢可负重运动。

3.健康教育

（1）向患者及家属解释长期彻底治疗的重要性，出院后仍需坚持服用抗生素，不可自行停药。

（2）指导患者按计划循序渐进地功能锻炼，避免出现病理性骨折。

（3）调整饮食，增强抵抗力，促进伤口愈合。

（4）按时复查。

二、慢性血源性骨髓炎

（一）定义

慢性血源性骨髓炎多因急性血源性骨髓炎诊断不及时或处理不当，或机体抵抗力低下等因素导致病情继续发展演变而成。它是一个连续的过程，出现死骨、无效腔和窦道是慢性血源性骨髓炎的标志。80%致病菌为金黄色葡萄球菌，其次为溶血性链球菌、表皮葡萄球菌、铜绿假单胞菌等。

（二）病因及发病机制

感染由血源性微生物引起（血源性骨髓炎）；从感染组织扩散而来，包括置换关节的感染，污染性骨折及骨手术，最常见的病原体是革兰阳性菌。革兰阴性菌引起的骨髓炎可见于吸毒者、镰状细胞血症患者和严重的糖尿病或创伤患者。真菌和分枝杆菌感染者病变往往局限于骨，并引起无痛性的慢性感染。危险因素包括消耗性疾病、放射治疗、恶性肿瘤、糖尿病、血液透析及静脉用药。对于儿童，任何引起菌血症的过程都可能诱发骨髓炎。

骨的感染伴发血管阻塞时，会引起骨坏死和局部感染扩散。感染可穿过骨皮质播散至骨膜下,并形成皮下脓肿,后者会自发性穿透皮肤引流。

(三)临床表现

绝大部分患者有急性骨髓炎病史。静息期可无全身症状,患肢局部增粗、变形,或有肢体不等长的畸形。皮肤色素沉着,间杂瘢痕,易形成慢性溃疡。窦道经久不愈,常有死骨排出,窦道口常有肉芽组织增生,流出恶臭脓液。急性发作时,局部有明显的红、肿、热、痛,体温可升高,原已闭合的窦道开放,流出大量脓液和死骨,之后炎症逐渐消退,窦道口再次闭合。慢性骨髓炎反复发作或长期流脓,可出现贫血、衰竭等慢性中毒性症状。

(四)辅助检查

1.X 线检查

可见骨质增厚、硬化,不规则骨腔和大小不等的死骨,整个长骨增粗,密度不均匀,有时有弯曲畸形。

2.CT 检查

因骨质浓白难以显示死骨者可做 CT 检查,可以显示脓腔与小型死骨。

3.窦道造影

应用碘水造影剂进行窦道造影,可了解窦道与骨腔及死骨的关系。

(五)治疗

治疗原则:保持引流通畅;消灭无效腔;清除死骨。

(六)观察要点

(1)观察患者生命体征情况。

(2)冲洗期间密切观察闭式灌洗引流管引流液的颜色、量、性状等。

(七)护理要点

1.营养护理

(1)慢性血源性骨髓炎患者长期处于消耗状态,易致营养低下而消瘦、虚弱。应鼓励患者多食高蛋白、高热量、丰富维生素、易消化的食物。对于食欲差的患者,少食多餐,以利消化、吸收。加强患者口腔护理,适当给予消化酶制剂,可促进消化液的分泌,增加食欲。后期可鼓励患者多食一些滋补肝肾及补气养血食物,如鸡蛋、牛奶、瘦肉及动物肝肾等,忌食辛辣、生、冷、硬、腥等食物。制作时应注意营养素的搭配以及色、香、味,以增加食欲,增强机体抵抗力。

(2)静脉输入新鲜血液,也可输入人血蛋白、氨基酸、脂肪乳剂等营养物质,增强机体抵抗力。

2.心理护理

由于炎症反复发作,久治不愈,患者忧虑而致失眠。应经常与患者谈心,给予安慰和鼓励,使其树立战胜疾病的信心。同时帮助患者解决生活中的实际困难,向患者介绍病情及治疗方面的进展以及被治愈的病例,以减少疑虑,取得配合。

3.预防肌肉萎缩、关节挛缩

由于患者长期卧床,肢体缺乏活动可致肌肉失用性萎缩、关节挛缩甚至关节畸形,因此应重视功能锻炼。当肢体因固定而不能进行活动时则应练习肌肉的等长收缩,每日 100～500 次,以感觉肌肉有轻微酸痛为度;按摩患肢;未固定的关节若无禁忌则应进行主动活动;做引体向上、抬臀和深呼吸活动,以促进血液循环,减少并发症。

4.健康指导

(1)勇于面对现实,保持心情舒畅。

(2)加强营养。

(3)保证休息。

(4)坚持使用抗生素到临床症状消失 2～4 周,出现不适症状及时就诊。

(5)坚持功能锻炼。

第十二节　先天性畸形

一、先天性马蹄内翻足

(一)概述

先天性马蹄内翻足是临床上最常见的先天性足部畸形,据统计,占 77%。国外报道,其发病率高达 1‰～3‰。不同地区和种族发病率有所不同,中国为 0.39‰,美国为 1‰,高加索为 1.2‰,波利尼西亚高达 6.8‰。中国出生缺陷监测中心 1988—1992 年对全国 500 所医院出生的围产儿的监测结果表明,我国特发性马蹄内翻足的发生率为 2.25/10 000。

本病有四种不同的畸形因素,即足内翻、踝跖屈、足前部内收和胫骨内旋,不同程度畸形因素导致的畸形有较大差异。根据治疗时的年龄、治疗方法及畸形和僵硬程度,后果亦不同。如能早期适当处理,大多可获满意结果;如不治疗,则终身残废,影响生活和工作。

早在公元前 4 世纪初,Hippocrates 对本病已有描述。该病能在出生后立即被发现,因而诊断并不困难。但对其病因、病理和发病机制尚未完全弄清,因而使其治疗原则和方法难以统一,疗效有待进一步提高。

(二)病因

真正的原因尚不清楚,有关病因的理论繁多,主要有以下几方面观点:

1.遗传

部分病例与遗传有关。据 Lochmiller 报道,24.2% 患者有家族史。本组 700 例调查,6 例有家族史,1 例三代 50 个家族成员竟有 17 名患者。据报道,马蹄内翻足患者的同胞约有 3% 也患该病,为正常人群的 20～30 倍。如为单卵双胞胎,第 2 个同胞的发病率高达 32.5%;双卵双胞胎中另一同胞的发病率为 2.9%。

2.骨骼异常

一些研究认为先天性马蹄内翻足是胚胎发育阻滞的结果。肌肉、肌腱和骨骼异常发育,可能是因为在妊娠第 8 周时足的正常发育受到干扰。研究认为原发病理改变在附骨,主要是距骨。距骨变形且比正常小,头颈向跖面和内侧旋转。颈体角减小 15°～40°,距骨的舟面转向内、跖面。距舟关节呈半脱位,距骨滑车前部脱离踝穴,踝、距下关节后方及跟腱挛缩纤维化而继发马蹄畸形。跟距关节渐向内倾斜,跟骨内翻,骰骨转向内侧且肥大,跟骰关节面亦向内、跖面旋转,从而导致足内翻畸形及足的内侧软组织挛缩。Shapiro 认为,距骨畸形是距骨软骨基质发育缺欠的结果,距骨畸形可能是马蹄内翻足的原发病理。然而在正常胚胎学的研究中并没有观察到特征性的距骨畸形和舟骨向内侧移位。胚胎发育阻滞学说尚未能很好地解释基本的畸形因素。一些研究认为,原始骨基质的缺失可能导致距骨颈发育畸形和舟骨移位,因为正常胚胎发育中没有观察到距骨的畸形和舟骨的移位,所以肯定是缘自受累肢体初始肢芽的分化。

3.神经、肌肉异常

有些学者认为先天性马蹄内翻足是胎儿早期肌力不平衡的结果,而肌力的改变是以神经异常为基础的。骨骼、关节和软组织挛缩是继发于肌力不平衡的适应性改变。有学者通过临床研究发现,肌力不平衡普遍存在于先天性马蹄内翻足病例中,认为先天性马蹄内翻足是胎儿早期肌力不平衡的结果,即内翻肌(胫前肌及胫后肌)强而短缩,外翻肌(腓骨肌)弱而伸长,形成内翻肌与外翻肌不平衡;同时足跖屈肌(小腿三头肌)强于足背伸肌(胫前肌),形成典型的马蹄内翻足畸形。基于这一认识,有学者设计了早期矫正畸形并建立肌力平衡的手术治疗方案,早期优良率达90.9％,远期(术后6～36年的随访)优良率达91.8％,从而进一步支持先天性马蹄内翻足病因的肌力不平衡学说。由于其大样本及远期随访结果的报道,在国内外骨科界产生较大的影响。Gray研究发现,比目鱼肌中的Ⅰ型肌纤维明显增加达59.5％(正常30％),Ⅰ型与Ⅱ型肌纤维比例失常为1:1(正常为1:2),并出现聚集现象,这种现象在去神经的区域中可以见到。这说明肌纤维比例失调是有神经异常为基础的。Handelsman的研究进一步支持了这一观点。他研究的结果是,除了足及小腿内后部分的肌肉中的Ⅰ型肌纤维增加(2～100倍)和Ⅰ型与Ⅱ型肌纤维比例增加(平均为7.05:1)外,在Ⅰ型肌纤维增加和聚集的区域中,Ⅰ型神经末梢数量增加,提示先天性马蹄内翻足的足及小腿后内部分的肌肉有肌纤维成熟的异常,这种异常与神经系统有关。有学者研究结果表明,除肌肉分型有改变外,神经纤维及运动终板退变和再生占42.9％～54.6％,其超微结构出现肌纤维粗细不均,肌丝缺乏,Z线破坏等异常,尚发现合并隐性骶椎裂者高达78.3％,而进行肛门直肠测压均有异常,但这些变化是否为原发性尚难定论。

随着畸形的发展,各肌肉发育受影响,胫前肌挛缩,腓骨肌细小,因长期足内翻而处于被动牵拉延长状态,其肌力及外翻作用逐渐减少。Flinchum检查患病死婴,发现患侧腓骨肌重量只及健侧一半。胫前肌为纠正畸形的主要阻力。肌力不平衡是临床上的普遍现象,即内翻肌(胫前肌及胫后肌)强而短缩,外翻肌(腓骨肌)弱而伸长,形成内翻肌与外翻肌不平衡,同时足跖屈肌(小腿三头肌)强于足背屈肌(胫前肌),形成典型的马蹄内翻足畸形。

4.软组织异常

Ippolito在研究中观察到在病足的小腿后内侧肌肉中,肌腱、腱鞘及筋膜中纤维组织明显增加,推测软组织挛缩可能是原发病变。Zimny认为成肌原纤维细胞可能是软组织挛缩的超微结构基础,而软组织挛缩可能是先天性马蹄内翻足形成的原因。

5.血管异常

Greider用血管造影方法发现大部分先天性马蹄内翻足均有胫前动脉发育不良、缺如,或终止在踝关节水平处,足背动脉消失。有的胫前动脉虽存在但发育差,类似胎儿血管发生时的第一期阶段,粗大的胫后动脉成为主要血管。Edelson用多普勒检查也证实了足背动脉的缺如。推测血管畸形可能是原发病理之一。

6.区域性生长紊乱

Dietz 提出先天性马蹄内翻足可能是一种区域性生长紊乱性疾病。其临床特征有：①患侧的足及小腿比健侧小,畸形越重则越明显。②在足的生长阶段,即使畸形得到满意矫正,以后仍可以发展和复发。这提示病足和腿内后侧组织比前外侧发育迟缓。其次,Dietz 对健、患两侧的胫前、胫后肌腱中的细胞特征作了对比研究。用数学方法分析了细胞个数、体积、胞质容量及核体积,结果为患侧胫后肌腱鞘明显比胫前肌腱鞘的细胞数量减少。细胞体积、核体积及胞质容量方面均变小,而健侧则相反。由此说明,病足及其小腿内后区域较前外侧区域细胞发育不良。

7.子宫内发育阻滞

一些作者认为先天性马蹄内翻足是子宫内胚胎期发育阻滞的结果。Victoria-Diaz 通过胚胎期足的位置动态变化研究支持了这一观点。他把足位置变化分为三期：①胚胎 15mm 长时足与腿呈直线。②胚胎 30mm 时出现明显的马蹄内收位置。③胚胎 50mm 时足为轻度的马蹄内收位置。由最初的直线位置到胚胎 21～30mm 时马蹄内收位置是由于快速生长的"腓骨期",这时腓骨远端和足外侧骨骼的生长较快,使足呈内收状态。从胚胎位置到胎儿位置(31～50mm)的变化是由于此时处于"胫骨期",这时胫骨远端和足内侧骨骼生长较快,使足由内收位置逐渐到正常位置。当某些因素影响以上各期的发育,则会使足的位置停止在某阶段并保持到胎儿成形。因而 Victoria-Diaz 认为,胚胎期胫腓骨远端及其同侧足骨的发育紊乱可能是先天性马蹄内翻足的病因。

（三）临床表现

由于生后即能看到足部畸形,通常诊断并不困难。

畸形严重者踝与距下关节跖屈畸形明显,距骨跖屈,可从足背侧皮下摸到突出的距骨头。因跟骨后端上翘藏于胫骨下端后侧,足跟似乎变小,乍看似无足跟而呈棒形,故又称棒形足。跟腱挛缩严重。从后方看,跟骨内翻。前足也有内收内翻,舟骨位于足内侧深处,靠近距骨头,骰骨突向足外侧,足内侧凹下,踝内侧和足跟内侧皮纹增多,而足外侧及背侧皮肤拉紧变薄。当被动背伸外翻时呈僵硬固定,此种畸形不易矫正。患儿站立困难,走路推迟,跛行,扶持站立时可见足外侧或足背着地负重。年龄稍长,跛行明显,软组织与关节僵硬,足小,小腿细,肌萎缩明显,但感觉正常。长期负重后足背外侧可出现增厚的滑囊和胼胝,少数发生溃疡。患者常同时有其他畸形。笔者随访 2 年以上的 351 例中,45 例(12.8%)伴发其他畸形,其中隐性脊柱裂 17 例,先天性髋脱位 7 例,多指畸形 4 例,脊柱侧凸 3 例,此外尚有小腿环形束带等。此型治疗困难,易复发,多数人认为属胚胎或遗传因素的缺陷所致。

畸形较轻者,足跟大小接近正常,踝及足背外侧有轻度皮肤皱褶,小腿肌肉萎缩变细不明显。最大的特点是在被动背伸外翻时可以矫正其马蹄内翻畸形,能使患足达到或接近中立位。此型畸形较松软,容易矫正,疗效易巩固,不易复发,预后好。多属于宫内位置异常所致的姿势性畸形。

出生后即出现明显的马蹄内翻畸形者,诊断不难。但应与跖内收畸形鉴别,跖内收的病例后足正常,且无足内翻和下垂畸形。并发于脊髓脊膜膨出的马蹄内翻畸形也应与之鉴别,根据腰骶部膨出的包块及下肢运动、感觉,甚至大小便功能障碍即可鉴别。较大儿童还应与小儿麻痹、脑性瘫痪、坐骨神经损伤和多关节挛缩症等引起的畸形足相鉴别。小儿麻痹有其发病史,感觉好,运动功能丧失。坐骨神经损伤表现为膝以下运动功能丧失和相应的感觉障碍。脑性瘫痪为痉挛性瘫痪,肌张力增加,腱反射亢进,有病理反射,常有智力上的缺陷。先天性多关节挛缩症,关节僵直出生后即有,很难用手法扳正,累及较多关节。

(四)辅助检查

本病根据临床表现均能作出诊断,一般不需依据 X 线检查确诊。但对于判断马蹄内翻足畸形程度和对治疗疗效的客观评价,X 线摄片是不可缺少的。正常新生儿足部 X 线片可见跟、距和骰骨的骨化中心。马蹄内翻足的病儿足部诸骨的骨化中心出现较晚。舟骨在 3 岁后方才出现。跖骨干生后骨化良好。

X 线检查应常规包括足前后位和高度背伸位的侧位片。单侧畸形要投照健侧以作对比。投照时最好取负重体位。侧位要以足中部为投照中心。前后位,球管应与足距面呈 45°。正常足的正位片上,距骨长轴的延长线经舟骨和楔骨达第 1 跖骨,而跟骨长轴延长线达第 4 跖骨,两线相交成 20°~40°(跟距角);侧位片的距骨长轴与跟骨长轴相交呈 35°~50°(跟距角)。马蹄内翻足的正位片示跟骨和距骨相叠,且均朝向第 5 跖骨,其跟距角缩小或消失,3 岁后舟骨骨化,可见舟骨向内侧移位;侧位片示跟距角<35°,一般为 20°或更小。正位和侧位的跟距角数值之和为距跟指数。

(五)诊断要点

主要依据临床表现和 X 线检查结果确诊。

(六)治疗要点

1.治疗原则

出生后应尽早开始治疗,最好在出生后第 1 天就开始手法治疗。在患儿生长发育过程中,应根据患儿年龄、畸形程度选择治疗方法。开始可采用手法治疗,要求坚持不懈,长期观察,并制订个体化的治疗计划。手术治疗应考虑到肢体的发育生长因素,手术矫正可分次进行,破坏性不宜太大。治疗方案应考虑以下几点:

(1)婴儿期间应采用单纯手法治疗,由家长操作。不宜在麻醉下强力扳正,否则可损伤胫骨下端骨骺。若效果不理想,6 个月后可采用软组织松解术。

(2)1~3 岁患儿可在全身麻醉下手法扳正,或加用软组织松解术,然后在矫正位给予石膏固定。对少数矫正效果不理想或严重畸形者,可采用跟骨楔形截骨术等骨关节手术。

(3)对于 3 岁以上患儿行手法治疗已很难奏效,应根据畸形和僵硬程度选用软组织松解术、肌腱移位术、截骨矫形术等手术治疗。

(4)对于 10 岁以上患儿,一般骨骼畸形已比较明显,需要做跟骨截骨术、跗骨部三关节融合术、胫骨截骨术(纠正胫骨内旋畸形)等矫正手术,但往往需要同时加用软组织手术。

(5)在成人患者中,对于不是很严重的畸形,可以采用三关节融合术和软组织松解术,在30 岁以前手术仍可获得满意效果。对畸形严重、疼痛、足外侧胼胝感染等患者,做 Syme 截肢后装配义肢,效果可能比勉强行矫形手术好。

2.治疗方法

(1)保守治疗:适用于新生儿及小婴儿的特发性马蹄内翻足,治疗应于生后尽早开始:

①Kite方法和Ponseti方法:目前已得到越来越广泛的使用。前者先对患者牵拉按摩,均采用手法按摩先使距舟关节复位。方法是,拇指置于足外侧跗骨窦处的距骨头表面,前者用示指轻柔地将舟骨推向距骨头,后者用另一只手将前足连同舟骨一起向外牵拉。Ponseti认为在复位过程中,保持前足足底外翻时不使之扭曲,而是向足外侧直推(即前足要与内翻的后足保持对线)很重要,否则将导致弓形足。然后按一定的顺序进行连续长腿石膏矫形。先矫正高弓,将距骨以下部分外旋矫正内收,最后矫正足下垂。通常行经皮跟腱延长,便于矫正足下垂,有时对婴幼儿可行胫前肌外移术。治疗后,足的柔韧性和肌力多能较好维持。

②French方法:这是Dimeglio等提出的一种新的非手术方法。它强调长期的有利的手法按摩和支具矫形。通常在出生后2周开始治疗。先由理疗师进行30分钟的手法按摩后,将患足置于CPM机上行软组织牵拉,每天持续8小时,然后用支具将患足固定于最大矫正位,并维持到第2天下次治疗前。每天检查患足的矫形效果,据此调整CPM机。据称该法效果良好,但不易为患儿家属接受及支持。

③被动手法矫正:手法操作应轻柔。开始应先矫正前足内收,后足的马蹄畸形可暂不矫正。矫正内收后再依次矫正内翻和马蹄畸形。胶布固定前要在足趾基底和前足部加衬垫,足跟、内踝和膝关节以上大腿前方也应加以保护。然后用2.5cm宽的胶布从足背中部经内侧绕跖底斜向上到小腿外侧面,绕过膝上折回达小腿内侧。另一条胶布从小腿内侧经足跟上反折到小腿外面以维持跟骨背伸和外翻。第一次手法不一定充分,只注意矫正前足内收。数日后可进一步矫正,并更换一层胶布,以维持手法的效果。1周后取下胶布,如前足内收已获得矫正,则集中力量矫正内翻和马蹄畸形。如此,每周重复一次,需6～10周。此时可借助X线片测量跟、距角来衡量矫正效果。结果往往是跟骨内翻在外观上得到纠正,而X线检查仍不满意。手术治疗需要3个月的巩固阶段。每2～3周更换1次石膏。矫正效果好的也可用Dennis-Browne支架维持。固定时间的长短因人而异。每月确诊一次,足跟位置不理想的,还需进一步治疗。

(2)手术治疗

①内外一次松解术:手术指征如下:a.充分保守治疗而不能彻底矫正的;b.畸形在保守治疗后复发的。手术年龄以1～2岁为宜。手术的原则为切除或松解全部妨碍矫形的病理性挛缩的软组织。

②学龄前儿童并发高弓足畸形的治疗:3～5岁的患儿常伴有高弓足畸形。患儿第一跖骨明显跖屈。对此,做完后内侧一次松解术后加用跖筋膜松解术。同时松解内收跗肌、足内在屈肌和外展肌。有的患儿还并发舟状骨结节变长。因此,术后局部更显突出。对此,术中应予切除。这样可防止压迫皮肤发生坏死。手术后患儿都会有可以接受的残留问题,如小腿三头肌萎缩、平足、柔软的跖内收、双足大小不等以及足部活动轻度受限等。

③跟骨截骨术:经过治疗跟骨仍有内翻或顽固马蹄畸形的病例,可行跟骨截骨术矫形。此手术的最佳时间是3～4岁。跟骨外侧做一个楔形切除,再将此楔形骨块的基底向内插入跟骨截骨缝内,最后将跟外侧截骨部位靠拢。石膏固定6周后,截骨部位和植骨块即可融合。一般

术后效果满意。

④跟骰关节融合术:4 岁以上的马蹄内翻足患儿,仅靠彻底内后侧软组织松解,不能完全矫正前足内翻和内收。因此有时需行跟骰关节楔形切除。9 岁以下患儿适合此手术。

⑤跗跖关节松解和距骨截骨术:保守或手术治疗均可能残留前足内收和足跟内翻畸形,对此不要急于矫正,大部分患儿穿鞋走路后或在发育过程中可恢复正常。对较顽固的病例,5～8 岁期间可行跗跖关节松解。术后长腿石膏固定于矫正位 3～4 个月。

⑥腱转移术:胫前肌或胫后肌转移的指征应仔细斟酌,否则可能导致矫枉过正。继发性残余畸形或隐性脊柱裂造成的原发性腓骨肌力弱均适于转移胫前肌或胫后肌。在腱转移前应先矫正畸形。转移胫前肌的缺点:术后伸姆长肌失去了拮抗力而出现第一跖骨下垂,而且,术后足部若不摆在背伸位置上,马蹄畸形有复发趋势。转移胫后肌的手术指征:矫正以后仍残存足内翻,矫正后有复发趋势及腓骨短肌肌力弱。

⑦三关节固定术:患儿年龄到 10 岁以后就可以用楔形切除距跟、距舟和跟骰三个关节面,以矫正马蹄足的残余畸形。理想的手术年龄是 12 岁。手术指征是足部疼痛、功能不良和畸形。术后用短腿石膏固定 3 个月左右。

⑧胫骨截骨术:过去认为畸形足并发胫骨内旋。目前认为胫骨内旋并不是畸形足的组成部分。相反,踝关节侧位 X 线片显示,外踝居内踝的后方,说明胫骨有外旋。造成胫骨内旋的原因是强力矫正足内翻和内收,挛缩的软组织牵拉使胫骨压向后方。患儿到 4 岁后可行胫骨内旋截骨术,以后再做内侧松解纠正足的内翻、内收,或行跟骰关节融合。

3.术后并发症

(1)伤口愈合不良:松解手术有时会有伤口愈合不良问题。作横切口、短切口和采用克氏针内固定均对伤口愈合有利。石膏只是起到保护作用,而不靠它矫形。相反若依靠石膏矫形,则易并发皮肤糜烂和坏死。距下关节恢复到矫正位则不需用力背伸足。术中要避免游离皮缘,也不要向小腿方向延长切口。畸形足的内缘皮肤均较紧缩。同时,此区域皮肤营养条件差,不利于愈合。因此,伤口缝线要在术后 6 周再拆除。

(2)空凹足:术中可发现内收姆趾肌的止点较胫后肌靠背侧。胫前肌有的止于第 1 跖骨的骨远端。

(3)术后石膏脱落:术后石膏脱落会影响矫正效果。凡足部发育小、第一跖骨短和小腿肥胖的患儿易发生石膏脱落。用长腿石膏固定,屈曲膝关节 30°左右则可防止术后石膏脱落。

(4)矫形不彻底:欲使疗效满意,则术中对各种畸形解剖均应彻底矫正。术后要保持矫正位以使其在生长过程中进一步塑形。若不松解跟距的前后两端,就很难纠正跟骨内翻。反之,内翻不矫正,跟骨锁在距骨下面,也呈内翻和马蹄位。因此一次手术全面松解至关重要。

(5)矫枉过正和平足:彻底松解有可能产生严重平足。因此,矫正稍稍不足要比矫枉过正好些。矫枉过正会发生痉挛性平足。但最终并无临床表现。

(6)趾内收和腓骨肌力弱:重症趾内收多见于对足跟外翻矫枉过正的患儿。临床可见斜脚畸形。一般此类患儿的骨骼发育成熟时多不成问题。

(7)术后僵硬和强直:因为术中损伤距舟关节、距下关节和踝关节等医源性因素或矫正不彻底,术后出现僵硬和强直。

（七）护理要点

1.术前护理

（1）术前准备

①做好各项常规辅助检查：如心电图、胸透、血常规、出凝血时间等，发现异常，及时纠正，待各项指标正常后方可考虑手术治疗。

②防止感冒：为确保手术顺利进行，嘱咐陪护人员管理好患儿，尤其在为患儿沐浴更衣时避免着凉，患儿一旦感冒、发热就会延误手术。

③皮肤护理：患儿学会走路后，就用足外缘走路，并可发展为足背着地，负重部位皮肤角化增厚，形成滑囊，不易洗净，故术前 3 天每日用温水泡洗患儿足部，每天 3 次，每次 30 分钟，泡洗时注意保持足部皮肤完好无破损，以防术后发生感染。

④术前 1 天做好皮试，并预防性地应用抗生素。因该手术为全麻，故术前 12 小时患儿禁食、禁水，以防术中发生呕吐、误吸导致窒息。

（2）手法按摩：手法按摩对手术后矫正畸形有较大的意义，其治疗作用是通过牵拉刺激使异常挛缩的软组织细胞生长，使肌肉、肌腱延长，从而有利于手术顺利进行及术后康复。手法按摩自患儿入院即开始进行，每天 3 次。其方法是，用左手掌指握住患肢，用右手拇指指腹在跟腱、跨腱膜内侧副韧带处按摩 10 分钟，使缩短的软组织舒展松解，再以左手拇指、中指轻轻固定住小腿，右手拇指按压向背外突出的距骨头，其余四指托住脚底使其外展、外翻、背伸。

2.术后护理

（1）患儿回病房后按全麻术后常规护理，取平卧位，头偏向一侧，防止误吸。密切观察生命体征变化，持续心电监护，监测血压、呼吸、心率及血氧饱和度，给予氧气吸入，并做好护理记录。实施专人守护，床边加护栏，防止患儿麻醉恢复前因躁动坠床。保持静脉输液通畅，妥善固定导尿管等引流装置。下肢垫枕抬高患肢 20°，以减轻伤口肿胀或渗血，促进静脉回流。

（2）石膏的护理：患儿由于下肢肥短不易固定，婴幼儿尤其是小于 1 岁的患儿容易造成石膏滑脱。术后用较多衬垫，长腿管形石膏固定于屈膝 70°～80°、踝背伸 0～10°，足外翻及前足外屈位，同时保持膝关节和踝关节功能位。术后 8 小时内石膏未干燥前给予纵行切开石膏，并用绷带缠绕石膏，防止患肢肿胀，密切观察患肢足趾的血运、温度、感觉及趾端活动情况。术后 2 周拆线，如有残余畸形，应适当用手法矫正，仍用长腿管形石膏固定 4 周，术后 6 周去钢丝逐渐负重。因患儿足持续生长，石膏逐渐变小，依情况更换合适的石膏，注意石膏的松紧和塑形，用烤灯烤石膏，注意烤灯的距离和使用时间。

（3）石膏拆除后护理：4 周后拆除石膏，小儿平卧，呈屈髋屈膝、外展外旋位，康复护士指导陪护人员双手拇指放在足底，余双手四指握住足背及踝部，两手拇指在第一跖骨头向两侧、向前滑动，并适度牵拉足趾，同时部分力量用于外翻和背伸，逐渐加大力量使踝关节背伸和外翻；接着按摩跟腱，拇指和示指放在跟腱两侧，从上至下沿跟腱滑动至足跟，同时背伸外翻踝关节；最后按摩足趾，一只手活动踝关节，另一只手握住足趾，牵拉同时背伸运动，逐个进行，动作轻柔，勿弄破皮肤，开始时每天两次，每次持续 15～20 分钟，之后根据患儿情况逐步增加训练的次数和时间，以患儿能忍受疼痛为准。

（4）步态训练：步态的训练也是康复治疗的重点，由于 6 个月后，小儿逐渐形成自己的步态,习惯了原来畸形的行走方式,手术只能解决外形的畸形,但并没有从根本上纠正步态,所以要根据小儿的恢复情况制定步态训练。拆除石膏后当天即可进行步态训练,步态训练安排在按摩训练之后进行。此时,经过按摩后的足部肌肉已得到放松,较容易达到理想的训练效果。康复治疗时间根据康复情况决定,一般为 6 个月到 1 年。坚持按计划和要求进行康复训练,否则达不到手术治疗的目的。

3.功能锻炼

功能锻炼在足畸形的恢复过程中是一个很重要的环节,根据患儿年龄、病情、畸形程度及治疗进展,制订相应合理的锻炼计划。马蹄内翻足患儿的功能锻炼有徒手锻炼和器械锻炼两种形式。

(1)徒手锻炼:徒手锻炼为患儿不借助器械而进行的患肢的活动,这种锻炼又分为主动功能锻炼和被动功能锻炼。

①主动功能锻炼:在没有外力及辅助器械情况下,运用患足肌腱自身的主动屈曲力量进行背伸、行走、跑等功能锻炼。主动功能锻炼一般是在被动活动功能逐渐恢复的基础上进行。其作用主要是锻炼患足趾背伸肌腱的主动作用,恢复踝关节的主动背伸活动功能。

②被动功能锻炼:在外力及辅助锻炼器械的帮助下,被动地进行患足外翻、外展及背伸活动功能锻炼。其作用为逐步恢复患足被动外展、外翻及背伸活动功能,且患足能在正常位置承力负重、巩固疗效,利于主动功能的恢复。

(2)器械锻炼:器械锻炼为采用器械进行锻炼的方法,主要是改善患足的内收内翻畸形,加强足部背伸功能,如站 V 形板、木斜坡、U 形槽,还有专用楼梯等。

①根据年龄阶段,功能锻炼的方法如下:1/2 岁~2 岁的患儿,待患足被动矫正时,功能锻炼主要通过蹲位强力外翻、背伸来改善内翻和背伸。大于 2 岁的患儿待患足被动矫正时,内收可通过站 V 形板,内翻站 U 形槽,背伸和肌张力高可通过站斜坡板来改善和松解挛缩的肌腱,通过蹲起,上、下楼梯,主动背伸训练等来改善患肢膝关节和踝关节的灵活度,使患儿逐步康复。

②功能锻炼的注意事项:a.忌过度强力锻炼,避免出现骨骼、肌腱、神经、血管的损伤。b.站斜坡板时,双足跟应尽量靠住墙面,双膝后应加用棉垫,避免膝反张畸形。患足应正位站斜坡,不可在外八字形位置,以避免患足的内翻位置。c.弓步压腿时,应保持后跟承力负重、不离开地面,患足在略外展位,膝关节也应略向外。d.下蹲训练时,双足后跟距离至少与肩同宽,或可更近。双足呈外八字位置,下蹲时,双足跟不能离开地面,双膝屈曲尽量向内靠拢。e.单侧内翻足患儿锻炼上、下楼梯时,应患足先上,健足先下。f.锻炼时,总是应保持患足足底内侧及后跟受力,且前足不是内收。

二、先天性斜颈

(一)概述

先天性斜颈分为两种,一种是在颈椎发育缺陷的基础上发生的,如半椎体畸形所致的斜颈,即先天性骨性斜颈,但此型少见。另一种是由于一侧胸锁乳突肌纤维化和短缩而引起的,即先天性肌性斜颈,相当多见。

（二）病因

先天性斜颈的病因目前仍有许多不同意见，多数认为胎儿胎位不正或受到不正常的子宫壁的压力，使头颈部姿态异常而阻碍一侧胸锁乳突肌的血液循环，致该肌缺血、萎缩、发育不良、挛缩引起斜颈。也有的学者认为，由分娩时一侧胸锁乳突肌受产道或产钳挤压或牵引而受伤出血，血肿机化继发肌肉挛缩而致，还有认为胸锁乳突肌的营养动脉枠塞，或静脉回流受阻，导致肌纤维发生退行病变，因而形成斜颈。但是一些来自新生儿的病理报告，根据胸锁乳突肌纤维化的程度，推测这一疾病可能在出生前即存在，难产不是原因。在先天性斜颈患儿中，臀位产的发生率为 20%～30%，远高于正常。还有人认为，此病由遗传或先天性发育异常所引起。有报道本病可能为常染色体显性遗传性疾病，可合并其他畸形如多指（趾）畸形、臀肌发育不良等。

（三）临床表现

生后 7～14 天患儿常被发现受累的胸锁乳突肌中下部有一质硬的椭圆形肿块，可逐渐增大。2 个月后肿块开始缩小，最后完全消失，该肌即成为无弹性的纤维索，头逐渐被牵拉而倾向患侧。颈部扭转，面部倾斜，下颌偏向健侧。如不予矫正，患侧面部将会发育较慢，形成颜面和头颅逐渐变形，两侧不对称，这可由测量两侧眼外眦角至口角的距离而得知；后面观可见枕、颈椎及上胸椎，呈脊柱侧弯畸形。长期未治的患者，患侧颈部的其他肌肉也发生相应的挛缩，颈椎逐渐发生形态和结构上的改变，这种晚期的肌性斜颈，即使矫正胸锁乳突肌的挛缩，也难恢复其颜面的正常形态。根据头颈倾斜的程度分为 3 型。

1.轻型

头颈向一侧歪斜<20°，包块<1cm。头颈活动轻微受限。

2.中型

头颈向一侧歪斜 20°～30°，包块<2cm，质稍硬，面部稍有不对称，颈活动受限。

3.重型

头颈向一侧歪斜 30°以上，患侧胸锁乳突肌或包块>2cm，质硬，面部变形，颈活动显著受限。

（四）辅助检查

超声检查在诊断、预后评估及先天性斜颈的病情动态观察等方面有重要作用。与 CT 及 MRI 比较，它价格低，检查时间短，患儿无需暴露于放射线之中，能为临床诊断先天性斜颈提供客观的依据，并能对患儿的病情做出客观的评估，另外它还能及时提供胸锁乳突肌动态改变情况，可作为先天性斜颈治疗效果评价的依据，有助于进一步探讨先天性斜颈的病因及其病理解剖情况。

（五）诊断要点

根据临床症状及体征，诊断并不困难，但应摄颈椎 X 线片以排除骨质异常，并需与其他原因所致的斜颈相鉴别。

（六）鉴别诊断

1.骨性斜颈

为先天性颈椎发育异常，胸锁乳突肌无挛缩，X 线片检查可显示颈椎异常。

2.颈椎结核

颈部各个方向的主动及被动活动都受限,并伴有肌肉痉挛,但无胸锁乳突肌挛缩,颈部活动时引起不同程度的疼痛;X线片显示颈椎破坏和椎前脓肿。

3.颈椎自发性半脱位

有咽部或颈部软组织感染病史,然后发生斜颈。颈部活动受限、疼痛、颈项部肌肉紧张。X线摄片显示颈椎有半脱位现象(常见第1、2颈椎之间)。

4.眼肌异常

眼外肌的肌力不平衡,病儿视物时采取斜颈姿势,以避免复视。胸锁乳突肌无挛缩,斜颈可自动或被动矫正。

5.听力障碍

由于一侧听力障碍,病儿倾听时表现为斜颈姿势,但无固定性斜颈畸形,无胸锁乳突肌挛缩或颈椎异常。

(七)治疗要点

1.非手术治疗

(1)局部手法按摩及牵拉:为最常用措施,适用于1岁内,尤其是6个月以内婴儿,90%患儿可获良好效果。手法治疗应于出生后2周开始,且须缓慢轻柔。手法扳正时,须将下颌转向患侧,并逐渐把它抬高,同时把头偏向健侧。每日3~4次,每次手法前后,应按摩患侧胸锁乳突肌,或热敷。非手术疗法要坚持3~6个月,才有望矫正。

(2)物理疗法:包括超短波、旋磁等。其作用与手法治疗相似,目的是通过机械的摩擦产生微细的按摩效应,使坚硬的结缔组织延长、变软;同时超短的热作用可促进血液循环,改善局部血供,利于挛缩的包块软化。

(3)局部注射激素:醋酸泼尼松龙或合并注射透明质酸酶。前者可抑制炎症细胞浸润,防止粘连及瘢痕形成;后者为蛋白分解酶,可分解透明质酸,促进局部药液扩散,药物注射疗法应慎用。

2.手术治疗

手术宜在幼儿早期(1~4岁)进行,手术治疗的目的是切断挛缩的胸锁乳突肌锁骨头及胸骨头,并将其周围的粘连索带、筋膜等松解切断,使头颈部位置恢复居中位。

(1)适应证

①手法治疗持续6个月仍然存在头部倾斜、颈部向一侧歪斜>15°,肌肉紧缩或有硬结。

②持续的胸锁乳突肌挛缩,头部旋转活动受限。

③持续性的胸锁乳突肌挛缩伴进行性一侧面部发育不良。

(2)麻醉:全身麻醉或基础麻醉加局麻。

(3)体位:病儿仰卧位,头偏向健侧。

(4)手术要点

①切口:在胸锁关节和锁骨内侧端的上方1cm处做一长约5cm的与锁骨平行的横切口。

②显露和切断胸锁乳突肌肌腱:切开颈阔肌,露出胸锁乳突肌附着在锁骨和胸骨部的肌腱。用长弯的止血钳自该肌腱下部从外侧分开其下面的软组织后,将该止血钳置于该肌腱后

侧于锁骨上 2cm 处横行切断锁骨和胸骨部的肌腱,不宜在肌腱的止点处切断,以免术后发生局部骨化。提起切断肌腱远端、向上剥离,即可看到该肌后鞘、颈深筋膜及血管鞘。如乳突肌后鞘也有挛缩,则在保护其下面的颈动、静脉,锁骨下动、静脉及甲状颈干的颈横动脉和肩胛上动脉的情况下,小心地予以切断,但一般无此需要。

③切断胸锁乳突肌的上端肌腱:如上述处理后,畸形仍不能矫正,则在乳突部与外耳道下缘平面作一稍向上的弧形切口,沿切口方向切开皮下组织,用骨膜剥离器自乳突分离胸锁乳突肌的止点。注意避免损伤颈外动脉的分支耳后动脉及枕动脉。切勿在乳突尖下切断该肌,以防损伤面神经及副神经。

上述处理后,一般都能达到矫正斜颈畸形的目的。但对年龄较大和病变严重的患者,除切断胸锁乳突肌胸骨头、锁骨头及颈部其他挛缩的软组织外,有时需要将斜方肌的乳突起点同时切断,方可获得更好的效果。

(5)术后处理

①幼儿在术后仰卧,用沙袋将头固定使头偏向健侧,约 1 周后,戴一顶有数条带子的帽子,把带子系在身上,使头继续固定在这个位置。

②年龄较大的病儿,应采用石膏固定或塑料围领固定 4～6 周。固定解除后每日做手法扳正和向过度矫正方向作自主活动。

(八)护理要点

1.术前康复护理

主要是心理疏导。患儿年幼,入院后常产生害怕心理,怕打针、怕痛、怕穿白大衣的医务人员,护士应尽快解除患儿的陌生感,设法接近,关心体贴并与他们谈笑、玩游戏、讲故事,和患儿建立感情。并用通俗语言启发、诱导,鼓励患儿坚强、勇敢,以取得合作。同时做好家属的心理疏导,针对其焦急的情绪,及时与家长沟通,介绍有关疾病的知识、手术目的、方法、安全性、手术成功率、功能锻炼的重要性等,使其消除顾虑,积极配合治疗及护理。

2.术后康复护理

(1)全身麻醉后的护理:密切观察患儿的呼吸动作、呼吸频率和节律,及时清除呼吸道的分泌物、呕吐物,防止发生误吸。

(2)注意观察面肌活动、眼裂、鼻口位置是否正常,颈是否后仰和有提肩活动。了解术中是否有面神经和副神经的损伤。

(3)局部观察:患儿术后仰卧,用沙袋将头固定于头偏向健侧,下颌转向患侧的位置,24 小时内严密观察局部刀口渗血情况、呼吸情况、有无气胸的表现,防止患儿烦躁抓伤、扯伤伤口,有异常及时报告医生处理。

(4)减轻疼痛:术后 1～2 天内减少搬动,置患儿于舒适的体位,对不同年龄的患儿采取提供玩具、陪玩耍、讲故事、听音乐等措施分散患儿对伤口疼痛的注意力,对哭闹不止的患儿酌情给予止痛药。

(5)防止伤口感染:注意患儿体温的变化,观察伤口恢复情况,局部有无红、肿、热、痛,指导进食时勿使食物污染敷料,不慎污染敷料时及时更换,夏季穿着适宜,勿使过多的汗液浸湿敷料,遵医嘱使用抗感染药物。

(6)枕颌牵引的护理:对肌肉挛缩较重的患儿于术后7天开始行枕颌牵引,牵引之前向家长及患儿说明牵引目的及其重要性,以取得充分的配合。具体方法:体位取头高足低位(抬高床头10～20cm),头后仰并略向健侧倾斜(肩背部垫一个软枕)卧位,身体纵轴和牵引绳呈一条直线,颌下垫软毛巾以防皮肤破损,随时保持枕颌牵引带的清洁,保护好牵引带周围的皮肤,防止压疮,患儿睡眠时要防止枕颌带卡压颈部造成缺氧或窒息,观察有无牵引并发症,如头晕、恶心、呕吐及呼吸改变等,有不适者,停止牵引,待症状好转后继续牵引,2～3周能适应,进餐时可放松牵引,牵引重量为体重的1/10,保持重锤悬空,牵引时间每天10～20小时,持续7～8周。

(7)颈托的护理:可根据不同年龄、胖瘦程度量身定做,对年龄小、不太配合牵引、伤口恢复良好的患儿,术后7天开始白天佩戴、晚上睡眠时摘下,使用颈托期间注意皮肤护理,防止皮肤压伤,行走时防止跌倒。

3.康复训练

(1)4岁以下的患儿不能很好地配合训练,锻炼的方法是患儿保持坐位,训练者站于患儿身后,两手抛球样扶住患儿头部,重复将头转向健侧,要求伸展充分,力度适中,重复8～10次,然后在头转向健侧的同时嘱患儿尽力偏转头去看自己患侧的耳朵,从而最大限度地延长患侧胸锁乳突肌之间的距离,减少或防止术后胸锁乳突肌断端的再粘连。患儿术后次日在医生的指导下进行此项训练,每次15～20分钟,每天6～8次,持续时间不少于半年。4岁以上的患儿,首先重复前后伸屈颈部10次,再左右偏颈10次,然后重复左右偏颈10次,重复以上动作,每次20分钟,每天6～8次,持续时间不少于半年。

(2)视力锻炼:大龄患儿斜视,术后进行视力训练,方法为将一物体放在距患儿1.5m处,让患儿集中看一定的时间,每天训练时间在5小时以上。

(3)头部牵伸法:手术后3天左右就要进行该治疗,方法是将头颈部向健侧转动,每天4～6次,每次15～20下,方法基本同保守治疗的牵伸疗法。

(4)出院指导:强调牵引、颈托及功能锻炼的重要性,并督促患儿坚持,指导家长注意患儿的饮食营养,注意伤口的护理,拆线1周后洗澡,3个月随访1次,半年后改为1年1次。

三、发育性髋关节脱位

(一)概述

发育性髋关节发育不良(DDH)包含的病理范围非常广泛,可以是轻度的髋臼发育不良,直到青春后期或成人期可能还没有临床表现,也有可能很严重,出生时就表现僵硬性的全脱位并且不能复位。面对这种广泛的不同病理变化,骨科医生要具备广泛的相关知识去考虑诊断和治疗,同时也要与家长进行真诚的沟通。

以前,DDH被称为先天性髋关节脱位,现在有大量的证据显示大多数的髋关节在出生时并没有脱位。由于这个原因现在用DDH这一术语。

(二)临床表现

1.出生至1岁患儿

症状并不明显,因为此时患儿还没有开始行走,往往难以引起家长和医务人员的注意。但如果发现有下列体征者,应密切注意并高度怀疑有 DDH 的可能。

(1)一侧下肢活动少,蹬踩力量低于另一侧。

(2)双侧大腿内侧皮肤皱褶不对称,患侧皮纹较健侧深陷。

(3)在为患儿更换尿布或洗澡时,在髋关节部位可闻弹响声。

(4)在下肢伸直位或屈髋位时,髋关节外展受限。

(5)Ortolani 征及 Barlow 征阳性:检查方法为检查者双手握住患儿双下肢,拇指放在大腿内侧,其他手指放在股骨大粗隆处。首先要保持双髋、膝关节屈曲 90°,然后轻轻外展双髋关节,并用手指向前方推顶股骨大粗隆,此时,检查者可感到股骨头滑入髋臼内时的弹动声音,即为 Ortolani 征阳性。Barlow 征与 Ortolani 试验操作相反,检查者被动使双髋关节内收且用拇指向后方推压股骨大粗隆,此时检查者可感到另一个弹动声音,说明股骨头从髋臼中滑出去,即为 Barlow 征阳性。这两项体征是在一次检查中同时完成的,并且要反复做几次。在操作时,动作要求轻柔,切勿强力推压,最好是在患儿熟睡时进行。这两项体征,在新生儿期最为可靠而典型,因为刚出生的婴儿肌张力较低,容易引出这项体征。当年龄大时,患儿肌肉张力增强,在检查时肌肉不能松弛,很难引出典型体征。因此,上述体征只适应新生儿期的检查。超过 3 个月者即使检查阴性也不能排除 DDH。

(6)Allis 征:双髋、双膝关节各屈曲 60°,两腿并拢,双足跟对齐,患侧膝平面低于健侧,此体征阳性并非为髋脱位的特有表现,当双下肢不等长骨盆倾斜也可表现为阳性,故在做出诊断时要结合其他体征综合判断。

(7)超声波检查:20 世纪 80 年代初超声技术用于检查筛选髋关节脱位以来,已得到广泛应用,特别是对新生儿髋关节发育状态进行普查,及早发现髋关节异常并做出诊断,对早期治疗、降低手术治疗比例非常重要。此项技术也是对新生儿髋脱位进行筛选的最好手段。

(8)X 线片:这一年龄组的患儿,特别是新生儿的髋关节尚未完全骨化,软骨成分较多。因此,在髋关节的 X 线片上,不能全部反映出髋臼与股骨头之间的关系。

2.行走后儿童先天性髋脱位

(1)跛行(单侧髋脱位)或摇摆步态即所谓"鸭步"(双侧髋脱位)。

(2)臀部扁而宽,股骨大粗隆突出,如为双侧脱位,表现为会阴部增宽,臀部后耸,腰前突增大。

(3)触诊感到脱位侧股三角空虚而凹陷,股动脉搏动减弱。髋关节外展受限,内收肌紧张。

(4)检查者一只手放在患侧股骨上端大粗隆处,另一手被动旋转患肢,可以感到脱位的股骨头滑动。

(5)Allis 征及望远镜征阳性。

(6)Trendelenburg 征阳性患儿用脱位侧单腿站立,对侧骨盆下垂,即阳性,而正常侧单腿站立时,对侧骨盆保持稍抬高位,即阴性。

(7)绝大多数患儿没有髋部痛症状,只是主诉髋部疲劳无力。随着患儿年龄的增长,有一部分患儿主诉髋部和下腰部疼痛。患侧肢体轻度肌肉萎缩,如为单侧脱位则有骨盆倾斜,脊柱侧弯。

(8)X 线片所见:股骨头脱出髋臼,根据脱位的股骨头与髋臼关系,可分为臼上方脱位及臼后上方脱位。前者一般在髋臼上方髂骨翼处形成继发骨性凹陷，称为"假髋臼"，后者则不明显。根据股骨上移高度不同可分为高、中、低或Ⅰ、Ⅱ、Ⅲ度脱位。髋臼指数（髋臼角）＞30°，股骨颈干角＞135°。骨性髋臼上半部失去正常的弧形（拱形）结构，变为斜坡状，股骨头骨骺发育迟于健侧，坐耻骨弓联结滞后于健侧。

（9）股骨颈前倾角增大及测量方法：儿童股骨颈前倾角度，随着年龄的不同而有变化，年龄越小前倾角越大。Dunlap 等进行广泛研究，证明出生时股骨颈前倾角为 30°左右，成年人 10°左右，前倾角大是 DDH 的主要骨性病变之一，也是闭合复位后的关节不稳定因素之一，因为过大的前倾角可以造成髋关节前脱位或半脱位，因此在治疗髋关节脱位时，必须充分考虑到这个问题。但精确测得患者的股骨颈的前倾角度并不容易，国内冯氏计算公式［股骨颈前倾角＝1.4×（患者股骨颈干角度数－130）］有一定参考价值。20 世纪 80 年代初期，Hernandez 等和 Paterson 等提出用 CT 测量前倾角，方法简单，准确性有所提高。近年来，有学者又提出使用三维 CT 重建技术，建立髋关节的三维立体图像，可以在 360°的空间角的进行观察，显示任何平面，可较准确地显示股骨颈的轴线。测量前倾角，其具体方法如下。

患儿卧位应为股骨长轴与床面平行，以 120kV、55mA、5mm 层厚、4mm 层距、1.8 秒扫描股骨头和股骨颈的同时，应在股骨髁最大横径水平扫描一个层面作为测量的基础。将所获得的二维 CT 数据用三维重建，获取三维 CT 图像。并显示股骨颈整体形态，与股骨髁层面的二维 CT 图像置于同一荧屏上。确定股骨头的中心 A 点，在股骨颈最狭窄部取股骨颈中心 B 点，两点连线 AB 为股骨颈轴线，它与股骨髁后平面连线的平行线构成股骨颈前倾角 α。此种检查最大缺点是患儿接受射线量较大，不宜广泛应用。

（10）髋臼前倾角度测量：髋臼前倾角增大也是髋脱位病理改变之一，髋臼前倾是指髋关节在横断面上髋臼前倾（内收）的角度。有学者用三维 CT 扫描方法测量了 66 例（132 个患髋）单侧髋脱位、平均年龄 35.4 个月患儿的髋臼前倾角，与健侧对比。结果正常侧髋臼前倾角度为 11.45°、脱位侧 18.55°。

（11）MRI 不但可以显示骨性改变，同时可比较清楚显示关节囊、韧带、关节盂唇及髋臼内的间充脂肪纤维组织。不仅提供了影像诊断依据，同时根据影像所提供的信号对选择治疗方法、评价治疗结果也有一定参考价值。MRI 具有非损伤、无射线伤害、软组织分辨良好等优点。由于 MRI 的临床应用基本上可以取代了髋关节造影检查。正常髋关节股骨头呈光滑的球状，内侧稍凹。幼儿的股骨头内多为软骨成分，呈现中等信号，与周围组织及与髋臼的分界清楚。

由纤维软骨组织构成的关节盂唇覆盖于股骨头外上部分加大髋臼的深度。关节盂唇在 T_1 加权像时和 T_2 加权像上均呈低信号三角区，与髋臼透明软骨的高信号区分界清楚。在髋脱位时，关节盂唇增生、内翻嵌于股骨头和髋臼之间此时关节盂唇的信号在 T_2 加权像为高信号。股骨头圆韧带为低信号。髋脱位患儿的圆韧带增生，充填髋臼内勿将其误认为折叠的关节盂唇。位于髋臼中心的纤维脂肪组织增厚在 T_1 加权像上为低信号，髂腰肌腱于横断面显示为低信号圆形结构，它嵌顿于股骨头和髋臼之间，阻止了复位。

MRI 对于手术方案的选择也有一定的参考价值。MRI 冠状面能显示股骨头向外上方脱位，并可见关节盂唇与股骨头的关系；横断面可显示股骨头前后位的脱位以及髋臼发育的情况。髋关节脱位时,髋臼与股骨头的关系是三维立体的结构关系,因此常规的 MRI 二维成像有局限性,目前髋关节三维重建的 MRI 图像已出现,它对于手法或手术复位的随访情况均较普通 X 线检查优越。

(三)诊断要点

典型的 DDH 的诊断并不困难,特别是当患儿开始行走之后,表现跛行或摇摆步态,极易引起家长注意,但是到此时诊断已为时过晚。Salter 认为没有任何一种儿童关节畸形像 DDH 那样,如及早诊断和治疗,能使患儿受益终身,而延误诊断和治疗则使患儿后患无穷。如 1 岁以内给治疗,大多可望治愈。根据他的统计大约 1/3 的成年人髋关节疼痛性骨关节炎是继发于延误诊断及治疗的 DDH。

当前对新生儿的髋关节脱位的诊断水平不高,我国尚未普遍建立超声波筛选普查及登记制度,而且由于新生儿期临床表现很不典型,若检查不仔细,容易漏诊。对新生儿髋关节脱位的诊断除了注意上述临床症状外,还应注意了解患儿产次、胎位、出生地、家族史等。X 线片在诊断中虽有重要作用,但对新生儿髋关节脱位的诊断有时并不是起决定性作用,即使是年长儿童如果投照时患儿体位不正,也可以表示出假象。正确的骨盆 X 线片投照方式应该是双下肢并拢,双髋屈曲 30°。

(四)治疗要点

根据病情采用不同的治疗方法。

1.出生到 6 个月

这是理想的治疗时间。早期发现者,宜使用外展支具,最常用的是 Pavlik 吊带。该法使双髋呈屈曲外展位,并防止伸髋及内收,不但能促进髋臼的发育,也促进已脱位的髋关节自行复位。它适用于 Ortolani 征阳性的新生儿,以及有髋关节发育不良、半脱位或脱位的 1~6 个月的婴儿。存在肌力不平衡、僵硬及关节松弛征者,为禁忌证。如果使用得当、治疗顺利,常需佩戴 6~12 周,其间每 2~4 周复查超声波及 X 线片,直到结果正常,可获得稳定的髋关节。据统计,对髋臼发育不良及半脱位其成功率为 98%,对全脱位其成功率为 85%。并发症包括:①复位失败;②股骨头缺血性坏死;③髋臼发育迟缓。

2.6~18 个月

大于 6 个月者,难以佩戴支具及吊带。此年龄组多数可行手法复位,然后以髋人字石膏固定。随股骨头向外上脱位,内收肌可有不同程度的挛缩而影响手法复位。目前对多数病例不主张牵引,但年龄接近 2 岁或髋关节较僵硬难以手法复位者,牵引可能有益。采用皮牵引,健侧也做对抗皮牵引。牵引一般不超过 2 周,以免因失用性萎缩而于复位时引起骨折。复位的方法很多,常用的是 Lorenz 法。全麻下,轻柔地屈髋、牵引及外展,从中了解稳定性及外展稳定区。复位时触到或听到弹响为复位最可靠的指征。复位成功后,用髋人字石膏固定,年龄较大的有时需包括下肢全长。手法复位困难时可行手术切开复位。每 2 个月换一次石膏,第 2、3 次石膏由人字位改为伸直外展内旋位。石膏固定的总时间是 6~9 个月。若复位不成功,则需手术切开复位。

3.18 个月~3 岁

随年龄的增长及负重增加,软组织挛缩加重,前倾角加大,髋臼外形更不正常。两岁以后这些骨性改变的塑形能力有限。一般需切开复位及 Salter 骨盆截骨术,甚至需要做股骨粗隆间旋转截骨矫正前倾角。

4.4～7 岁

就诊相对已晚,无论哪种手术,其效果难以尽善尽美。一般需松解内收肌、髂腰肌以后,牵引股骨头达到髂臼水平,再行切开复位,可能同时行 Salter 手术改善髂臼覆盖。对较顽固的病例,有时为了使髂臼能更好地容纳股骨头,髂臼指数大于30°而股骨头小的,适于行关节囊周围截骨术、Tonnis 臼成形术或髂臼基底球面截骨术,以加深髂臼或调整髂臼的方向。另外,在旋转截骨术的同时,往往需做股骨短缩截骨术,有的还要做内翻截骨,否则骨盆截骨术后会使患肢过长或股骨颈外翻致患髋仍然不稳。

5.8 岁以上

此时患儿软组织与骨结构畸形均较固定,复位的可能性较小,即使积极手术,也难以获得正常功能的髋关节。10 岁以后的青少年,常只能做原地臼盖稳定髋关节或 Shanz 截骨术改善步态。双侧脱位者,多不主张手术。

6.Steele 骨盆三点截骨术

这是髋关节移位成形术,也是环绕髋臼的截骨术。手术能否成功有赖于能否使股骨头复位至髋臼水平。这要靠放松软组织与骨牵引来实现。髂骨、坐骨、耻骨截骨后,牵拉髋臼的骨块向下、向外覆盖股骨头。术后克氏针内固定和髋人字石膏外固定 12 周,然后练习主动和被动活动。Sutherland 两点截骨时可免去坐骨截骨。

7.Chiari 手术

Chiari 手术为关节外髋臼上缘髂骨截骨,使髋臼内移,截骨的上端形成髋臼顶。手术截骨部位尽量靠近髋臼上缘,切勿过高。截骨后远端内移,关节囊包住股骨头,顶在髂骨截骨下缘形成的髋臼顶上。术后穿石膏裤 4～6 周,尽早练习活动。功能恢复后即可负重。因术后改变了臀肌的力矩,因此对缓解髋关节疼痛的效果较好。但日后可因髋臼的平顶和股骨头磨压而产生退行性变,还可因髋臼顶凹入,适应股骨头的形状而致下肢短缩。

(五)护理要点

1.术前护理

(1)心理护理:根据患儿不同年龄及心理特征、智力发育状况,选择有效的方式与患儿进行情感沟通。语言应亲切,多拥抱和抚摸,增加亲近感,使患儿心理放松,尽快熟悉住院环境,在最佳的心理状态下接受治疗。

(2)牵引的护理:执行牵引患者常规护理,若牵引部位出现疼痛不适等,应及时向医师汇报,必要时重新更换牵引针的位置。

2.术后护理

(1)生命体征监护:患儿出手术室时,一般处于昏睡状态,故生命体征监护非常重要,包括血压、脉搏、呼吸、血氧饱和度、心率等。返回病房进入监护室后,立即去枕平卧,头偏向一侧,保持呼吸道通畅,持续低流量吸氧,流量 2～4L/min,持续 6～8 小时,生命体征监护直至患儿完全清醒。此阶段是患儿由昏睡到逐渐清醒状态的阶段,有的患儿会出现疼痛症状,应根据医嘱使用止痛剂。第 1 天要注意引流管引流的情况,观察引流液的色、质、量,及时汇报医生,以决定补液的量及是否输血。

(2)石膏外固定的护理:患儿术后髋人字石膏外固定于外展内旋位(外展 30°,内旋 15°)6～7周,执行石膏患儿常规护理。

(3)皮肤护理:每天协助患儿定时翻身,每 2～4 小时翻身 1 次。每天检查骨突部位及绷带受压部位,床垫应松软透气,尤其是术后患儿常常将褥子、敷料尿湿而家属又不敢轻易翻身及更换敷料、尿垫,患儿的背部、臀部常被尿液刺激而变红,甚至出现尿布疹及皮炎。

(4)饮食指导:应指导家长鼓励患儿进食。进食清淡、稀、易消化的含高蛋白质、高热量、高维生素、高钙的食物,以促进伤口愈合,少食多餐,随时调整食物的数量和营养成分的搭配,同时要求色、香、味全,以增进食欲。注意食品卫生,防止肠道感染,保持大便通畅。

3.康复锻炼

(1)术前康复功能锻炼:指导患儿取仰卧位,患肢行骨牵引,床尾抬高 20～30cm,两腿之间放置三角软垫,维持体位为患肢髋关节外展 15°,膝关节屈曲 15°～30°,穿中立鞋,踝关节保持90°,保持正常牵引功能。指导患儿先学会健侧肢体的静力性收缩练习,再练习患侧,以便为复位后奠定基础。具体方法:做足趾关节活动,反复做跷足趾、蹬足跟练习。每日 6 组,每组20～30 次,一般以不出现疲劳为宜。同时辅助肌肉,从远端到近端,以促进患肢血液循环,保持肌肉和关节的正常活动度。

(2)术后康复功能锻炼:

第一阶段(术后 0～3 周):术后第 1 天指导患儿两腿同时绷紧大腿持续 5 秒再放松一下。每日 3 组,每组 10 次。术后 5～7 天逐渐过渡到每天 6 组,每组 30 次。同时患儿还可以取俯卧位,做健侧膝关节的屈曲活动。并检查石膏有无污染、软化变形、折裂、石膏边缘或骨突出部位有无压疮。

第二阶段(4～6 周):拆除石膏,除第一阶段的练习外,指导患儿半坐位,身体努力向前倾,使髋关节屈曲 45°,每日 3 组,每组 15 次。同时被动屈伸膝关节,用手托住患肢大腿下段轻轻向上抬,再缓缓放下,使僵硬的膝关节获得最大的活动度,使其逐渐过渡到主动屈伸膝关节,主动屈髋达 45°～90°,屈膝达 90°～110°的范围。

第三阶段(7 周):经 X 线拍片证实髋关节复位与骨愈合无异常,可继续加强髋、膝关节的主、被动屈伸练习。每日 5 组,每组 20 次,使主动屈髋达 90°,屈膝达 130°～150°。并指导患儿做外展活动,每日 3 组,每组 20 次,范围为 0°～45°。

第四阶段(11 周):将功能锻炼的方法作为出院指导的重要内容。术后 2～3 个月在床上或床旁活动,进行主动或被动屈伸、收展或旋转活动,每天 3～4 次,每次 30～50 下。第 4 个月起可行空蹬自行车活动,每天 2～3 小时,半年后复查 X 线片示髋关节正常后逐渐负重行走。此期锻炼要注意循序渐进,且要防止摔倒。

第三章 妇科常见疾病的护理

第一节 女性生殖系统炎症

一、前庭大腺炎

(一)概述

前庭大腺位于两侧大阴唇的后1/3处深部,腺管开口于小阴唇内侧,邻近处女膜处。育龄妇女多见,幼女及绝经后妇女少见。主要病原体为内源性病原体,如葡萄球菌、大肠埃希菌、链球菌、肠球菌;性传播疾病的病原体主要为淋病奈瑟菌及沙眼衣原体等。前庭大腺可分泌黏液,滑润生殖器。在外阴受污染时易被细菌感染而发炎,称为前庭大腺炎。

(二)病因

前庭大腺因解剖部位的特点,在性交、分娩或其他情况污染外阴部时,病原体易侵入而引起感染。其病原体多为葡萄球菌、链球菌、大肠埃希菌或淋球菌等。

(三)诊断要点

1.临床表现

(1)症状:感染多为单侧,急性期局部疼痛、肿胀,甚至不能走路,形成脓肿时疼痛剧烈,常有发热,有时大小便困难。

(2)体征

①检查发现大阴唇后1/3处有红肿硬块,触痛明显。若形成脓肿,肿块可增至鸡蛋大小,皮肤发红、变薄,可触及波动感,周围组织水肿,相应区域的淋巴结增大。

②如囊肿未合并感染,则在前庭大腺部位有向外突出的无痛性肿物,多为单侧发生。肿物外形呈椭圆形或圆形,大小不定,有囊性感,无压痛,其内容物为清亮、透明的黏液。

2.实验室检查

外周血中白细胞计数增高,尤其是中性粒细胞增高。取前庭大腺开口处或尿道口、尿道旁腺处的分泌物,做刮片染色或细菌培养,可获得致病菌。

3.鉴别诊断

(1)大阴唇腹股沟斜疝:斜疝与腹股沟相连,挤压后可复位,包块消失。用力屏气肿块胀大,质地较软,界限也不十分清楚。

(2)中肾管囊肿:中肾管囊肿一般体积较小,表浅,不易发生感染,切除后经病理学检查可确诊。

（四）治疗

（1）急性炎症时应卧床休息，保持外阴部清洁、干燥。经常更换内裤，避免局部摩擦。

（2）脓肿形成应立即引流并做造口术，局部热敷或坐浴，并给予抗生素消炎治疗。

（3）前庭大腺囊肿现多行造口术，CO_2激光囊肿造口术效果较好，术中出血少，不需缝合，局部无瘢痕形成并保留腺体功能。对于囊肿反复感染者可行前庭大腺囊肿切除术。

（五）护理评估

1.病史评估

评估患者本次发病的诱因，有无流产、分娩、外阴阴道手术后感染史，有无局部肿胀、疼痛、灼热感，了解疼痛的性质、部位及局部皮肤情况，了解目前的治疗及用药；评估既往病史、家族史、过敏史、手术史、输血史。

2.身体评估

评估患者的意识状态、神志、精神状况、生命体征、营养及饮食情况、BMI、排泄形态、睡眠形态；了解有无大小便困难、是否采取强迫体位、有无行走不便、有无发热等全身症状。

3.风险评估

患者入院 2 小时内进行各项风险评估，包括患者压疮危险因素评估、患者跌倒/坠床危险因素评估、日常生活能力评定。

4.心理-社会评估

了解患者的文化程度、工作性质、患者家庭状况以及家属对患者的理解和支持情况。

5.其他评估

评估患者的个人卫生习惯、生活习惯、性格特征，有无烟酒嗜好，对疾病认知以及自我保健知识掌握程度等。

（六）护理要点

1.一般护理

（1）皮肤护理：保持皮肤清洁、床单位平整，内裤柔软洁净、每日更换，污染内裤单独清洗。

（2）饮食：禁酒，忌辛辣食物。

（3）休息与活动：急性期嘱患者卧床休息，活动时减少局部摩擦。

（4）生活护理：如患者因局部肿胀、疼痛、烧灼感而导致行动不便时，协助患者大小便，并将呼叫器置于患者易触及处；脓肿切开引流及造口术后，遵医嘱擦洗或协助患者坐浴；实施预防跌倒、坠床护理措施；及时更换清洁病号服、床单位及中单等。

2.病情观察

（1）皮肤：关注患者主诉，密切观察外阴部局部充血、肿胀或破溃情况（包括脓肿严重程度及消退情况）。

（2）行脓肿切开引流及造口术后，观察引流液的性质、气味及引流量，警惕感染加重。

（3）注意观察有无发热等全身症状。

3.用药护理

（1）遵医嘱给予抗生素及镇痛剂。

（2）脓肿切开引流及造口术后，外阴用 0.5% 碘伏棉球擦洗，每日 2 次。伤口愈合后改用

1：5000高锰酸钾坐浴,每次坐浴15～30分钟,每日2次。

4.坐浴指导

实施坐浴时先将坐浴盆刷洗干净,并做到专人专用。盆内放入清洁的热水约八分满,温度41～43℃,注意不要过烫,以免烫伤。坐浴前清洁外阴及肛周,坐浴时将伤口完全浸入药液中,每次坐浴15～30分钟,中间可以加入热水以维持水温,每日坐浴1～2次。

5.心理护理

许多患有前庭大腺炎的患者普遍觉得羞于启齿,患者在医生为其检查、治疗等过程中易发生复杂的心理反应。倾听患者主诉,耐心解答患者的疑问,消除患者顾虑,使其积极配合治疗。尽快使患者适应陌生的环境,护士应有针对性地实施有效的心理护理。

6.健康教育

(1)饮食:禁烟、酒,避免进食辛辣刺激性食物。应多食新鲜蔬菜和水果,以保持大便通畅;多饮水,防止合并泌尿系感染。

(2)休息与活动:急性期卧床休息;非急性期也要劳逸结合,避免骑自行车等骑跨类运动,以减少局部摩擦。

(3)用药指导:严格遵照医嘱用药,坚持每天坐浴直至痊愈,避免病情反复或产生耐药。

(4)卫生指导:指导患者注意个人卫生,勤换内裤,不穿化纤类及过紧内裤,保持外阴清洁干燥。局部严禁搔抓,勿用刺激性药物或肥皂擦洗。

(5)感染防控:局部严禁搔抓,勿用刺激性药物或肥皂擦洗,指导患者注意经期、孕期、分娩期及产褥期卫生,勤换内裤,保持外阴清洁干燥,预防继发感染。

二、滴虫阴道炎

(一)概述

滴虫阴道炎是常见的阴道炎,由阴道毛滴虫所引起,可发生于任何年龄组。阴道毛滴虫是厌氧寄生原虫,呈梨形,为多核细胞的2～3倍大小,顶端有鞭毛四根,能活动。最适宜阴道毛滴虫生长繁殖的pH为5.1～5.4。阴道毛滴虫还可寄生于尿道、尿道旁腺,甚至膀胱、肾盂。阴道毛滴虫可消耗阴道上皮的糖原,使乳酸形成减少,改变阴道酸碱度。滴虫阴道炎患者的阴道pH一般在5～6.6,多数＞6.0。月经前后阴道pH发生变化,经后接近中性,故隐藏在腺体及阴道皱襞中的滴虫于月经前后常得以繁殖,引起炎症的发作。

(二)病因

1.直接传播

由性交传播,滴虫常寄生于男性生殖道,可无症状或引起尿道炎、前列腺炎或附睾炎,多数阴道滴虫患者的丈夫有生殖道滴虫病。

2.间接传播

通过各种浴具(如浴池、浴盆、游泳池)、衣物、敷料及污染的器械等传播。

（三）诊断要点

1.临床表现

（1）症状：主要是外阴瘙痒、白带增多，分泌物为黄白色稀薄液体，呈泡沫状。若合并感染其他细菌则为黄绿色脓性分泌物，有腥臭味，严重时白带可混有血液，并有灼热、性交痛；伴有尿道感染时可有尿频、尿痛，甚至血尿。

（2）体征：可见阴道及宫颈黏膜红肿、充血，常有散在红色斑点或草莓状突起，后穹窿有大量液体，呈灰黄色、黄白色稀薄液体或黄绿色脓性分泌物，常呈泡沫状。

2.实验室检查

阴道分泌物涂片检查找到滴虫，可帮助确诊。最简单常用的是悬滴法。多次检查阴性可送培养，准确度可达 98%。

3.鉴别诊断

（1）假丝酵母菌性阴道炎：患者白带多、外阴瘙痒与滴虫阴道炎相似，但其白带多呈凝乳状或豆腐渣样，阴道黏膜附有白色膜状物，其下黏膜常有红肿，阴道分泌物检查找到假丝酵母菌可确诊。

（2）阴道嗜血杆菌性阴道炎：本病常有月经的改变。阴道分泌物有恶臭，但非泡沫状。分泌物涂片可见大量嗜血杆菌集聚于阴道细胞表面，分泌物细菌培养可证实。

（3）老年性阴道炎：多见于自然绝经或卵巢去势后妇女，阴道壁呈老年性改变，黏膜薄，皱褶少，弹性差，触之易出血，有时有溃疡或粘连，分泌物检查可见大量脓细胞，无阴道毛滴虫。

（四）治疗要点

1.全身用药

甲硝唑 200～400mg 口服，每天 3 次，7～10 天为一疗程；或一次大剂量口服 2g，夫妻双方同时用药。服药后偶见不良反应，如恶心、呕吐、头痛、皮疹、白细胞减少等，一旦发现应立即停药。妊娠早期及哺乳期以不服为妥。

2.局部用药

甲硝唑或潇然栓（奥硝唑阴道栓），每晚塞入阴道一次，7～10 天为一疗程。用前先用0.5%醋酸或 1%乳酸冲洗或中药熏洗，改善阴道内环境，提高疗效。也可用孚舒达（复方甲硝唑栓）等栓剂阴道用药。

3.治愈标准

滴虫阴道炎常于月经后复发，故治疗后检查滴虫阴性时，仍应每次月经后复查白带，若经3 次检查均阴性，方可称为治愈。

4.治疗中注意事项

治疗后检查滴虫阴性时，仍应于下次月经后继续治疗一疗程，以巩固疗效。此外，患者内裤及洗涤用的毛巾应煮沸 5～10 分钟以消灭病原体；已婚者还应检查男方是否有生殖器滴虫病，若为阳性，需同时治疗。

（五）护理评估

（1）病史评估：评估患者本次发病的诱因，有无高危因素（不洁性生活史；与他人共用浴池、浴盆、浴巾等），有无合并症状如尿频、尿痛等，目前的治疗及用药；评估既往病史、家族史、过敏史、手术史、输血史。

（2）身体评估：评估患者的意识状态、神志与精神状况、生命体征、营养及饮食情况、BMI、排泄形态、睡眠形态；评估有无大小便困难，是否采取强迫体位，外阴皮肤情况，有无因抓挠造成的皮损及破溃等。

（3）风险评估：患者入院 2 小时内进行各项风险评估，包括患者压疮危险因素评估、患者跌倒/坠床危险因素评估、日常生活能力评定。

（4）心理-社会评估：了解患者的文化程度、工作性质、患者家庭状况以及家属对患者的理解和支持情况。

（5）评估患者的卫生习惯、生活习惯、性格特征，有无烟酒嗜好，了解其对疾病认知以及自我保健知识掌握程度等。

（六）护理要点

1.一般护理

（1）皮肤护理：避免搔抓，保持皮肤清洁、床单位平整，内裤柔软洁净、每日更换，污染的内裤单独清洗。

（2）饮食：禁酒，忌辛辣食物。

（3）休息与活动：劳逸结合，避免过度劳累。

（4）生活护理：阴道上药前后，协助患者摆放舒适体位，注意保护患者隐私。阴道上药后嘱患者短暂卧床，将呼叫器置于患者手边可触及处。及时更换清洁病号服、床单位及中单等。

2.病情观察

（1）皮肤、黏膜：关注患者主诉，如瘙痒、灼热感有无加重，观察外阴皮肤情况，观察阴道黏膜充血、散在红色点状皮损情况。

（2）分泌物：观察阴道后穹隆分泌物性状、颜色、量、气味。

（3）其他症状：观察有无尿频、尿痛、血尿等泌尿系感染症状。

3.专科指导

指导患者自我护理，注意个人卫生，勤换内裤，保持外阴清洁干燥，尽量避免搔抓外阴部，避免性生活。内裤、坐浴及洗涤用物应煮沸 5～10 分钟以消灭病原体，避免交叉感染、重复感染。教育患者养成良好的卫生习惯，避免无保护性交，减少疾病的发生。

4.甲硝唑的用药护理

（1）药理作用：本品为硝基咪唑衍生物，可抑制阿米巴原虫的氧化还原反应，使原虫氮链发生断裂。本品有强大的杀灭滴虫的作用，其机制未明。甲硝唑对厌氧微生物有杀灭作用，它在人体中还原时生成的代谢物也具有抗厌氧菌作用，抑制细菌的脱氧核糖核酸的合成，从而干扰细菌的生长、繁殖，最终致细菌死亡。

（2）用法

①全身用药：初次治疗推荐甲硝唑 2g，单次口服；或替硝唑 2g，单次口服；或甲硝唑 400mg，每日 2 次，连服 7 日。孕早期及哺乳期妇女慎用。

②局部用药：将甲硝唑阴道片 200mg 塞入阴道，每晚 1 次，7 天为一疗程。

（3）适应证：用于治疗肠道和肠外阿米巴病（如阿米巴肝脓肿、胸膜阿米巴病等）。还可用于治疗阴道毛滴虫病、小袋虫病和皮肤利什曼病、麦地那龙线虫感染等。目前还广泛用于厌氧菌感染的治疗。

（4）禁忌证：对本品过敏者禁用；有活动性中枢神经系统疾患和血液病者禁用。

（5）不良反应：以消化道反应最为常见，包括恶心、呕吐、食欲缺乏、腹部绞痛，一般不影响治疗；神经系统症状有头痛、眩晕，偶有感觉异常、肢体麻木、共济失调、多发性神经炎等，大剂量可致抽搐。少数病例发生荨麻疹、皮肤潮红、瘙痒、膀胱炎、排尿困难、口中有金属味及白细胞减少等，均属可逆性，停药后自行恢复。

（6）注意事项

①对诊断的干扰：本品的代谢产物可使尿液呈深红色。

②原有肝脏疾病患者剂量应减少。出现运动失调或其他中枢神经系统症状时应停药。重复一个疗程之前，应做白细胞计数检查。厌氧菌感染合并肾衰竭者，给药间隔时间应由 8 小时延长至 12 小时。

③本品可抑制酒精代谢，用药期间应戒酒，饮酒后可能出现腹痛、呕吐、头痛等症状。

5.心理护理

大多滴虫阴道炎患者有较大的心理负担，担心疾病治不好，影响夫妻关系。护理人员应热情接待每一位患者，通过亲切的交谈告诉患者滴虫阴道炎是可以治愈的，但一定要在医生指导下进行治疗，治疗必须规范且持之以恒，必须夫妻同治。

6.健康教育

（1）饮食

①忌食：忌进补。忌辛辣食品，避免加重症状。忌海鲜食物，以免使外阴瘙痒加重，不利于炎症的消退。忌甜、腻食物，如猪油、奶油、牛油、巧克力、甜点心等，这些食物有助湿增热的作用，会增加白带的分泌量，并影响治疗效果。

②宜食：宜食清淡食物，多饮水，多食蔬菜，多食用含维生素 B 丰富的食物，如小麦、高粱、芡实、蜂蜜、豆腐、鸡肉、韭菜、牛奶等。

③忌烟、酒：烟草中的尼古丁可使动脉血与氧的结合力减弱。

（2）休息活动：劳逸结合，避免过度劳累。

（3）用药指导

①口服药：指导患者及配偶同时进行治疗；告知患者服用甲硝唑期间及停药 24 小时内、服用替硝唑期间及停药 72 小时内禁止饮酒；妊娠期是否用甲硝唑治疗目前尚有争议，用药前应取得患者知情同意。

②外用药：指导阴道用药的患者采取下蹲位将药片送入阴道后穹隆部。

（4）疾病相关知识宣教：指导患者配合检查，讲解滴虫的特性，提高滴虫检出率。告知患者治愈的标准及随访要求：每次月经干净后复查，连续三次滴虫检查阴性者为治愈。告知患者妊娠期滴虫阴道炎可导致胎膜早破、早产及低出生体重儿，应及时治疗。

三、盆腔炎性疾病

(一)概述

盆腔炎性疾病(PID)是指女性上生殖道及其周围组织的一组感染性疾病,主要包括子宫内膜炎、输卵管炎、输卵管卵巢脓肿(TOA)、盆腔腹膜炎。炎症可局限于一个部位,也可同时累及几个部位,最常见的是输卵管炎。PID 大多发生于性活跃期、月经期的妇女,初潮前、绝经后或未婚者很少发生 PID。若发生 PID 也往往是邻近器官炎症的扩散。

(二)病因及发病机制

1.急性盆腔炎

产后或流产后感染、宫腔内手术操作后感染、性生活不洁或过频、经期卫生不良、邻近器官炎症蔓延等。

2.慢性盆腔炎

常为急性盆腔炎未经彻底治疗,或患者体质较差病程迁延所致,但亦可无急性盆腔炎病史。

(三)临床表现

1.急性盆腔炎

(1)症状:下腹痛伴发热,严重者可出现高热、寒战。

(2)体征:患者体温升高,心率加快,下腹有压痛、反跳痛,宫颈充血有举痛,双侧附件压痛明显,呈急性病容。

2.慢性盆腔炎

(1)症状:全身症状多不明显,有时出现低热、乏力。有些患者可有神经衰弱症状,如精神不振、周身不适、失眠等。局部组织主要是下腹部坠痛、腰骶部酸痛,且在月经前后加重;月经量增多,可伴有不孕。

(2)体征:子宫及双侧附件有轻度压痛,子宫一侧或双侧有增厚。

(四)辅助检查

实验室检查:B 型超声检查;X 线检查;分泌物涂片检查;心电图等。

(五)诊断要点

1.急性盆腔炎

有急性感染病史;下腹隐痛、肌肉紧张,有压痛、反跳痛,阴道出现大量脓性分泌物,伴心率加快、低热,病情严重时可有高热、头痛、寒战、食欲缺乏、大量的黄色白带、有味,小腹胀痛,压痛,腰部酸痛等;有腹膜炎时出现恶心、呕吐、腹胀、腹泻等;有脓肿形成时,可有下腹包块及局部压迫刺激症状,包块位于前方可有排尿困难、尿频、尿痛等,包块位于后方可致腹泻。

2.慢性盆腔炎

全身症状为有时低热、易疲劳,部分患者由于病程长而出现神经衰弱症状,如失眠、精神不振、周身不适等,下腹部坠胀、疼痛及腰骶部酸痛,常在劳累、性交后、月经前后加剧。由于慢性炎症导致盆腔淤血,月经往往过多,卵巢功能损害时会出现月经失调,输卵管粘连会导致不孕症。

（六）治疗要点

于 PID 发作 48 小时内开始联合应用广谱抗生素，一次性彻底治愈。

1.门诊治疗

若患者一般状况好，症状轻，能耐受口服抗生素，并有随访条件，可在门诊给予口服或肌内注射抗生素治疗。

2.住院治疗

若患者一般情况差，病情严重，伴有发热、恶心、呕吐；或伴有盆腔腹膜炎、输卵管卵巢囊肿；或经门诊治疗无效；或不能耐受口服抗生素；或诊断不清者均应住院给予抗生素药物治疗为主的综合治疗。

3.中药治疗

主要为活血化瘀、清热解毒药物，例如银翘解毒汤、安宫牛黄丸或紫血丹等。

4.其他治疗

合并盆腔脓性包块，且抗生素治疗无效者，可行超声引导下包块穿刺引流术。

（七）护理评估

1.病史评估

评估患者本次发病的诱因，有无发热、尿频、尿痛、腹泻等；评估病程长短、月经情况、有无不孕等；了解目前的治疗及用药；评估既往病史、家族史、过敏史、手术史、输血史等。

2.身体评估

评估意识状态、神志、精神状况、生命体征、营养及饮食情况、BMI、排泄形态、睡眠形态，有无大小便困难，是否采取强迫体位。

3.风险评估

患者入院 2 小时内进行各项风险评估，包括患者压疮危险因素评估、患者跌倒/坠床危险因素评估、日常生活能力评定。

4.心理-社会评估

了解患者的文化程度、工作性质、患者家庭状况以及家属对患者的理解和支持情况。评估个人卫生、生活习惯，有无烟酒嗜好，对疾病认知以及自我保健知识掌握程度。

（八）护理要点

1.一般护理

（1）皮肤、黏膜护理：高热患者皮肤长期处于潮湿状态，全身抵抗力也下降，易发生压疮、感染，应及时更换潮湿的衣裤、床单，保持床单位平整，定时翻身；高热患者的唾液分泌减少，口腔黏膜干燥，口腔内食物残渣易发酵，细菌易生长繁殖，应嘱患者多饮水、漱口，必要时给予口腔护理；行冰袋降温时，选择合理部位（如腋下、额头、腹股沟等），禁忌用于枕后、耳郭、心前区、腹部、足底等处，并定时更换冷敷部位，避免冻伤，酒精擦浴浓度不宜过高，以 25%～35% 为宜，注意酒精过敏者禁用，避免对皮肤造成损伤。PID 患者有时会伴阴道大量脓性分泌物，长期刺激外阴皮肤会出现皮疹、破溃，应密切观察会阴部皮肤情况，告知患者保持清洁，每日更换内裤，污染的内裤单独清洗，避免交叉、重复感染。

（2）饮食：高热期间应选择高营养易消化的流食，如豆浆、藕粉、果泥、菜汤等；体温下降或病情好转时,可进食半流食或普食,如面条、粥,配以高蛋白、高热量、高维生素易消化的菜肴,如精瘦肉、豆制品、蛋黄及各种新鲜蔬菜等。

(3)生活护理:保持室内清洁舒适、通风良好,合理降低室温,有利于降低患者体温;高热、大汗时注意保暖;必要时遵医嘱给予口腔护理,预防口腔疾病;长期高热者,机体处于高代谢状态,食欲不佳,活动耐力下降,更应加强生活护理,如协助患者起床如厕等;将呼叫器置于患者手边,实施预防跌倒、坠床护理措施;保持会阴部清洁,遵医嘱给予会阴擦(冲)洗,及时更换清洁、干燥的病号服、床单位及中单等。

2.病情观察

(1)生命体征:密切观察体温的变化,有预见性地给予护理干预,体温过高时给予物理降温;监测患者的出入量,预防脱水。

(2)疼痛:观察患者疼痛的性质、程度,及早发现病情变化给予积极处理。

(3)皮肤、黏膜:观察口腔黏膜情况,预防口腔炎症;观察高危部位皮肤情况,预防压疮。

(4)并发症:警惕因长期高热导致严重脱水、高热惊厥甚至循环衰竭、酸中毒等情况的发生;预防感染控制不佳造成的全身感染,如菌血症、败血症等。

3.用药护理

(1)头霉素类或头孢菌素类药物:头霉素类,如头孢西丁钠 2g,静脉滴注,每 6 小时 1 次;或头孢替坦二钠 2g,静脉滴注,每 12 小时 1 次。常加用多西环素 100mg,每 12 小时 1 次,静脉或口服。头孢菌素类,如头孢呋辛钠、头孢唑肟钠、头孢曲松钠,头孢噻肟纳也可选用。临床症状改善至少 24 小时后转为口服药物治疗,多西环素 100mg,每 12 小时 1 次,连用 14 日。对不能耐受多西环素者,可用阿奇霉素替代,每次 500mg,每日 1 次,连用 3 日。对输卵管卵巢脓肿的患者,可加用克林霉素或甲硝唑,从而更有效地对抗厌氧菌。

(2)克林霉素与氨基糖苷类药物联合方案:克林霉素 900mg,每 8 小时 1 次,静脉滴注;庆大霉素先给予负荷量(2mg/kg),然后给予维持量(1.5mg/kg),每 8 小时 1 次,静脉滴注。临床症状、体征改善后继续静脉应用 24～48 小时,克林霉素改为口服,每次 450mg,每日 4 次,连用 14 日;或多西环素 100mg,口服,每 12 小时 1 次,连服 14 日。

4.专科指导

预防炎症扩散,禁止阴道冲洗,尽量避免阴道检查。严格执行无菌操作,防止医源性感染。

5.心理护理

盆腔炎患者一般病程较长,患者心理较为复杂,多有焦虑,应做好心理疏导,减轻患者心理压力。注意倾听患者主诉,耐心解答患者疑问,消除患者顾虑,有针对性地实施有效的心理护理,使其积极配合治疗。患者多会担心发生盆腔炎性疾病后遗症,影响家庭生活和夫妻感情,护士应获取患者的信任,告知患者疾病及预防知识,使患者树立治疗疾病的信心,保持乐观情绪。

6.健康教育

(1)饮食:健康合理的饮食调理有利于患者免疫力以及体质的增强。患者应加强营养,多饮水,避免进食生冷、辛辣等刺激性食物,定时定量进食。发热时选择高营养易消化的流食,如豆浆、藕粉、果泥、菜汤等,体温下降或病情好转时,可进半流食或普食,如面条、粥,配以高蛋白、高热量、高维生素易消化的菜肴,如精瘦肉、豆制品、蛋黄及各种新鲜蔬菜等。

（2）休息活动：急性期采取半卧位卧床休息使感染局限。得到控制后应加强锻炼，增加机体抵抗力，预防慢性盆腔炎急性发作。

（3）用药指导：指导患者连续彻底用药，及时治疗盆腔炎性疾病，防止后遗症发生。

（4）宣讲疾病相关知识

①讲解盆腔炎发病原因及预防复发的相关知识。

②急性期应避免性生活及阴道灌洗、塞药；指导患者保持外阴清洁、养成良好的经期及性生活卫生习惯。

③对沙眼衣原体感染高危妇女进行筛查和治疗可减少盆腔炎性疾病的发病率。虽然细菌性阴道炎与盆腔炎性疾病相关，但检测和治疗细菌性阴道炎能否降低盆腔炎性疾病发病率，至今尚不清楚。

④及时治疗下生殖道感染。

第二节　盆底功能障碍性疾病

一、子宫脱垂

（一）概述

子宫从正常位置沿阴道下降，子宫颈外口达坐骨棘水平以下，甚至子宫全部脱出阴道口外，称为子宫脱垂。常伴发阴道前、后壁膨出。其发病常与多产、产伤、卵巢功能减退以及长期腹内压增高有关。

（二）临床表现

1.症状

子宫脱垂症状的轻重视子宫脱垂的程度及伴发周围脏器的膨出情况而定。通常轻度脱垂者可无症状或症状较轻，重度脱垂者则症状显著。

（1）阴道内脱出块状物：轻度子宫脱垂指宫颈位于阴道内，病情进展于久站、久蹲或大便用力后子宫脱出外阴口或阴道壁膨出于外阴口，经平卧休息后能自动回纳。膨出物随时间的进展越来越大，且不能自行回缩，需用手还纳。如果局部组织因血流淤滞而致水肿、肥大，严重时发生机械性障碍而使脱出物不能回纳。脱出外阴的子宫、阴道壁使行走时极感不适，少数严重者无法行动而终日卧床。

（2）下坠感及腰背酸痛：脱垂程度越重，下坠感也越剧烈，而且可有上腹部不适甚至恶心。

（3）阴道分泌物增加：子宫脱垂引起白带增多，阴道口有块状物脱出。

（4）泌尿系统症状：子宫脱垂常伴有膀胱膨出，故可发生排尿困难、尿潴留、残余尿。排尿困难者膀胱内经常有残余尿，易引起膀胱感染而发生尿频、尿痛、尿急等症状。久而久之，感染向上蔓延，最终将损害肾脏，形成肾盂肾炎、肾盂输尿管积水，表现为肾区疼痛、腰痛等。

（5）直肠症状：轻度直肠膨出者常不引起症状，重度直肠膨出者可有下坠感、腰酸、便秘、肠胀气或大便困难等症状。

2.体征

行妇科检查时,嘱患者向下屏气用力,于腹压增加时检查子宫脱垂的程度。

Ⅰ度轻:子宫颈距离处女膜缘少于4cm,但未达到处女膜缘。

Ⅰ度重:子宫颈已达处女膜缘,但未超过该缘,于阴道口可见到子宫颈。

Ⅱ度轻:子宫颈已脱出阴道口外,但宫体仍在阴道内。

Ⅱ度重:子宫颈及部分宫体已脱出于阴道口外。

Ⅲ度:子宫颈及子宫体全部脱出于阴道口外。

检查见Ⅱ、Ⅲ度子宫脱垂患者的宫颈及阴道黏膜多明显增厚,宫颈肥大,不少病例宫颈管显著延长。阴道壁长期暴露,其皱襞可变浅甚至消失,阴道黏膜可水肿肥厚、角化,失去正常弹性。阴道内诊时应注意两侧肛提肌情况,确定肛提肌裂隙宽度、宫颈位置,然后明确子宫大小、在盆腔中的位置及附件有无炎症或肿瘤。

(三)辅助检查

1.实验室检查

有尿潴留患者行尿常规检查;拟手术患者行术前常规检查。

2.特殊检查

B超检查了解子宫、附件、膀胱情况,有张力性尿失禁才行尿动力学检查。对老年患者除常规术前检查外,需行心肺功能检查及糖耐量检查。

(四)诊断要点

(1)根据临床特点诊断并不困难,妇科检查时应对子宫脱垂予以分度,并了解膀胱、直肠膨出情况及会阴撕裂程度。

(2)判断有无张力性尿失禁检查。让患者咳嗽,此时尿液不自主流出,当检查者用中、示指分别轻压尿道两侧后,患者咳嗽尿液不再流出,证实患者有张力性尿失禁。

(3)检查阴道侧壁,触摸肛提肌内缘,了解肛提肌情况。

(4)辅助诊断

①三合诊注意有无子宫直肠窝疝。

②常规做宫颈细胞学检查。

(五)鉴别诊断

1.子宫黏膜下肌瘤或子宫颈肌瘤

如肌瘤脱出,在肌瘤表面找不到宫颈口,B超检查可协助诊断。

2.阴道壁囊肿

一般壁薄,边缘清楚且张力较大,不能推动,不能向阴道内还纳。

3.慢性子宫内翻

极少见,阴道内可见翻出的子宫体,表面被覆红绒样子宫内膜,找不到宫颈口。肿物中可见到双输卵管口。双合诊盆腔内无子宫。

4.子宫颈延长

用探针或B超检查可确诊。

（六）治疗要点

治疗以安全简单、有效为原则。

1.非手术治疗

（1）盆底肌肉锻炼：适用于轻度子宫脱垂者，可增加盆底肌肉群的张力。

（2）子宫托治疗：适用于不同程度的子宫脱垂及阴道前后壁膨出者。

（3）改善全身情况：加强营养，合理安排休息和工作，避免重体力劳动。治疗引起咳嗽、便秘等使腹压增高的慢性疾病。

2.手术治疗

对脱垂超出处女膜、有症状的患者可考虑手术治疗。

（1）曼氏手术：适用于年龄较小、宫颈延长的子宫脱垂患者。包括阴道前后壁修补术、宫颈部分切除术及主韧带缩短术。

（2）经阴道全子宫切除及阴道前后壁修补术：适用于年龄较大、无需考虑生育功能的患者。

（3）阴道封闭术：适用于年老体弱不能耐受较大手术者，术后将失去性交功能。

（4）盆底重建手术：将阴道穹窿或宫骶韧带悬吊固定于骶骨前或骶棘韧带等可承力的部位。

（七）护理评估

1.病史评估

注意询问患者有无产程过长、难产、阴道助产及盆底组织撕裂伤等病史。评估患者产后恢复体力劳动的情况及有无慢性咳嗽、便秘、盆腹腔肿瘤等情况。

2.全身症状评估

评估患者的营养情况，有无下腹部坠胀、腰痛、大小便困难、阴道肿物脱出等情况。评估患者在腹压增加时上述症状有无加重甚至有尿液溢出，卧床休息后症状有无好转。

3.风险评估

患者入院 2 小时内进行各项风险评估，包括患者压疮危险因素评估、患者跌倒/坠床危险因素评估、日常生活能力评定、入院护理评估。

4.心理状态评估

评估患者有无焦虑、情绪低落，评估其社会家庭支持程度以及对疾病的认知程度、对手术治疗的接受程度等。

（八）护理要点

1.术前护理

（1）一般护理。

（2）病情观察：①观察患者原发性慢性疾病的症状，积极治疗和控制原发性慢性疾病。a.便秘：术前保持排便通畅，可多吃蔬菜、水果等，必要时可给予缓泻剂软化大便。b.慢性咳嗽：遵医嘱可给予止咳药物，避免因咳嗽引起子宫脱垂。②观察子宫脱垂的程度及症状，帮助患者及时还纳子宫，避免子宫与内裤摩擦，减少分泌物，及时发现感染征兆，控制感染。

（3）用药护理：①术前 5 天开始行阴道准备。Ⅰ度子宫脱垂患者，每天用 1：5000 高锰酸钾溶液或 0.2％聚维酮碘液坐浴 2 次。高锰酸钾坐浴方法：用 1g 高锰酸钾配 5000mL 水，搅拌均匀,肉眼观察为粉红色即可使用。每次坐浴 20 分钟,每天 2 次。坐浴时要使会阴部浸没于溶液中,月经期停止坐浴。②对Ⅱ、Ⅲ度子宫脱垂患者尤其是有溃疡者,在子宫脱垂引起局部炎症时,按医嘱使用抗生素或局部涂抹含激素类的软膏,以缓解不适。可涂抹雌三醇乳膏于阴道内,于手术前 2 周开始,每天 1 次。但既往有乳腺癌者或现在已知或怀疑有乳腺癌者及已知或怀疑有雌激素依赖性恶性肿瘤(如子宫内膜癌)者、未明确诊断的阴道流血者禁用。

(4)专科指导:患者子宫脱垂严重时,会严重影响生活,术前可放置子宫托,缓解因子宫脱垂造成的活动不便。术前应教会患者子宫托的放取方法及注意事项。

①放置子宫托:让患者在放置前先排尽大小便,洗净双手,取蹲位,两腿分开,一手持托柄,让托盘呈倾斜位进入阴道,将托柄边向阴道顶端推进边旋转,直至托盘达子宫颈,然后将托柄向上推,弯度朝前正对耻骨弓后面即可。

②取子宫托:手指捏住托柄,轻轻摇动,待负压消失后向后外方牵拉取出。

③注意事项:子宫托应在早上放入阴道,睡前取出消毒备用,避免放置过久致生殖道糜烂、溃疡甚至坏死。重度脱垂伴盆底肌肉明显萎缩以及膨出面溃疡者不宜使用。保持阴道清洁,妊娠期和月经期停止使用。

(5)心理护理:子宫脱垂一般病程较长,患者往往有烦躁情绪,护士应耐心倾听并解答患者的疑问,使患者消除紧张焦虑情绪,积极配合治疗。向患者讲解手术目的、注意事项等,缓解患者因对手术不了解而产生的紧张情绪,使其以良好的心态接受手术,提高患者术后适应心理。

(6)饮食:手术前可进食高蛋白、高维生素、易消化饮食。如患者年龄较大,可根据情况给予软食。

(7)活动:指导患者注意休息,适当活动,保持情绪稳定,以减轻不适。子宫脱垂患者以老年患者居多,故在活动时,应根据跌倒/坠床危险因素评估结果,采取护理措施,预防跌倒的发生。

(8)用药指导:教会患者高锰酸钾坐浴的方法,告知配制高锰酸钾坐浴的注意事项。浓度不宜过高,以免灼伤皮肤,且应现用现配,配制时不可用手直接接触本品,以免被腐蚀或染色,切勿将本品误入眼中。应严格在医生指导下使用,长期使用高锰酸钾,会引起阴道菌群紊乱。用药部位如有灼烧感、红肿等情况,应停药,并将局部药物洗净,必要时向医生咨询。

2.术后护理

(1)一般护理。

(2)病情观察:①严密心电监护、监测,观察血压、脉搏、呼吸及穿刺点渗血情况。②观察阴道分泌物的颜色、性质、量,发现异常及时通知医生。③术后阴道残端固定于骶棘韧带后会导致牵扯痛,护士应观察患者的疼痛程度。如患者疼痛明显,应通知医生,必要时遵医嘱给予镇痛剂。④经阴道手术患者为防止其术后渗血,常需阴道内填塞纱条,注意观察纱条有无渗血,有无脱出,如有异常及时报告医生。术后 24~48 小时取出纱条后注意观察有无流血,会阴伤口有无红肿,并注意保持外阴清洁。

(3)用药护理:对雌激素低下的妇女用雌激素替代治疗很重要。于术后 2 周内,每周 2 次,将雌三醇乳膏涂抹于阴道内。已知、怀疑或既往有乳腺癌者,已知或怀疑有雌激素依赖性恶性肿瘤(如子宫内膜癌)者及未经诊断的阴道流血者禁用。

(4)合并症观察：子宫脱垂患者中老年患者居多，由于手术应激反应，会引起患者合并症的变化，故术后应加强观察。

①高血压：严密观察患者血压、脉搏的变化，倾听患者主诉，有无头痛、头晕等不适。

②糖尿病：严密观察患者血糖值的变化，尤其是在禁食期间，注意补充能量，避免低血糖的发生。同时在过渡饮食时，注意观察血糖值的波动，必要时遵医嘱调整降糖药的剂量。

③血栓：观察患者生命体征，注意有无胸闷、憋气、下肢疼痛等症状，警惕肺栓塞及下肢深静脉血栓的发生。

(5)饮食：术后禁食，遵医嘱按麻醉方式进水，根据排气情况逐渐进食流食、半流食、普食。注意在卧床期间不能饮牛奶、豆浆、萝卜汤及含糖的饮料，以防止腹胀。进普食后，应多食高蛋白、高维生素尤其是富含粗纤维的食物，同时要多饮水。

(6)活动：术后以卧床休息为主，避免因早期下床过度活动，造成盆腔脏器进一步下垂，影响手术效果。但卧床期间应定时翻身活动，尤其是下肢活动，避免压疮和深静脉血栓的发生。应避免用力下蹲、咳嗽等增加腹压的行为。

(7)用药指导：应用雌三醇乳膏时，应在医生指导下使用。如忘记用药，而又未到下次用药时间，则应立即补上。反之，则应跳过本次用药，继续后续使用，在同一天绝对不能用药两次。

(8)化验检查护理：患者停留置尿管后，前几次排尿非常关键，通常1~2小时1次，共3次，测量膀胱残余尿量，少于100mL为正常。如残余尿量在100mL以上，应遵医嘱嘱患者继续排尿后重新测量，必要时留置导尿管。

(9)疾病相关知识宣教：除先天性盆底组织发育不良外，子宫脱垂的预防重于治疗。针对病因，做好妇女的"五期"保健，即青春期、月经期、孕期、产褥期和哺乳期。提倡晚婚晚育，防止过多生育。提高助产技术。加强产后体操锻炼，促进盆底组织恢复，避免产后过早参加重体力劳动。积极预防、治疗使腹压增加的疾病。

(10)出院指导：①注意调整情绪，保持乐观心态。②注意保暖，避免感冒着凉。③术后休息3个月，半年内避免提重物或久站久坐，禁止盆浴及性生活。④进食高蛋白、高维生素等营养丰富的食物，多吃蔬菜、水果，预防便秘。⑤告知患者按时复查，全面评估术后恢复情况。

二、压力性尿失禁

(一)定义

压力性尿失禁(SUI)是指腹压的突然增加导致尿液不自主流出，但与逼尿肌收缩压或膀胱壁对尿液的张力无关。

(二)病因和病理

压力性尿失禁的病因复杂，有多种因素参与，主要包括：①妊娠与阴道分娩损伤。②绝经后雌激素减低或先天发育不良所致的支持薄弱。③尿道、阴道手术和盆腔巨大肿物等。常见于膀胱膨出、尿道膨出和阴道前壁脱垂患者。

(三)临床表现

增加腹压，如咳嗽、打喷嚏、大笑、提重物、跑步等活动时不自主有尿液溢出，严重者在休息时也有尿液溢出，常伴尿急、尿频，急迫性尿失禁和排尿后膀胱区胀满感。

（四）诊断要点

根据病史、症状和检查可作出初步诊断。确诊压力性尿失禁必须结合尿动力学检查。目前临床上常用压力试验、指压试验和棉签试验作为辅助检查方法，以排除急迫性尿失禁、充盈性尿失禁及尿路感染。

（五）治疗要点

1.非手术治疗

用于轻、中度压力性尿失禁治疗和手术治疗前后的辅助治疗。非手术治疗包括：盆底肌肉锻炼、肾上腺素 α 受体药物、电刺激疗法、尿道周围填充物注射和雌激素替代药物治疗。

2.手术治疗

手术类型较多，较常用的手术如下：

（1）阴道前壁修补术：通过对阴道前壁的黏膜修剪和筋膜缝合达到增加膀胱尿道后壁支持作用的目的。因压力性尿失禁常合并阴道脱垂和子宫脱垂，该手术常与经阴道子宫切除、阴道后壁修补术同时进行，适用于需同时行膀胱膨出修补的轻度压力性尿失禁患者。

（2）经阴道尿道膀胱颈筋膜缝合术：能增强膀胱颈和尿道后壁张力。

（3）耻骨后尿道悬吊术：遵循两个原则，缝合尿道旁阴道或阴道周围组织，以提高膀胱尿道交界处；缝合至相对结实和持久的结构上，最常见的为髂耻韧带。手术治愈率高。

（4）经阴道尿道悬吊术：可采用自身筋膜或生物合成材料对中段尿道悬吊，对压力性尿失禁有效。治愈率 90%，为微创手术，安全性好，年龄大、体弱患者可选用。

（六）护理评估

1.病史评估

注意询问患者有无产程过长、难产、阴道助产及盆底组织撕裂伤等病史。评估患者产后恢复体力劳动的情况。评估患者有无慢性咳嗽、便秘及盆腹腔肿瘤史等。

2.全身症状评估

评估患者腹压增加下不自主溢尿程度以及尿频、尿急等症状。

3.风险评估

患者入院 2 小时内进行各项风险评估，包括患者压疮危险因素评估、患者跌倒/坠床危险因素评估、日常生活能力评定、入院护理评估。

4.心理状态评估

评估患者焦虑、抑郁程度，社会家庭支持程度以及对疾病的认知程度、对手术治疗的接受程度等。

（七）护理要点

1.术前护理

（1）病情观察

①观察患者原发性慢性疾病的症状，积极治疗和控制原发性慢性疾病。a.便秘：术前保持排便通畅，可多吃蔬菜、水果等，必要时可给予缓泻剂软化大便。b.慢性咳嗽：遵医嘱可给予止咳药物，缓解因咳嗽引起漏尿的情况。

②观察患者漏尿程度，如需要长期使用会阴垫的患者，应嘱患者勤换会阴垫，保持外阴的清洁干燥。每日更换内裤，内裤宜选用纯棉制品。

（2）用药护理：由于尿液长期刺激导致会阴部皮肤变红、瘙痒、湿疹或糜烂，应每日用1：5000的高锰酸钾溶液进行会阴部坐浴，以缓解不适。用1g高锰酸钾配5000mL水，同时要搅拌均匀，肉眼观察为粉红色即可使用。每次坐浴20分钟，每天2次。坐浴时要使会阴部浸没于溶液中，月经期停止坐浴。

（3）心理护理：压力性尿失禁患者由于长期受疾病折磨，生活质量下降，在心理、生理及性功能方面均表现异常。患者感到与社会隔离，心情忧郁消沉，食欲缺乏，有冷漠和不安全感。因此既渴望手术成功，又担心手术失败，非常忧虑。护士应主动和患者交谈，了解患者的想法，进行行为、心理的健康指导，帮助患者克服自卑心理，讲解此手术方法的先进性和手术成功的病例，使其积极配合治疗，增强治愈疾病的信心。

（4）饮食：制订合理的饮食计划，避免对膀胱有刺激的食物，避免含咖啡因和碳酸类饮料。适量饮水（饮水过多会加重尿失禁，饮水过少会产生便秘），保持大便通畅。

（5）活动：在打喷嚏、咳嗽、提重物或弹跳时，应事先紧缩括约肌，以免尿液外漏。有尿失禁的迹象时，应首先放松心情再缓步走向厕所。勿憋尿，一有尿意，应立刻去排尿，最好在饭前、饭后及睡前，将尿液排尽。

（6）用药指导：教会患者高锰酸钾坐浴的方法，告知高锰酸钾坐浴的注意事项：长期使用高锰酸钾，会引起阴道菌群紊乱，应严格在医师指导下使用；配制的溶液浓度不宜过浓，以免灼伤皮肤；高锰酸钾液要现用现配；配制时不可用手直接接触本品，以免被腐蚀或染色，切勿将本品误入眼中；用药部位如有灼烧感、红肿等情况，应停药，并将局部药物洗净，必要时向医生咨询。

2.术后护理

（1）病情观察

①严密心电监护，观察血压、脉搏、呼吸情况。

②严密观察会阴部穿刺点渗血、渗液情况。

（2）用药护理：对雌激素低下妇女用雌激素替代治疗，即术后2周内每周2次，将雌激素乳膏涂抹于阴道内，但已知、怀疑或既往有乳腺癌者，已知或怀疑有雌激素依赖性恶性肿瘤（如子宫内膜癌）者及未经明确诊断的阴道流血者应禁用。

（3）专科指导

①排尿指导：指导患者尽快排尿，以免膀胱过度充盈，导致膀胱麻痹，影响排尿功能；停留置尿管后嘱患者多饮水，促进尿液生成，刺激排尿反射，进一步加快膀胱功能的恢复。

②盆底肌肉锻炼（Kegel）：是轻、中度尿失禁，轻度子宫、膀胱、直肠脱垂术前及术后的辅助治疗。a.训练前排空膀胱。b.患者可取站、坐位或卧位，双膝并拢，臀部肌肉用力，有意识地收缩肛门、会阴及尿道肌肉，使盆底肌上提，大腿和腹部肌肉保持放松。c.持续收缩盆底肌不少于3秒，松弛休息2～6秒，连续15～30分钟，每天3次，或每天做150～200次，持续8周以上或更长。d.指导患者时，详细说明盆底肌的正确位置和收缩要点，以免患者夹紧大腿，而没有收缩盆底肌或收缩盆底肌的同时错误地收缩了腹肌。

（4）并发症的护理观察

①出血：术后密切观察会阴穿刺点渗血和阴道出血情况，仔细观察会阴部皮肤的情况，是否出现血肿或里急后重等症状，发现异常及时通知医生。密切观察生命体征变化。

②膀胱损伤:是术中可能出现的并发症,与患者解剖位置的改变和局部粘连有关。根据损伤程度遵医嘱延长保留尿管时间。

③感染:术后短期内出现尿频、尿急症状与手术和导尿管刺激有关,应做好导尿管、会阴护理,每日2次。如分泌物多,应增加会阴护理次数。停留置尿管后鼓励患者多排尿、多饮水,并保持会阴部清洁干燥。

(5)饮食:根据排气情况逐渐进食流食、半流食、普食。注意在卧床期间不能饮牛奶、豆浆、萝卜汤及含糖的饮料,不能进食产气性食物,以防止腹胀。进普食后,应多食高蛋白、高维生素尤其是富含粗纤维的食物,同时要多饮水。

(6)活动:腰麻术后6小时可以侧卧位休息,双下肢做主动的屈伸活动。全麻术后患者,返回病房2小时后无不适症状可翻身活动。术后鼓励患者早期活动,有利于增加肺活量、减少肺部并发症、改善血液循环、促进伤口愈合、预防深静脉血栓、预防肠粘连、减少尿潴留的发生。

(7)用药指导:应用雌三醇乳膏时,应在医生指导下使用。如忘记用药,如果不是在下次用药的那天,则应立即补上。反之,则应停止本次用药,继续后续用药,在同一天绝对不能用药两次。

(8)化验检查护理指导:患者拔除导尿管后,鼓励患者排尿,通常1～2小时1次,共3次,并测量膀胱残余尿量,若少于100mL为正常,如在100m以上,应嘱患者继续排尿后重新测量或遵医嘱重新留置导尿管。

(9)疾病相关知识:①针对病因,做好妇女的"五期"保健,即青春期、月经期、孕期、产褥期和哺乳期。②提倡晚婚晚育,防止过多生育。③加强产后体操锻炼,促进盆底组织恢复,避免产后过早参加重体力劳动。④积极预防、治疗使腹压增加的疾病。⑤减轻体重有助于预防压力性尿失禁的发生。

(10)出院指导:①调整情绪,保持乐观开朗的心态。②注意保暖,避免感冒着凉。③术后休息3个月,禁止性生活及盆浴,避免提重物或久站久坐,避免用力下蹲、咳嗽、大笑、跑跳等增加腹压行为。定期门诊复查,经医生门诊检查术后恢复情况,确认伤口完全愈合后方可有性生活。④进食高蛋白、高维生素等营养丰富的食物,多吃蔬菜、水果,预防便秘。⑤会阴部伤口局部愈合较慢,嘱患者回家后保持外阴清洁干燥,每日清洗会阴部及更换内裤。⑥加强排尿的训练,多饮水,可以在排尿时有意识中断排尿,使尿道括约肌收缩。

第三节　生殖内分泌疾病

一、功能失调性子宫出血

(一)概述

功能失调性子宫出血(简称功血),是下丘脑-垂体-卵巢轴功能失调导致的无排卵性异常子宫出血。其为一生殖内分泌疾病,经检查生殖器官无明显器质性病变及全身出血性疾病。

机体内外诸多因素,如青春期卵巢功能不健全,围绝经期卵巢功能衰退,产后、流产后内分泌功能尚未完全恢复及精神紧张、环境改变、气候突变、过度劳累、营养不良、全身或内分泌疾病均可通过大脑皮质干扰和影响下丘脑-垂体-卵巢轴之间的相互调节和制约机制,常使卵巢功能失调,性激素分泌紊乱,子宫内膜周期性变化发生异常,导致月经失调。按卵巢功能发生障碍的时期,可分为无排卵性功血及有排卵性功血两大类,约85%病例属无排卵性的功血。功血可发生于月经初潮至绝经间的任何年龄。无排卵性功血,多发生于青春期及围绝经期,有排卵性功血,多见于生育年龄的妇女。

(二)诊断要点

(1)有异常的子宫出血,既往无子宫内膜异位症、子宫内膜息肉、子宫肌瘤等病史。

(2)部分出血时间长、出血量多的患者有贫血表现,体格检查和妇科检查无特殊。

(3)超声检查可以排除器质性病变,诊断性刮宫检查子宫内膜可以发现黄体功能不足和子宫内膜脱落不规则,测量基础体温可以判断是有排卵性还是无排卵性功血。

(三)鉴别诊断

青春期患者应首先排除全身性因素,如血液病、甲状腺功能亢进症、肝病等。生育年龄妇女首先应排除与妊娠有关的疾病,如流产、异位妊娠、滋养细胞疾病、胎盘残留等;排除生殖道感染及肿瘤等。而围绝经期妇女必须排除子宫颈癌或子宫体癌,并做刮宫协助诊断。

(四)治疗要点

1.无排卵性功血

止血、手术治疗或控制月经周期。

2.有排卵性功血

药物治疗、手术治疗。

(五)护理评估

1.病史评估

(1)询问患者年龄、月经史、婚育史、避孕措施、既往史、有无慢性疾病(如肝病、血液病、高血压、代谢疾病等)。

(2)了解患者精神情况,是否因紧张焦虑、过度劳累、情绪及环境改变引起月经紊乱。

(3)回顾发病经过,如发病时间、目前流血情况、流血前有无停经史及治疗经历和病理结果。

2.身体评估

观察精神和营养状态,有无肥胖、贫血貌、出血点、紫癜、黄疸和其他情况。

3.风险评估

患者入院2小时内进行各项风险评估,包括患者压疮危险因素评估、患者跌倒/坠床危险因素评估、日常生活能力评定、入院护理评估。

4.心理状态评估

评估患者焦虑、抑郁情绪,及其对疾病的认知程度等。

(六)护理要点

1.术前护理

(1)一般护理

①基础护理

a.测量生命体征,为患者佩戴腕带,根据病历首页正确填写姓名、年龄、病历号、护理单元、床号等信息,通知其主管医生。

b.安置好床位,向患者详细介绍病室环境、病室内设施的使用方法、病房人员、规章制度、安全防范制度、饮食等。

c.根据各项风险评估结果,告知患者防范措施。

d.保持病室整洁、舒适、安全,保持适宜的温度和湿度,定时开窗通风,减少探视,预防感染。

e.患者入院3天内,每日测量体温、脉搏、呼吸2次。体温≥37.3℃的患者,每日测量体温、脉搏、呼吸4次,连续测3天正常后改为每日2次。高热者按高热护理常规进行护理。

f.每日记录大便次数,3日无大便者遵医嘱给予缓泻剂。

g.每周测体重1次。

h.做好晨、晚间护理,保持床单位整洁。协助患者做好个人卫生,定期洗澡、洗发、剪指甲。入院时未做卫生处理者,应在入院后24小时内协助完成。

i.按患者护理级别要求定时巡视病房,细致观察患者病情变化及治疗反应等。

j.做好生活护理,提供必要的帮助。

②配合术前检查:协助患者做好血、尿常规,肝、肾功能,感染疾病筛查、出凝血时间、血型、B型超声检查、心电图、X线检查等各项检查。

③术前准备

a.肠道准备:术前禁食8小时、禁水4小时。

b.遵医嘱做药敏试验。

c.术前1日起测4次体温,体温≥37.5℃及时请示医生。

d.术前1日嘱患者洗澡、剪指甲。

e.术前晚可遵医嘱给予口服镇静剂。

f.告知患者贴身穿病号服,并为患者取下发卡、义齿、首饰及贵重物品交家属保管。体内有钢钉或钢板及因有特殊疾病需携带药品者,要告知医生及手术室护士。

g.手术室接患者时,病房护士在床旁核对好患者的病历、术前带药、手术所需物品后将患者带至手术室平车前,再与手术室人员核对患者的信息、病历、带药及术中所需物品。交接无误后患者可被接去手术室。核对时需由患者自行说出名字并与腕带信息核对。

(2)病情观察

①阴道流血:严密观察患者阴道流血量、性质,必要时保留患者会阴垫,记录阴道流血量。

②观察患者生命体征变化,如出现生命体征异常应及时通知医生。

③出血不止者应密切观察患者的面色、神志、血压、心率及脉率变化。做好输液、输血等抢救准备。

④严重贫血患者在行输血治疗时,应密切观察有无输血反应。

(3)用药护理

①补血治疗用药

a.口服补血药:琥珀酸亚铁片,用于缺铁性贫血的预防和治疗。每日3次,每次1片,口服。建议同时口服维生素C片,以促进吸收。生血丸,用于失血血亏,放、化疗后全血细胞减少及再生障碍性贫血。每日 3 次,每次 5g,口服。

b.静脉补血药:蔗糖铁注射液,用于口服铁剂效果不好而需要静脉铁剂治疗的患者。注意给药速度不应过快,以防引发低血压,同时谨防静脉外渗。

②激素类药物

a.孕激素:即药物刮宫法。补充孕激素使处于增生期或增生过长的子宫内膜转化为分泌期,停药后内膜脱落,出现撤药性出血,适用于体内已有一定雌激素水平的患者。黄体酮注射液,每日 20mg,连续 3～5 天,肌内注射。安宫黄体酮,每日 6～10mg,连续 10 天,口服。高效合成孕激素:左炔诺孕酮每日 2～3mg;炔诺酮每日 5～10mg;醋甲地孕酮每日 8mg;醋甲孕酮每日 10mg 等,连续 22 天口服。主要缺点是近期内会有进一步失血,可导致血红蛋白进一步下降。

b.雌激素:可迅速提高血内雌激素浓度,促使子宫内膜生长,短期内修复创面而止血。适用于内源性雌激素不足者,主要用于青春期功血。常用苯甲酸雌二醇,原则上应以最小的有效剂量达到止血目的。

③止血药:在治疗中有辅助作用。

④手术前 30 分钟预防性应用抗生素,用药前询问患者是否有药物过敏史,给药期间观察患者有无药物不良反应。

(4)心理护理:长期或大量的阴道流血会引起患者的焦虑和紧张情绪,应认真倾听患者主诉,积极宣教卫生知识,消除患者对疾病的恐惧,使其积极配合治疗及护理。做好患者家属的宣教,给予患者心理支持。

(5)健康教育

①饮食:患者体质往往较差,应加强营养,改善全身状况,适当补充铁剂、维生素 C 及蛋白质,适当多食红肉。忌煎炸、刺激性食物。

②活动:出血期间应多休息、少活动,避免劳累。经量多时应绝对卧床休息。

③用药指导

a.口服补血药(琥珀酸亚铁片):嘱患者口服补血药时不能与浓茶同服,宜在饭后或进餐时服用,以减轻胃部刺激。告知患者口服补铁补血药物时,可引起便秘、排黑粪,避免引起患者紧张情绪。

b.激素类药物:告知患者在用药期间需严格按照医嘱的剂量、时间进行用药,勿漏服、停药,并定期监测子宫内膜及乳腺状况。年龄大者注意预防下肢静脉血栓的形成。

2.术后护理

(1)一般护理

①床旁交接:与手术室人员核对腕带信息后交接患者血压、脉搏、呼吸、意识、皮肤、管路、伤口及出血情况,并签字。

②病室环境:为患者提供良好的生活环境,保持室内清洁卫生、安静舒适、通风良好,空气清新,注意勿让风口直对患者。保持适宜的温度和湿度,室温以 22～24℃ 为宜,相对湿度以 55%～60% 为宜,避免温度过高和干燥。严格控制陪住人数和探视人数,做好手卫生的指导,预防交叉感染。

③术后卧位:静脉全麻患者手术返回后即可垫枕。

(2)病情观察

①观察阴道流血情况,注意出血量、颜色及性质,必要时保留会阴垫并记录阴道出血量。

②观察患者生命体征。

(3)并发症护理:观察因患者长期、大量阴道出血,造成患者贫血,抵抗力下降,增加了感染的风险。故应严密观察与感染有关的征象,如体温、脉搏、子宫体压痛等,监测白细胞计数和分类,同时做好会阴护理,保持局部清洁。如有感染征象,及时通知医生,遵医嘱进行抗生素治疗。

(4)饮食:患者清醒后,无恶心、呕吐等不适症状,即可进食、饮水,以易消化饮食为宜,可根据个人体质,进食含铁丰富的食物,如猪肝、豆角、蛋黄、胡萝卜、葡萄干等。

(5)活动:术后鼓励患者早期活动,可有效预防肺部并发症、下肢深静脉血栓的发生。但由于部分患者贫血较重,在患者活动时,护士应陪伴,预防跌倒的发生。

(6)出院指导

①注意经期卫生:除了要预防全身疾病的发生外,还必须注意经期卫生,每日要清洗会阴部1～2次,并勤换会阴垫及内裤。

②恢复期应注意生活调养,避免重体力劳动;劳逸适度,尽量避免精神过度紧张。

③平时注意不要冒雨涉水,衣裤淋湿要及时更换,避免寒邪侵入,防止寒凝血滞。

④加强平时身体锻炼,增强抵抗力,保持身体健康,是避免发生功血的主要环节。

二、绝经综合征

(一)概述

围绝经期是妇女自生殖年龄过渡到无生殖能力年龄的生命阶段,包括从出现与卵巢功能下降有关的内分泌、生物学和临床特征起,至最后一次月经后1年。绝经综合征指妇女绝经前后出现性激素波动或减少所致的一系列身体及精神、心理症状。围绝经期妇女约1/3能通过神经内分泌的自我调节,达到新的平衡而无自觉症状,2/3妇女则可出现一系列性激素减少所致的症状。多发生在45～55岁,有人可持续至绝经后2～3年,少数人可持续到绝经后5～10年症状才有所减轻或消失。

(二)病因及发病机制

1.内分泌因素

卵巢功能减退,血中雌、孕激素水平降低,使正常的下丘脑-垂体-卵巢轴之间平衡失调,影响了自主神经中枢及其支配下的各脏器功能,从而出现一系列自主神经功能失调的症状。

2.神经递质

下丘脑神经递质阿片肽、肾上腺素、多巴胺等与潮热的发生有明显的相关性。5-羟色胺(5-HT)对内分泌、心血管、情感和性生活等均有调节功能。

3.种族、遗传因素

孪生姐妹围绝经期综合征开始时间完全相同,症状和持续时间也极相近。个体人格特征、神经类型、文化水平、职业、社会人际、家庭背景等与围绝经期综合征发病及症状严重程度有关,提示本病的发生可能与高级神经活动有关。

(三)临床表现

1.月经改变

最早出现,表现为月经频发、月经稀发、不规则子宫出血、闭经。

2.泌尿、生殖道症状

主要表现为泌尿生殖道萎缩症状,外阴、阴道发干,性交痛,尿频、尿失禁等反复发生的尿路感染。

3.心血管症状

血压升高或血压波动、假性心绞痛等。

4.骨质疏松

腰背痛、易骨折。

5.皮肤和毛发变化

皱纹增多加深,皮肤变薄、干燥、色素沉着等。

6.性欲下降

7.全身症状

(1)阵发性潮热、出汗,伴头痛、头晕、心悸、胸闷、恶心等。

(2)思想不集中、易激动、失眠、多虑、抑郁等精神神经症状。

(四)辅助检查

1.激素测定

选择性激素测定有助于判断卵巢功能状态以及其他相关内分泌腺功能。

2.骨密度测定

确定有无骨质疏松。

3.实验室检查

了解贫血程度及有无出血倾向、有无血脂增高,排除泌尿系病变。

4.心电图检查

5.B型超声检查

6.宫颈刮片

进行防癌涂片检查。

(五)诊断要点

1.血清促卵泡素(FSH)值及雌二醇(E_2)值测定

绝经过渡期血清 FSH>10U/L,提示卵巢储血功能下降。闭经、FSH>40U/L 且 E_2<10~20pg/mL,提示卵巢功能衰竭。

2.氯米芬兴奋试验

月经第 5 日起口服氯米芬,每日 50mg,共 5 日。停药第 1 日测血清 FSH>12U/L,提示卵巢储备功能降低。

3.典型的潮热症状

围绝经期及绝经后的特征性症状,是诊断的重要根据。

(六)治疗要点

1.一般治疗

(1)心理治疗。

(2)注意休息与锻炼,增加日晒时间,注意摄取足量蛋白质及含钙丰富食物。

2.激素替代治疗

(七)护理评估

1.病史评估

对＞40岁的妇女,若月经增多或不规则阴道流血,必须详细询问并记录病史,包括月经史、生育史,肝病、高血压及内分泌腺疾病史等。

2.身体评估

(1)评估有无卵巢功能减退及雌激素不足引起的症状。

(2)评估因家庭和社会环境因素变化而诱发的一系列症状。

(3)评估个性特点与精神因素引起的症状:妇女在绝经期以前曾有过精神状态不稳定,绝经后则往往较易发生失眠、多虑、抑郁、易激动等。

(4)评估检查结果。

3.心理-社会状况评估

评估患者及家属对疾病的认知程度,对围绝经期相关知识的掌握情况,对检查及治疗的配合情况;评估社会及家庭支持系统是否建立完善等。

(八)护理要点

1.一般护理

(1)起居护理:合理安排好日常生活及工作,做到生活有规律、劳逸结合。经常进行适当的体育锻炼,尤其是活动少、工作时间多坐者,更要进行适当的户外活动,防止发胖。要有充分的休息和睡眠,居住环境做到整洁、安静、舒适、保持空气流通。

(2)生活护理:注意个人卫生,经常沐浴,注意清洁外阴,尤其在大便后,肛门周围要用温水清洗,避免尿路感染和阴道炎的发生。

2.病情观察

(1)观察患者阵发性潮热、出汗、头痛、头晕、心悸、胸闷、恶心等症状的程度。可根据天气变化增减衣物,避免衣物潮湿。

(2)观察患者情绪变化的程度,如是否易激动、多虑、抑郁,有无失眠等精神神经症状,做好心理调节和疏导,必要时可就诊于心理门诊。

(3)观察患者有无尿频、尿失禁等症状,关注患者阴道发干、性交痛的自觉症状。可进行盆底肌训练,锻炼盆底功能,必要时遵医嘱使用激素类药物缓解症状。

(4)关注患者血压变化,是否出现血压波动、假性心绞痛等症状。必要时遵医嘱口服控制血压的药物。

(5)观察患者是否出现骨质疏松症、腰酸背痛、腿抽筋、肌肉关节疼痛等。注意活动适度和钙剂的补充。

3.用药护理

(1)性激素治疗:帮助患者了解用药目的及药物用法、适应证、禁忌证、用药时可能出现的反应等,长期使用性激素的患者需定期随访。

①雌激素补充治疗:效果最好,补充雌激素的剂量和时间依据个体情况而定,要取得患者的良好配合。主要应用尼尔雌醇,每次 1~2mg,每 2 周 1 次,口服;也可应用雌激素贴剂。雌激素的疗效与剂量相关,大剂量使用雌激素时,可引起阴道流血、乳房胀痛及阴道分泌物增多等不良反应。长期使用雌激素时,应与孕激素合用,可降低子宫内膜癌的发生率。

②孕激素治疗:适用于围绝经期妇女,以及不能、或不愿应用雌激素的围绝经期妇女。

主要应用安宫黄体酮,每日 2~6mg,口服。其不良反应有子宫不规律性出血、乳胀、绝经样症状及性欲降低,因此用量应尽可能地减少。

③雄激素治疗:补充雄激素可改善患者长期失眠、抑郁致使身体虚弱的状况,常与雌激素联合应用。大量应用雄激素时可出现体重增加、多毛及痤疮,口服用药时可能影响肝功能。

(2)非激素类药物治疗

①镇静剂:适用于失眠较重的患者,可改善精神及体力状态。可选用地西泮片 2.5~10mg,艾司唑仑片 1~2mg,苯巴比妥片 30~60mg 等。但不宜长期服用,以免产生药物依赖性。

②α肾上腺受体激动剂:可有效缓解患者潮热、出汗症状。常用的有 a.盐酸可乐定:0.1~0.2mg,每日 2 次,口服。其不良反应有头晕、口干。b.甲基多巴:每次 250mg,每日 2 次,口服。主要有恶心、呕吐等胃肠道不良反应。

4.专科指导

对于围绝经期妇女可到更年期门诊进行咨询,接受指导和护理。

(1)帮助患者了解围绝经期是正常生理过程。

(2)消除患者无谓的恐惧和焦虑,帮助其解决各种心理矛盾、情绪障碍、心理冲突、思维方法等问题,使其以乐观积极的态度对待老年的到来。

(3)耐心解答患者提出的问题,使护患合作、相互信任,共同发挥防治作用。

(4)主要针对女性生殖道、乳腺肿瘤进行防癌检查。

(5)对围绝经期妇女的性要求和性生活等方面给予关心和指导。

(6)积极防治围绝经期妇女常见病、多发病,如糖尿病、高血压、冠心病、肿瘤和骨质疏松症。

(7)防治围绝经期妇女常见、多发的妇科病,如阴道炎症、绝经后出血、子宫脱垂、尿失禁等。

(8)宣传雌激素补充疗法的有关知识。

5.心理护理

告知患者围绝经期是一种生理现象,可出现如精神心理、神经内分泌、生物节律、生理代谢、性功能、认知、思维、感觉、运动、应激和智能等方面的某些变化;同时也要让患者知道,围绝经期也会出现以雌激素缺乏和衰老为特征的某些病理性变化,如心理障碍、糖尿病、肥胖、高血压、心血管疾病、肿瘤、骨质疏松症、阿尔茨海默病等。嘱患者保持心情舒畅,注意控制情绪;生活要有规律,遇事不要着急、紧张,不要胡思乱想;对人生要抱着积极态度,不沮丧、不消极。家人也要了解围绝经期妇女可能出现的症状,给予同情、安慰和鼓励,全社会均应关心和爱护围绝经妇女,帮助她们顺利度过围绝经期。

6.健康指导

(1)饮食:一般不作严格限制,根据食欲情况和消化功能而定,但要保证充分的营养,尤其是蛋白质;避免油腻、高脂肪、高糖食物,如肥肉、猪油、甜点心、糖果等;高胆固醇食物宜控制,如蛋黄、动物内脏、鳗鱼、肉皮、猪蹄等应少食;宜多食新鲜蔬菜及含糖较少的水果,多食香菇、蘑菇、黑木耳、海带等;忌服烈性酒及刺激性调味品。

(2)活动:鼓励患者参加活动锻炼,以持之以恒、循序渐进、动静结合为运动原则。规律的运动,如散步、骑自行车等可以促进血液循环,维持肌肉良好的张力,延缓老化的速度。饭后应休息1~2小时后活动;运动前应做好充分的准备活动,防止突然剧烈活动造成的心慌、气促、晕倒等现象;运动后,应进行整理活动,使身体逐渐恢复到正常状态,有利于全身脏器的调整,也可预防对身体不利的因素发生。

(3)用药指导:适当摄取钙质和维生素D,可减轻因雌激素降低所致的骨质疏松;积极防治围绝经期妇女常见病,如糖尿病、高血压、冠心病、肿瘤和骨质疏松症等;指导患者遵医嘱服药,不得自行停药或变更剂量;长期使用性激素类药物的患者应定期复查,以观察用药效果和症状缓解程度。

(4)疾病相关知识宣教:围绝经期妇女应定期做健康检查,以防治雌激素缺乏和衰老性疾病,如绝经期综合征、心血管疾病、骨质疏松症、肿瘤、阿尔茨海默病。在全面体检的基础上,遵照个体化原则制订适当的激素替代治疗方案以保证治疗的全面性。除一般性体检外,还应进行妇科相关疾病筛查包括外阴、阴道及子宫颈炎症和肿瘤,子宫和卵巢肿瘤,盆腔炎症,乳腺良性疾病和肿瘤等。

第四节 女性生殖系统肿瘤

一、外阴恶性肿瘤

(一)概述

外阴恶性肿瘤以原发性的为主,约占女性生殖器肿瘤的4%,占妇女全身肿瘤的1%~2%。约2/3病变发生在大阴唇,1/3发生在小阴唇、阴蒂或会阴联合等处。大多数病变发生在外阴的前半部,少数发生在会阴部或大阴唇的外侧面。绝大多数外阴恶性肿瘤是鳞状细胞癌,平均发病年龄为50~60岁,40岁以前也可能发病。腺癌较少,常发生在尿道旁腺或前庭大腺部位。有时外阴恶性肿瘤局限于上皮内,在上皮内蔓延称原位癌,亦称外阴上皮癌,上皮癌有两种:①鳞状上皮原位癌(波文病);②湿疹样上皮内癌(派杰病)。上皮内癌主要发生在大阴唇。此外尚有基底细胞癌及恶性黑色素瘤。

（二）症状

1.外阴鳞状细胞癌

因为女性外阴皮肤是鳞状上皮，所以恶性肿瘤以鳞状细胞癌最常见。患者主要症状是在外阴部发现一硬的小结节或者是肿块，在这之前大多数患者往往有多年的外阴瘙痒病史。外阴部的这种癌性小结节或肿块常常会伴有疼痛或瘙痒，也有的患者没有疼痛或瘙痒症状。部分患者表现为外阴部位出现经久不愈的溃疡。晚期为典型的糜烂、肿块或不规则的乳头状瘤，颜色可呈白色、灰色、粉色或有黑色素沉着，一侧或双侧腹股沟淋巴结增大，质硬而固定。当肿瘤破溃或继发感染时，可出现尿频、尿痛、排尿困难、排便困难等。

2.外阴湿疹样癌（派杰病）

大多发生在绝经以后的妇女，主要症状是长期的外阴瘙痒和疼痛。癌肿部位发红，表皮粗糙，有液体渗出，像湿疹一样。癌肿可以发生在一侧阴唇上，也可能整个外阴表面都累及。这种癌转移比较少见。一般情况下不会发生淋巴转移，偶然可见到有局部周围组织浸润。

3.外阴恶性黑色素瘤

一般多发于小阴唇和阴蒂。可能与外阴部经常受摩擦和刺激有关。表现为外阴瘙痒，色素痣扩大，色素增加，表面溃疡，有血性或浆液性渗出物。

4.其他外阴恶性肿瘤

包括外阴基底细胞癌、外阴湿疹样癌等，均较罕见。外阴基底细胞癌一般是位于大阴唇的肿块，中心可能破溃形成溃疡，它的特点是生长很慢，以向周围侵犯为主，极少通过淋巴管向远处转移。

（三）体征

（1）鳞状细胞癌可以表现为单纯性溃疡、白色病变、皮下肿块或息肉样病变。早期时表皮的上皮脚向间质浸润，逐渐形成皮下结节，此结节也可破溃、变小而误诊为炎症，晚期发展成为菜花样赘生或溃疡。

（2）波文病表现为暗红色粗糙斑，边界清楚而不规则，表面有结痂，去痂后见到肉芽组织和渗出面。

（3）派杰病的病变呈湿疹样变化，呈红色，略突起，伴有白色病变或小颗粒，有时见浅溃疡形成和结痂。检查往往会在外阴触及一肿块，质地较硬，活动性差，与周围组织粘连，一般会有轻度触痛，有的患者可以没有疼痛症状。晚期患者在其肿块发生坏死感染，表面可有破溃，有时可以在一侧或双侧腹股沟触及肿大的淋巴结，质硬，不活动。

（四）辅助检查

外阴肿瘤唯一的确诊手段就是病理检查。并不是所有的腹股沟淋巴结肿大都表明外阴肿瘤的转移，当触及淋巴结肿大时须进行淋巴结活组织检查来确定有无肿瘤的淋巴转移。

（五）诊断要点

1.病史

发现外阴肿块，伴有轻度压痛。

2.临床表现

外阴触及一肿块,质地较硬,活动性差,与周围组织粘连,有轻度触痛,有的患者可能没有疼痛感觉。晚期患者在其肿块发生坏死感染,表面可有破溃,有时可以在一侧或双侧腹股沟触及肿大的淋巴结,质硬,不活动。

3.辅助检查

活体组织病理切片检查可以明确肿瘤的病理类型。

对外阴的病变应做详细的观察,如发现经久不愈的溃疡、丘疹样疣或白色病变经治疗效果不明显时,应采取活体组织检查。除极早期类似良性病变而难以确诊外,一般诊断均无困难,但应与乳头瘤、外阴结核、增生型营养不良、基底细胞癌、派杰病等相鉴别。活检为唯一可靠的鉴别方法,在甲苯胺蓝染色后的不脱色区处取活检,可获得较准确的诊断结果,必要时还需多次、多处活检方能最后确诊。

(六)鉴别诊断

1.外阴良性肿瘤

外阴部位可触及一肿块,表面光滑,边界清楚,活动性好,一般无触痛,也无腹股沟淋巴结的肿大。主要依靠病理检查来做最后的鉴别。

2.外阴损伤

外阴损伤是女性常见的疾病之一。发病原因多数为骑跨式跌伤(如骑男式自行车时意外的急刹车,或上下车时阴部遭到猛烈碰撞)、外阴部位受到暴力打击等。在这种情况下,外阴部有严重的挫伤,可有疼痛,能见到皮下淤血或血肿,时间长后血肿机化成为硬结。一般根据其外伤症状能够明确诊断。

3.尖锐湿疣

尖锐湿疣是一种性传播疾病,一般与不洁性交有关。发病时,外阴瘙痒,分泌物增加。早期外阴部的皮肤、黏膜粗糙不平,随后可摸到小结节或肿块,样子为毛刺状,或者像大小不等的菜花状、鸡冠花状的灰白色肿物,多分布在小阴唇的内侧、大小阴唇之间的唇间沟、会阴和肛门。一般抗病毒治疗有效。

4.假性湿疣

假性湿疣不是性传播疾病。在阴唇内侧可以看到有小米粒大小的淡红色疹子,两侧对称,分布均匀,通常能够自行消退。病理检查可明确鉴别。

(七)治疗要点

外阴恶性肿瘤的治疗应视局部病变的大小、周围器官是否受累、临床对淋巴结的评估以及患者的具体情况区别对待,选择合适的治疗方案。治疗大致有药物、激光、放疗和手术等方法。以手术治疗为主,其次是放疗。

1.药物治疗

用5%的氟尿嘧啶软膏涂于病灶处,但治疗效果不理想,失败率为50%。

2.手术治疗

外阴恶性肿瘤的治疗以手术切除为主,近年来许多学者强调手术与放疗综合治疗在外阴恶性肿瘤治疗中的重要性。文献报道在一定范围内淋巴转移与病灶大小有关。Ⅰ期患者病灶小,淋巴转移机会少,单行外阴根治性切除,可在不降低治疗效果的前提下减少手术创伤与手术并发症。外阴恶性肿瘤淋巴转移的特点是形成淋巴管转移,单行外阴病灶处理易造成腹股沟淋巴结转移,因此,对Ⅰ期患者腹股沟活检阴性者,仍应行腹股沟根治性治疗。对于可疑腹股沟淋巴转移者,应以手术治疗为主,腹股沟区的预防照射应足量,以达到预防复发的目的。

3.放射治疗

在行外阴及腹股沟术前、术后可以进行辅助放疗,术前放疗用于外阴肿块大、侵及周围器官、切除困难者,局部照射可使肿瘤体积缩小,有利于手术切除,保留器官功能,提高手术疗效。晚期患者一般情况差,不能耐受较大手术,或腹股沟淋巴融合、固定,不能切除,可给予放疗。

4.激光治疗

激光治疗主要是用二氧化碳激光,可保持外阴的外观,短期疗效较好,但也有 1/3 的复发率。

(八)评估和观察要点

1.评估要点

①健康史:患者年龄(该病多为老年妇女)、是否绝经,询问患者有无糖尿病、高血压及冠心病等病史,若为糖尿病或高血压患者,询问血糖或血压控制情况。②身体评估:评估患者一般状况,营养状态;观察患者体温、血象是否正常,切口有无感染,有无外阴瘙痒、外阴赘生物及性传播病史。③心理-社会状况:对术后外阴严重变形、切口不愈合、性功能的维持、化疗后不良反应等问题的态度。患者家属对疾病的态度和关心程度。

2.观察要点

①观察外阴部肿块是单个还是多个,有无压痛,活动度,有无出血和破溃,有无淋巴结肿大。②观察病变部位与周围皮肤的关系;是否有疼痛、瘙痒、恶臭分泌物等。

(九)护理要点

1.术前护理

(1)心理护理:向患者及其家属详细说明术前准备及术后可能出现的问题,如疼痛、腹胀、出血等。各种治疗护理的意义、方法、配合要点及注意事项,让患者及其家属有充分的心理准备备。认真耐心解答患者提出的问题,以减轻患者焦虑不安或害怕的心理。

(2)术前指导:指导患者做深呼吸运动和咳嗽、咳痰及床上翻身、肢体运动的训练。告之备皮的范围、肠道准备的目的。术前 1 天进流质饮食、术日晨禁食。

(3)病灶局部护理:外阴呈菜花样或溃疡,因分泌物增多或溃疡出血时,可用碘伏溶液冲洗外阴或擦洗局部,每日 1~2 次。

2.术后护理

(1)术后当日患者取平卧位,次日患者取双下肢屈膝外展体位,可在腘窝处垫软垫以增加患者舒适度。抬高下肢可使静脉血液和淋巴液回流通畅,同时减低会阴切口张力,利于会阴切口愈合。

(2)根据手术情况,遵医嘱术后腹股沟切口使用沙袋进行加压包扎,加压包扎期间每 2~4 小时撤除沙袋减压 15~20 分钟。置于腹股沟切口的引流管,引流液量减少至每日 1~2mL 时根据切口愈合情况去除。

（3）观察并记录切口有无渗血，皮肤有无红、肿、热、痛等感染征象，以及皮肤的湿度、温度、颜色及愈合情况。

（4）保持引流管和尿管通畅，观察并记录引流液的量、色和性状，每日更换引流袋。

（5）患者卧床期间鼓励活动上半身及足踝部，变换体位时需固定好沙袋。由于患者处于强迫或制动体位，需定时协助其变换体位，预防压疮；遵医嘱使用抗凝药，预防下肢静脉血栓。提供进食、洗漱、如厕等服务，满足患者生活需求。

（6）每次排尿、排便后用清水清洗会阴，保持局部清洁干燥。如疼痛及排尿、排便困难，遵医嘱对症处理。

（7）根据手术情况，患者术后禁食 3～5 天以减少粪便的形成；遵医嘱口服阿片酊，每日 3 次，每次 1mL，之后进半流食。遵医嘱给予缓泻药软化粪便，避免因排便困难，增加腹压而引起切口疼痛和影响手术切口的愈合。

（十）健康教育

（1）复诊时根据检查结果，指导恢复性生活；6 个月内避免重体力劳动；避免长期剧烈咳嗽、便秘、久蹲等增加腹压的行为。

（2）指导患者保持会阴清洁，避免长期使用刺激性强的药物清洗外阴。

（3）术后需要放疗或者化疗者，告知后续治疗时间及注意事项。

二、宫颈癌

（一）概述

宫颈癌是女性生殖系统最常见的恶性肿瘤，也是最容易预防和早期发现的肿瘤。我国每年新增宫颈癌病例约 13.5 万，占全球发病数量的 1/3。原位癌的高发年龄为 30～35 岁，浸润癌为 50～55 岁。据美国国家综合癌症网络（NCCN）2015 年指出，宫颈癌是世界范围内女性最常见的第四大肿瘤。在全球范围内，每年有超过 27 万人死于宫颈癌，其中高达 85% 的死亡病例发生在发展中国家，在这些地区，宫颈癌是女性肿瘤致死的首要原因。近 40 年，由于宫颈细胞学筛查的普遍应用，宫颈癌和癌前病变得以早期发现和治疗，宫颈癌的发病率和死亡率已有明显下降。但是，近年来宫颈癌发病有年轻化的趋势，严重威胁妇女的生命健康。

（二）病因及发病机制

目前认为人乳头瘤病毒（HPV）感染，特别是高危型的持续性感染，是引起子宫颈癌前病变和宫颈癌的基本原因。其他相关因素有：①性行为及婚育史：性行为过早、早孕、早产、性行为不洁、多个性伴侣、多产等。②不注意个人卫生，特别是月经期、分娩期及产褥期卫生不良。③吸烟。④口服避孕药。⑤免疫过度：移植术后。⑥生殖道肿瘤史。⑦社会经济状况低下及不良工作环境。

（三）临床表现

早期宫颈癌常无症状和明显体征，随着病情发展后期可出现。

1.症状

（1）阴道流血：出血量多少根据病灶大小、侵及间质内血管情况不同而变化。早期多为接触性出血,后期则为不规则阴道流血,晚期如侵蚀大血管可引起大出血导致出血性休克。年轻患者也可表现为经期延长,经量增多;老年患者常主诉绝经后不规则阴道流血。

(2)阴道排液:多发生在阴道流血之后,患者可出现白色或血性、稀薄如水样或米泔样、有腥臭味阴道排液。晚期继发感染时可出现大量脓性或米汤样恶臭白带。

(3)疼痛:一般出现在晚期患者,多表现为严重持续性腰骶部或坐骨神经痛。表示宫颈旁已有明显浸润。

(4)晚期症状:根据癌灶累及的不同范围出现不同的继发性症状,如尿频、尿急、便秘、下肢肿痛等。癌肿压迫或累及输尿管时,可引起输尿管梗阻、肾盂积水及尿毒症;晚期可有贫血、恶病质等全身衰竭症状。

2.体征

微小浸润癌可无明显病灶,子宫颈光滑或呈糜烂样改变。随病情发展,可出现不同体征。外生型宫颈癌可见息肉状、菜花状赘生物,常伴感染,质脆易出血;内生型表现为宫颈肥大、质硬、宫颈管膨大;宫颈组织受累时,双合诊、三合诊检查可扪及宫颈旁组织增厚、结节状、质硬或形成冰冻骨盆状。

3.临床分期

采用国际妇产科联盟(FIGO)2009年的分期标准(表3-4-1)。

表3-4-1　子宫颈癌临床分期(FIGO)

Ⅰ期	肿瘤局限于宫颈
ⅠA	肉眼未见癌灶,仅在显微镜下可见浸润癌
ⅠA1	间质浸润深度≤3mm,宽度≤7mm
ⅠA2	间质浸润深度3~5mm,宽度≤7mm
ⅠB	肉眼可见癌灶局限于宫颈或镜下病变超过ⅠA2期
ⅠB1	肉眼可见癌灶,最大直径≤4cm
ⅠB2	肉眼可见癌灶,最大直径>4cm
Ⅱ期	肿瘤超出宫颈,但未达盆壁或阴道下1/3
ⅡA	无宫旁浸润
ⅡA1	肉眼可见病灶,最大直径≤4cm
ⅡA2	肉眼可见病灶,最大直径>4cm
ⅡB	有宫旁浸润
Ⅲ期	肿瘤扩展至盆壁和(或)累及阴道下1/3,导致肾盂积水或肾无功能
ⅢA	肿瘤累及阴道下1/3,未达盆壁
ⅢB	肿瘤已达盆壁或引起肾积水或肾无功能
Ⅳ期	肿瘤超出真骨盆或癌浸润膀胱黏膜或直肠黏膜
ⅣA	肿瘤侵犯邻近的盆腔器官
ⅣB	远处脏器转移

(四)辅助检查

1.HPV分型检查及液基薄层细胞检测(TCT)

HPV主要检查患者是否存在人类乳头状瘤病毒感染,高危型HPV与宫颈癌发病有关,低危型 HPV 与生殖道良性病变有关。TCT 是用于宫颈癌筛查的主要方法,是目前国际领先的一种宫颈细胞学检查技术,同时还能发现部分癌前病变、微生物感染如真菌、滴虫、病毒、衣原体等。

2.阴道镜检查

凡宫颈刮片细胞学检查Ⅲ级或以上者,应在阴道镜检查下,选择有病变部位进行宫颈活组织检查,以提高诊断正确率。

3.宫颈和宫颈管活体组织检查

是确诊宫颈癌前病变和宫颈癌的最可靠且不可缺少的方法。选择宫颈鳞柱状细胞交界部3、6、9 和 12 点处 4 点活体组织送检。

(五)治疗要点

宫颈癌的治疗应根据患者年龄、全身情况、临床分期等,综合考虑制订适合的治疗方案。主要治疗方法为手术、放疗及化疗,也可根据实际情况配合应用。

1.手术治疗

主要用于ⅠA～ⅡA患者,主要优点是年轻患者可保留卵巢及阴道功能。可根据病情不同选择不同的手术方式,如全子宫切除术、广泛子宫切除术及盆腔淋巴结清扫术等,对要求保留生育功能的年轻患者,ⅠA1 期可行宫颈锥形切除术。

2.放射治疗

适用于ⅠB2 期和ⅡA2 期和ⅡB 期以上的患者。对于局部病灶较大者,可先放疗,癌灶缩小后再手术。手术治疗后如有盆腔淋巴结转移、宫旁转移或阴道有残留癌灶者,可术后放疗消灭残存癌灶减少复发。包括腔内照射及体外照射,腔内照射用以控制局部原发病灶,体外照射则用以治疗宫颈旁及盆腔淋巴结转移灶。放疗期间给予铂类化疗进行增敏治疗。

3.化学药物治疗

适用于晚期或复发转移的患者。近年来,术前或放疗前的新辅助化疗逐渐受到重视。新辅助化疗是指对宫颈癌患者先行数个疗程化疗后再行手术治疗或放疗,以期提高疗效。手术前化疗可使肿瘤缩小,便于抓紧时机进行手术,以达到清除病灶,减少复发,保留功能的目的。采用静脉或动脉介入治疗均可。有研究表明,动脉介入化疗能使化疗药物聚集于靶器官,可长时间、高浓度作用于癌组织,且不良反应小。

(六)评估和观察要点

1.评估要点

①健康史:评估患者年龄、婚育史,是否有早婚、早育、多次妊娠等。询问患者初次性生活发生时间、是否有多个性伴侣、性生活情况等。评估患者既往是否有单纯疱疹病毒 2 型(HSV-2)、HPV、人类巨细胞病毒(HCMV)等病毒感染史。②身体评估:评估患者月经、阴道出血、阴道排液及疼痛程度;是否出现晚期恶病质症状,如消瘦、活动无耐力等。③心理-社会状况:评估患者和家属对疾病和治疗方法的认识、接受情况,以及患者家属对此支持的态度。

2.观察要点

观察患者阴道出血和阴道排液的量及性状、疼痛的程度、并发症情况及是否有恶病质。

（七）护理要点

1.心理护理

为患者和家属提供疾病相关知识，给予情感支持，多与患者沟通，了解其心理活动，与患者共同讨论疾病相关问题，解除其疑虑，缓解不安情绪，帮助患者增强治疗疾病的信心。

2.饮食护理

患者阴道出血多时，应服用具有补血、止血功能的食物。晚期患者应进食高蛋白、高热量的食物，以保证充足的营养摄入。遵医嘱予以肠外营养。

3.个人卫生

保持会阴清洁，每日 2 次，会阴擦洗，做好尿管的护理。减少人员探视，保持病室环境整洁、安静。

4.留置引流管护理

保持引流管通畅，记录引流液及尿液的色、性状、量。妥善固定引流管，防止脱出。

5.阴道操作注意事项

外生型宫颈癌患者术前行阴道操作时，动作轻柔，避免使肿瘤破溃发生大出血。出血时，要往阴道填塞纱布止血。

6.术后指导

根据手术范围，术后需留置尿管 7～14 天。尿管留置 2 周及以上的患者在拔除尿管后嘱其多饮水，每小时自行排尿 1 次，6 小时以后遵医嘱行 B 型超声检查测残余尿量，如果尿量≥150mL，则重新留置导尿管。

（八）健康教育

1.术后复查

告知患者术后复查的内容，具体的时间、地点、联系人等。

2.个人卫生指导

告知患者出院后每天用流动温水清洗会阴，勤换会阴垫及内裤，保持外阴清洁。

3.随访指导

向患者讲解治疗后 2 年内应每 3～6 个月复查 1 次；3～5 年每 6 个月复查 1 次；第 6 年开始每年复查 1 次。

4.性生活指导

接受根治性子宫全切除的患者，部分阴道被切除，性生活时应避免过于剧烈。阴道干燥者，可使用润滑剂；性交困难者，建议使用适宜的扩阴器或阴道成形器进行生理性扩张，防止阴道挛缩和阴道粘连。

5.放疗或化疗患者治疗指导

告知患者后续治疗时间及注意事项。

三、子宫肌瘤

（一）概述

子宫肌瘤是女性生殖器中最常见的肿瘤之一，是由子宫平滑肌细胞增生而引起的。发病率随年龄增长而增高,多见于 30～50 岁妇女。子宫肌瘤 90% 以上生长于子宫体部,仅少数(4%～8%)发生于子宫颈,根据肌瘤生长和子宫肌壁的关系可分为:肌壁间肌瘤、浆膜下肌瘤、阔韧带肌瘤、黏膜下肌瘤。子宫肌瘤常多个,也可单个发生。

(二)诊断要点

(1)月经改变,经期延长,月经量增多,有腹部包块,腹痛、腹胀、下坠感,腰酸;出现压迫症状如尿频、尿急、便秘、白带增多等。

(2)典型的肌瘤能触及,一般在下腹中部,质硬,多不平整。在腹壁薄的患者,肿瘤的轮廓可清楚摸到,甚至能看出其外形。妇科双合诊一般可较清楚摸出子宫肌瘤轮廓。肌瘤居子宫前壁或后壁者则前壁或后壁较突出;如果是黏膜下子宫肌瘤,则可能表现为整个子宫均匀增大。

(3)B 超检查是最简单、最准确、最迅速也是临床上最常用的诊断子宫肌瘤的方法。

(三)鉴别诊断

子宫肌瘤常易与下列疾病混淆,应予以鉴别。

1.子宫腺肌病

子宫腺肌病的妇女,半数以上伴有剧烈的继发性痛经,常有原发性或继发性不孕。如伴有子宫以外子宫内膜异位症,有时可在后穹窿触到痛性小结节。此外还可试用孕激素治疗,观察其效果,以资鉴别。但子宫肌瘤合并子宫腺肌病者也不少见,约占肌瘤的 10%。B 超检查更有助于鉴别。其他无症状或 B 超未查出者,则往往经手术切除标本的病理学检查时能明确。

2.宫内妊娠

在妊娠前 3 个月,个别孕妇仍按月有少量出血,如误认为月经正常来潮而子宫又增大,往往错诊为肌瘤。应详细追问以往月经史(包括量的多少),有无生育史,年龄多大(年轻妇女的肌瘤机会更少);还应注意有无妊娠反应。如为妊娠,子宫增大符合月经减少的月份:肌瘤者子宫较硬,此外妊娠者外阴、阴道着紫蓝色,子宫颈柔软,乳房胀感,乳晕增大。妊娠达 4 个月以后,可感胎动或听到胎心音,用手探触可感到子宫收缩。除病史、体征外,还可做妊娠试验或 B 超显像检查来鉴别。

3.卵巢肿瘤

浆膜下子宫肌瘤与实质性卵巢瘤,肌瘤有囊性变者与囊性卵巢瘤而张力很大者或卵巢瘤与子宫发生粘连者,在鉴别上存在一定困难。应详询月经史及腹部包块生长速度(恶性卵巢瘤较快),仔细做妇科检查,因腹壁紧张妇科检查不满意者,可借助于麻醉药品或止痛药检查。检查包括肛诊,注意子宫体能否与肿块分离,并可用子宫探针测量宫腔长度及方向。综合病史、检查加以分析。在鉴别有困难时,还可以肌内注射缩宫素 10U,注射后肿块有收缩者为子宫肌瘤,否则为卵巢肿瘤。大多数情况下,均可通过 B 超显像检查相区别。但有的须在手术中方能确诊。

4.子宫肥大

此症也引起月经过多、子宫增大,易与小的壁间肌瘤或宫腔内黏膜下肌瘤混淆。但子宫肥大常有多产史,子宫增大均匀,无不平结节,子宫增大常在妊娠 2 个月左右,探测宫腔无变形,亦不感觉有肿块存在。B 超检查见不到肌瘤结节。

5.盆腔炎性包块

盆腔炎性包块往往有分娩、早产或流产后急性或亚急性感染史,继以下腹痛、腰痛。妇科检查包块往往是双侧性,较固定,压痛明显,而肌瘤多无压痛。包块虽与子宫关系密切,但仔细检查,往往可查出正常子宫轮廓。检查不清时,可探测子宫腔或做 B 超检查协助鉴别。

(四)治疗要点

治疗原则应根据患者年龄、生育要求、症状及肌瘤的大小等情况全面考虑。

1.无症状子宫肌瘤

<3 个月妊娠大小,可每 3～6 个月复查 1 次。若 40 岁以上出血量多或有不规则出血,应做诊刮排除恶变。

2.药物治疗

药物治疗的依据为子宫肌瘤系性激素依赖性肿瘤,采用拮抗性激素的药物可有效地抑制肌瘤的生长。

(1)雄激素:用以对抗雌激素,使子宫内膜萎缩,直接作用于子宫,使肌层及血管平滑肌收缩,减少出血,并使近绝经期患者提早绝经。常用药物有甲睾酮 5mg,每天 2 次,舌下含服,每个月用药 20 天。经期时,每天肌内注射 25mg,连续 3 天,每月总量不超过 300mg,以免引起男性化。

(2)促性腺激素释放激素激动剂(GnRH-α):可抑制垂体卵巢功能,有效地降低雌激素水平,使肌瘤逐渐缩小、月经量减少或闭经、血红蛋白上升,从而纠正贫血状态。应用国产 GnRH-α(丙安瑞林)每天 150μg,皮下注射,卵泡期开始给药,或布舍瑞林滴鼻,每天 3 次,每次 300μg 或长效 GnRH-α,如醋酸亮丙瑞林 3.75mg,每个月 1 次,戈舍瑞林 3.6mg,每个月 1 次,连续 3～6 个月。不良反应为低雌激素症状,如潮热、出汗、头晕等症状,但很少有因此而停药者。对肝肾功能无影响,如用药不超过 6 个月,对血脂和骨质无影响。停止治疗后,肌瘤可长大。

(3)他莫昔芬:为抗雌激素药物,治疗子宫肌瘤可用 10mg,每天 2 次,连续服 3～6 个月,使用后月经量明显减少,肌瘤也能缩小,但停药后肌瘤又逐渐增大。不良反应与促性腺释放激素(LHRH)类似物相似。

(4)米非司酮:用法为每天 10mg,连续服用 3～6 个月,不良反应有轻微的低雌激素血症的症状,如潮热、关节轻微不适等。个别患者有时有氨基转移酶暂时升高,停药后降至正常。

3.手术治疗

(1)子宫切除术:适用于绝经前妇女,肌瘤大、出血症状严重者。手术疗效肯定,不会复发。

(2)肌瘤切除术:对年轻、需要保留生育能力的妇女可采用。为减少术中出血及缩小手术范围,尤其接近输卵管口的肌瘤,在术前应用 GnRH-α 治疗 1 个疗程,使肌瘤缩小后再行手术。

(3)宫腔镜:对小型黏膜下肌瘤可应用宫腔镜下肌瘤切除术。

(五)评估和观察要点

1.评估要点

①健康史:评估月经史、生育史,是否有不孕、流产史。②月经情况:评估有无经期延长、月

经量增多、白带异常。

2.观察要点

①观察患者贫血表现,询问其有无头晕、乏力、心悸等症状,观察患者脉搏、血压、呼吸、精神状态、皮肤黏膜颜色,了解患者血常规检验结果。②观察患者肌瘤压迫症状,询问患者有无尿频、尿急、便秘等症状。③观察患者如出现白带增多、白带异味、发热,持续性不规则阴道出血、脓血样阴道排液、剧烈腹痛等临床表现,提示出现感染或者肌瘤变性等情况。

(六)护理要点

(1)评估患者体温、脉搏、白细胞计数、分泌物是否异常,有无腹痛情况。

(2)入院评估时,要关注患者月经变化及伴随症状。缓解患者各种不适,评估患者腹痛程度,遵医嘱给予镇痛药物。对于出现压迫症状的患者,如尿潴留者遵医嘱给予导尿,便秘患者遵医嘱给予缓泻药治疗。

(3)遵医嘱给予止血、抗贫血药物治疗,必要时输血治疗,定期复查血常规。

(4)遵医嘱保留会阴垫,准确评估出血量。必要时行会阴冲洗,保持会阴清洁,预防感染。

(5)评估患者贫血程度及跌倒风险,并且采取相应的安全防护措施。向患者及其家属进行宣教,防止患者发生跌倒坠床的意外事件。

(6)指导患者进食高蛋白、高热量、高维生素、富含铁的食物,纠正贫血。

(7)手术患者根据具体手术方式,给予围术期护理。

(8)心理护理:患者因担心肌瘤恶变及手术对身体、生育、性生活的影响会产生各种心理反应,责任护士应与患者建立良好的护患关系,了解患者需要,提供个性化心理护理。

(七)健康教育

1.术后生活指导

指导患者术后避免进食辛辣、刺激性食物;注意个人卫生,肌瘤切除术后者 1 个月内禁性生活及盆浴,子宫肌瘤全切术后者 3 个月内禁性生活及盆浴。

2.贫血患者的指导

①指导按时、按剂量口服铁剂等药物,为减少铁剂的胃肠道反应,可在餐后服药。为避免影响口服铁剂的吸收,药物不宜与牛奶、钙剂、浓茶同服。②告知患者改变体位时预防晕厥、跌倒的方法,如起床时应缓慢坐起,适应后再起身走动,走动时需有支撑物或有人搀扶。

3.非手术治疗患者指导

指导非手术治疗患者定期门诊复查妇科超声及血常规,了解肌瘤变化及贫血纠正的情况。

四、子宫内膜癌

(一)概述

子宫内膜癌是指子宫体内膜发生的癌变,以腺癌为主,又称宫体癌。子宫内膜癌是女性生殖道常见的三大恶性肿瘤之一,多见于老年妇女。在欧盟国家每年有 81500 例妇女患病,内膜癌中位发病年龄是 63 岁,其中 90% 以上的患者都超过 50 岁。近年来,发病率有上升的趋势,发病年龄也趋于年轻化。

（二）病因及发病机制

子宫内膜癌的确切病因尚不清楚。未婚、未育、少育、肥胖、高血压、糖尿病、绝经延迟及其他心血管疾病患者发生子宫内膜癌的比例增加。目前认为，子宫内膜癌与遗传因素有关。子宫内膜癌可能有两种发病机制：一种是雌激素依赖型，可能与持续的雌激素刺激且无孕激素拮抗下发生子宫内膜增生症、甚至癌变有关；另一种是雌激素非依赖型肿瘤，其发病不是因为雌激素对子宫内膜的刺激，而与其他因素有关，可发生于萎缩的子宫内膜，这类子宫内膜癌的病理形态属少见类型，多见于老年体瘦妇女，肿瘤恶性程度高，分化差，雌、孕激素受体多呈阴性，预后不良。

（三）临床表现

1.症状

(1)阴道流血：主要表现为绝经后的阴道流血。绝经后出血是最典型的症状，量一般不多；未绝经的患者常表现为经量增多、经期延长或月经紊乱。

(2)阴道排液：部分患者阴道可出现浆液性或血性分泌物，晚期合并感染时可出现恶臭脓性白带。

(3)疼痛：晚期因癌组织扩散侵犯周围组织压迫神经，可出现下腹及腰骶疼痛，并向下肢及足部放射。

2.体征

早期患者妇科检查可无异常发现。晚期可有子宫明显增大，合并宫腔积脓时可有明显压痛，宫颈管内偶有癌组织脱出，触之易出血。癌灶浸润周围组织时，子宫固定或在宫旁扪及不规则结节状物。

3.临床分期

子宫内膜癌的分期现采用 FIGO 2009 年制订的手术病理分期（表 3-4-2）。

表 3-4-2　子宫内膜癌手术病理分期（FIGO,2009）

Ⅰ期	肿瘤局限于子宫体
ⅠA	肿瘤局限于子宫内膜或肿瘤浸润＜1/2 肌层
ⅠB	肿瘤浸润≥1/2 肌层
Ⅱ期	肿瘤累及宫颈间质,无宫体外蔓延
Ⅲ期	肿瘤局部和(或)区域播散
ⅢA	肿瘤累及子宫浆膜和(或)附件
ⅢB	肿瘤累及阴道和(或)宫旁组织
ⅢC	盆腔和(或)腹主动脉旁淋巴结转移
ⅢC1	盆腔淋巴结转移
ⅢC2	腹主动脉旁淋巴结转移伴(或不伴)盆腔淋巴结转移
Ⅳ期	肿瘤侵及膀胱和(或)直肠黏膜,和(或)远处转移
ⅣA	肿瘤侵及膀胱和(或)直肠黏膜
ⅣB	远处转移,包括腹腔内转移和(或)腹股沟淋巴结转移

（四）辅助检查

1.影像学检查

经阴道 B 型超声检查可了解子宫大小、宫腔形状、宫腔内有无赘生物、子宫内膜厚度、肌层有无浸润及深度等，为临床诊断及处理提供参考。还可行盆腔磁共振，以了解癌灶侵犯的深度，指导手术范围。

2.分段诊刮术

早期诊断最常用、最有价值的方法。分段诊刮的优点是能获得子宫内膜的组织标本进行病理诊断，病理检查结果是确诊子宫内膜癌的依据，同时还能鉴别子宫内膜癌和宫颈管腺癌，也可明确子宫内膜癌是否累及宫颈管，为制订治疗方案提供依据。

3.细胞学涂片

包括阴道脱落细胞学检查（阳性率低）、宫腔细胞学涂片（阳性率增高）。常用于子宫内膜癌的筛查，但不能作为诊断依据。

4.宫腔镜检查

可直接观察宫腔内有无病灶存在、了解病灶的生长情况，也可借此取病灶活组织进行病理检查。

（五）治疗要点

根据患者病情、年龄以及全身情况综合考虑，选择手术、放射或药物治疗。治疗原则以手术为主，按需选择放疗、化疗和激素等综合治疗。

1.手术治疗

手术治疗是子宫内膜癌患者首选的治疗方法，其目的是切除病灶，并进行手术-病理分期。可根据病情选择不同的手术方式，如Ⅰ期子宫内膜癌的基本式式是筋膜外子宫全切除术及双侧附件切除术；Ⅱ期子宫内膜癌可选择广泛性子宫切除及双侧附件切除、盆腔淋巴结切除术和选择性腹主动脉旁淋巴结切除术；Ⅰ、Ⅱ期子宫内膜癌的手术可采用传统的开腹手术方式，也可根据条件采用腹腔镜手术；对Ⅲ、Ⅳ期子宫内膜癌应进行个体化治疗，以综合治疗为主，可行肿瘤细胞减灭术，尽可能切除大块肿瘤，术后再根据病理结果，必要时加用辅助治疗。

2.放射治疗

放射治疗是子宫内膜癌治疗的主要手段之一，适用于已有转移或可疑淋巴结转移及复发的内膜癌患者。其临床应用包括单纯放疗、术前放疗和术后放疗。单纯放疗适用于高龄、有严重内科合并症或期别过晚等原因无法手术者，对这些患者可采用单纯放疗；术前放疗可缩小癌灶，为手术创造条件。但术前放疗可能影响手术病理分期，现已很少用；术后放疗是内膜癌术后最常用的辅助治疗，可降低复发危险，提高生存率。手术后辅助放疗的指征包括深肌层侵犯、盆腔及阴道残留病灶、淋巴结转移等。

3.药物治疗

（1）化学药物：为辅助治疗方法之一，适用于晚期不能手术或子宫内膜癌治疗后复发的患者。常用的化疗药物有顺铂、阿霉素、紫杉醇等，可单独使用、联合应用，也可与孕激素合用。

（2）激素治疗

①孕激素：多用于晚期、复发患者及少数年轻未生育者的保守治疗。

②抗雌激素制剂:他莫昔芬为非甾体类抗雌激素药物,亦有弱雌激素作用。他莫昔芬与雌激素竞争受体,抑制雌激素对内膜增生作用,可提高孕激素受体水平;与孕激素配合使用可增加疗效。

(六)护理评估

1.评估要点

①健康史:评估患者年龄、婚育史、月经史情况;是否合并有其他疾病,如肥胖、高血压、糖尿病等患子宫内膜癌的危险因素。②心理-社会状况:评估患者心理反应,对疾病及治疗的了解程度等。患者家属对患者的关心程度。

2.观察要点

①观察患者阴道出血量、颜色及持续时间;有无腹部胀痛。②观察患者血压、血糖变化。

(七)护理要点

(1)术后遵医嘱给予患者心电监护,监测患者生命体征。回室当即测量体温、呼吸、心率、血氧饱和度、血压;之后 30 分钟、1 小时、2 小时、3 小时再次测量呼吸、心率、血氧饱和度、血压。停心电监护后,小夜班、大夜班、次日白班各测量体温、呼吸、脉搏、血压 1 次。观察切口敷料有无渗血、渗液等。

(2)术后留置尿管 5~7 天,使用碘伏溶液擦洗会阴及尿管,每日 2 次,预防感染。

(3)保持引流管和尿管通畅,记录引流液和尿液的性状及量。

(4)术后鼓励患者主动或被动活动肢体,穿弹力袜,预防下肢深静脉血栓。观察患者下肢有无肿胀、疼痛等症状,遵医嘱使用抗凝药等。

(八)健康教育

(1)个人卫生:指导患者保持会阴清洁,勤更换内衣裤,术后 1 个月内禁止性生活及盆浴。

(2)根据患者术后采取放疗或化疗方法,告知后续治疗时间及注意事项。

(3)向患者讲解随访的重要性:术后 2~3 年每 3 个月随访 1 次,3 年后每 6 个月 1 次,5 年后每年 1 次。

五、卵巢肿瘤

(一)概述

卵巢肿瘤是女性生殖器官常见的肿瘤,在各个年龄均可发病。卵巢上皮性肿瘤好发于 50~60 岁的妇女。良性肿瘤者早期通常无明显症状,多在查体时偶然发现。近几年,卵巢恶性肿瘤的发病率呈上升趋势,且由于早期缺乏特异性症状,病变不易发现,一旦出现症状多属于晚期,所以首诊时晚期患者占 70%。恶性肿瘤疗效不佳,5 年生存率为 30%~40%,其死亡率居妇科恶性肿瘤之首,严重威胁妇女生命和健康。

(二)病因及发病机制

卵巢上皮性肿瘤病因尚不明确,有学者提出持续排卵的假说。目前研究认为 5%~10% 的卵巢上皮癌有家族史或遗传史。

（三）组织学分类

1.上皮性肿瘤

占原发性卵巢肿瘤的 $50\%\sim70\%$，其恶性类型占卵巢恶性肿瘤的 $85\%\sim90\%$。来源于卵巢表面的生发上皮，而生发上皮来自原始的体腔上皮，具有分化为各种苗勒上皮的潜能。若向输卵管上皮分化，形成浆液性肿瘤；向宫颈黏膜分化，形成黏液性肿瘤；向子宫内膜分化，形成子宫内膜样肿瘤。

2.生殖细胞肿瘤

占卵巢肿瘤的 $20\%\sim40\%$。生殖细胞来源于生殖腺以外的内胚叶组织，在其发生、移行及发育过程中，均可发生变异，形成肿瘤。生殖细胞有发生多种组织的功能。未分化者为无性细胞瘤，胚胎多能者为胚胎癌，向胚胎结构分化为畸胎瘤，向胚外结构分化为内胚窦瘤、绒毛膜癌。

3.性索-间质肿瘤

约占卵巢肿瘤的 5%。性索间质来源于原始体腔的间叶组织，可向男女两性分化。性索向上皮分化形成颗粒细胞瘤或支持细胞瘤；向间质分化形成卵泡膜细胞瘤或间质细胞瘤。此类肿瘤常有内分泌功能，故又称功能性卵巢肿瘤。

4.转移性肿瘤

占卵巢肿瘤的 $5\%\sim10\%$，其原发部位多为胃肠道、乳腺及生殖器官。

（四）临床表现

1.卵巢良性肿瘤

早期肿瘤较小，患者多无明显症状，常在妇科检查时偶然被发现，多为囊性，表面光滑，与子宫无粘连。当肿瘤增至中等大小时，常感腹胀，腹部可扪及肿块、边界清楚。若肿瘤长大充满盆腔时，可出现压迫症状，如尿频、便秘、气急、心悸等。

2.卵巢恶性肿瘤

早期多无明显症状。晚期主要症状为腹胀、腹部肿块及腹腔积液。症状的轻重取决于肿瘤的大小、位置、侵犯邻近器官的程度、肿瘤的组织学类型、有无并发症等。肿瘤若向周围组织浸润或压迫神经，可引起腹痛、腰痛或下肢疼痛；若压迫盆腔静脉，可出现下肢水肿；若为功能性肿瘤，产生相应的雌激素或雄激素过度症状。晚期可表现消瘦、严重贫血等恶病质征象。

3.并发症

（1）蒂扭转：是常见的妇科急腹症。好发于瘤蒂长、中等大小、活动度良好、重心偏于一侧的肿瘤（如畸胎瘤）。约 10% 卵巢肿瘤并发蒂扭转。常发生于患者突然改变体位时，或妊娠期、产褥期由于子宫大小、位置改变时。患者典型症状是突然发生一侧下腹剧痛，常伴恶心、呕吐甚至休克，系腹膜牵引绞窄引起。妇科检查可扪及张力较大的肿物，常伴有压痛，以瘤蒂部最明显。有时不全扭转可自然复位，腹痛随之缓解。蒂扭转一经确诊，应尽快手术治疗。

（2）破裂：约 3% 卵巢肿瘤发生破裂，破裂有自发性和外伤性两种。自发性破裂常因肿瘤生长过速、穿破囊壁所致；外伤性破裂常因腹部受重击、分娩、性交、妇科检查及穿刺等引起。其症状轻重由破裂口大小、流入腹腔囊液的性质和量决定。小囊肿或单纯浆液性囊腺瘤破裂时，患者仅感轻度腹痛；大囊肿或成熟畸胎瘤破裂后，常导致剧烈腹痛，伴恶心、呕吐，有时可导致腹腔内出血、腹膜炎及休克。妇科检查可发现腹部压痛、腹肌紧张，可有腹腔积液征，原有肿块摸不到或仅扪及小而张力低的肿块。疑有肿瘤破裂应立即剖腹探查。

（3）感染：较少见，可表现为发热、腹痛、肿块、腹部压痛、反跳痛、腹肌紧张及白细胞计数升高等。治疗应先应用抗生素抗感染，后行手术切除肿瘤。若短期内感染不能控制，宜即刻手术。

（4）恶变：卵巢良性肿瘤可发生恶变，恶变早期无症状，不易被发现。若发现肿瘤生长迅速，尤其呈双侧性，应疑恶变。故确诊为卵巢肿瘤者应尽早手术。

4.卵巢恶性肿瘤临床分期

现多采用 FIGO 2014 年手术病理分期（表 3-4-3），用以估计预后和比较疗效。

表 3-4-3　卵巢癌手术病理分期（FIGO,2014）

Ⅰ期	肿瘤局限于卵巢
Ⅰ A	肿瘤局限于一侧卵巢（未累及包膜），卵巢表面没有肿瘤；腹腔积液或腹腔冲洗液中没有恶性细胞
Ⅰ B	肿瘤局限于双侧卵巢（未累及包膜），卵巢表面没有肿瘤；腹腔积液或腹腔冲洗液中没有恶性细胞
Ⅰ C	肿瘤局限于一侧或双侧卵巢，有如下情况之一：
Ⅰ C1	手术导致肿瘤破裂
Ⅰ C2	术前肿瘤包膜破裂，或者卵巢表面出现肿瘤
Ⅰ C3	腹腔积液或腹腔冲洗液中出现恶性细胞
Ⅱ期	肿瘤累及一侧或双侧卵巢，伴盆腔内扩散（在骨盆缘以下）
Ⅱ A	肿瘤蔓延至和（或）种植于子宫和（或）输卵管
Ⅱ B	肿瘤蔓延至盆腔的其他盆腔内组织
Ⅲ期	肿瘤累及一侧或双侧卵巢，伴有细胞学或组织学证实的盆腔外腹膜播散和（或）转移至腹膜后淋巴结
Ⅲ A	转移至腹膜后淋巴结，伴有或不伴有骨盆外腹膜的微小转移
Ⅲ A1	仅有腹膜后淋巴结转移（细胞学或组织学确认）
Ⅲ A1（ⅰ）	转移灶最大直径≤10mm（注意是肿瘤直径而非淋巴结直径）
Ⅲ A1（ⅱ）	转移灶最大直径＞10mm
Ⅲ A2	骨盆外（骨盆缘之上）累及腹膜，伴有或不伴有腹膜后淋巴结转移
Ⅲ B	骨盆缘外累及腹膜的大块转移，病灶最大直径≤2cm，伴有或不伴有腹膜后淋巴结阳性
Ⅲ C	骨盆缘外累及腹膜的大块转移，病灶最大直径＞2cm，伴有或不伴有腹膜后淋巴结阳性（注1）
Ⅳ期	腹腔之外的远处转移
	Ⅳ A 胸腔积液细胞学阳性
	Ⅳ B 转移至腹腔外器官，包括腹股沟淋巴结和腹腔外淋巴结（注2）

注1：包括肿瘤蔓延至肝脏和脾脏包膜，但不包括脏器实质的受累。

注2：脏器实质转移属于ⅣB期。

5.良性肿瘤与恶性肿瘤的鉴别(表 3-4-4)

表 3-4-4　卵巢良性肿瘤与恶性肿瘤鉴别

鉴别内容	良性肿瘤	恶性肿瘤
病史	病程长,生长缓慢	病程短,迅速增大
包块部位及性质	单侧居多,囊性,光滑,活动	双侧居多,实性或囊实性,不规则,固定,后穹隆实性结节或包块
腹腔积液		常有,可能查到恶性细胞
一般情况	良好	可有消瘦、恶病质
B 型超声	为液性暗区,边界清晰,可有间隔光带	液性暗区内有杂乱光团、光点,肿块界限不清
CA125(>50 岁)	<35U/mL	>35U/mL

(五)辅助检查

1.盆腔彩超检查

可了解肿瘤的部位、大小、形态,提示肿瘤为囊性或实性,鉴别卵巢肿瘤、腹腔积液和结核性包裹性积液。

2.肿瘤标志物

(1)血清 CA125:是对卵巢上皮性肿瘤较为敏感的肿瘤标志物,阳性率达80%～90%,但特异性不高,其他妇科疾病或恶性肿瘤也可以引起升高。所以 CA125 水平升高还必须结合临床综合分析。

(2)血清 AFP:对卵巢卵黄囊瘤有特异性诊断价值。

(3)血清 hCG:对非妊娠性卵巢绒癌有特异性。

(4)血清 HE4:目前推荐与 CA125 联合应用来判断盆腔肿块的良、恶性。

(5)性激素。

3.腹腔镜检查

可直接观察肿块外观和盆腔、腹腔及横膈等部位。

4.细胞学检查

抽取腹腔积液或腹腔冲洗液和胸腔积液,行细胞学检查。

(六)治疗要点

1.良性

密切随访或手术治疗。

2.恶性

以手术为主,辅以化疗、放疗。医生应根据患者年龄、生育要求、肿瘤分期及全身状况综合分析。

3.手术目的

(1)明确诊断。

(2)切除肿瘤。

(3)对恶性肿瘤进行手术病理分期。术中不能明确诊断者,应将切下的卵巢肿瘤送快速冷冻组织病理学检查,进行确诊。手术可通过腹腔镜和(或)剖腹方式,卵巢良性肿瘤常采用腹腔镜手术,恶性肿瘤多使用剖腹手术。术后根据卵巢肿瘤的性质、组织学类型、手术病理分期等因素来决定是否进行辅助治疗。

(七)评估和观察要点

1.评估要点

①健康史:评估婚育史、月经情况、家族史。②身体评估:评估患者疼痛情况;是否有腹围增加、腹部膨隆、腹部包块、腹水;是否有尿频、排尿困难、便秘、下肢水肿等压迫症状;是否有异常阴道出血、绝经后出血、青春期前幼女性早熟、育龄妇女继发闭经、男性化等内分泌相关症状;是否有恶病质表现。③心理-社会状况:评估患者疾病诊断和治疗所产生的心理压力;评估患者是否因化疗不良反应而产生不良的心理反应。

2.观察要点

①观察患者疼痛情况,观察排尿和排便次数、有无排尿困难和便秘等压迫症状。②观察患者是否腹围增加、腹部膨隆,是否出现呼吸困难及下肢水肿的程度。③术后监测和观察患者的生命体征、疼痛、切口情况、各种引流管情况,是否有发生下肢深静脉血栓的症状;观察放疗、化疗患者的不良反应。

(八)护理要点

1.心理护理

为患者提供表达情感的机会和环境。评估患者的焦虑程度及应对压力的技巧,耐心向患者讲解病情,解答患者的问题,给予信息支持,缓解焦虑情绪;鼓励家属多与患者沟通,关注患者心理变化。

2.术后护理

(1)一般护理:遵医嘱给予患者心电监护,监测生命体征变化。术后患者回室当即测量体温、呼吸、心率、血氧饱和度、血压;之后30分钟、1小时、2小时、3小时再次测量呼吸、心率、血氧饱和度、血压。停心电监护后,小夜班、大夜班、次日白班各测量体温、呼吸、脉搏、血压1次。

(2)疼痛护理:做好患者的疼痛评估,遵医嘱使用镇痛药物,评价镇痛效果。教会患者咳嗽时双手放于腹部切口两侧,向中间切口方向挤压以减轻咳嗽引起的切口疼痛。

(3)管路护理:术后留置胃管者,遵医嘱给予冲洗胃管。保持胃管、引流管及导尿管通畅,妥善固定,准确记录胃液、引流液和尿量。护士告诉患者活动时注意不要牵拉导管,防止管路滑脱。

(4)营养支持:手术范围累及消化道,术后留置胃管的患者,遵医嘱禁食、禁水,给予静脉营养支持治疗。未留置胃管患者可根据胃肠道恢复情况,由流食逐渐过渡至普通饮食。

(5)活动与休息:手术当日卧床休息,麻醉恢复后可采取半卧位,缓解疼痛,利于引流,鼓励患者床上翻身与活动。术后第1天鼓励患者尽早下地活动,促进排气,避免肠粘连和血栓的发生。术后患者第1次下床时注意预防跌倒,之后逐渐增加活动量。

(6)预防感染:患者保留导尿管期间,给予会阴擦洗每日2次;保持切口敷料清洁干燥,如有渗血、渗液及时通知医师处理;体温≥38.5℃通知医师,遵医嘱应用抗生素;保持床单位清洁;避免交叉感染的发生。

(7)预防血栓:鼓励患者活动;指导其穿弹力袜;做好下肢血栓的评估,如出现下肢疼痛、压痛、肿胀等症状及时通知医师,遵医嘱使用抗凝药物。

3.并发症护理

①肠梗阻:主要症状恶心、呕吐、腹胀、腹痛、停止排气排便。遵医嘱禁食、禁水,给予胃肠减压,保持胃管引流通畅,记录胃管引流液的量、颜色和性状。②腹水:观察患者血压、脉搏、呼吸的变化,出现压迫症状,如心悸、气促、不能平卧者,可取半坐卧位。呼吸困难者,遵医嘱给予鼻导管给氧。一次放腹水 3000mL 左右,不宜过多,以免腹压骤降,发生虚脱。放腹水后记录患者腹水性质和量,监测血压 1 次。

(九)健康教育

(1)为患者讲解术后复查的意义及重要性,告知复查、放疗、化疗的时间、地点、联系人等。

(2)指导患者少食多餐、进食易消化吸收的食物,避免油腻、辛辣刺激的饮食。逐步、适量地增加活动,增强免疫力。

第四章　儿科常见疾病的护理

第一节　新生儿疾病

一、新生儿窒息

新生儿窒息是指由于产前、产时或产后的各种病因,使胎儿缺氧而发生宫内窘迫或在娩出过程中引起的呼吸、循环及中枢神经等系统的抑制,导致出生后1分钟内无自主呼吸或未能建立规律呼吸,以低氧血症、高碳酸血症和酸中毒为主要病理生理改变的疾病。它是新生儿最常见的疾病,也是引起伤残和死亡的主要原因之一,需争分夺秒抢救、护理。

(一)病因

造成胎儿或新生儿血氧浓度降低的任何因素都可引起窒息。病因包括妊娠期、分娩期和胎儿本身的因素,尤以产程开始后为多见。

1.孕母因素

(1)母亲全身疾病:产妇糖尿病,心、肺、肾感染疾病等。

(2)产科疾病:妊高症、前置胎盘等。

(3)孕母吸毒、吸烟等。

(4)母亲年龄≥35岁或<16岁,多胎妊娠等。

2.分娩因素

(1)脐带受压、打结、绕颈。

(2)手术助产如高位产钳、臀牵引术等。

(3)产程中药物使用不当(如麻醉、镇痛剂、催产药)等。

3.胎儿因素

(1)早产儿、小于胎龄儿、巨大儿等。

(2)呼吸道畸形、先天性心脏病等。

(3)羊水或胎粪吸入致使呼吸道阻塞。

(4)宫内感染所致神经系统受损等。

(二)临床表现

Apgar评分是一种简易的、临床上评价新生儿状况和复苏是否有效的可靠指标。通过对出生后1分钟内婴儿的呼吸、心率、皮肤颜色、肌张力及对刺激的反应等五项指标评分,以区别新生儿窒息程度,五项指标每项 2 分,共 10 分,评分越高,表明窒息程度越轻。8～10 分无窒息,4～7 分为轻度窒息,0～3 分为重度窒息。5 分钟评分仍低于 6 分者,神经系统受损可能性较大。应当指出,近年来,国内外学者认为,单独的 Apgar 评分不应作为评估低氧或产时窒息以及神经系统预后的唯一指标,尤其是早产儿或有其他严重疾病时(表 4-1-1)。

表 4-1-1　新生儿窒息 Apgar 评分标准

体征	0 分	1 分	2 分
心率(次/分)	0	<100	>100
呼吸	无	微弱,不规则	良好,哭
肌张力	松软	有些弯曲	活动灵活
对刺激反应	无反应	反应及哭声弱	哭声响,反应灵活
肤色	青紫或苍白	四肢青紫	全身红润

1.心血管系统

轻症时有心脏传导系统及心肌损害;严重者出现心源性休克、心力衰竭等。

2.呼吸系统

易发生羊水或胎粪吸入综合征,肺出血和持续肺动脉高压。低体重儿常见肺透明膜病及呼吸暂停等。

3.泌尿系统

急性肾衰竭时有少尿、蛋白尿、血尿素氮增高;肾静脉栓塞时可见血尿。

4.中枢神经系统

缺氧缺血性脑病和颅内出血。

5.代谢方面

酸中毒、低血糖或高血糖、低钠血症、低钙血症。

6.消化系统

应激性溃疡、坏死性小肠结肠炎、高胆红素血症等。

(三)辅助检查

实验室检查:动脉血气分析,根据病情需要可选择性监测血糖、电解质、血尿素氮及肌酐。血气分析可显示呼吸性酸中毒或代谢性酸中毒。当血气 pH<7.2 时提示胎儿有严重缺氧,需要立即实施抢救措施。

(四)诊断要点

(1)有导致窒息的高危因素。

(2)出生时有严重的呼吸抑制,出生后 1 分钟仍不能建立有效自主呼吸且 Apgar 评分≤7 分;包括持续至出生后 5 分钟仍未建立有效自主呼吸且 Apgar 评分≤7 分或出生时 Apgar 评分不低,但出生后 5 分钟降至≤7 分者。

(3)脐动脉血 pH<7.15。

(4)除外其他引起 Apgar 评分降低的原因,如呼吸、循环、中枢神经系统先天性畸形,神经肌肉病,胎儿水肿、失血性休克,产妇产程中使用大剂量麻醉镇痛剂等引起胎儿被动药物中毒。

以上第(2)~(4)条为必备指标,第(1)条为参考指标。

(五)分度标准

1.轻度窒息

无缺氧缺血性脏器损伤。

2.重度窒息

有缺氧缺血性脏器损伤。

(六)治疗要点

ABCDE 复苏原则下,分 4 步:①快速评估和初步复苏;②正压通气和血氧饱和度检测;③气管插管正压通气和胸外按压;④药物和(或)扩容。

(七)常见护理诊断/问题

1.自主呼吸障碍

与羊水、气道分泌物吸入有关。

2.体温过低

与缺氧致棕色脂肪产热减少及保暖不足有关。

3.有感染的危险

与免疫功能低下有关。

4.潜在并发症

缺氧缺血性脑病、颅内出血等。

5.焦虑、恐惧(家长)

与患儿病情危重及预后不良有关。

(八)护理要点

1.维持自主呼吸

(1)复苏程序:积极配合医生按 A→B→C→D→E 步骤进行复苏。

A(通畅气道):①新生儿娩出后立即置于远红外保暖床上,设置腹壁温度为 36.5℃。②用温热干毛巾擦干头部及全身,减少散热,拿走湿毛巾。③将患儿仰卧,肩部垫高 2~3cm,使颈部轻微后仰 15°呈鼻吸气位。④立即清除口、咽、鼻及气道分泌物,吸引时间每次不超过 10 秒,压力≤100mmHg(0.013MPa),先吸口腔后吸鼻腔。⑤如果有羊水污染,需要评估患儿有无活力,有活力的指征是呼吸好,肌张力好,心率大于 100 次/分,三者有一项不达标视为无活力,没有活力的新生儿可以视现场复苏的条件进行气管插管吸引胎粪。

B(建立呼吸):①拍打足底和触摸背部诱发患儿自主呼吸。②若无自主呼吸或有喘息样呼吸和(或)心率<100 次/分,立即用复苏气囊加压给氧,压力 20~25cmH_2O,频率为 40~60 次/分。③30 秒后若无规律呼吸或心率<100 次/分,矫正通气步骤:检查面罩和面部之间是否密闭,再次通畅气道(可调整头位为鼻吸气位,清除分泌物,使新生儿的口张开)及增加气道压力。矫正通气后如心率<100 次/分,可进行气管插管或使用喉罩气道。

C(恢复循环):矫正正压通气如果 30 秒后,心率<60 次/分,应行气管插管正压通气,同时进行胸外心脏按压。按压方法为:用双拇指或中、示指按压患儿胸骨下 1/3 处,避开剑突,按压深度为胸廓前后径的 1/3,按压与通气比为 3∶1,即 90 次/分按压和 30 次/分呼吸,每分钟 120

个动作,按压有效时可摸到颈动脉和股动脉的搏动。

D(药物治疗):①建立有效的静脉通道。②保证药物的应用:经正压通气联合胸外心脏按压 $45\sim60$ 秒后,心率持续<60 次/分,遵医嘱立即静脉注入 1∶10 000 肾上腺素 $0.1\sim0.3$mL/kg,或气管内用 $0.5\sim1$mL/kg;并根据病情遵医嘱扩容、纠正酸中毒等。

E(评价):复苏过程中要及时评估患儿的情况,以确定下一步采取的抢救措施。评估-决策-措施的程序在整个复苏中不断重复。

(2)复苏后监护:密切监测患儿神志、体温、呼吸、心率、血压、尿量、肤色、血氧饱和度和窒息引起的各系统症状,并做好相关记录。

2.保暖

在整个抢救过程中必须注意保暖,可将患儿置于远红外保暖床上,病情稳定后置于暖箱中或用热水袋保暖,维持患儿肛温在 36.5~37.5℃。

3.预防感染

严格执行无菌操作技术,勤洗手及加强环境管理。

4.密切观察病情

观察患儿有无意识、肌张力的改变,有无前囟隆起、脑性尖叫等颅内压增高等表现,以及早发现新生儿缺氧缺血性脑病或颅内出血。

5.心理护理和健康指导

尽可能地给予家长情感支持,选择适宜的时间向家长耐心讲解本病预后及可能出现的后遗症以及相关护理知识,使其树立战胜疾病的信心。指导家长坚持定期随访。

二、新生儿缺氧缺血性脑病

新生儿缺氧缺血性脑病(HIE)是由围生期窒息引起部分或完全缺氧、脑血流减少或暂停而导致胎儿和新生儿的脑损伤,是新生儿窒息后的严重并发症,是引起新生儿死亡和脑伤残的主要原因之一。

(一)病因

凡能引起新生儿窒息的因素均可导致本病,围生期窒息是最主要的病因。另外,出生后肺部疾病、心脏疾病、严重失血或贫血等也可引起。

(二)发病机制

1.脑血流改变

当不完全性或慢性缺氧时,大脑半球血流减少,矢状旁区及其下面的白质容易受损;当急性完全性缺氧时,脑损伤发生在代谢最旺盛的部位,大脑皮质可不受影响。

2.脑血管自主调节功能障碍

缺氧可导致脑血流自主调节功能受损,脑血流受血压的波动而波动,当血压升高过大时,可造成脑室周围毛细血管破裂出血;当血压下降时,则使脑血流量减少,引起缺血性损伤。

3.脑组织代谢改变

严重的缺氧、缺血导致脑细胞能量代谢障碍,细胞膜离子泵的功能受损,细胞内水钠、钙增多而肿胀,引起脑水肿,脑细胞凋亡和坏死。

(三)护理评估

1.健康史

评估患儿有无围生期窒息史;评估患儿意识障碍、惊厥、肌张力改变等表现。

2.身体状况

主要表现为意识和肌张力的变化,严重者可伴有脑干功能障碍。临床根据病情可分为轻、中、重三度(表4-1-2)。

表4-1-2　新生儿缺氧缺血性脑病的临床分度

	轻度	中度	重度
症状最明显时间	生后24小时内	生后72小时内	生后72小时内
意识	兴奋	嗜睡	昏迷
肌张力	正常	减低	松软
拥抱反射	活跃	减弱	消失
吸吮反射	正常	减弱	消失
惊厥	无	常有	多见,频繁发作
前囟张力	正常	正常或稍饱满	饱满、紧张
中枢性呼吸衰竭	无	有	严重
瞳孔改变	正常或扩大	缩小、对光反射迟钝	不等大或扩大、对光反射差
病程	<3天	<14天	数周
预后	良好	可能有后遗症	病死率高,多有后遗症

3.心理-社会支持状况

本病病死率高,存活者可留有严重后遗症,家长会产生焦虑和恐惧心理,故应重点评估家长对本病的认知程度及心理承受能力。

4.辅助检查

头颅B超对脑室及其周围出血具有较高的敏感性,故可较好地评价早产儿脑损伤;头颅CT、MRI检查可帮助确定病变的部位、范围及有无颅内出血等情况,最适检查时间为生后2～5天。

5.治疗要点

(1)支持疗法:给氧、纠正酸中毒及低血糖、维持血压稳定。

(2)控制惊厥:首选苯巴比妥钠,顽固性抽搐者可加用地西泮或水合氯醛。

(3)治疗脑水肿:颅内压增高时首选呋塞米静脉注射,严重者可用20%甘露醇。

(4)亚低温治疗:应于发病6小时内开始治疗。

(四)常见护理诊断/问题

1.低效性呼吸形态

与缺氧、缺血致呼吸中枢损害有关。

2.潜在并发症

颅内压增高、呼吸衰竭。

3.有失用综合征的危险

与缺氧缺血导致的后遗症有关。

4.焦虑、恐惧(家长)

与患儿病情危重及预后差有关。

(五)护理要点

1.维持正常呼吸形态

及时清除呼吸道分泌物,根据患儿缺氧情况,可给予鼻导管或头罩给氧,严重者配合医生气管插管及机械辅助通气,以维持 $PaO_2 > 60 \sim 80mmHg(8 \sim 10.7kPa)$。

2.防治并发症

(1)密切观察病情:严密监护患儿的呼吸、心率、血压、血氧饱和度等,注意观察患儿的意识、瞳孔、前囟张力、肌张力、抽搐等表现。

(2)遵医嘱用药:①控制惊厥:镇静药首选苯巴比妥钠。②降低颅内压:颅内压增高时,首选利尿药呋塞米,严重者可用 20％甘露醇。

(3)亚低温治疗的护理:①降温:采用循环水冷却法进行选择性头部降温,使脑温下降至 $34 \sim 35℃$,时间应控制在 30～90 分钟。②维持:在头颅温度维持在 $34 \sim 35℃$ 的同时,注意保暖,维持体温在 35.5℃ 左右。③复温:治疗结束后给予复温,复温宜缓慢(时间＞5 小时)。④监测:监测患儿持续动态心电、肛温、SpO_2、呼吸、血压,观察面色、反应、末梢循环情况,记录 24 小时出入液量。

3.早期康复干预

早期制订符合儿童心理的个体化康复计划,按照儿童发育规律进行动作和语言功能的训练,持之以恒,促进脑功能的恢复。指导家长参与协助治疗,并嘱其定期随访。

三、新生儿黄疸

新生儿黄疸是指新生儿时期由于胆红素代谢异常,引起血中胆红素水平升高而出现的皮肤、黏膜及巩膜黄染为特征的病症,本病有生理性和病理性之分。

(一)病因

1.胆红素生成过多

由于过多的红细胞破坏和肠肝循环增加,使血清未结合胆红素升高,如红细胞增多症、血管外溶血、感染、红细胞酶缺陷、红细胞形态异常、血红蛋白病等。

2.肝脏胆红素代谢障碍

因肝细胞摄取和结合胆红素等功能低下,使血清未结合胆红素升高,如缺氧和感染、药物影响等。

3.胆汁排泄障碍

肝细胞排泄结合胆红素障碍或胆管受阻,可致高结合胆红素血症,但如同时伴有肝细胞功能受损,也可有未结合胆红素的增高,如新生儿肝炎、先天性代谢性缺陷病、胆管阻塞等。

(二)临床表现

新生儿黄疸分为生理性黄疸和病理性黄疸。

1.生理性黄疸

由于新生儿的胆红素代谢特点,即出生后胆红素的生成过多而代谢和排泄能力低下,致使血液中的胆红素水平升高,50%～60%的足月儿和80%的早产儿出现暂时性的、轻度的黄疸过程,称为生理性黄疸。其特点为:足月儿生理性黄疸多于出生后2～3日出现,4～5日达高峰,黄疸程度轻重不一,轻者仅限于面颈部,重者可延及躯干、四肢,粪便色黄,尿色不黄,一般无不适症状,也可有轻度嗜睡或纳差,黄疸持续7～10日消退;早产儿多于生后3～5日出现黄疸,5～7日达高峰。早产儿由于血浆白蛋白偏低,肝脏代谢功能更不成熟,黄疸程度较重,消退也较慢,可延长到2～4周。

2.病理性黄疸

新生儿黄疸出现下列情况之一时需考虑为病理性黄疸:①黄疸出现早:生后24小时内出现;②程度重:足月儿血清胆红素浓度>220.6μmol/L(12.9mg/dL),早产儿>256.5μmol/L(15mg/dL);③血清结合胆红素>34μmol/L(2mg/dL);④进展快:血清胆红素每天上升>85μmol/L(5mg/dL);⑤黄疸持续时间较长,超过2～4周,或进行性加重或退而复现。

(三)辅助检查

胆红素检测:可采取静脉血或微量血方法测定血清胆红素浓度,胆红素检测是新生儿黄疸诊断的重要指标。

(四)诊断要点

生理性黄疸诊断标准:足月儿不超过220.6μmol/L(12.9mg/dL),早产儿不超过256.5μmol/L(15mg/dL),平均峰值分别为102.6μmol/L(6mg/dL)和171μmol/L(10mg/dL)。

患儿出现病理性黄疸临床表现情况之一,均可诊断为病理性黄疸。

(五)治疗要点

新生儿黄疸的治疗目的是防止胆红素继续升高,降低胆红素脑病发生的危险性。治疗方法主要有光疗、换血及药物治疗。①光照疗法为首选干预方法,需严格掌握换血疗法指征,药物疗法起效慢,起辅助作用。常用药物有白蛋白、苯巴比妥和维生素B_2(核黄素)。②白蛋白可促进游离胆红素转化为结合胆红素,减少胆红素脑病的发生;③苯巴比妥为酶诱导剂,可以促使肝葡萄糖醛酸转移酶活性增高。④蓝光可分解体内核黄素,光疗超过24小时可引起核黄素减少,因此,光疗时应补充核黄素。

(六)护理要点

1.护理评估

(1)评估患儿意识及精神状况,为患儿进行生命体征、体重的测量,了解患儿家属对疾病的认知情况。

(2)询问患儿的既往史:了解其母孕期健康状况,家族史、过敏史、分娩方式、患儿出生后有无窒息史、胎龄及出生体重等。

(3)评估患儿的营养状况、大小便情况及睡眠情况、皮肤完整性等。

(4)评估患儿的病情

①评估患儿黄疸程度。

②监测患儿生命体征,观察患儿肌张力和肝脏大小、质地变化等。

③注意观察患儿精神反应,有无嗜睡、发热、腹胀、呕吐、惊厥等,哭声有无异常及拥抱、吞咽、吸吮等反射有无异常等。

(5)了解患儿的相关检查及结果,主要用于诊断的实验室检查:胆红素、血红蛋白、红细胞计数、网织红细胞计数等。

(6)心理-社会状况:了解患儿家属对患儿疾病拟采取的治疗方法、对治疗及可能导致并发症的认知程度、家庭经济承受能力,以提供相应的心理支持。

2.护理措施

(1)一般护理

①休息:保持病房安静,减少噪声,一切必要的治疗、护理操作集中进行,动作要轻、稳、准,尽量减少对患儿移动和刺激,静脉穿刺最好采用留置针,减少反复穿刺。

②保暖:低体温和低血糖时胆红素与白蛋白的结合会受到阻碍。应注意保暖,使体温维持在 $36\sim37℃$。

③合理喂养:提早喂养有利于肠道菌群的建立,促进胎便排出,减少胆红素的肝肠循环,减轻黄疸的程度。

④预防感染:及时纠正缺氧、酸中毒,预防和控制感染,避免使用引起新生儿溶血或抑制肝酶活性药物,如维生素 K、磺胺等。

(2)密切观察病情

①观察黄疸出现的时间、颜色、范围及程度,以协助医师判断病因,并评估血清胆红素浓度,判断其发展情况。

②监测生命体征:体温、吸吮能力、有无呕吐、肌张力和肝脏大小、质地变化等。

③观察大小便次数、量、性质及颜色的变化,有无大便颜色变浅,如有胎便排出延迟,应给予患儿通便或灌肠,促进大便及胆红素的排出。

(3)用药护理

①合理安排补液计划,及时纠正酸中毒。根据不同补液内容调节相应的速度,切忌过快输入高渗性药物,以免血脑屏障暂时开放,使已与白蛋白结合的胆红素进入脑组织。

②白蛋白心衰者禁用,贫血者慎用;使用过程中注意观察患儿有无寒战、发热、恶心、弥散性荨麻疹等不良反应。

③苯巴比妥不适用于急重症患儿,对确诊及高度怀疑溶血者应尽早使用免疫球蛋白。用药后注意患儿有无腹泻、恶心、呕吐、呼吸困难、皮疹等不良反应。

(4)心理护理

做好心理护理,多对患儿进行抚摸,给予一定的安慰,缓解家属焦虑及紧张情绪,使其配合治疗,促进患儿康复。

3.健康教育

(1)按需调整喂养方式,少量多餐,耐心喂养,保证热量摄入。提倡母乳喂养,向家属讲解母乳喂养的好处及正确的喂养方法,光疗的患儿失水较多,注意补充足够的水分。

(2)若为母乳性黄疸,嘱家属可继续母乳喂养,如吃母乳后仍出现黄疸,可改为隔日母乳喂养逐步过渡到正常母乳喂养,若黄疸严重,患儿一般情况差,可考虑暂停母乳喂养,病情恢复后再继续母乳喂养。

（3）对患儿的疾病情况进行相应的讲解,使家属了解病情,取得家属的配合。指导家属对掌握黄疸的观察,以便早期发现问题,及早就诊。

（4）发生胆红素脑病者,注意后遗症的出现,给予康复和护理。向家属宣传育儿保健常识,介绍喂养的知识(讲解母乳喂养的好处和添加辅食的重要性)、保暖、预防感染的重要性及相应的措施、预防接种等方面的知识。

4.光疗的护理

（1）光疗前的准备

①光疗箱:清洁光疗箱,湿化器内加水,接通电源,检查线路及光管亮度,并预热暖箱到适宜温度。

②患儿的准备:将患儿裸露全身皮肤(带上眼罩及遮挡生殖器),护住手脚,清洁皮肤后放入箱内,记录照射时间。

③护士准备:了解患儿诊断、日龄、体重、黄疸发生的原因、范围、程度及血清胆红素的结果。

（2）光疗过程的护理:应使患儿受照均匀,单面光疗时,每隔2小时更换一次体位。双面或多面光疗时,应勤巡视,防止患儿受伤。定时监测体温及箱温的变化,冬天注意保暖,夏天注意防热。保证水分及热量的供给,准确记录出入量。

（3）光疗后的护理:出暖箱时为患儿穿好衣服,观察黄疸消退情况及皮肤完整性,继续观察皮肤黄疸反跳现象,做好暖箱终末消毒工作。

（4）光疗不良反应:光疗过程中,注意有无光疗不良反应的发生,光疗的不良反应及处理(见表4-1-3)。

表 4-1-3　光疗的不良反应及处理

名称	原因	处理
发热	外源性加热	降箱温,体温超过 38.5℃停止光疗
腹泻、呕吐	胆红素刺激肠壁	不需特别处理
皮疹	原因不明	不需特别处理
青铜症	结合当红素超过 $68\mu mol/L$ 且有肝功能损害	停止光疗,缓慢恢复
维生素 B_2(核黄素)减少	蓝光可分解体内维生素 B_2(核黄素)	用药补充

注意事项:光照强度定期检测,护士在蓝光下护理患儿时需戴墨镜,经培训后才能使用光疗箱,使用中严格按照操作常规以保证安全。

四、新生儿肺炎

新生儿肺炎是新生儿时期一种常见病,死亡率较高,可分为吸入性肺炎和感染性肺炎两大类。

（一）吸入性肺炎

1.病因

胎儿在宫内或娩出时吸入羊水导致肺部发生炎症，称为羊水吸入性肺炎，吸入被胎粪污染的羊水，称为胎粪吸入综合征，主要因缺氧肛门括约肌松弛使胎粪排出，低氧血症又刺激胎儿呼吸中枢诱发胎儿喘息样呼吸而使胎儿吸入羊水、胎粪所致；生后因小儿吞咽功能不全、吮乳后呕吐、先天性食管闭锁或气管-食管瘘、唇裂、腭裂等引起乳汁吸入而致肺炎，称为乳汁吸入性肺炎，其中以胎粪吸入性肺炎最为严重。

2.临床表现

羊水、胎粪吸入者多有宫内窘迫史和（或）出生时窒息史，在复苏或出生后出现呼吸急促、呼吸困难、青紫、鼻翼扇动、三凹征、呻吟，两肺可闻及中、细湿啰音。胎粪吸入者病情往往较重，可引起呼吸衰竭、肺不张、肺气肿、肺动脉高压及缺氧缺血性脑病的中枢神经系统表现。乳汁吸入者常有喂乳呛咳，乳汁从口、鼻流出，伴气急、面色青紫等，严重者可导致窒息。

胸部 X 线检查可见两侧肺纹理增粗伴肺气肿。胎粪吸入者往往有明显阻塞性肺气肿和两肺不规则斑片或粗大结节阴影。

3.治疗原则

尽快清除小儿吸入物，保持呼吸道通畅；给氧、保暖、适当限制液量、纠正酸中毒；及时处理并发症。

（二）感染性肺炎

1.病因

细菌、病毒、衣原体等都可引起新生儿感染性肺炎。

（1）产前感染：母亲在孕期受病毒、细菌等感染，病原体可通过胎盘致胎儿肺部引起感染或胎儿在宫内吸入被污染的羊水、羊膜早破时孕母阴道细菌上行导致感染。

（2）产时感染：因分娩过程中吸入产道污染分泌物或断脐不洁发生血行感染。

（3）产后感染：有上呼吸道下行感染肺部或病原体通过血液循环直接感染肺部。

产前感染和产时感染以大肠杆菌等为主。产后感染以金黄色葡萄球菌为常见。

2.临床表现

产前感染的新生儿出生时常有窒息史，多在 12～24 小时内出现症状，产时感染性肺炎多在生后 3～5 天发病，产后感染性肺炎多在生后 5～7 天发病。患儿临床症状往往不典型，主要表现为反应差、拒乳、吐奶、口吐白沫、呼吸浅促、鼻翼扇动、青紫、体温异常。病情严重者可出现点头呼吸、呼吸暂停、吸气性三凹症，甚至呼吸衰竭和心力衰竭。肺部体征不明显，有的仅表现为双肺呼吸音粗。金黄色葡萄球菌肺炎病情常较严重，易并发脓胸、气胸、脓气胸等。

3.实验室检查

（1）血液检查：细菌感染者白细胞总数增高，病毒感染者或体弱儿白细胞总数常降低。

（2）X 线检查：X 线检查是确诊的重要依据，胸片可显示肺纹理增粗，有点状、片状阴影，可有肺不张、肺气肿等。

（3）病原学检查：取呼吸道分泌物、血液做细菌培养、病毒分离；用免疫学的方法监测细菌抗原、血清检测病毒抗体及衣原体特异性的免疫球蛋白 M（IgM）等有助于诊断。

4.治疗原则

（1）控制感染：及早合理应用抗生素，如金黄色葡萄球菌肺炎可选用耐酶青霉素、第一代头孢菌素等；大肠杆菌肺炎可选用第三代头孢菌素。

（2）保持呼吸道通畅：及时清除呼吸道分泌物。

（3）其他：注意保暖、合理喂养和氧疗。

5.护理评估

（1）健康史：了解母亲妊娠史、婴儿出生时是否有羊水、胎粪吸入，生后有无乳汁吸入及窒息等。

（2）身体状况：了解有无口、鼻腔内流出羊水、乳汁等情况，有无体温改变、呼吸不规律、口吐白沫、呛奶以及窒息、发绀等。

（3）心理-社会状况：评估家庭经济状况、家长的文化程度及家长对新生儿肺炎的认知程度及预后情况，安抚家长因本病而导致的焦虑心理。

6.护理诊断

（1）清理呼吸道无效：与患儿呼吸急促、咳嗽反射功能不良有关。

（2）气体交换受损：与肺部炎症有关。

（3）有体温改变的危险：与感染、环境温度变化有关。

（4）营养失调：低于机体需要量：与摄入困难、消耗增加有关。

（5）潜在并发症：心力衰竭、脓胸、脓气胸等。

7.护理措施

（1）保持呼吸道通畅

①定时翻身：能预防肺内分泌物堆积和改善受压部位肺扩张。

②拍背排痰：由下而上，由外周向肺门拍击，使小气道分泌物松动易于进入较大气道，有利于吸痰和促进肺循环。

③雾化吸入：分泌物黏稠者应采用雾化吸入以湿化气道，及时、有效地清除呼吸道分泌物。

（2）合理用氧：改善呼吸功能保持室内安静，空气新鲜，温度、湿度适宜。选择与病情相适应的吸氧方式，如鼻前庭吸氧、面罩吸氧、头罩吸氧等，使 PaO_2 维持在 $7.9\sim10.6kPa(60\sim80mmHg)$，并发呼吸衰竭者给予正压通气。

（3）维持正常体温：体温过高时给予降温，体温过低时给予保暖。遵医嘱应用抗生素、抗病毒药物，并密切观察药物的作用。

（4）耐心喂养，保证营养供给：患儿易呛奶，能喂奶时应将头部抬高或抱起，并少量多餐，耐心间隙喂奶，不宜过饱，以免影响呼吸和引起呕吐、吸入。呛奶严重或呼吸困难明显者可行鼻饲。进食少者根据不同日龄、体重、对液量的具体要求给予静脉补液，重症肺炎患儿补液时应适当控制输液速度避免诱发心力衰竭。

（5）密切观察病情：监测患儿体温、心率、呼吸、血压、经皮血氧饱和度、动脉血气分析，记录出、入液量。如面色苍灰或发绀加重、烦躁、短期内呼吸明显加快，心率加快，肝脏增大，提示并发心力衰竭，应配合做好给氧、镇静、强心、利尿等处理。如烦躁不安、突然呼吸困难伴青紫加重、一侧胸廓饱满及呼吸音降低可能合并脓胸、脓气胸，应立即做好胸腔穿刺或胸腔闭锁引流准备。配合医生穿刺,做好胸腔引流护理。

(6)健康指导

①向家长讲述疾病的有关知识和护理要点,解释机械通气对治疗的重要性。

②及时让家长了解患儿病情,指导家长掌握有关育儿知识。

③向家长讲解本病的预防措施及其重要性。

五、新生儿脐炎

脐炎是指细菌入侵脐带残端并生长繁殖所引起的急性软组织炎症。

(一)病因

本病常因断脐时或生后脐带残端消毒不严、护理不当或以脐带血管留置导管或换血时消毒不严所致。最常见的病原菌是金黄色葡萄球菌,其次是大肠杆菌、溶血性链球菌等。

(二)临床表现

脐带根部发红,或脱落后伤口不愈合,脐窝湿润、流水,这是脐炎的最早表现。以后脐周围皮肤发生红肿,脐窝有脓性分泌物,带臭味,脐周皮肤红肿加重,或形成局部脓肿,病情危重会引起腹壁蜂窝织炎、腹膜炎、败血症、皮下坏疽等,可出现发热、拒乳、精神差、烦躁不安等全身中毒症状。

(三)实验室检查

血白细胞总数增高,脐部分泌物细菌培养为阳性。

(四)护理评估

1.健康史

了解母亲妊娠史、婴儿出生情况,是否新法接生,生后脐带结扎及消毒情况,脐带脱落情况等。

2.身体状况

了解新生儿有无体温改变以及精神、吃奶差,脐带是否已脱落以及脐窝处有无红肿、分泌物、肉芽肿等。

3.心理-社会状况

评估家庭经济状况,家长的文化程度、家长对新生儿脐炎的认知程度及其可引起的并发症,教会家长做好护理脐带。

(五)护理要点

1.脐部护理

注意不要使尿布污染脐部,洗澡时不要洗湿脐部,洗澡完毕,用消毒干棉签吸干脐窝水分,并用75%乙醇消毒,保持局部干燥。

2.彻底清除脐部感染灶

从脐的根部由内向外沿环形彻底清洗消毒。轻者可用0.5%碘伏或安尔碘及75%乙醇消毒,每天2~3次。对已形成脓肿者,及时配合切开引流换药。已形成慢性肉芽肿者要用10%硝酸银溶液,或用硝酸银棒局部烧灼,如肉芽较大不易烧灼者,应给予手术切除。

3.协助医生处理

遵医嘱应用青霉素、氨苄青霉素,严格掌握用药时间,保证有效血药浓度。注意保证营养及水的供应。

4.健康指导

(1)大力推行新法接生,断脐时严格执行无菌操作。

(2)保持脐部清洁、干燥:沐浴时注意不要洗湿脐部,沐浴后用消毒干纱布吸干脐窝内的水分,并用75%乙醇消毒;换尿布时注意尿布不要覆盖于脐部,以防尿湿后引起感染。

(3)脐带脱落后,可先用2%碘酊擦洗,再用75%乙醇脱碘,脱碘要彻底,以免造成脐周皮肤烧伤。

第二节　口炎

口炎是指口腔黏膜的炎症,如病变局限于舌、齿龈、口角,则称为舌炎、牙龈炎或口角炎。多见于婴幼儿,可单独发生,也可继发于急性感染、腹泻、营养不良、久病体弱等全身性疾病。

一、病因

口炎由各种病原体或理化因素刺激引起,病原体主要有病毒、细菌、真菌;食具消毒不严格、口腔卫生差、不适当擦拭口腔、食物温度过高或各种疾病导致机体抵抗力下降等均可诱发口炎。

二、临床表现

1.鹅口疮

鹅口疮又称雪口病,由白色念珠菌感染所致。多见于:①新生儿、营养不良患儿、腹泻患儿;②长期使用广谱抗生素或糖皮质激素的患儿;③喂哺时使用不洁奶具;④新生儿出生时经产道感染。

临床特征:①口腔黏膜出现点状或小片状乳凝块,可融合成片,不易拭去,强行剥落后局部黏膜潮红粗糙,可有溢血;②患处不痛,不流涎,不影响吃奶,一般无全身症状;③严重者可累及消化道或呼吸道。

2.疱疹性口炎

由单纯疱疹病毒Ⅰ型感染所致。多见于1～3岁小儿,发病无明显季节性,传染性强,常在托幼机构引起小流行。

临床特征:①起病即发热,体温达38～40℃,1～2天后口腔黏膜(齿龈、颊黏膜、舌、唇内和唇黏膜)出现散在或成簇小水疱,直径2～3mm,周围有红晕,很快破溃形成浅溃疡,表面有黄白色纤维素性分泌物覆盖,多个小溃疡可融合成较大的溃疡;②局部疼痛明显,伴有流涎、拒食、烦躁、颌下淋巴结肿大;③3～5天后体温恢复正常,病程1～2周,颌下淋巴结肿大可持续2～3周。

3.溃疡性口炎

由链球菌、金黄色葡萄球菌、肺炎链球菌等感染所致,多见于婴幼儿。常发生于急慢性感染和机体抵抗力降低时,口腔不洁更易发病。

临床特征:①初起时口腔黏膜充血、水肿,继而形成大小不等的糜烂或溃疡,表面有灰白色假膜,易拭去,遗留溢血的创面;②局部疼痛、哭闹、烦躁、拒食、流涎;③发热,体温达39~40℃,伴颌下淋巴结肿大。

三、辅助检查

鹅口疮:可取少许白膜涂片,加10％氢氧化钠1滴镜检,可见真菌菌丝和孢子。疱疹性口炎:白细胞(WBC)正常或降低。溃疡性口炎:WBC增高,中性粒细胞(N)增高。

四、治疗要点

1.保持口腔清洁

喂奶前后用2％碳酸氢钠溶液清洁口腔,避免奶液残留。

2.局部用药

用制霉菌素片1片(每片50万U)溶于10mL生理盐水中,然后涂口腔,每天2~3次。

五、护理要点

(一)护理评估

(1)评估患儿意识及精神情况,为患儿进行生命体征、身高、体重的测量,了解患儿基本生长发育情况。

(2)询问家属,了解患儿的既往史、过敏史、用药史、手术史及家族史等。

(3)评估患儿营养情况,有无食欲不振、拒食、吞咽困难等表现,进食时有无哭闹,询问患儿的大小便情况,尿量有无减少,有无便秘或腹泻等。

(4)评估患儿口腔黏膜情况,口腔黏膜有无白色片状物,能否拭去,出现的部位及范围,有无流涎、口臭,有无破损。

(5)询问患儿有无饮食不洁情况,出生时有无产道感染,有无滥用药物的情况。

(6)心理-社会状况:了解家属对疾病采取的治疗、护理的配合程度,以及家属对此疾病的知识缺乏程度。评估患儿及家属的心理状态和家庭经济承受能力。

(二)护理措施

1.一般护理

(1)休息与活动:患儿需保证每日睡眠充足,适当活动,增强患儿机体免疫力。

(2)饮食护理:给予患儿高热量、高蛋白、含丰富维生素的流食或半流食,避免食物过冷、过热或过硬,以免刺激患儿口腔黏膜引起疼痛或破损。每次喂奶后再给患儿喂服少量温开水,避免奶液在口腔中存留以促进真菌生长。

(3)预防感染:①患儿使用的餐具或奶具应给予彻底消毒,且一人一用,避免交叉感染;②指导家属正确喂养,加强个人卫生,接触患儿前后注意手卫生;③母乳喂养前后用温水将乳头清洗干净并擦干,保持内衣清洁干燥。

2.病情观察

(1)观察患儿生命体征变化,注意体温的变化,及时发现患儿感染征象。

(2)观察患儿精神状态变化,有无哭闹明显、拒食、吞咽困难以及食欲下降等表现。

(3)观察患儿口腔黏膜情况,注意口腔黏膜白斑有无扩大、破损等表现。

3.口腔护理

(1)保持口腔清洁,哺乳前后给予患儿用 2‰碳酸氢钠溶液涂口腔,用棉签轻轻擦拭,使口腔成为碱性环境,可以抑制白色念珠菌的生长与繁殖。

(2)用制霉菌素片 1 片(每片 50 万 U)溶于 10mL 生理盐水中,然后涂口腔,擦于患处,每天 2～3 次。

(3)给予患儿口腔上药时,需避开进食时间,宜在奶后进行,涂抹在口腔内白色斑膜上,动作要轻、快、准,以免患儿因疼痛或恶心出现哭闹从而影响护理操作。

4.心理护理

鹅口疮患儿年龄一般较小,且由于口腔黏膜的改变以及患儿哭闹、拒食易引起家属焦虑、担心及恐惧,医护人员应及时给予帮助,告知此病的病因、护理方法及治疗要点,以减轻家属的不良情绪。护理人员常与家属进行沟通,告知家属目前患儿所存在的问题,积极指导家属正确喂养,以增进护患关系,取得家属的信任,从而提高依从性。

5.健康教育

(1)生活指导:保持患儿周围环境的清洁,注意个人卫生。保证患儿营养充足,增强患儿机体免疫力,避免出现营养不良。

(2)饮食指导:母乳喂养需注意乳头的清洁,喂奶者注意手卫生,哺乳者勤换内衣,防止奶渍留在内衣上,引发细菌繁殖。患儿奶具及用物需进行严格消毒。保证患儿营养充足,注意饮食卫生。

(3)用药指导:教会家属给予患儿口腔黏膜上药的方法和注意事项,应避开进食时间,以便使药物长时间发挥作用。同时避免长期滥用广谱抗生素及激素类药物。

第三节　腹泻

腹泻是由多病原、多因素引起的以大便性状改变和大便次数增多为特点的一组消化道综合征。6 个月～2 岁婴幼儿多见,1 岁以内者占半数,本病是造成小儿营养不良、生长发育障碍的主要原因之一。严重者可造成水与电解质平衡紊乱,一年四季均可发病,但夏、秋季发病率高,症状重,病情发展快,应引起临床医护人员高度重视。本病为我国儿童保健中重点防治的"四病"之一。

一、病因

1.易感因素

(1)婴幼儿期为生长发育最快的时期,所需的营养物质多,进食也相对较多,消化道负担重,经常处于紧张饱和机能工作状态,易发生消化功能紊乱。

（2）消化系统特点：婴幼儿消化系统发育尚未成熟，胃酸和消化酶分泌不足，消化酶的活性低，不能适应食物质和量的较大变化；小儿生长发育快，所需营养物质相对较多，胃肠道负担重，因此在受到不良因素影响时，易发生消化道功能紊乱。

（3）机体防御功能差：婴幼儿血清免疫球蛋白和胃肠道分泌型 IgA（SIgA）水平及胃内酸度偏低，新生儿出生后尚未建立正常肠道菌群或因使用抗生素等引起肠道菌群失调，使正常肠道菌群对入侵致病微生物的拮抗作用丧失，可导致肠道感染。

（4）人工喂养：由于小儿不能从母乳中获取 SIgA、乳铁蛋白等体液因子及巨噬细胞和粒细胞等有很强抗肠道感染作用的成分，而动物乳中上述成分在加热处理过程中易被破坏，且人工喂养的食物和食具极易受污染，故人工喂养儿肠道感染发生率明显高于母乳喂养儿。

2.感染因素

（1）肠道内感染：食物不洁、食具未消毒处理、饮水不卫生、长期应用广谱抗生素或糖皮质激素等，导致肠道正常菌群失调或机体免疫力低下而引发感染，常见的病原体如下：

①病毒：寒冷季节的婴幼儿腹泻 80% 由病毒感染引起，以轮状病毒引起的秋季、冬季腹泻最为常见，其次有柯萨奇病毒、埃可病毒、腺病毒等。

②细菌（不包括法定传染病细菌）：以大肠杆菌为主，其次为空肠弯曲菌、耶尔森菌、鼠伤寒沙门菌等。

③其他：真菌和寄生虫也可引起肠炎，如白色念珠菌、蓝氏贾第鞭毛虫和阿米巴原虫等。

（2）肠道外感染：多见于全身性或局部性感染病，如上呼吸道感染、中耳炎、泌尿道感染、皮肤感染或急性传染病，除了由于发热、感染原释放毒素、口服抗生素的应用、直肠局部激惹（膀胱炎症）作用产生腹泻症状外，有时病原体（主要是病毒）亦可同时感染肠道。

3.非感染因素

（1）饮食因素：①喂养不当可引起腹泻，多为人工喂养儿，常因喂养不定时、饮食过量或食物成分不恰当，如过早喂给大量淀粉或脂肪类食物、突然改变食物品种或骤然断乳等；②过敏性腹泻，如对牛奶或大豆（豆浆）过敏而引起的腹泻；③原发性或继发性双糖酶缺乏或活性降低，肠道对糖的消化吸收不良而引起的腹泻。

（2）气候因素：腹部受凉使肠蠕动增加；天气过热使消化液分泌减少，而由于口渴又吃奶过多，可能诱发消化功能紊乱而致腹泻。

二、发病机制

导致腹泻发生的机制包括肠道内存在大量不能吸收的具有渗透活性的物质、肠腔内的电解质分泌过多、炎症所致的液体大量渗出以及肠道运行功能异常。可将腹泻分为感染性腹泻和非感染性腹泻。

1.感染性腹泻

发生感染性腹泻时，病原微生物多因污染的食物、日用品、手或水进入消化道，当机体防御功能下降，大量病原微生物侵入并产生毒素时，可引起腹泻，如产毒性大肠杆菌主要通过其产生的肠毒素促使水及电解质向肠腔内转移，肠道分泌增加导致水样腹泻；侵袭性大肠杆菌、空肠弯曲菌、鼠伤寒沙门菌以及金黄色葡萄球菌等,可侵入肠黏膜组织,产生广泛的炎性反应,出现血便或黏冻状大便;轮状病毒侵袭肠绒毛的上皮细胞,使之变性坏死,绒毛变短脱落,引起水、电解质吸收减少,导致腹泻。同时,继发的双糖酶分泌不足使食物中糖类消化不全而积滞在肠腔内,并被细菌分解成小分子的短链有机酸,使肠液的渗透压增高,进一步造成水和电解质的丧失。

2.非感染性腹泻

非感染性腹泻多因进食过量或食物成分不恰当引起,消化、吸收不良的食物积滞于小肠上部,使肠内的酸度减低,肠道下部细菌上移并繁殖,产生内源性感染,使消化功能更加紊乱。加之食物分解后腐败性毒性产物刺激肠道,使肠蠕动增加,引起腹泻、脱水、电解质紊乱及中毒症状。

二、临床症状

(一)轻型腹泻

多由饮食因素及肠道外感染引起。起病可急可缓,以胃肠道症状为主,主要表现为食欲缺乏,偶有呕吐或溢乳,大便次数增多,但每次大便量不多,呈稀糊状或水样,黄色或黄绿色,有酸味,常见白色或黄白色奶瓣和泡沫。一般无脱水及全身中毒症状,多在数日内痊愈。

(二)重型腹泻

多由肠道内感染所致,也可由轻型腹泻发展而来。起病常比较急,除有较重的胃肠道症状外,还有较明显的水、电解质及酸碱平衡紊乱和全身中毒症状。

1.胃肠道症状

食欲低下,常有呕吐,严重者可吐咖啡色液体。腹泻次频量多,每日大便 10 次以上,多者可达数十次,多为黄色水样或蛋花汤样便,可有少量黏液。

2.全身中毒症状

发热、烦躁不安或精神萎靡、嗜睡,甚至昏迷、休克等。

3.水、电解质及酸碱平衡紊乱症状

可发生脱水、代谢性酸中毒、低血钾、低血钙以及低血镁等。

(三)轮状病毒肠炎

轮状病毒肠炎是秋冬季婴幼儿腹泻的最常见原因,又称秋季腹泻。常见于 6~24 个月婴幼儿,>4 岁者少见,经粪-口途径传播,潜伏期 1~3 天。起病急,常伴发热和上呼吸道感染症状,一般无明显感染中毒症状。病初即出现呕吐,随后出现腹泻,大便次数多、量多、水分多,呈黄色或淡黄色水样便或蛋花汤样便,无腥臭味,常出现脱水、酸中毒和电解质紊乱。本病为自限性疾病,自然病程 3~8 天。少数较长,大便镜检偶有少量白细胞。

(四)大肠埃希菌肠炎

多发生在夏季,可在新生儿室、托儿所甚至病房流行。致病性大肠埃希菌肠炎和产毒性大肠埃希菌肠炎大便呈蛋花汤样或水样,混有黏液,常伴呕吐,严重者可伴发热、脱水、电解质紊乱和酸中毒;侵袭性大肠埃希菌肠炎可排出痢疾样黏液脓血便,常伴恶心、呕吐、腹痛和里急后

重,可出现严重的全身中毒症状甚至休克;出血性大肠埃希菌肠炎初始为黄色水样便,后转为血水便,有特殊臭味,伴腹痛,大便镜检有大量红细胞,一般无白细胞。

(五)抗生素相关性肠炎

多继发于使用大量抗生素后,营养不良、免疫功能低下、长期应用糖皮质激素者更易发病,婴幼儿病情多较重。①金黄色葡萄球菌肠炎:表现为发热、呕吐、腹泻,不同程度中毒症状、脱水和电解质紊乱,甚至发生休克。典型大便为暗绿色,有腥臭味,量多,带黏液,少数为血便。大便镜检有大量脓细胞和成簇的革兰阳性球菌,大便培养有葡萄球菌生长,凝固酶阳性。②真菌性肠炎:主要由白念珠菌感染所致,常并发于其他感染如鹅口疮。大便次数增多,黄色稀便,泡沫较多带黏液,有时可见豆腐渣样细块(菌落)。大便镜检可见真菌孢子体和菌丝,真菌培养阳性。③假膜性小肠结肠炎:由难辨梭状芽孢杆菌引起。主要症状为腹泻,轻型大便每日数次,停用抗生素后很快痊愈。重症频泻,黄绿色水样便,可有毒素致肠黏膜坏死所形成的假膜排出,大便厌氧菌培养或组织培养法检测细胞毒素可协助确诊。

(六)迁延性和慢性腹泻

病因复杂,感染、食物过敏、酶缺陷、免疫缺陷、药物因素、先天畸形等均可引起,多与营养不良及急性腹泻未彻底治疗有关,以人工喂养儿和营养不良婴幼儿多见。表现为腹泻迁延不愈,病情反复,大便次数和性质不稳定,严重时出现水、电解质代谢紊乱。由于营养不良儿腹泻时易迁延不愈,持续腹泻又加重了营养不良,两者互为因果,形成恶性循环,最终引起免疫功能低下,继发感染,导致多脏器功能障碍。

(七)生理性腹泻

多见于 6 个月以下的婴儿,外观虚胖,常有湿疹,生后不久即出现腹泻,除大便次数增多外,无其他症状,食欲好,生长发育正常。添加转换期食品后,大便即逐渐转为正常。

三、辅助检查

(一)血常规

细菌感染时白细胞总数及中性粒细胞增多;寄生虫感染和过敏性腹泻时嗜酸性粒细胞增多。

(二)大便常规

肉眼检查大便的性状如外观、颜色、是否有黏液脓血等;镜检无或偶见白细胞多为非侵袭菌感染,有较多的白细胞,多为各种侵袭菌感染所致。

(三)病原学检查

细菌性肠炎大便培养可检出致病菌;真菌性肠炎大便涂片可见真菌孢子和假菌丝;疑为病毒感染者可做病毒分离等检查。

(四)血生化检查

血钠测定可了解脱水性质,血钾测定可反映体内缺钾的程度,血气分析可了解体内酸碱平衡紊乱的程度和性质,重症患儿可检测血钙、镁、尿素氮等。

四、治疗要点

原则为调整饮食,预防和纠正脱水,合理用药,加强护理,预防并发症的发生。

(1)调整饮食:强调坚持继续喂养,以满足生理需要,补充疾病消耗,缩短恢复时间。可根据疾病的特殊病理生理改变、个体消化吸收功能及饮食习惯进行合理调整。

(2)纠正水、电解质及酸碱平衡紊乱。

(3)药物治疗

①控制感染:a.水样便腹泻患儿(约占70%):多为病毒性肠炎及非侵袭性细菌感染,一般不用抗生素,合理使用液体疗法,选用微生态制剂和黏膜保护剂。但对重症患儿、新生儿、免疫功能低下患儿应选用抗生素。b.黏液脓血便患儿(约占30%):多为侵袭性细菌感染,可先根据临床特点选择抗生素,然后依据大便细菌培养和药敏试验结果进行调整。大肠埃希菌、空肠弯曲菌、耶尔森菌、鼠伤寒沙门菌感染选用抗革兰阴性菌抗生素以及大环内酯类抗生素。金黄色葡萄球菌肠炎、假膜性肠炎、真菌性肠炎应先停用原来的抗生素,选用万古霉素、新青霉素、甲硝唑或抗真菌药物等。

②微生态疗法:常选用双歧杆菌、嗜酸乳杆菌、粪链球菌等制剂。

③肠黏膜保护剂:常用蒙脱石散(思密达)。

④避免用止泻剂,可予补锌治疗。

(4)预防并发症:迁延性和慢性腹泻常伴营养不良或其他并发症,病情复杂,必须采取综合治疗措施。

五、护理评估

(一)健康史

评估患儿的喂养史,包括喂养方式、人工喂养儿乳品的种类及配制方法、喂哺次数、量以及添加辅食和断乳情况;有无不洁饮食史和食物过敏史;有无其他疾病及长期使用抗生素史;了解腹泻开始时间,大便次数、颜色、性状、量以及气味等。

(二)心理-社会支持状况

评估家长文化程度、对疾病的心理反应及认识程度、喂养及护理知识等;评估患儿家庭的居住环境、经济状况及卫生习惯等。

六、护理要点

1.一般护理

(1)休息与活动。根据患儿腹泻病情程度,适当安排活动,急性期可卧床休息,家属需予患儿定时翻身,避免身体局部受压,出现压疮。

(2)饮食护理

①饮食调整原则上由少到多,由稀到稠。根据患儿食欲、腹泻等情况进行调整,尽早恢复正常饮食。

②母乳喂养患儿,不可突然中断喂养,可采用少量多次喂养的方法,患儿母亲同时需要限制饮食,少食脂肪类、纤维素高的食物,多饮水,以稀释母乳。若为人工喂养,可喂养与奶等量的米汤、稀释后的牛奶或其他代乳品,保证奶类的质量。腹泻严重时,患儿需暂停辅食,当患儿腹泻次数减少时,按增加辅食的原则逐渐增加。

③年长儿饮食上以流质食物为主,食物种类宜选用清淡、易消化、高蛋白、高热量食物,避免多食糖类及脂肪,忌油腻、刺激、生冷,需保证充分营养供给。待病情好转后,给予半流质食物如粥、面条等,逐渐过渡到正常饮食。

④鼓励患儿多饮水,保证患儿每日出入量平衡。

(3)预防感染:做好消毒隔离,预防交叉感染。腹泻患儿自身抵抗力低下,易受外界病毒、细菌等病原微生物感染。所以护理或接触每位患儿前后需认真洗手,避免患儿之间交叉感染。轮状病毒主要经粪-口传播及接触传播,也可通过呼吸道传播,为了预防婴幼儿轮状病毒的感染,接触已感染患儿后,需严格执行床旁隔离,用物专人专用,病室环境及物品定时消毒;接触患儿呕吐物、排泄物需戴手套,把污物扔在医疗垃圾中;接触后按"六步洗手法"洗手。对于母乳喂养的患儿,母亲需注意乳房卫生,每次喂养前后用清水清洗乳房,保持内衣清洁干燥。人工喂养的患儿,家属需进行餐具、奶瓶的清洗及消毒,可采取煮沸消毒的方法。对于年长儿,家属需帮助患儿进食及大小便前后要用肥皂洗手,勤剪指甲。

2.病情观察

(1)观察及记录患儿生命体征,包括体温、呼吸、心率、血压。关注患儿体温是否出现低热或高热,及时发现感染征象,观察患儿呼吸、心率是否平稳,血压是否正常。

(2)严格记录患儿出入量,关注患儿进食情况,进食后有无呕吐,呕吐物的性质、量,记录患儿尿量及大便情况,包括大便次数、颜色、性质、量,是否伴有泡沫、奶瓣、黏液及脓血。

(3)观察患儿臀部皮肤情况,有无发红、破损。

(4)观察患儿有无脱水征象,观察患儿的精神状态、面色、皮肤弹性、皮肤黏膜干燥程度及尿量情况。

(5)观察患儿有无休克先兆,如患儿面色和皮肤发灰或发花、四肢发冷、出冷汗、精神极度萎靡、脉搏细数、尿少等。

(6)观察患儿是否出现低钾、低钙血症以及代谢性酸中毒的表现。

3.用药护理

(1)口服补液盐(ORS):对于轻中度脱水患儿,要遵循少量多次的原则,以免造成呕吐;服用ORS期间应让患儿照常饮水,防止出现高钠血症;高钠血症的患儿,禁止服用ORS;若脱水纠正,应立即停服ORS;患儿心、肾功能不全,腹胀明显的患儿,忌服ORS。

(2)静脉治疗:对于重度脱水患儿,应立即建立有效的静脉通路,保证液体输入,及时补充血容量;补液原则按照先盐后糖、先浓后淡、先快后慢、见尿补钾,补钾溶液浓度应小于0.3%;根据脱水程度调整输液速度,注意患儿尿量变化;护理人员需定时观察患儿输液局部皮肤情况,防止静脉炎及渗液情况发生,保证患儿输液安全。

(3)微生态制剂:常用制剂有双歧三联活菌、金双歧等。药物应低温保存至2~8℃;口服时用温水冲服,水温不宜超过40℃;避免与抗菌药同服。

（4）消化道黏膜保护剂：它是一种天然的硅铝酸盐。口服时应注意空腹服用，温水冲服；治疗急性腹泻时，止泻同时需注意纠正脱水；注意观察药物不良反应，如便秘。

4.臀部皮肤护理

（1）尿裤选用质地柔软的吸水布料，勤更换，避免排泄物刺激臀部皮肤，导致破损。

（2）患儿每次大便后用温水擦拭，动作轻柔，肛周尽量保持干燥，若已出现臀红，可涂抹5％鞣酸软膏或40％氧化锌油给予保护。

（3）臀部皮肤破损严重患儿，可适当暴露皮肤或遵医嘱给予红光治疗。

（4）慢性腹泻患儿常伴营养不良，皮下脂肪含量少，需予患儿定期翻身，对皮肤受压部位进行按摩，防止压疮发生。

5.心理护理

腹泻患儿大多身体虚弱、无力，且由于大便次数增多以及性状改变，患儿家属常出现焦虑、担心、恐惧的心理。护理人员首先应尽快帮助患儿及家属适应医院环境，用温柔、可亲的语言与患儿及家属交流，及时给予疾病指导，告知家属护理方法和治疗要点，以消除家属的焦虑、恐惧心理。在进行每项护理操作前取得家属或年长患儿同意，做好解释工作，操作完成后给予适当鼓励和表扬，可以促进护患之间关系，取得家属对医护人员的信任，以提高患儿的治疗效果。

6.健康教育

（1）生活指导：对于腹泻患儿，需营造安静、舒适的环境，以使其休眠充足。指导家属进行出入量的记录以及脱水表现的观察。

（2）饮食指导：给予患儿易消化、高热量，富含丰富蛋白质的食物，以保证患儿营养需求，避免进食刺激患儿消化道的食物，如过冷、过热、油腻等食物。

（3）用药指导：指导患儿家属按时按量给予患儿服药，告知家属所用药物的不良反应，同时观察患儿大便改变情况，有无减轻或加重。

（4）疾病相关知识：小儿腹泻是由多病因、多因素引起的患儿大便次数增多及性质改变，多见于夏秋季节，所以提前预防就尤为重要。在易发病季节注意饮食及饮食卫生，避免肠道感染，以减少患儿发病率。注意天气变化，合理增减衣服。避免滥用广谱抗生素，导致患儿肠道菌群失调引起腹泻。

第四节　消化性溃疡

消化性溃疡（PU）是指那些接触消化液（胃酸和胃蛋白酶）的胃肠黏膜及其深层组织的一种局限性黏膜缺损，其深度达到或穿透黏膜肌层。溃疡好发于十二指肠和胃，但也可发生于食管、小肠及胃肠吻合口处，极少数发生于异位的胃黏膜，如 Meckel 憩室。近年来，随着诊断技术的进步、消化内镜在儿科的普及应用，该病的检出率明显上升，某医院溃疡病平均检出率占胃镜检查的12％；成人中报道约有10％的人在其一生中有过溃疡病。

一、病因及发病机制

消化性溃疡的病因繁多，有遗传、精神、环境、饮食、吸烟及内分泌等因素，迄今尚无定论，发病机制多倾向于攻击因素-防御因素失衡学说。正常情况下胃黏膜分泌黏液,良好的血液运输、旺盛的细胞更新能力及胃液分泌的调节机制等防御因素处于优势或与盐酸、胃蛋白酶及幽门螺杆菌(Hp)等攻击因素保持平衡;一旦攻击因素增强或(和)防御因素削弱则可形成溃疡。目前认为,在上述因素中两大环境因素对大多数溃疡患者的发病有重要意义,即幽门螺杆菌感染与非甾体类抗炎药(NSAIDs)的使用。

(一)致消化性溃疡的有害因素

消化性溃疡形成的基本因素是胃酸及胃蛋白酶分泌增加。

1.胃酸

1910 年 Schwartz 提出"无酸无溃疡"的名言,现在仍然正确。胃酸是由胃黏膜的壁细胞分泌,壁细胞上有 3 种受体即乙酰胆碱受体、胃泌素受体及组胺受体。这 3 种受体在接受相应物质乙酰胆碱、胃泌素及组胺的刺激后产生泌酸效应。迷走神经活动亦与胃酸分泌有关。

(1)壁细胞泌酸过程可分 3 步:①组胺、胆碱能递质或胃泌素与细胞底-边膜上的相应受体结合;②经第二信息(AMP、Ca^{2+})介导,使刺激信号由细胞内向细胞顶端膜传递;③在刺激下,使 H^+-K^+-ATP 酶移至分泌性微管,将 H^+ 从胞浆泵向胃腔,生成胃酸。一般情况下组胺、乙酰胆碱和胃泌素除单独地促进胃酸分泌外,还有协同作用。

(2)正常人平均每日胃液分泌量 1000～1500mL,盐酸 40mmol/L;十二指肠溃疡(DU)患者每日胃液分泌量1500～2000mL,盐酸 40～80mmol/L;而胃溃疡(GU)患者每日胃液分泌量及盐酸多在正常范围。胃酸分泌随着年龄改变而变化,小儿出生时胃液呈碱性,24～48 小时游离酸分泌达高峰,此认为与来自母体的胃泌素通过胎盘传输有直接关系,2 天后母体胃泌素减少,胃酸降低。10 天以后上升,1～4 岁持续低水平,4 岁以后渐升高。所以新生儿在出生 2 天后就可发生急性胃溃疡及胃穿孔。由于胃酸分泌随年龄增加,年长儿消化性溃疡较婴儿多。

(3)胃酸增高的原因

①壁细胞数量增加:正常男性为 $1.09×10^9$,女性为 $0.82×10^9$。而 DU 为 $1.8×10^9$(增加 1 倍多),GU 为 $0.8×10^9$(接近正常)。

②促胃液素:包括促胃液素 G17(胃窦部最高)和 G34(十二指肠最高)。DU 患者促胃液素无增加。有人提出 DU 患者胃酸分泌增高可能与壁细胞对胃泌素刺激敏感有关。Isenberg 和 Grossman 曾给 DU 及非溃疡(NUD)患者注射 8 个不同剂量的促胃泌素,结果达到最大胃酸分泌量(MAO)时促胃液素半数有效量 NDU 的均值为 148.2±30.3,DU 为 60.5±96,说明 DU 患者酸分泌过高是壁细胞对促胃液素敏感所致。

③驱动胃酸分泌增加的其他因素:神经、内分泌及旁分泌等因素可影响胃酸分泌增加,消化性溃疡患者基础胃酸分泌量分泌的紧张度增加,敏感性也增加。

2.胃蛋白酶

胃壁主细胞分泌胃蛋白酶原(PG),按照免疫化学分型,分为胃蛋白酶原Ⅰ(PGⅠ)和胃蛋白酶原Ⅱ(PGⅡ)。PGⅠ存在 5 种亚型,分布于胃体主细胞,PGⅡ存在于胃体及胃窦。应用放免法可在 30%～50% DU 患者血中测出 PGⅠ升高,当达到 130$\mu g/L$,其致 DU 的危险较正常人增高3 倍。PGⅡ升高时致 GU 危险性增高 3 倍。

胃蛋白酶的消化作用是与胃酸紧密联系在一起的,当胃酸 pH 1.8～2.5 时胃蛋白酶活性达到最佳状态,当 pH>4 时胃蛋白酶失去活性,不起消化作用。故消化作用必须有足够的酸使 pH 达到 3 以下才能激活胃蛋白酶,胃酸与胃蛋白酶共同作用产生溃疡,但胃酸是主要因素。小儿出生时胃液中胃蛋白酶含量极微,以后缓慢增加,至青春期达到成人水平。

3.胆汁酸盐

胆汁与胃溃疡的关系早有报道。在胃窦或十二指肠发生动力紊乱时,胆汁反流入胃,引起胃黏膜损伤,特别是胆汁和胰液在十二指肠互相混合生成溶血卵磷脂,后者破坏胃黏膜屏障,使氢离子反向弥散而损害胃黏膜。现认为胆汁对胃黏膜的损伤,主要是由胆汁酸(胆盐)所致。胆盐有增加胃内氢离子的反向弥散和降低黏膜电位差的作用,与胃内的酸性环境和胆汁的浓度有密切关系。动物实验表明氢离子反向弥散在胆汁高浓度和 pH=2 的条件下反应最显著,低浓度和 pH=8 的条件下反应轻微。

胆汁酸刺激肥大细胞释放组胺,组胺可使胃黏膜血管扩张,毛细血管壁的通透性增加,导致黏膜水肿、出血、发炎及糜烂,在这样的情况下黏膜很容易发展成溃疡。

4.幽门螺杆菌感染

幽门螺杆菌与慢性胃炎密切相关,抑制幽门螺杆菌使原发性消化性溃疡愈合率增加,消除幽门螺杆菌以后溃疡复发率显著下降,细菌的消除以及胃十二指肠炎的消退在很多研究中与溃疡不复发有关。文献报道,在未服用阿司匹林(ASA)及其他 NSAIDs 的胃十二指肠溃疡患者中,90%以上均有幽门螺杆菌感染引起的慢性活动性胃炎,仅约 5%～10% 的十二指肠溃疡患者及 30% 的胃溃疡患者无明确的幽门螺杆菌感染的证据。且根除幽门螺杆菌后消化性溃疡 1 年复发率<10%,而幽门螺杆菌(+)的消化性溃疡愈合后 1 年复发率 50% 左右,2 年复发率几乎达 100%,所以,无酸无溃疡,有被"无幽门螺杆菌感染无溃疡"取代或者两者并存的趋势。

幽门螺杆菌感染在胃黏膜的改变很大程度上可能与幽门螺杆菌的产物(细胞毒素及尿素酶)以及炎症过程有关。幽门螺杆菌感染和黏膜的炎症可破坏胃及十二指肠黏膜屏障的完整性,DU 不伴幽门螺杆菌少见,但不清楚的是为什么只有一小部分感染了幽门螺杆菌的患者发展为消化性溃疡,其发病机制如何? 现认为可能与以下有关。

(1)幽门螺杆菌菌株:不同的幽门螺杆菌菌株有不同的致病性,产生不同的临床结果,具有细胞空泡毒素(CagA 及 VagA)的幽门螺杆菌菌株感染,使患溃疡的机会增加。目前已发现儿童溃疡患者感染此菌比例很高。

(2)宿主的遗传易感性:O 型血的人较其他血型者 DU 发生率高 30%～40%,血型物质不分泌型者发生 DU 的可能性高 40%～50%,也有研究认为幽门螺杆菌感染和不同的血型抗原是 DU 发生中两个独立的因素。

(3)炎症反应:中性粒细胞引起氧化反应。幽门螺杆菌表面蛋白质激活单核细胞和巨噬细胞,分泌 IL-1 及 TNF,合成血小板激活因子而产生严重的病理反应。

(4)酸分泌反应:有报道幽门螺杆菌感染者,食物蛋白胨等可引起胃窦 G 细胞促胃泌素的释放增加,细菌消除后恢复正常。更多认为幽门螺杆菌感染导致胃窦部炎症,使胃窦部胃泌素释放增加,生长抑素分泌下降而致胃酸分泌增加。

(5)十二指肠的胃上皮化生:幽门螺杆菌引起十二指肠胃黏膜化生,使十二指肠碳酸氢盐分泌降低,胃酸分泌增加。

另有人认为幽门螺杆菌产生的细胞空泡毒素在胃液中释放与激活,通过幽门到肠管,活化的细胞空泡毒素在未被肠内一些蛋白酶消化前,即引起十二指肠上皮细胞空泡形成,于是在十二指肠缺乏幽门螺杆菌存在的条件下导致十二指肠溃疡。

5.药物因素

引起消化性溃疡的药物中较重要的有三类:①ASA;②NSAIDs,如吲哚美辛及保泰松;③肾上腺皮质激素。ASA 及大多数其他 NSAIDs 与消化性溃疡的相互作用表现在几个方面:①小剂量时可致血小板功能障碍;②稍大剂量可引起急性浅表性胃黏膜糜烂致出血,约 2/3 长期使用 NSAIDs 的患者存在胃十二指肠黏膜病变,其中大多数为浅表损害,约 1/4 长期应用药物的患者有溃疡病。但 ASA/NSAIDs 致 GU 机制尚不清楚,现认为是这些药物直接损伤胃黏膜,除使氢离子逆向弥散增加之外,还可抑制前列腺素合成,使胃酸及胃蛋白酶分泌增加,胃黏膜血液供应障碍,胃黏膜屏障功能下降。

6.遗传因素

(1)GU 和 DU 同胞患病比一般人群高 1.8 倍和 2.6 倍,GU 易患 GU、DU 易患 DU。儿童中 DU 患儿家族史明显。O 型血发生 PUD 高于其他血型 35% 左右,主要为 DU;且溃疡伴出血、穿孔,并发症者以 O 型多见。调查发现,DU 患儿男性多于女性,48.08% 系 DU 家族史,家族发病率一级家属＞二级家属＞三级家属,一级家属的发病率高于普通人群的 11 倍,O 型血多见,占患儿的 44.23%,且症状严重。

(2)人类白细胞抗原系统(HLA)是一种复杂的遗传多态性系统,基因位点在第 6 对染色体的短臂上,至今发现多种疾病与某些 HLA 抗原有相关性。HLA 血清分型发现,HLA-B5、HLA-B12、HLA-BW35 与 DU 有相关性。HLA-DQA1*03 基因与 DU 有关。上海市瑞金医院对十二指肠溃疡患儿 HLA-DQA1 基因检测发现,DU 患儿*03 等位基因频率明显低于健康正常儿童,提示*03 基因对 DU 有重要的抵抗作用。

(3)PG 是胃蛋白酶前体,分泌 PGⅠ及 PGⅡ,家系调查发现一半 DU 患者血清中 PGⅠ含量增高,在高 PGⅠ后代,50% 也显示高 PGⅠ,表明 PGⅠ血症患者为单染色体显性遗传,支持DU 遗传基因存在。

7.精神因素

15 年前,对胃造瘘患者观察发现,人胃黏膜随人的情绪变化而出现不同的反应,兴奋时,胃黏膜充血,胃液分泌增多,胃运动加强;而抑郁和绝望时,胃黏膜苍白,胃运动减慢。近代研究发现,当机体处于精神紧张或应激状态时,可产生一系列的生理、神经内分泌及神经生化。胃肠道的功能,包括胃液分泌及胃肠运动都会在情绪、催眠和生物反馈抑制的影响下发生变化。

应激时,胃酸分泌增加,胰腺分泌下降,胃的排空率明显下降,溃疡患者在应激时产生的恐惧程度高于健康人群。

Mark 等人分析发现:溃疡患者多疑、固执,有较强的依赖感,处理事物能力差,不成熟,易冲动,易感到孤独,自我控制能力差,易处于受压和焦虑的状态,对生活事件往往作出消极的反应。学龄儿童消化性溃疡发病率增加与学习负担过重、精神压力和心理因素逐渐复杂有关。

8.食物因素

中国南方食米区,消化性溃疡发病率较食面食为主的北方地区为高。乱吃冷饮,嗜好辛辣食品或暴饮暴食,早餐不吃,晚上贪吃,过食油炸食物、含汽饮料等不良习惯都对胃黏膜造成直接损伤。

(二)消化性溃疡的防御因素

1.胃黏膜屏障作用

胃黏膜屏障是由黏膜表层上皮细胞的细胞膜及细胞间隙的紧密连接所组成,黏膜抵抗氢离子反渗的作用过程有三个部分:①维持胃液中氢离子浓度与胃壁组织液中氢离子浓度的梯度差;②抵挡氢离子逆向弥散及其他有害物质如胆汁、药物及胃蛋白酶对黏膜的损害;③上皮和黏膜/黏膜下血循环营养黏膜,并促进愈合。

2.黏液屏障作用

胃黏膜表面覆盖着一层黏液,是由黏膜上皮细胞及胃隐窝处颈黏膜细胞分泌,内含大分子物质如糖蛋白、黏多糖、蛋白质及磷脂等,其厚度约为上皮细胞的 $10\sim20$ 倍。使其下面的黏膜与胃腔内容物隔离,阻挡氢离子及胃蛋白酶的损害。

3.碳酸氢盐分泌

胃和十二指肠黏膜近端还能分泌小量碳酸氢盐进入黏膜层,中和黏膜层表面的酸,使上皮细胞表面能经常维持 pH $6\sim8$ 的范围,抵挡氢离子的逆向弥散作用。

4.胃黏膜血液供应与上皮细胞再生能力

胃、十二指肠黏膜层有丰富的血液供应,向黏膜细胞输送足够的营养物质及不断清除代谢产物,使上皮细胞及时更新。动物实验证实,胃黏膜损伤后能在 30 分钟内迅速修复。因此脱落与更新之间维持在平衡状态,从而保持了黏膜的完整性。当胃黏膜供血不足,黏膜缺血坏死,细胞再生更新延缓时,则有可能形成溃疡。

5.前列腺素作用

胃黏膜上皮细胞有不断合成及释放内源性前列腺素的作用,主要是前列腺素 E_2;后者具有防止各种有害物质对消化道上皮细胞损伤和酸坏死的作用,这种作用称为细胞保护。具体表现为:①保护胃黏膜免遭有毒物质的损害;②减少 NSAIDs 所致消化道出血,凡在酸性 pH 下不解离并溶于脂肪的物质,在胃内很容易进入黏膜细胞,一旦进入细胞后,由于 pH 的改变而发生解离,其通透性降低,潴留在黏膜细胞内起毒性作用,如 NSAIDs。前列腺素细胞保护作用的机制:①促使胃黏膜上皮细胞分泌黏液及 HCO_3^-;②抑制基础胃酸及进餐后胃酸分泌;③加强黏膜的血液循环和蛋白质合成;④促进表面活性磷脂的释放,从而加强了胃黏膜表面的流水性;⑤清除氧自由基。非甾体类消炎药抑制前列腺素合成,故可诱发溃疡。除前列腺素外,一些脑肠肽如生长抑素、胰多肽及脑啡肽等也有细胞保护作用。

6.表皮生长因子

表皮生长因子(EGF)是从唾液腺、十二指肠黏液中的 Brunner 腺及胰腺等组织分泌的多肽。已有不少报道,EGF 在胃肠道内与胃黏膜的特异受体结合而发挥细胞保护作用,如给予外源性的 EGF 后,能明显减轻乙醇及阿司匹林等有害物质对胃黏膜的损伤,初步的临床观察给消化性溃疡患者口服 EGF 后,可促进溃疡愈合。

EGF 保护胃黏膜促进溃疡愈合的作用,可能与 EGF 参与胃黏膜上皮细胞再生的调节,刺激消化道黏膜 DNA 合成,促进上皮再生与痊愈有关,也有报道 EGF 可使胃黏膜血流量增多。

二、临床表现

(一)症状与体征

小儿消化性溃疡临床表现各种各样,不同的年龄症状差异较大。

1.新生儿期

以突发性上消化道出血或穿孔为主要特征,常急性起病,以呕血、便血、腹胀及腹膜炎表现为主,易被误诊。此期多为急性应激性溃疡,死亡率较高。

2.婴幼儿期

此期患儿以急性起病多见,突然呕血、黑便,前期可能有食欲减退、呕吐和腹痛,生长发育迟缓等。

3.学龄前期

原发性溃疡逐渐增多,此期腹痛症状明显,多位于脐周,呈间歇性发作,与饮食关系不明确,恶心、呕吐与上消化道出血也较常见。

4.学龄期

以十二指肠溃疡多见,随着年龄递增,临床表现与成人接近,症状以上腹痛和脐周腹痛为主,有时有夜间痛或泛酸、嗳气或慢性贫血。少数人表现无痛性黑便、昏厥,甚至休克。

(二)并发症

1.出血

出血的并发症有时可以是溃疡的首发症状,而无任何前驱表现。呕血一般见于胃溃疡,吐出物呈咖啡样,而黑便较多见于十二指肠溃疡。当出血量较多时,任何一种溃疡可同时表现呕血与黑便,在小儿胃内引流物呈血性多提示胃出血;但引流物阴性者,不能排除十二指肠溃疡合并出血的可能(因为血液可不经幽门反流入胃)。

2.穿孔

穿孔较出血少见得多,溃疡穿孔常突然发生,可无任何先兆症状。少数儿童可无溃疡病史,以穿孔并发症为首发症状。经手术证实为十二指肠溃疡伴穿孔。在新生儿早期也可见应激性胃溃疡穿孔,表现腹痛、腹胀。

三、诊断要点

因小儿消化性溃疡症状不典型,所以,对临床凡有原因不明的反复发作性腹痛,长期呕吐、黑便、呕血、慢性贫血或在严重的全身性疾病基础上出现胃肠道症状时,都应考虑有消化性溃疡可能,需做进一步检查。

(一)分类

小儿消化性溃疡主要分为原发性与继发性溃疡两大类(表 4-4-1)。

表 4-4-1　小儿消化性溃疡分类

	原发性(特发性)	继发性(应激性)
年龄	学龄儿童,青少年	新生儿及婴幼儿
起病	慢性	急性
部位	十二指肠	胃
全身疾病	无	有(全身疾病在胃肠道表现)
家族史	有	无
复发倾向	有	无

(二)辅助检查

1.上消化道内镜检查

内镜检查是诊断消化性溃疡最重要的手段,溃疡在内镜下所见为圆形或椭圆形病灶,少数为线形,边界清楚,中央披有灰白色苔状物,周边黏膜轻微隆起或在同一平面。根据病程的不同,溃疡分为三个周期:活动期、愈合期及瘢痕期。

2.X 线钡餐检查

溃疡病的 X 线征象可分为直接和间接两种。钡剂充盈于溃疡的凹陷处形成龛影,为诊断溃疡病的直接征象,也为确诊依据。溃疡周边被炎症和水肿组织包绕,龛影周边可出现透光圈。由于纤维组织增生,黏膜皱襞呈放射状向龛影集中,瘢痕形成和肌肉痉挛可使胃和十二指肠腔局部变形,出现的局部压痛、胃大弯侧痉挛性切迹、十二指肠球部激惹、充盈不佳以及畸形等均为间接征象,只能提示但不能确诊为溃疡。气钡双重造影可使黏膜显示清晰,但小儿常不能配合完成。在儿童急性溃疡时病灶位于浅表,愈合较快,X 线钡餐检查常常易漏诊或误诊。

3.幽门螺杆菌的检测

幽门螺杆菌感染检测主要分为两方面:①侵入性方法:通过胃镜取胃黏膜活体组织做幽门螺杆菌培养,快速尿素酶测定,细菌染色检查。②非侵入性方法:测定血清中幽门螺杆菌 IgG 作为幽门螺杆菌的筛查指标,以及尿素呼气试验,呼气试验阳性提示有活动性幽门螺杆菌感染。但 [13]C 尿素呼吸试验需一定设备,价格昂贵,临床应用受到限制,而 [14]C 尿素呼吸试验,费用较低,但因是放射性核素,故不宜在儿童中使用。

四、治疗要点

(一)一般治疗

养成良好的生活习惯,减少精神刺激,合理饮食,避免进食刺激性强的食物,避免服用损伤消化道黏膜的药物。注意出血情况,必要时积极补充血容量,防止失血性休克的发生。

(二)药物治疗

1.根除幽门螺杆菌

存在幽门螺杆菌感染的消化性溃疡,采用 2～3 种药物联合用药,如胶体铋剂、阿莫西林、甲硝唑、呋喃唑酮、克拉霉素等。

2.抑制胃酸分泌

(1)H₂受体拮抗剂,常用药物有西咪替丁、雷尼替丁、法莫替丁。

(2)质子泵抑制剂,常用药物为奥美拉唑。

(3)胃黏膜剂,常用药物有硫糖铝、枸橼酸铋钾。

(三)手术治疗

一般不需要手术治疗,如出现穿孔或出血严重不易控制及幽门完全梗阻时需进行紧急手术。

五、护理要点

(一)护理评估

(1)评估患儿意识及精神情况,为患儿进行生命体征、身高、体重的测量,了解患儿基本生长发育情况。

(2)询问家属患儿有无既往史、过敏史、用药史、手术史及家族史等。

(3)评估患儿营养情况,询问患儿进食情况,有无不良饮食习惯,有无腹胀,食欲缺乏等表现,进食后有无呕吐,呕吐物的性质、量等。评估患儿尿量及大便情况,有无便血,是否出现腹痛,腹痛的性质、程度和规律。

(4)评估患儿目前病情,精神有无烦躁或萎靡,面色是否苍白,有无剧烈腹痛、反复大量呕吐的表现。

(5)了解患儿目前相关检查,关注患儿便常规、便潜血结果以及血常规中血红蛋白的改变,及时发现出血征象。

(6)心理-社会状况:了解家属对疾病采取的治疗、护理的配合程度,以及家属对此疾病的知识缺乏程度。评估患儿及家属的心理状态和家庭经济承受能力。

(二)护理措施

1.一般护理

(1)休息与活动:急性期患儿需卧床休息,避免情绪紧张。

(2)饮食护理:①饮食要规律、定时、适当,给予足够的热量、蛋白质、维生素,以及低脂肪、易消化的食物,如粥、鸡蛋、面食等。避免过硬、过冷、粗糙的食物及有刺激性成分的食物,如油炸、煎炒的食物以及酒、茶、咖啡等,避免餐间进食及睡前进食。②进食应细嚼慢咽,急性活动期,需少量多餐。③出血严重的患儿应遵医嘱予禁食。出血停止后,应试进食,食量宜少,需要逐渐过渡,由流质食物过渡到半流质再到正常的饮食。④牛奶需选择脱脂牛奶,避免多饮。

(3)预防感染:阻断幽门螺杆菌传染源,若家庭中有明确感染者,应实行分餐制,家属勿通过咀嚼食物后喂养患儿。幽门螺杆菌阳性患儿的呕吐物或排泄物需放入医疗垃圾中,护理人员接触时需戴手套,操作前后做好手卫生。

2.病情观察

(1)观察患儿生命体征变化,包括体温、血压、脉搏、呼吸。

(2)观察患儿胃肠道症状,有无腹胀、食欲缺乏、嗳气反酸的现象。

（3）观察患儿腹痛发生的时间，注意疼痛与进食的关系，疼痛的性质、部位以及规律。

（4）观察患儿大便、呕吐物的次数、性质、性状，注意是否出现呕血及黑便，注意观察患儿面色、口唇的颜色、精神状态及尿量的情况。

3.腹痛的护理

（1）祛除病因，帮助患儿及家属减少或祛除引起腹痛的因素，停用损伤胃黏膜的药物。

（2）指导患儿缓解疼痛，根据疼痛的规律及特点，指导家属如何缓解疼痛，如 DU 为空腹痛或夜间痛，可在疼痛前进食适量食物，也可采取局部热敷等方法。

（3）患儿腹痛时，要注意对其疼痛进行干预。可以通过与患儿聊天、放映卡通片等形式，转移患儿注意力，以缓解其疼痛的程度。对于腹部疼痛剧烈的患儿，则应及时通知医师，并协助医师进行对症处理。

4.并发症的护理

（1）呕吐、呕血的护理：①当出现呕吐、呕血时，将患儿头部立即偏向一侧，尽可能保证胃内容物或血块顺利吐出，以免因堵塞呼吸道而导致窒息。②呕血后做好口腔护理，避免因异味刺激引起恶心、呕吐。③注意患儿的神志、脉搏、血压、呼吸的变化，记录每小时尿量。④大出血者应立即建立 2 条静脉通道，及时补液扩容，及时应用止血药、制酸药，尽快为失血过多患儿配血，随时准备输血，注意观察患儿有无输血反应。⑤输液过程中掌控输液速度，扩容后，需放慢输液速度，避免肺水肿发生以及血压过高诱发出血。⑥认真记录出入量，包括呕吐的性质、次数及量，及时报告医生，以便采取有效治疗措施。⑦对于失血性休克的患儿还应对心、脑、肾等重要脏器进行保护，如脉压缩小，说明循环血量不足；如患儿出现烦躁、反应低下，甚至昏迷，说明可能出现脑部缺血、缺氧，需立即通知医生给予处理。

（2）穿孔的护理：急性穿孔是消化性溃疡最严重的并发症，应立即禁食，给予胃肠减压，建立静脉通路，做好术前准备。

（3）幽门梗阻的护理：轻度梗阻可进少量流食，重度应予禁食、胃肠减压，记录胃内潴留物颜色、性质、量，积极予补液治疗，避免水电解质紊乱及酸碱失衡。

5.药物护理

对于应用抗生素患儿，用药前注意询问有无青霉素过敏史，用药中注意有无迟发过敏反应。甲硝唑需餐后半小时服用，不良反应有恶心、呕吐等胃肠道症状。西咪替丁若口服给药需餐中或餐后即刻口服，也可睡前顿服；若静脉治疗，速度要缓慢，避免速度过快引起低血压和心律失常；若同时服用抗酸药，需间隔 1 小时以上；注意观察药物不良反应，如头痛、头晕、皮疹等表现。奥美拉唑若口服给药，需晨起顿服，注意不良反应，头晕、口干、恶心、腹胀等。硫糖铝需餐前 1 小时口服，注意便秘、口干、皮疹等不良反应。枸橼酸铋钾需餐前半小时服用，口服可使齿、舌变黑或出现便秘和黑便。

6.心理护理

消化性溃疡患儿常有腹痛、恶心等腹部症状，严重可出现便血、呕血，所以患儿及家属常出现恐惧、焦虑的情绪。护理人员需用通俗易懂的语言进行安抚，并用温和的态度告知家属出血的处理对策及减轻腹痛的方法。每日需关注患儿情绪变化，用温柔的话语与患儿沟通，给予安慰及鼓励，以增强家属及患儿的信心。协助患儿完善相关检查，提前做好解释工作，以减轻家属紧张情绪。

7.健康教育

（1）生活指导：指导患儿合理安排生活，保持充足的睡眠时间，急性期患儿需卧床休息，避免情绪紧张。

（2）饮食指导：给予易消化、高热量的食物，保证充足的营养摄入，培养良好的饮食习惯，避免进食对胃黏膜有刺激性的食物，注意饮食卫生。

（3）用药指导：指导家属予患儿按医嘱规律服药，并解释其重要性。慎用或勿用致溃疡药物如阿司匹林、泼尼松等。指导家属观察药物不良反应，若出现上腹疼痛节律改变并加剧或出现呕血、黑便，及时通知医师。

第五节　急性上呼吸道感染

急性上呼吸道感染是指由各种病原体引起的上呼吸道的急性感染，简称上感，俗称"感冒"，是小儿最常见的疾病。

一、病因

本病 90% 以上由病毒感染引起，主要致病病毒有呼吸道合胞病毒、流感病毒、副流感病毒、腺病毒、鼻病毒、柯萨奇病毒、单纯疱疹病毒等。病毒感染后可继发细菌感染，常见为溶血性链球菌，其次为肺炎球菌等。

由于上呼吸道的解剖特点和免疫特点，婴幼儿易患上呼吸道感染，若有维生素 D 缺乏性佝偻病、先天性心脏病、营养不良、贫血等，则易引起反复感染，使病程迁延。气候改变、空气污浊、护理不当等亦容易诱发本病。

二、临床表现

1.一般类型上感

病情轻重不一，与年龄、病原体和机体抵抗力不同有关。婴幼儿局部症状不明显而全身症状重，年长儿局部症状重而全身症状轻。

（1）局部症状：轻症主要为鼻咽部的症状，多见于年长儿，常于受凉后 1～3 天出现流涕、鼻塞、喷嚏、咽部不适、干咳等。

（2）全身症状：重症主要为全身症状，多见于婴幼儿，以发热、烦躁不安、头痛、全身不适、乏力等症状多见，可伴有食欲不振、呕吐、腹痛、腹泻甚至热性惊厥等。部分患儿发病早期可有阵发性腹痛，多位于脐周，与发热所致的阵发性肠痉挛或肠系膜淋巴结炎有关。

体格检查可见咽部充血、水肿及咽部滤泡，扁桃体肿大，可有白色斑点状渗出物，颌下淋巴结肿大、触痛。肺部听诊正常。肠病毒感染患儿可出现不同形态的皮疹。本病病程为 3～5 天。如体温持续不退或病情加重，应考虑感染可能侵及其他部位。

2.两种特殊类型上感

(1)疱疹性咽峡炎:病原体为柯萨奇 A 组病毒,好发于夏、秋季。全身症状明显,如高热、咽痛、厌食、呕吐等。检查可见咽峡部黏膜上有灰白色的疱疹,周围有红晕,1～2 天破溃形成小溃疡。病程为 1 周左右。

(2)咽-结合膜热:病原体为腺病毒 3、7 型,好发于春、秋季,可发生小流行,以发热、咽炎、结合膜炎为特征。病程为 1～2 周。

3.并发症

急性上呼吸道感染波及邻近器官或向下蔓延可引起很多并发症,如:细菌感染引起中耳炎、鼻窦炎、颈淋巴结炎、咽后壁脓肿、扁桃体炎、气管炎、肺炎;病毒感染引起脑炎、心肌炎;年长儿 A 组 β 溶血性患链球菌咽峡炎可引起急性肾小球肾炎、风湿热等免疫性疾病。

三、实验室检查

1.血常规检查

病毒感染者,白细胞计数正常或降低;细菌感染者,白细胞计数和中性粒细胞比例增高。

2.病原学检查

咽拭子培养可见病原菌生长。

四、治疗要点

(1)以支持疗法及对症治疗为主,防止并发症的发生。

(2)注意休息,保持良好的环境。

(3)多饮水,补充维生素 C。

(4)应用抗病毒药物,如利巴韦林(病毒唑)、阿昔洛韦,疗程为 3～5 天。

(5)酌情选用抗生素,明确为细菌感染者,如链球菌感染,可使用青霉素10～14 天。

五、护理要点

(一)一般护理

1.护理评估

(1)评估患儿神志与精神状况;生命体征,如体温、呼吸状况、脉搏快慢、节律、有无血压降低或升高等;营养及饮食情况;液体摄入量、尿量、近期体质量变化;睡眠情况(有无呼吸困难的发生)。

(2)评估患儿的呼吸情况,记录性质、频率、形态、深度,有无鼻翼煽动、三凹征、端坐呼吸等,听诊患儿的呼吸音,监测患儿生命体征。必要时监测、记录患儿的动脉血气分析值。

(3)评估患儿本次发病的诱因、咳嗽、咳痰的情况;观察患儿有无发绀,监测体位改变对患儿缺氧的影响。有无其他伴随症状,如胸痛、呼吸困难。

(4)询问患儿目前服用药物的名称、剂量及用法,评估患儿有无药物不良反应,询问患儿有无明确药物过敏史。

（5）评估患儿心理、精神因素，有无焦虑、恐惧。评估患儿及其家属心理-社会状况。

（6）评估患儿及其家属对疾病知识的了解程度、对治疗及护理的配合程度、经济状况等。

2.保持室内空气新鲜

开窗通风，保持高湿度和适宜温度，保证患儿充足的休息。与其他患儿分开居住，避免交叉感染。告诉患儿此为爱心病房，待病情稳定就可与其他小朋友一起玩耍。

3.病情观察

（1）观察体温变化：在降温30分钟后复测体温，一般腋温降至37.5℃时可逐渐撤除物理降温，同时应注意观察有无体温骤降、大量出汗、体弱无力等虚脱表现。如有应及时通知医师并给予保温。还应注意孩子夜间的体温变化，避免体温骤然升高引起惊厥。

（2）观察病情变化：如患儿出现烦躁不安、剧烈咳嗽、呼吸困难、高热持续不退或退而复升、淋巴结肿大、耳痛或外耳道流脓等，均为并发症的早期表现，应及时通知医师。

（3）观察口腔黏膜及皮肤：观察有无皮疹，以便能早期发现麻疹、猩红热、百日咳及流行性脑脊髓膜炎等急性传染病。在疑有咽后壁脓肿时，应及时报告医师，同时要注意防止脓肿破溃后脓液流入气管引起窒息。

（二）专科护理

（1）各种治疗及护理操作集中时间完成，保证患儿充足的休息。

（2）维持呼吸道通畅，及时清除口鼻分泌物，痰液黏稠者给予雾化，必要时给予吸痰。

（3）用药护理：①用降温药过程中保证患儿水分摄入。②用雾化吸入药物后指导患儿有效咳嗽、排痰。③滴鼻药宜于饭前15分钟或睡前给予，滴药后使患儿头向后仰，以免药物进入咽喉被吞下，为避免鼻黏膜损伤不应连续用药超过3天。

（4）化验及检查护理指导：由于患儿对静脉采血等检查存在恐惧与反感心理，应给予安慰开导，告诉患儿做勇敢的孩子，以奖励小花的方式给予表扬和鼓励。

（5）专科指导

①鼻塞：鼻塞严重时应先清除鼻腔分泌物后用0.5%麻黄碱液滴鼻，每天2~3次，每次1~2滴，对因鼻塞而妨碍吸吮的婴儿，宜在哺乳前15分钟滴鼻，使鼻腔通畅，保证吸吮。在呼吸道感染时，鼻腔、气管分泌物很多，会造成呼吸不畅，鼻孔内如果干痂太多，可以用棉签蘸凉开水，慢慢湿润后轻轻掏出来，如果小儿有俯卧睡眠习惯，此时应保持侧卧，以免引起呼吸困难。在护理小儿过程中，多注意观察其精神、面色、呼吸次数、体温的变化。

②咽痛：适时可给予润喉含片或雾化吸入。

③高热：体温超过38.5℃以上时，给予合理的物理降温，如头部冷湿敷、枕冰袋，在颈部、腋下及腹股沟处放置冰袋或用乙醇擦浴，冷盐水灌肠或按医嘱给予解热药，预防高热惊厥。出汗后及时给患儿用温水擦净汗液。注意保证患儿摄入充足的水分。及时更换汗湿衣服。

（6）心理护理：①首先护理人员应与患儿建立良好关系。②在护理过程中尽量使用简短、通俗易懂的言语，并且语气应保持温和，脸部保持微笑，多用肢体动作来表达患儿无法理解的言语。③护理实施过程中可多用肢体接触来给予患儿安抚，比如轻抚患儿头部、小手及脸部等，消除患儿内心对治疗、医院环境等各方面的恐惧情绪，从而让小儿更配合治疗。④缓解家属担忧的心理，护理人员做好对家属的心理沟通，沟通内容应主要围绕治疗的基本现状、治愈情况等,应多以正面积极的态度宣传治疗成功案例,并且为患儿家属讲解康复过程及如何最大力度配合治疗、促进患儿早日康复,解除家属思想包袱,以达到患儿家属配合支持治疗的目的。

六、健康教育

(一)饮食

宜清淡,营养丰富,少食多餐,给予易消化的高蛋白、高热量、高维生素的流质或半流质饮食。多喝水,增加机体新陈代谢速度,以促进呼吸道异物的排出。

(二)休息与活动

提高自身免疫力是防护措施的第一步,平时加强儿童的身体锻炼,增强体质。

(三)外出活动

穿衣要适当,关注天气的变化,避免过热沙尘天气尽量减少户外停留时间;在沙尘天气中进行户外活动应戴口罩,活动后及时漱口和清洗鼻腔和口腔(双手捧清水至鼻,将水轻轻吸入鼻腔或者口腔,然后把水擤出,反复数次),减少细菌感染的风险。避免去人多的地方,以免造成交叉感染。

(四)用药

白细胞及血小板减少,一般发生在治疗完后2～3周,随后可自然回升至用药前水平。

(五)化验及检查注意事项

1.外周血检查

先与患儿耐心沟通交流,静脉穿刺操作时,动作要轻、准、稳,以免损伤血管。

2.病原学检查

教会患儿咳痰方法或指导患儿配合留取保本,保证标本合格并及时送检。

3.胸部 X 线检查

必要时及时行胸部 X 线检查。

(六)疾病相关知识

(1)急性上呼吸道感染常见病因为病毒或细菌感染,为避免反复病情发作应提高患儿免疫力,避免去人多、人挤、环境差的地方。

(2)与其他患儿分开居住,避免交叉感染。

向家属介绍预防上呼吸道感染的知识:增加营养,加强体格锻炼,避免受凉;在上呼吸道感染的流行季节避免到人多的公共场所,有流行趋势时给易感儿服用板蓝根等中药汤剂预防。反复发生上呼吸道感染的小儿应积极治疗原发病,改善机体健康状况。

(3)告知家属雾化的意义及注意事项:可比特可使平滑肌松弛并减轻支气管炎症。使支气管平滑肌扩张,并使气道内分泌物减少。松弛气道平滑肌,降低气道阻力,增强纤毛清除黏液的能力,抑制气道神经降低血管通透性减轻气道黏膜水肿,从而缓解喘憋。能迅速有效地解除气道痉挛。普米克对呼吸道局部抗炎作用具有抗过敏作用,并可收缩气道血管,减少黏膜水肿及黏液分泌可以达到平喘、改善通气的效果缓解喘息的症状。因此先做复方异丙托溴铵(可比特)雾化扩张支气管,再做普米克对局部抗炎平喘达到改善通气消除炎症的效果。应用后用清水漱口防止咽部真菌感染。

(七)出院指导

(1)夜间孩子的体温容易骤然升高,一定要加强体温监测,防止高热惊厥。

(2)饮食应选择清淡、易消化的食物,如米粥、面条等。

(3)平时应适当增加户外活动,提高机体免疫力。

(4)父母要注意天气变化,及时帮宝宝增减衣服,沙尘天气尽量不要外出。

(5)居室应保持适宜的湿度和温度,经常通风换气。

(6)感冒流行时,应尽量少带婴幼儿去公共场所。应尽量避免婴幼儿与感冒患儿一起玩耍,防止交叉感染。

第六节　肺　炎

肺炎是指不同病原体或其他因素所致的肺部炎症,临床特征为发热、咳嗽、气促、呼吸困难和肺部固定湿啰音。肺炎是婴幼儿时期的常见病,占我国住院小儿死亡原因的第一位,是儿童保健重点防治的"四病"之一。本病一年四季均可发生,以冬、春寒冷季节及气候骤变时发病率高。

一、肺炎分类

1.根据病理分类

分为支气管肺炎、大叶性肺炎、间质性肺炎、毛细支气管炎等。

2.根据病因分类

分为感染性肺炎和非感染性肺炎。前者如病毒性肺炎、细菌性肺炎、支原体肺炎、衣原体肺炎、真菌性肺炎等;后者如吸入性肺炎、过敏性肺炎、坠积性肺炎等。

3.根据病程分类

分为急性肺炎(病程小于1个月)、迁延性肺炎(病程为1～3个月)、慢性肺炎(病程大于3个月)。

4.根据病情分类

分为轻症肺炎、重症肺炎。

5.根据临床表现典型与否分类

分为典型肺炎和非典型肺炎。

二、病因

本病最常见的病原体为细菌和病毒,也可为病毒和细菌混合感染。发达国家中引起小儿肺炎的病原体以病毒为主,如呼吸道合胞病毒、腺病毒、流感病毒等,发展中国家则以细菌为主,如肺炎链球菌、葡萄球菌、链球菌等,以肺炎链球菌多见。近年来肺炎支原体、衣原体和流感嗜血杆菌所致肺炎有增加趋势。营养缺乏性疾病如营养不良、维生素 D 缺乏性佝偻病、先天性心脏病、免疫缺陷等小儿易患肺炎且病情严重,迁延不愈。

三、发病机制

本病病原体常由呼吸道入侵,少数经血行入肺,引起肺组织充血、水肿、炎性浸润。炎症使肺泡壁充血水肿而增厚,支气管、肺泡、肺间质的炎症引起通气和换气功能障碍,通气不足主要引起 PaO_2 降低及 $PaCO_2$ 增高;换气障碍则引起低氧血症,PaO_2 及 $PaCO_2$ 均降低。由于缺氧,患儿呼吸与心率加快,出现鼻翼翕动和三凹征,严重时可发生呼吸衰竭。由于病原体的作用,重症常伴有毒血症,可引起不同程度的感染中毒症状。缺氧、二氧化碳潴留及毒血症可导致循环系统、神经系统、消化系统的一系列症状及水、电解质与酸碱平衡紊乱。

1.循环系统

缺氧使小动脉反射性收缩,肺循环压力增高,形成肺动脉高压,同时病原体和毒素侵犯心肌,引起中毒性心肌炎,两者均可诱发心力衰竭。严重者出现微循环障碍、休克甚至弥散性血管内凝血。

2.神经系统

缺氧、高碳酸血症使脑血管扩张、血流速度减慢,血管壁通透性增加,导致颅内压增高。严重缺氧和脑供氧不足使脑细胞无氧代谢增加,造成乳酸堆积,ATP 生成减少,钠-钾离子转运功能障碍,引起脑细胞水肿;病原体毒素也可导致脑水肿而发生中毒性脑病。

3.消化系统

低氧血症和毒血症可致胃黏膜糜烂、出血、上皮细胞坏死脱落,导致黏膜屏障功能破坏,使消化功能紊乱,出现呕吐、腹胀、腹泻,严重者可引起中毒性肠麻痹和消化道出血。

4.水、电解质及酸碱平衡紊乱

缺氧、二氧化碳潴留致呼吸性酸中毒、呼吸衰竭;低氧血症、高热、进食少致代谢性酸中毒,所以重症肺炎可出现混合性酸中毒;进食少、利尿剂治疗又可致低钾血症,导致低钾性碱中毒、呼吸性酸中毒;缺氧和二氧化碳潴留还可导致肾小动脉痉挛而致水、钠潴留加重心脏负担,重症可造成稀释性低钠血症。

四、临床表现

支气管肺炎最常见,据统计约占肺炎总住院人数的 93.7%,故以下以支气管肺炎为例介绍小儿肺炎的临床表现。

1.主要症状

以呼吸系统症状为主,大多起病较急,主要表现为发热、咳嗽和气促及全身不同程度的中毒症状。

(1)发热:发热多为不规则热,也可为弛张热和稽留热。新生儿、重度营养不良患儿可不发热,甚至体温低于正常。

(2)咳嗽:较频繁,初为刺激性干咳,激期咳嗽反而减轻,恢复期多痰。

(3)气促:呼吸频率加快,多在发热、咳嗽后出现,重者出现点头呼吸。

(4)全身症状:精神不振,食欲减退,烦躁不安,轻度腹泻或呕吐。

2.体征

(1)呼吸增快:患儿呼吸可达 40~60 次/分,可见鼻翼翕动、三凹征。

(2)发绀:发绀多见于口周、鼻唇沟、指趾端,轻症可无发绀。

(3)肺部听诊:肺部听诊早期不明显,仅可闻及呼吸音粗糙或减弱,后可闻及较固定的中、细啰音,以两肺底部及脊柱旁较多,吸气末较为明显。新生儿及婴儿症状、体征可不典型。

3.重症表现

由于严重的缺氧及毒血症,除呼吸系统症状和全身中毒症状加重外,还可出现循环系统、神经系统、消化系统的功能障碍。

(1)循环系统

①心肌炎:心肌炎表现为面色苍白、心音低钝、心律不齐,心电图显示 ST 段下移和 T 波低平、倒置。

②心力衰竭:心力衰竭表现为:a.呼吸突然加快,安静时大于 60 次/分;b.心率增快,安静时婴儿大于 180 次/分,幼儿大于 160 次/分;c.心音低钝或出现奔马律;d.极度烦躁不安,明显发绀,面色发灰;e.颈静脉怒张,肝迅速增大,达到肋下 3cm 以上;f.少尿或无尿,颜面或下肢水肿等。具有前五项可诊断为肺炎合并心力衰竭。

(2)神经系统:轻度缺氧表现为烦躁或嗜睡,合并中毒性脑病时出现不同程度的意识障碍、惊厥、昏迷、前囟隆起、瞳孔对光反射迟钝或消失、呼吸节律不齐甚至停止、脑膜刺激征等。在肺炎基础上,除热性惊厥、低血糖、低血钙及中枢神经系统感染外,还可考虑中毒性脑病。

(3)消化系统:消化系统症状表现为食欲减退、呕吐和腹泻,发生中毒性肠麻痹时出现腹胀,因膈肌升高呼吸困难加重,听诊肠鸣音消失。发生消化道出血时可呕吐咖啡样物、出现便血或大便潜血试验呈阳性或排柏油样便。

4.并发症

发生休克及弥散性血管内凝血时,表现为血压下降、四肢发凉、脉搏细速以及皮肤、黏膜、胃肠道出血。若诊断延误或病原体致病力强,则可引起脓胸、脓气胸、肺大疱等并发症。

五、实验室检查及辅助检查

1.血常规检查

病毒感染者白细胞计数正常或偏低;细菌感染者白细胞计数增高,中性粒细胞比例增高,并有核左移。

2.病原学检查

取鼻咽拭子或气管分泌物做病毒分离;取气管分泌物、胸腔积液及血液等做细菌培养或用免疫学方法进行细菌抗原监测可以明确病原体。

3.X 线检查

早期肺纹理增粗,后逐渐出现大小不等的斑片状阴影或融合成片,可伴有肺气肿或肺不张。

六、治疗要点

治疗要点主要为控制感染,改善肺的通气功能,对症治疗,防治并发症。

1.一般治疗

保持室内温度、湿度适宜。给予营养丰富的饮食,对进食困难的重症患儿,可给予肠道外营养。经常变换体位,促进炎症吸收。

2.抗感染治疗

明确细菌感染者选用敏感抗生素,使用原则为"早期、联合、足量、静脉滴注、足疗程",抗生素一般用至体温正常后 5～7 天、临床症状基本消失后 3 天。抗病毒可选用利巴韦林、阿昔洛韦、干扰素等药物。

3.对症治疗

(1)止咳、平喘,保持呼吸道畅通,必要时可给予吸氧。

(2)及时纠正水、电解质与酸碱平衡紊乱。

(3)对于中毒性肠麻痹者,应禁食、胃肠减压、注射新斯的明等。

(4)若出现心力衰竭应积极处理,保持安静,给予吸氧、强心、利尿、血管活性药物等。

(5)若出现严重喘憋或呼吸衰竭、全身中毒症状明显、脑水肿时,可短期使用肾上腺糖皮质激素,常用地塞米松静脉滴注。

4.并发症治疗

脓胸和脓气胸者应及时进行穿刺引流,若脓液黏稠、经反复穿刺抽脓不畅或发生张力性气胸时,宜采用胸腔闭式引流。

七、护理要点

(一)一般护理

1.护理评估

(1)评估患儿神志与精神状况;生命体征,如体温、呼吸状况、脉搏快慢、节律、有无血压降低或升高等;营养及饮食情况;液体摄入量、尿量、近期体质量变化;睡眠情况(有无呼吸困难的发生)。

(2)评估患儿皮肤完整性,有无皮肤黏膜发绀,有无压疮、破溃等;有无静脉通路,并评估穿刺时间、维护情况、是否通畅、有无管路滑脱的可能。

(3)评估患儿的呼吸情况,记录性质、频率、形态、深度,有无鼻翼翕动、三凹征、端坐呼吸等,听诊患儿的呼吸音,监测患儿生命体征。必要时监测、记录患儿的动脉血气分析值。

(4)评估患儿本次发病的诱因、呼吸困难的程度、咳嗽、咳痰的情况;观察患儿有无发绀,监测体位改变对患儿缺氧的影响。有无其他伴随症状,如胸痛、呼吸困难。

(5)询问患儿目前服用药物的名称、剂量及用法,评估患儿有无药物不良反应,询问患儿有无明确药物过敏史。

(6)评估患儿心理、精神因素,有无焦虑、恐惧。评估患儿及其家属心理-社会状况。

（7）评估患儿及其家属对疾病知识的了解程度、对治疗及护理的配合程度、经济状况等。

2.健康指导

（1）保持病房环境安静、整洁、温度适宜,最佳室温为 20～24℃,最佳湿度为 55％～60％,每天定时通风换气,保持室内空气新鲜,每天用消毒液拖地消毒 2 次,并用湿布揩抹室内用具和地板,以保持干燥和清洁,严禁使用具有刺激性的消毒剂进行消毒。

（2）定期用紫外线消毒患儿衣物,为避免出现不安、出汗、呼吸不畅等现象,患儿应着适量且宽松的衣服。

（3）分开急性期和恢复期患儿,以避免交叉感染。

（4）护理人员应熟练掌握急救药品和医疗物品的性能和使用方法,随时治疗和抢救病情出现变化的患儿。

（5）嘱患儿进食后多饮水,及时清洁口腔,以防口腔炎、鹅口疮等口腔疾病的发生。

（6）保持患儿皮肤清洁干燥,定时翻身并检查皮肤受压情况,以防发生压疮。

（7）病情观察

①密切观察患儿病情,及时监测生命体征。

②患儿若突然出现面色苍白、气喘加剧、呼吸暂停等异常情况,应让其端坐或高枕卧位,进行吸氧治疗,并及时向医师报告。

③患儿若出现剧烈头痛、呼吸不规则、惊厥、瞳孔变化等异常情况,脑脊液检查显示压力、蛋白轻度增高,但其他指标均正常,应进行中毒性脑病治疗;及时使用甘露醇降低颅内压,同时还需给予镇静、吸氧等处理。

④患儿若出现不同程度腹胀、肠鸣音减弱等异常情况,应及时禁食,并进行胃肠减压,情况严重的患儿需给予适量改善胃肠动力的药物。

（二）专科护理

1.高热

详见急性上呼吸道感染。

2.气体交换受损

置患儿于半卧位或抬高床头,尽量避免患儿哭闹,减少耗氧量。遵医嘱给氧,给予抗感染药物。及时处理腹胀,可用毛巾热敷腹部、肛管排气等方法。若是引起低钾血症者可按医嘱适量补钾。

3.用药护理

（1）雾化吸入时取半卧位,教患儿用嘴吸气鼻子出气,结束后拍背,方法:五指并拢、稍向内合掌成空心状,由下向上,由外向内地轻拍背部。痰多者可进行体位引流。

（2）防止药物损害肝脏,注意肝功能的检查。

（3）根据患儿情况和所输入药物采用输液泵严格控制输液速度,最佳速度为 8～10 滴/分均匀输入,以免输入过快增加患儿心脏负担。观察输液中患儿的反应,及时观察局部有无渗出、皮疹等。记好出入量,避免诱发心力衰竭。

4.化验及检查护理指导

（1）外周血检查:先与患儿耐心沟通交流,静脉穿刺操作时,动作要轻、准、稳,以免损伤血管。晨起空腹抽血检查。儿童可能会对检查害怕,在检查前与检查时要给予安抚和引导。抽完血后,用棉签或止血工具按压针孔部位 3 分钟以上,以压迫止血。不要按揉针孔部位,以免造成皮下血肿。抽血后出现晕血症状,如头晕、眼花、乏力等,应立即平卧。

(2)病原学检查:教会患儿咳痰方法或指导患儿配合留取保本,保证标本合格并及时送检。

(3)胸部 X 线检查:必要时及时行胸部 X 线检查。检查前需脱去较多的衣物,只留单层棉质内衣(不带橡皮筋、印花),务必取下饰物、手机、硬币、金属钮扣、拉链、膏药贴等。青春期女患儿作胸部检查需脱去胸罩,婴幼儿由医师开具镇静药或给予相应的处置,镇静后行 X 线检查。摄片时听从医师吩咐,积极配合摆好体位完成照片。并由家属陪伴。

5.并发症护理

心力衰竭:突然心率超过 180 次/分,呼吸超过 60 次/分,极度烦躁不安,明显发绀,面色发灰,指(趾)甲微血管再充盈时间延长,心音低钝,奔马律,颈静脉怒张,肝迅速增大,可有尿少或无尿,颜面、眼睑或双下肢水肿。应立即通知医师,并嘱患儿卧床休息,采取半卧位抬高床头 150~300,减少刺激,必要时应用镇静药物,严格控制输液速度,给予氧气吸入,记录 24 小时出入量。

6.心理护理

深入了解患儿的心理状态和情绪波动情况。护理人员以微笑服务为先,给患儿营造轻松、愉悦、舒适的治疗环境;护理人员与患儿及其家属建立友好关系,营建护理人员全程陪护、家属全程关注、患儿全程配合的三者一体化的护理氛围。

八、健康教育

1.饮食

患病期间,患儿应多饮水,补充足够水分,而且由于发热、呕吐、腹胀等症状,患儿食欲易受影响,在其能进食时,需给予富含维生素、蛋白质的易消化流质、半流质食物,如稀粥、鸡蛋羹、菜泥等,宜少量多次进食,有需要可静脉补充营养。此外,严格控制钠盐摄入量,最佳摄入量为 0.5~1.0g/d。

2.休息与活动

注意加强锻炼,可根据年龄选择适当的锻炼方法。户外活动时,注意适当增加衣服。社会上感冒流行时,不要带孩子到公共场所去。家里有人患感冒时,不要与孩子接触。教育小儿养成良好的卫生习惯,不随地吐痰,让婴幼儿多晒太阳。

3.用药

遵医嘱按时服药,监测不良反应。

4.化验与检查讲解

(1)胸部 X 线检查:小儿呼吸系统疾病检测中,最为常用的仪器检测方法就是 X 线胸片检测。早期示肺纹理增粗,以后出现大小不等的斑片状阴影,可融合成一片,可伴有肺不张或肺气肿。

(2)血常规:病毒性肺炎白细胞总数大多正常或降低;细菌性肺炎白细胞总数及中性粒细胞升高,并有核左移。

(3)病原学检查:可作病毒分离或细菌培养,以明确病原体。血清冷凝实验50%~70%的支原体肺炎患儿中可呈阳性。

5.疾病相关知识的治疗原则

治疗原则是改善通气,控制炎症,杀灭病原菌。同时还应对症治疗,如发热时服用退热剂、咳嗽应给予化痰止咳药物,对重症肺炎应及时到医院进行相应的治疗。让患儿家属简单了解小儿呼吸系统特点,普及肺炎基本知识,规范患儿家属对小儿疾病预防、保健、救治过程中的行为。护理人员通过现场的演示及普及资料的发放来解答患儿及其家属的疑问。

6.告知家属雾化的意义及注意事项

可比特可使平滑肌松弛并减轻支气管炎症。其能松弛气道平滑肌,降低气道阻力,增强纤毛清除黏液的能力,抑制气道神经降低血管通透性减轻气道黏膜水肿,从而缓解喘憋;能迅速有效地解除气道痉挛。普米克对呼吸道局部抗炎作用具有抗过敏作用,并可收缩气道血管,减少黏膜水肿及黏液分泌可以达到平喘、改善通气的效果缓解喘息的症状。因此先做可比特雾化扩张支气管,再做普米克对局部抗炎平喘达到改善通气消除炎症的效果。应用后用清水漱口防止咽部真菌感染。

7.出院指导

(1)室内空气新鲜:要保持室内空气新鲜、安静,让孩子休息好。

(2)饮食及排痰:在饮食上要吃易消化、高热量和富有维生素的食物。软的食物最好,有利于消化道的吸收。咳嗽时要拍拍孩子的背部,有利于痰液的排出,拍背时从下往上、从外向内拍,房间内不要太干燥,孩子要适当饮水,以稀释痰液,有利于痰的排出。

(3)加强锻炼,注意适当增加衣服:预防上呼吸道感染,注意加强锻炼,可根据年龄选择适当的锻炼方法。户外活动时,注意适当增加衣服。社会上感冒流行时,不要带孩子到公共场所去。家里有人患感冒时,不要与孩子接触。

(4)增强婴幼儿的抗病能力:坚持锻炼身体,增强抗病能力,同时注意气候的变化,随时给小儿增减衣服,防止伤风感冒。合理喂养,防止营养不良。教育小儿养成良好的卫生习惯,不随地吐痰,让婴幼儿多晒太阳。不断地增强婴幼儿的抗病能力是预防该病的关键。

第七节　支气管哮喘

支气管哮喘简称哮喘,是一种异质性疾病,常以慢性气道炎症为特征;包含随时间不断变化和加剧的呼吸道症状如喘息、气短、胸闷和咳嗽,同时具有可变性呼气气流受限。临床特点为反复发作的喘息、呼吸困难、胸闷或咳嗽等症状,多数患儿可经治疗缓解或自行缓解。以1~6岁患病较多,大多在3岁以内起病。近年本病患病率有增高的趋势。

一、病因

哮喘的病因至今尚未完全清楚,与遗传、免疫、精神、神经和内分泌因素有关。多数患儿有婴儿湿疹、过敏性鼻炎或(和)食物(药物)过敏史。常见的致病因子有以下几种:①室内变应原:包括尘螨、动物变应原、蟑螂变应原和真菌。②室外变应原：包括花粉和真菌。③食入过敏原：如牛奶、鸡蛋、鱼、虾等。④药物和食品添加剂：阿司匹林和其他非甾体类抗炎药物。⑤呼吸道感染：多见于病毒及支原体感染，是诱发儿童哮喘最常见的因素。⑥运动和过度通气。⑦过度情绪激动：大哭、大笑、生气或惊恐等。⑧其他：空气寒冷、干燥、强烈气味（被动吸烟）、粉尘等。

二、临床表现

（一）症状

1.发作时症状

患儿烦躁不安，出现呼吸困难，以呼气困难为主，往往不能平卧，坐位时耸肩屈背，呈端坐样呼吸困难。患儿面色苍白，鼻翼翕动，口唇、指甲发绀，甚至冷汗淋漓，面容惊恐不安，往往显示危重状态，应予积极处理。

2.发作间歇期症状

此时虽无呼吸困难，表现如正常儿童，但仍可自觉胸部不适。由于导致支气管易感性的病理因素依然存在，在感染或接触外界变应原时可立即触发哮喘发作。

3.慢性反复发作症状

哮喘本身为一慢性疾病，由于长期支气管痉挛，气道阻力增加而致肺气肿。无急性发作时，活动后亦常感胸闷气急，严重者有程度不等的心肺功能损害，甚至发生肺源性心脏病。

（二）体格检查

可见胸部呈桶状，前后径加大，肺底下移，心脏相对浊音界缩小。肺部常可闻及哮鸣音。

（三）临床分期

1.急性发作期

以喘息为主，患儿烦躁不安，出现呼吸困难，以呼气困难为著，往往不能平卧，坐位时耸肩屈背，呈端坐样呼吸困难。有时喘鸣音可传至室外。

2.慢性持续期

此时虽无呼吸困难，表现如正常儿童，但仍可自觉胸部不适。在感染或接触外界变应原时可立即触发哮喘发作。

3.临床缓解期

症状消失，并维持 4 周以上。

三、辅助检查

（一）胸部 X 线检查

有合并感染时，可出现肺部浸润，有助于排除其他原因引起的哮喘。

（二）外周血检查

1.嗜酸性粒细胞计数

大多数过敏性鼻炎及哮喘患儿血中嗜酸性粒细胞计数超过 $300\times10^6/L(300/mm^3)$。

2.血常规

红细胞、血红蛋白、白细胞总数及中性粒细胞一般均正常，但应用 β 受体激动剂后白细胞总数可以增加。若合并细菌感染,两者均增加。

(三)肺功能检查

用来估计哮喘严重程度及判断疗效。一般包括肺容量、肺通气量、弥散功能、流速-容量图和呼吸力学测验,但均需较精密的仪器,也不能随时监测。哮喘患儿常表现为肺总量(TLC)和功能残气量(FRC)增加,而残气量(RV)、肺活量(VC)可正常或降低;更重要的改变为呼吸流速方面的变化,表现为用力肺活量(FVC),第一秒用力呼气流速(FEF 25%~75%)和最大呼气流速率(PF)变化。

(四)血气分析

测量哮喘病情的重要实验室检查,特别对合并低氧血症和高碳酸血症的严重病例,可用来指导治疗。

(五)皮肤变应原检查

目的是了解哮喘病儿发病因素和选择特异性脱敏疗法。皮肤试验是用致敏原在皮肤上所做的诱发试验,一般在上臂伸侧进行。主要有三种方法:①斑贴试验用于确定外源性接触性皮炎的致敏物;②划痕试验主要用于检测速发反应的致敏物,于试验部位滴一滴测试剂,然后进行划痕,划痕深度以不出血为度,20分钟后观察反应,阳性反应表现为红晕及风团;③皮内试验敏感性较高,皮内试验注射变应原浸液的量为 0.01~0.02mL。一般浸液浓度用 1:100(W/V),但花粉类多用 1:1000~1:10 000 浓度。皮试前 24~48 小时应停用拟交感神经类、抗组胺类、茶碱类、皮质类固醇类药物,以免干扰结果。

四、诊断要点

(一)哮喘的诊断

主要依据呼吸道症状、体征及肺功能检查,证实存在可变的呼气气流受限,并排除可引起相关症状的其他疾病。

(1)反复喘息、咳嗽、气促、胸闷,多与接触变应原、冷空气、物理、化学性刺激、呼吸道感染、运动以及过度通气(如大笑和哭闹)等有关,常在夜间和(或)凌晨发作或加剧。

(2)发作时双肺可闻及散在或弥散性,以呼气相为主的哮鸣音,呼气相延长。

(3)上述症状和体征经抗哮喘治疗有效或自行缓解。

(4)除外其他疾病所引起的喘息、咳嗽、气促和胸闷。

(5)临床表现不典型者(如无明显喘息或哮鸣音),应至少具备以下 1 项:

①证实存在可逆性气流受限:a.支气管舒张试验阳性:吸入速效 β_2 受体激动剂(如沙丁胺醇压力定量气雾剂 200~400μg)后 15 分钟第一秒用力呼气量(FEV$_1$)增加≥12%;b.抗炎治疗后肺通气功能改善:给予吸入糖皮质激素和(或)抗白三烯药物治疗 4~8 周,FEV$_1$ 增加≥12%。

②支气管激发试验阳性。

③最大呼气峰流量(PEF)日间变异率(连续监测 2 周)≥13%。

符合第(1)~(4)条或第(4)、(5)条者,可诊断为哮喘。

(二)咳嗽变异性哮喘(CVA)的诊断

CVA 是儿童慢性咳嗽最常见原因之一,以咳嗽为唯一或主要表现。诊断依据:

(1)咳嗽持续＞4 周,常在运动、夜间和(或)凌晨发作或加重,以干咳为主,不伴有喘息。

(2)临床上无感染征象或经较长时间抗生素治疗无效。

(3)抗哮喘药物诊断性治疗有效。

(4)排除其他原因引起的慢性咳嗽。

(5)支气管激发试验阳性和(或)PEF 日间变异率(连续监测 2 周)≥13％。

(6)个人或一、二级亲属过敏性疾病史或变应原检测阳性。

以上第(1)～(4)项为诊断基本条件。

五、治疗要点

治疗原则为急性发作时采用多种措施缓解支气管痉挛,改善肺通气功能,控制感染。急性发作的治疗主要包括吸氧、应用支气管扩张药和皮质类固醇。

六、护理要点

(一)一般护理

1.护理评估

(1)评估患儿营养及饮食情况有无喂养困难;液体摄入量、尿量、近期体重变化;睡眠情况(有无呼吸困难的发生)。

(2)评估患儿咳嗽、咳痰的程度和性质。观察患儿有无发绀,监测体位改变对患儿缺氧的影响。有无其他伴随症状,如胸痛、呼吸困难等。

(3)评估患儿的呼吸情况,记录性质、频率、形态、深度,有无鼻翼翕动、三凹征、端坐呼吸等,听诊患儿的呼吸音,监测患儿生命体征。必要时监测、记录患儿的动脉血气分析值。

(4)评估患儿心理、精神因素,有无焦虑、恐惧。评估患儿及其家属心理-社会状况;评估患儿及其家属对疾病知识的了解程度、对治疗及护理的配合程度、经济状况等。

2.消除呼吸窘迫,维持气道通畅

(1)体位:采取半坐卧位或坐位以利肺部扩张。

(2)保证休息:给患儿提供一个安静、舒适的环境以利于休息,护理操作应尽可能地集中进行。

3.病情观察

监测患儿是否有烦躁不安、气喘加剧、心率加快、肝短时间内急剧增大及血压变化等情况,警惕心力衰竭及呼吸骤停等合并症的发生。呼吸困难加重时,注意有无呼吸音及哮鸣音的减弱或消失、心率加快等。患儿活动前后,监测其呼吸和心率,活动时如有气促、心率加快可给予持续吸氧并给予休息。根据病情逐渐增加活动量。

(二)专科护理

1.吸氧

患儿哮喘时大多有缺氧现象,故应给予氧气吸入,以减少无氧代谢,预防酸中毒。氧气浓

度以 40% 为宜。

2.呼吸道护理

给予雾化吸入,应用支气管扩张剂后立即进行吸痰处理,吸痰过程中保持动作轻柔,技巧娴熟,若呼吸严重不畅,应用无创正压通气治疗。

3.用药护理

(1)支气管扩张剂:使用时可嘱患儿充分摇匀药物,在按压喷药于咽喉部的同时,闭口屏气10秒,然后用鼻缓缓呼气,最后清水漱口,将获得较好效果。

(2)用药无缓解应停用,常见不良反应主要有心动过速、血压升高、虚弱、恶心、过敏反应及反常的支气管痉挛。

(3)急性发作者,如口服无效,可由静脉推注,以 5%～10% 葡萄糖液稀释,在 30 分钟内缓慢注入。如已运用氨茶碱治疗(在 6 小时内),应将剂量减半,以后可给予维持量。1～9 岁小儿,可选择氨茶碱静脉滴注,有条件时应测氨茶碱血浓度,治疗哮喘的有效血浓度为 10～20μg/mL,每 6～8 小时给药一次。有条件的单位应监测氨茶碱血浓度的峰值与谷值,寻找最佳投药方案。病情稳定后,可每隔 2～3 个月监测浓度一次。

(4)肾上腺皮质激素类:长期使用可产生较多不良反应,如二重感染、肥胖、高血压等。当患儿出现身体形象改变时要做好心理护理。

4.化验及检查护理

(1)外周血检查:检查前准备及注意事项晨起空腹抽血检查。

(2)肺功能检查:适用于 5 岁以上的儿童。儿童可能会对检查害怕,在检查前与检查时要给予安抚和引导。

(3)检查后注意事项:抽完血后,用棉签或止血工具按压针孔部位 3 分钟以上,以压迫止血。不要按揉针孔部位,以免造成皮下血肿。抽血后出现晕血症状,如头晕、眼花、乏力等应立即平卧。

5.并发症护理

(1)呼吸衰竭:重度哮喘时因气道严重痉挛,气流出入受阻,同时因为哮喘发病时患儿紧张、用力呼吸等导致体力消耗,耗氧量和二氧化碳产生量增加,吸入气体量减少可引起低氧血症,而呼出气体量降低则导致体内二氧化碳潴留,出现呼吸衰竭。密切观察患儿的呼吸变化,呼吸＞40 次/分或心率突然减慢,原有的哮鸣音减弱或消失,血压降低等症状,应立即通知医师。

(2)气胸:哮喘急性发作时因肺泡内压力增高,对于有肺大泡或严重肺气肿的患儿,有时会导致肺泡破裂,气体进入胸膜腔而出现气胸。患儿出现烦躁不安、发绀、大汗淋漓、气喘加剧、心率加快、呼吸音减弱等情况,应立即报告医师并积极配合抢救。

6.心理护理

哮喘患儿年龄尚小,患儿家属多伴有紧张、焦虑心理,护理人员应充分与患儿家属沟通,缓解其悲伤、焦虑情绪,让其做好思想准备,沟通过程中应掌握好语言技巧和语速,切忌急躁处理。要帮助患儿保持愉悦的心情,比如给年幼的患儿讲故事、玩玩具、听音乐、分散其注意力,对年龄较大的患儿要根据其心理活动讲道理,争取患儿的配合,以达到最佳治疗状态。若患儿身体状况许可,应鼓励其在户外活动,加强体育锻炼,增强抗病能力。特别对首次哮喘发作的患儿应耐心解释,通过护理干预缓解患儿的紧张心理。精神紧张是诱发小儿哮喘的因素之一,所以心理护理是小儿支气管哮喘护理中不可忽视的内容之一。

七、健康教育

(一)饮食

给予富含维生素易消化的食物,应尽量避免食用诱发哮喘的食品,如鱼、虾、蛋、奶等含蛋白质丰富的食物。应少食多餐,保证营养均衡搭配,以利病情康复,家属要经常细心观察患儿的饮食,找到对哮喘致敏的食品。随着患儿年龄的增长,病情的好转,尤其是机体免疫功能逐渐增强,食物过敏的种类也就随之减少。因此,也要不断地解除某些限吃的食品。

(二)休息与活动

协助患儿的日常生活。指导患儿活动,避免情绪激动及紧张的活动。

(三)用药知识

喷剂应用后用清水漱口防止咽部真菌感染。糖皮质激素口服,应于饭后,减少对胃肠道刺激。用药勿自行减药停药。

(四)疾病相关知识

哮喘发作分为三度:①轻度,pH 正常或稍高,PaO_2 正常,$PaCO_2$ 稍低,提示哮喘处于早期,有轻度过度通气,支气管痉挛不严重,口服或气雾吸入平喘药可使之缓解;②中度,pH 值正常,PaO_2 偏低,$PaCO_2$ 仍正常,则提示患儿通气不足,支气管痉挛较明显,病情转重,必要时可加用静脉平喘药物;③重度,pH 值降低,PaO_2 明显降低,$PaCO_2$ 升高,提示严重通气不足,支气管痉挛和严重阻塞,多发生在哮喘持续状态,需积极治疗或给予监护抢救。

(五)出院指导

(1)患儿居住的环境要空气清新,室温恒定,杜绝一切过敏原,如花、草、猫、狗等;蚊香、真菌类等过敏原及刺激性气味。如气温寒冷也易引起哮喘。

(2)加强锻炼,增强机体抗病能力,坚持户外锻炼,如跑步、跳绳等运动,增加肺活量,对预防哮喘的发作具有积极的作用。

(3)哮喘在发作前多有前驱症状,最常见眼鼻发痒、打喷嚏、流涕、流泪、咳嗽等,一旦出现上述症状时,应及时就诊及用药,避免诱发哮喘发作。

(4)指导呼吸运动:指导进行腹式呼吸、向前弯曲运动及胸部扩张运动。

(5)防护知识

①增强体质,预防呼吸道感染。

②协助患儿及家属确认或哮喘发作的因素,避免接触过敏原,祛除各种诱发因素。

③患儿及家属能辨认哮喘发作先兆、症状,并能简单及时自我护理(哮喘发作时家属要镇静,给小孩安全感,让其立即吸入支气管扩张剂——万托林气雾剂,室内通风,避免烟雾刺激,给患儿坐位或半卧位)。

④提供出院后使用药物资料。

⑤指导患儿和家属使用长期预防及快速缓解的药物,并做到正确安全的用药。

⑥及时就医,以控制哮喘严重发作。哮喘的随访计划:急性发作期住院或留院观察;慢性持续期1个月随访一次,检查指导用药;缓解期3个月随访一次,复查肺功能。

第八节　先天性心脏病

先天性心脏病是胎儿时期心脏及大血管发育异常而导致的畸形,是婴幼儿最常见的心脏病。本病发病率占活产婴儿的7‰~8‰。据统计,我国每年有10余万先天性心脏病患儿出生。近半个世纪以来,由于心血管造影术、超声心动图、介入治疗等的应用及在低温麻醉和体外循环下心脏直视手术的发展,使临床对复杂先天性心脏病的诊断和治疗均发生了根本性的变化,先天性心脏病的预后大为改善。

病因:胎儿时期,任何因素影响了心脏在胚胎期的发育,使心脏的某一部分发育停顿或异常,即可造成先天性畸形。这类因素大致可分为内在因素和外在因素两类,以后者为多见。内在因素主要与遗传有关,外在因素中较重要的为宫内感染,特别是风疹病毒的感染,另外还有流行性感冒、流行性腮腺炎和柯萨奇病毒感染等;其他还有孕妇接触大量放射线,代谢性疾病(糖尿病、高钙血症等)药物影响(抗癌药、甲糖宁等)及引起胎儿宫内缺氧的慢性疾病等。总之,先天性心脏病是胎儿周围环境因素与遗传因素相互作用所致。

血流动力学变化及其分类:根据畸形所在的位置和左、右心腔及大血管之间有无分流将先天性心脏病分为三类。

1.左向右分流型(潜在青紫型)

此型是临床最常见的类型,常见有室间隔缺损、房间隔缺损和动脉导管未闭等。正常情况下,体循环压力高于肺循环压力,左室压力大于右室压力,血液从左向右分流时,临床上不出现青紫。但在病理情况下如肺炎或屏气哭闹,肺动脉或右心压力超过主动脉或左心压力时,血液便从右向左分流,出现暂时青紫,故称为潜在青紫型。随着病情的进展,肺血流量的持续增加使肺小动脉发生痉挛,产生动力型肺动脉高压,日久肺小动脉肌层和内膜增厚,形成梗阻性肺动脉高压,产生反向分流而出现持续性青紫,称为艾森曼格综合征。

2.右向左分流型(青紫型)

此型是临床病情重、死亡率高的类型,常见有法洛四联症、大动脉错位等。由于畸形的存在,使大量的静脉血流入体循环,出现持续性青紫,组织器官发生严重的缺氧。

3.无分流型(无青紫型)

此型指心脏左、右心腔之间和大血管之间无异常通路或分流,故无青紫,如肺动脉狭窄和主动脉狭窄等。

一、室间隔缺损

室间隔缺损(VSD)是先天性心脏病中最常见的类型,发病率占先天性心脏病的25%~40%。根据缺损位置不同,临床上常归纳为以下三种类型:①干下型缺损(缺损位于室上嵴下方,肺动脉瓣或主动脉瓣下);②室间隔膜部缺损(缺损位于室上嵴下方,三尖瓣的后方);③室间隔肌部缺损,可单独存在,也可与心脏其他畸形并存。

1.临床表现

本病的具体临床表现取决于缺损的类型及大小。小型缺损(缺损小于0.5cm),患儿无症状,多在体检时意外发现胸骨左缘第3~4肋间有一响亮的收缩期杂音;中型缺损(缺损0.5~1.5cm),体循环流量减少,影响生长发育,患儿多消瘦、乏力、多汗、气短,易患肺部感染和心力衰竭。胸骨左缘第3~4肋间收缩期粗糙杂音,向四周广泛传导,杂音最响部位触及收缩期震颤;大型缺损(缺损大于1.5cm),婴儿期即出现心衰、肺水肿,患儿多呼吸急促、吮吸困难、面色苍白、自汗,肝脏增大,易并发肺部感染。当出现青紫时,说明有右向左分流。室间隔缺损者易并发支气管肺炎、充血性心力衰竭、肺水肿及亚急性细菌性心内膜炎。

2.辅助检查

(1)X线检查:小型室间隔缺损X线检查无明显改变。较大缺损典型改变为心胸比率增大,肺动脉段明显突出,肺血管影增粗,搏动强烈,称为肺门舞蹈征。左、右心室增大,左心房也常增大,主动脉影缩小。

(2)超声心动图检查:超声心动图显示缺损的位置、大小及分流量,了解肺动脉压。合并复杂畸形者需进一步进行心导管检查。

(3)心电图检查:心电图间接反映缺损大小和肺循环的阻力。一般新生儿期心电图不能反映血液的动力学改变;2岁以内约有半数心电图上显示双室增大。2岁以后大型缺损心电图表现为左、右心室同时肥大。

3.治疗要点

小型缺损患儿不主张外科手术,此型自然关闭率可达75%~80%,大多在2岁以内关闭。中型缺损患儿临床上有症状者,宜于学龄前期在体外循环心内直视下行修补术。大型缺损患儿,在出生6个月内发生难以控制的充血性心力衰竭,反复肺部感染和生长发育缓慢者,应及时手术治疗。过去因条件限制,只能在体外循环心内直视下做修补术,随着介入医学的发展,如今使用可自动张开和自动置入的装置经心导管堵塞缺损已成为非开胸治疗的新技术。

二、房间隔缺损

房间隔缺损(ASD)占先天性心脏病发病总数的20%~30%,根据解剖病变的不同分为卵圆孔未闭、原发孔(第一孔)缺损和继发孔(第二孔)缺损,以后者多见。房间隔缺损由于小儿时期症状较轻,仅在体检时发现胸骨左缘2~3肋间有收缩期杂音。部分小儿1岁以内可自然闭合,1岁后闭合的可能性极小,需要手术。

1.临床表现

本病症状出现的迟早和轻重取决于缺损的大小。缺损小者终身无症状,仅在体检时发现胸骨左缘第2~3肋间有收缩期杂音。缺损较大或原发孔缺损者,影响生长发育,表现活动后心悸、气促、易疲劳,部分患者有咳嗽、频发呼吸道感染、声音嘶哑等。体格检查:心前区隆起,胸骨左缘第2~3肋间有Ⅱ~Ⅲ级喷射性收缩期杂音,特征性的听诊指征为肺动脉瓣区第二音亢进和固定分裂音(分裂不受呼吸影响)。

2.辅助检查

(1)X线检查:心脏外形轻度至中度扩大,以右心房和右心室为主,左室和主动脉影缩小,肺动脉段突出,肺门血管影增粗,透视下可见肺动脉血管影搏动增强,称为肺门舞蹈征。

(2)超声心动图:超声心动图显示缺损的位置、大小、分流方向,且能估计分流量的大小。

(3)心电图:典型患者表现为电轴右偏和不完全性右束支传导阻滞,部分病例有右心房和右心室肥大。

3.治疗原则

房间隔缺损宜在学龄前予以手术修补,亦可通过介入导管用微型折伞关闭房缺,目前临床近期效果比较好。

三、动脉导管未闭

动脉导管为胎儿肺动脉和降主动脉之间的正常通道,出生后就自行关闭。若持续开放,并产生病理生理改变,即为动脉导管未闭(PDA);动脉导管未闭占先天性心脏病总数的15%～20%,女孩多见。根据未闭的动脉导管的大小、长短、形态不同一般分为三型,即管型、漏斗型和窗型。

1.临床表现

本病症状取决于动脉导管的粗细。导管口径较细者,临床可无症状,仅在体检时发现心脏杂音。导管粗大者分流量大,患儿多消瘦、气急、咳嗽、乏力、多汗、心悸等。体检胸骨左缘第2肋间闻及粗糙、响亮的连续性机器样杂音,占据整个收缩期和舒张期,以收缩末期最响,向左锁骨下、颈部和肩部传导,最响处可触及震颤。肺动脉瓣区第二心音亢进。婴幼儿期因肺动脉压力较高,主、肺动脉压力差在舒张期不明显,因而往往仅听到收缩期杂音。此外,合并肺动脉高压或心力衰竭时,可仅有收缩期杂音。因肺动脉分流,舒张压降低,收缩压多正常,脉压增大可出现周围血管征,如轻压指甲床可见毛细血管搏动、触及水冲脉等。脉压显著增大可闻及股动脉枪击音。有显著肺动脉高压,其压力超过主动脉时,产生右向左分流,出现下半身青紫,称为差异性青紫。动脉导管未闭的常见并发症为支气管肺炎、亚急性细菌性心内膜炎、分流量大者早期并发充血性心力衰竭。

2.辅助检查

(1)X线检查:典型病例可显示左心室和左心房增大,肺动脉段突出,肺门血管影增粗、搏动增强,肺野充血。有肺动脉高压时,右心室增大,主动脉弓亦有所增大,通过这一特征可将本病与室间隔缺损、房间隔缺损进行鉴别。

(2)超声心动图:超声心动图显示动脉导管的位置和粗细、血液分流的方向和大小。

(3)心电图:心电图可正常,或见左心室肥大、双室肥大。

3.治疗要点

手术结扎或截断导管即可治愈,宜于学龄前期施行,必要时任何年龄均可手术。非开胸手术治疗可首选介入导管以蘑菇伞或微型弹簧伞堵闭动脉导管。新生儿、早产儿可于生后一周内试用消炎痛治疗促使动脉导管收缩而关闭。

四、护理要点

（一）一般护理

（1）护理评估

①评估患儿出生后各阶段的生长发育状况以及常见表现：喂养困难、哭声嘶哑、易气促、咳嗽、潜伏性青紫或持续性青紫、青紫的程度及与活动的关系。

②评估患儿身体状况，患儿的一般情况与心脏畸形的部位和严重程度有关。检查患儿是否有体格发育落后、皮肤发绀、苍白、杵状指（趾）、脉搏增快、呼吸急促、鼻翼扇动和三凹征等。

③评估患儿心功能的情况。对≥3岁的患儿进行6分钟步行试验（6MWT）；要求患儿在平直的走廊里尽可能快地行走，测定其6分钟的步行距离。根据观察6MWT步行距离（6MWD）及做功（体重与6MWD乘积），以及6MWT前后呼吸频率（RR）、心率（HR）、收缩压（SBP）和舒张压（DBP）等指标变化；同时进行平板运动试验（TET），分析6MWD、6MWT做功与TET代谢当量（METs）之间的相关性。将心衰划分为轻、中、重3个等级。

④询问患儿目前服用药物的名称、剂量及用法，评估患儿有无药物不良反应，询问患儿有无明确药物过敏史。

⑤评估患儿当前实验室检查结果以及是否行心电图、24小时动态心电图检查，超声心动及其结果等。

⑥心理-社会状况：评估患儿及家属的心理-社会状况及患儿对疾病的认知状况，经济情况、合作程度，有无焦虑、悲观情绪。

（2）根据病情适当活动，集中操作，避免情绪激动过度哭闹，有心功能不全者应卧床休息，取半卧位。

（3）给予高蛋白、高热量、多维生素、易消化饮食，少食多餐，水肿期控制钠的摄入。

（4）病情观察

①持续心电监护，密切观察心律及心率变化，如发现心律失常、异位心律、室颤等，应立即报告医师。

②密切观察患儿的血压变化。先天性心脏病常因血容量不足、心肌缺血、心肌收缩无力和外周阻力改变而引起血压异常。血容量不足引起的低血压需及时补充血容量，心肌收缩无力引起的低血压可应用洋地黄、多巴胺等药物增强心肌收缩力，支持心功能。血压过高，易增加心脏负荷及心肌耗氧量，可酌情应用血管扩张药。

③每24小时评估心电监护电极贴附部位皮肤情况，必要时予以更换电极部位，以免造成皮肤损伤。

④密切观察并记录周围循环情况，观察患儿周身皮肤的颜色、温度、湿度、动脉搏动情况以及口唇、甲床、毛细血管和静脉充盈情况。

⑤体温监测：体温对心血管影响较大，先天性心脏病术后需持续监测体温变化，术后体温＜35℃应保暖复温，以免耗费体力，增加心率和加重心脏负担。待体温逐渐回升至正常体温

时,及时撤除保暖措施。若体温高热达 39℃,可使心肌耗氧量增加,常是术后心动过速的原因,故患儿体温>38℃时,应立即采取预防性降温措施。

⑥记录出入量,维持每天出入量的均衡。术后患儿一般不严格限制水的摄入,但对于应用洋地黄类利尿剂的患儿及心衰的患儿仍应限制水的摄入。室间隔缺损较大的患儿控制液体入量尤为重要,这对于减轻心脏前负荷,防止肺水肿有重要意义。具体的,液量应控制在 80～100mL/(kg·d),儿童应控制在 1000～1200mL/(m²·d)。水肿者每日清晨空腹测体重。责任护士向患儿及家属详细讲解出入量的记录方法。责任护士用量杯校正患儿水杯及尿杯的刻度。告知患儿要把每次尿量用校正后的尿杯准确测量后记录下来,如患儿使用纸尿裤,病房提供电子称,纸尿裤使用前后均要称重,相减后就是患儿的尿量。告知患儿每次用校正的水杯喝水并记录,经口的食物如米饭、菜、水果等要分开用电子称称重,责任护士再根据食物含水量表把患儿记录的食物克数核算成含水量并记录。

(二)专科护理

(1)根据心功能,每 2～4 小时测量脉搏一次,每次 1 分钟,注意脉搏节律、节率、必要时听心率、心音。

(2)呼吸困难时,给予氧气吸入。

(3)注意保护性隔离,避免交叉感染。

(4)保持大便通畅,排便时不宜过力。

(5)用药护理指导

①服用强心苷类药物后,应注意观察药物的作用,如呼吸平稳、心音有力、脉搏搏动增强。观察强心苷毒性反应,如胃肠道、神经、心血管反应。服用利尿剂,注意患儿的尿量的变化。

②退烧药:一般体温>38.5℃使用,发热及服用退烧药后注意适当增加饮水量。

③当患儿有痰时,除服用化痰药外,还应鼓励其自行咳嗽排痰。

④抗生素药物:出院后根据病情服用 3～5 天,若出现鹅口疮,可用 2.5%碳酸氢钠涂口腔,将制霉菌素片研磨调糊状涂口腔。

⑤利尿药:氢氯噻嗪、呋塞米、布美他尼、螺内酯(安体舒通)。按医嘱服用,注意尿量。根据心功能情况决定增减量。不能突然停药。停用利尿药后应定期请医师复查,避免出现心功能不全。长期服用利尿药,应注意定期复查血电解质。

⑥补钾药:10%枸橼酸钾。遵医嘱服用,不能多服。钾的用量一定要随时关注,如果出现特殊情况如肢体麻木、乏力、精神淡漠等一定要及时就医。

(6)检查护理指导

①心电图:运动、饱餐、吸烟、浓茶等对心电图检查结果有影响应避免,检查前请安静休息10 分钟以上;检查时请平躺在检查床上,露出手腕、脚踝、胸部,双手自然放在身体两侧,全身放松,心情平静,选择需要穿易于穿脱的宽松衣服,去除装饰物,有电极片患儿应将其摘除。检查中切勿讲话或改变体位。

②超声心动:患儿取左侧卧位或平卧位。危重患儿检查应在床旁进行。小儿哭闹或不配合时,需镇静。如患儿 1～3 岁,需药物镇静,可静脉推注地西泮(安定),或口服水合氯醛等。

③心导管检查:尽量消除患儿的顾虑和紧张不安的情绪。检查前 6 小时内不宜进食,以防

在检查过程中发生呕吐。检查前半小时适当给予镇静药,青紫重的病儿还应吸氧、根据检查的需要备皮,一般为双侧锁骨上和或双侧腹股沟。全麻患儿术前当日晨禁食、水。术后卧床休息24小时,观察血压、脉搏、呼吸、体温、心率及心律变化。观察伤口有无疼痛、肿胀、渗血及感染等并发症发生

(7)心理护理:对患儿关心爱护,态度和蔼,建立良好的护患关系,消除患儿的紧张心理。对家属和患儿解释病情和检查、治疗经过,取得他们的理解和配合。

五、健康教育

(1)指导家属给予患儿高热量、清淡易消化的乳类、瘦肉、鱼虾等食品,饮食以普食、半流质、高蛋白、低盐、高纤维素饮食为主,少量多餐,勿暴饮暴食,避免食用刺激性食物。心功能低下及术后持续有充血性心力衰竭者,应少钠盐。

(2)重症患儿不宜过度地运动,以免额外增加心脏负担。

(3)要避免感染,避免孩子到人多拥挤的环境,家中经常开窗通风,消毒空气。

(4)青紫型先心病孩子喜欢屈曲或下蹲体位,这是代偿缺氧的表现,不可强行改变,以免发生危险。

(5)检查前准备及注意事项

①选择易于穿脱的宽松衣服。

②去除装饰物,患儿身上有电极片应将其摘除。

③年龄小患儿尽量选择饱餐及睡眠时行检查,避免哭闹,必要时给予药物镇静。

(6)减少去人多场所的次数,外出时戴口罩,并随天气变化及时增减衣服应及时就医。

(7)遵医嘱服药,每次服用强心药前测量脉搏数,根据年龄若出现心率降低者应停服。

(8)术后定期称体重,短期内体重增加明显者要加用利尿药。

(9)疾病相关知识:如何预防先天性心脏病

①适龄婚育:医学已经证明,35岁以上的孕妇发生胎儿基因异常的风险明显增加。因此最好在35岁以前生育。如果无法做到这一点,那么建议高龄孕妇必须接受严格的围产期医学观察与保健。

②备孕前要做好心理、生理状态的调节。如果女性有吸烟、饮酒等习惯,至少在怀孕前半年就要戒烟酒。

③加强对孕妇的保健特别是在妊娠早期积极预防风疹、流感等风疹病毒性疾病。孕妇应尽量避免服用药物,如必须使用,必须在医师指导下进行。

④孕期尽量少接触射线、电磁辐射等不良环境因素。

⑤孕期避免去高海拔地区旅游。因为已经发现高海拔地区的先天性心脏病发生率明显高于平原地区,可能与缺氧有关。

(10)出院指导

①饮食调养:一般的先天性心脏病患儿手术后回到家中,饮食除注意补充营养、合理搭配、易消化外,不必限制钠盐。复杂畸形、心功能低下及术后持续有充血性心力衰竭患儿,应控制

盐的摄入,每天控制在 2～4g。家属应给予患儿少食多餐,不可过饱,更不可暴饮暴食,尽量控制零食、饮料,以免加重心脏负担。

②生活调理

a.患儿的住房应阳光充足,清洁干净,温暖舒适,定期开窗通风换气,床铺要保持清洁干净、舒适,患儿要勤更衣,防止皮肤感染。

b.患儿切口结痂自行脱落后可擦澡或洗澡,但不要用刺激性的肥皂,不要用力摩擦切口处皮肤。若发现切口有红、肿、胀痛的感觉或有流水,出现发热时,应尽快去医院检查有无切口感染。

c.半年内不能有剧烈活动,并注意保暖,防止感冒,减少到公共场所活动,防止感染疾病。

d.父母要尽快纠正过于保护和溺爱的亲子行为,增加其自信心,鼓励其多与同龄人接触,通过玩耍,建立正常的人际关系,消除自卑、孤独心理,降低孩子对家人的过分依赖。

e.患儿家属带患儿定期复查,有异常情况及时随诊,或及时咨询我科医师,出院带药给患儿按时按量服用。

③用药护理:先天性心脏病手术后心功能恢复较好者一般不需要用强心利尿剂。复杂畸形及重度肺动脉高压或心功能差的患儿遵医嘱使用强心、利尿或扩血管药。出院前应问清楚所服药物的名称、剂量、服药时间、可能出现的不良反应及处理方法,不可随意乱服药,以免发生危险。服用地高辛的患儿,家属在给患儿服药前测脉搏、心率,遵医嘱,定期复查,不得擅自服药。

④特殊护理:出院 1 年内,尽量平卧位,不宜侧卧,以免影响胸骨的正常愈合。家属要注意纠正患儿不正确姿势。

⑤功能锻炼

a.一般的先天性心脏病患儿手术后回到家中的活动应避免过度活动,家属根据具体病情限制活动量,切不可放任不管,以免过度活动,加重心脏负担。

b.术前心功能三级及以上、心脏重度扩大和重症动脉高压的患儿心脏恢复需较长时间,出院后不要急于活动,随病情恢复,适当增加活动量,要避免剧烈的体育活动,活动量以不出现疲劳为度。

c.要练习扩胸运动,防止鸡胸。婴幼儿有时难以避免,但是不要慌张,因为胸骨愈合过程受到心脏跳动影响形成,随年龄增长和胸肌发育会明显改善。

⑥出院后也要定期到医院复查 X 线胸片、心电图等以了解其恢复情况。

第九节　贫血

一、营养性缺铁性贫血

营养性缺铁性贫血(NIDA)是由于体内铁缺乏致血红蛋白合成减少而引起的贫血。临床上以小细胞低色素性贫血、血清铁蛋白减少和铁剂治疗有效为特点,是儿童贫血中最常见的类型,以婴幼儿发病率最高,是我国重点防治的儿童"四病"之一。

(一)病因及发病机制

1.病因

本病的根本原因是体内铁缺乏。

(1)先天储铁不足:胎儿最后 3 个月从母体获得的铁最多,故早产、双胎或多胎、胎儿失血或孕母严重缺铁等均可使胎儿储铁减少。

(2)铁摄入量不足:是缺铁性贫血的主要原因。人乳、牛乳、谷物中含铁量均低,如不及时添加含铁丰富的转换期食物,较易发生本病。

(3)生长发育因素:早产儿、婴儿及青春期儿童生长发育迅速,铁需要量增加,如不及时添加含铁丰富的食物,容易缺铁。

(4)铁吸收障碍:食物搭配不当可影响铁吸收;肠道疾病如慢性腹泻可使铁吸收减少、排泄增加。

(5)铁丢失过多:长期慢性少量失血可致缺铁(每 1.0mL 血约含铁 0.5mg),如肠息肉、钩虫病、溃疡病等。用不经加热处理的鲜牛乳喂养婴儿,可能因对牛乳过敏而致少量肠出血(每天失血量约 0.7mL)。

2.发病机制

(1)缺铁对血液系统的影响:铁是合成血红蛋白的原料,缺铁时血红素生成不足,进而血红蛋白合成减少,导致红细胞内血红蛋白含量不足,细胞质减少,细胞变小。而缺铁对细胞核的分裂、增殖影响较小,故红细胞数量减少的程度不如血红蛋白减少明显,从而形成小细胞低色素性贫血。

(2)缺铁对其他系统的影响:①影响肌红蛋白的合成,并使某些与生物氧化、组织呼吸、神经介质合成和分解有关的酶活性降低,如细胞色素 C、单胺氧化酶、琥珀酸脱氢酶等;出现一些非血液系统症状,如神经系统和消化系统功能改变等。②引起组织器官的异常,如口炎、胃酸缺乏、指甲改变等。③引起细胞免疫功能降低,易患感染性疾病。

(二)临床表现

任何年龄均可发病,以 6 个月~2 岁儿童最多见。

1.一般表现

起病缓慢,皮肤黏膜逐渐苍白,以口唇、口腔黏膜、甲床等处较为明显。易疲乏,不爱活动,年长儿可诉头晕、眼前发黑、耳鸣。

2.骨髓外造血表现

肝、脾和淋巴结可轻度肿大,年龄越小,病程越久,贫血越重,则肝脾大越明显。

3.非造血系统表现

(1)消化系统:食欲减退,少数有异食癖(即喜食泥土、墙皮、煤渣等);可有呕吐、腹泻;可出现口腔炎、舌炎或舌乳头萎缩;重者可出现萎缩性胃炎或吸收不良综合征。

(2)神经系统:常有烦躁不安或萎靡不振,常注意力不集中,记忆力减退,学习成绩下降,多动,智能多较同龄儿低,语言、思维活动能力受影响而影响心理的正常发育。

(3)循环系统:明显贫血时心率增快,重者可有心脏扩大,甚至发生心衰。

（4）其他：易发生感染，可因上皮组织异常而发生反甲。

（三）辅助检查

1.外周血象

红细胞及血红蛋白均降低，血红蛋白降低更明显。红细胞大小不一，以小细胞为主，中央淡染区扩大，呈小细胞低色素性贫血。网织红细胞正常或略减少，白细胞及血小板一般无改变。

2.骨髓象

骨髓增生活跃，以中、晚幼红细胞增生为主。各期红细胞胞质均较少，胞核染色偏蓝，显示胞质成熟程度落后于胞核。粒细胞系及巨核细胞系一般无异常。

3.铁代谢的相关检查

①血清铁蛋白（SF）：是反映体内储存铁情况的敏感指标，$<12\mu g/L$ 时提示缺铁。②红细胞游离原卟啉（FEP）：$>0.9\mu mol/L$ 时提示红细胞内缺铁。③血清铁（SI）、总铁结合力（TIBC）、转铁蛋白饱和度（TS）：这 3 项指标反映血浆中铁的含量，通常在缺铁性贫血期出现异常，即 $SI<10.7\mu mol/L$，$TIBC>62.7\mu mol/L$，$TS<15\%$。

（四）治疗要点

1.祛除病因

饮食不当者应及时纠正不合理的饮食习惯和食物组成，有偏食者应给予矫正，积极治疗慢性失血性疾病。

2.铁剂治疗

具体参见护理措施。

3.输血治疗

一般患儿无需输血，重症贫血并发心功能不全或明显感染者可输血或浓缩红细胞，速度宜慢，应少量分次输注。

（五）护理评估

1.健康史

了解母亲孕期有无贫血；评估患儿是否为早产、多胎儿，询问患儿的喂养方法及饮食习惯；评估患儿有无慢性腹泻、消化性溃疡等病史。

2.心理-社会支持状况

评估家长对本病病因及防护知识的了解程度及家庭社会经济背景等。评估年长儿有无因病程缓慢影响学习等问题，是否有自卑、焦虑、厌学等心理反应。

（六）常见护理诊断/问题

1.活动无耐力

与贫血致组织器官缺氧有关。

2.营养失调：低于机体需要量

与铁的供应不足、吸收不良、丢失过多或消耗增加有关。

3.知识缺乏

家长及年长患儿缺乏营养知识和本病的防护知识。

(七)护理目标

(1)患儿倦怠乏力减轻,活动耐力逐渐增强。

(2)家长能正确选择含铁丰富的食物,能遵医嘱协助患儿正确服用铁剂。

(3)家长及年长患儿能叙述其发病的原因,积极配合治疗,纠正不良饮食习惯。

(八)护理要点

1.合理安排休息与活动

生活要有规律,保证足够睡眠。轻至中度贫血,不必严格限制日常活动量,但应避免剧烈运动,活动间歇应让患儿充分休息;重症贫血患儿应根据其活动耐力下降情况,安排活动计划,以不感到疲乏为度;对活动后有明显心悸、气短等表现者,应严格限制活动量,必要时卧床休息、吸氧。

2.合理安排饮食

(1)指导合理搭配饮食:在营养师指导下制订饮食计划,提供患儿喜爱的含铁丰富且易于吸收的食物,如瘦肉类、鱼类、动物血和肝脏、豆制品等。氨基酸、维生素 C、果糖等可促进铁的吸收,可与含铁食物搭配进食;茶、咖啡、牛乳、植物纤维可抑制铁的吸收,应避免与含铁的食品同食。鲜牛乳必须加热处理后才能喂养婴儿。

(2)提倡母乳喂养:人乳含铁虽少,但吸收率高达 50%,婴儿 6 个月时要及时添加富含铁的转换期食物。

(3)早产儿及低体重儿生后 2 个月左右遵医嘱给予铁剂预防。

3.指导正确应用铁剂,观察疗效与药物不良反应

(1)口服铁剂:首选口服给药,常用二价铁剂,有硫酸亚铁、富马酸亚铁、葡萄糖酸亚铁等。每日口服元素铁 4～6mg/kg,分 3 次口服。宜从小剂量开始,在 1～2 天内加至足量。于两餐之间服药,既减少对胃肠道的刺激,又利于吸收。可与维生素 C、果汁同服,利于吸收。铁剂可使牙齿变黑,应使用吸管服药。服药后大便变黑,停药后会恢复正常,应向家长说明。

(2)注射铁剂:因不良反应多,应慎用。一般在口服铁剂无效、无法进行或反应重时应用,常用的注射铁剂有右旋糖酐铁复合物、山梨醇枸橼酸铁复合物。要深部肌内注射,每次更换注射部位。注射前更换新针头或留置气泡法注射,避免药液漏入皮下组织,造成注射部位皮肤着色、疼痛,产生硬结及炎症。

(3)观察药物不良反应:口服铁剂可引起胃肠道反应,如恶心、呕吐、腹泻或便秘、胃部不适或疼痛等,可根据医嘱减量或停药几天,症状好转后再从小剂量开始重新补充。注射铁剂可引起荨麻疹、发热、关节痛等不良反应,甚至发生过敏性休克,应注意观察。

(4)观察疗效:铁剂有效者在用药 2～3 天网织红细胞开始上升,5～7 天达高峰,2～3 周后下降至正常,血红蛋白通常 3～4 周恢复正常。一般在血红蛋白达到正常水平后仍继续服用 2 个月左右再停药,以增加铁的储存。如治疗 3～4 周仍无效,注意寻找原因。

4.心理护理

对注意力不集中、学习成绩下降者,应加强教育与训练,不要歧视、责骂,以减轻患儿的自卑心理;对有异食癖的患儿不要采取粗暴的干预手段。

5.健康指导

向家长及年长儿讲解本病的相关知识及护理要点;提倡母乳喂养,及时添加含铁丰富的转换期食物,合理搭配饮食,坚持正确用药;贫血纠正后要保持良好的饮食习惯;定期体检,发现贫血及时治疗。做好社会宣教,使全社会认识到缺铁对儿童的危害性,使之成为儿童保健工作的重要内容。

(九)护理评价

1.评价患儿

①倦怠乏力症状是否减轻。②活动耐力是否增强。

2.评价家长

①能否正确选择含铁丰富的食物,合理安排饮食。②能否正确喂服铁剂。

3.评价家长及年长患儿

是否掌握本病的发病原因,并积极配合治疗与护理。

二、营养性巨幼红细胞性贫血

营养性巨幼红细胞性贫血是由于缺乏维生素 B_{12} 和(或)叶酸所引起的一种大细胞性贫血。其主要临床特点为贫血、神经精神症状和体征,用维生素 B_{12} 和(或)叶酸治疗有效。本病多见于婴幼儿,2 岁以内者约占 96% 以上。农村地区发病率较高。

(一)病因及发病机制

1.病因

(1)摄入量不足:胎儿可从母体获得维生素 B_{12},正常足月新生儿在出生时肝内储存有一定量的维生素 B_{12}。若孕妇在妊娠期间缺乏维生素 B_{12},新生儿肝内储存量会明显减少。当婴儿肝内的维生素 B_{12} 储存量过低而摄入又不足时,易致本病,如单纯以母乳喂养而没有及时添加辅食的婴儿,特别是母体长期素食或患有致维生素 B_{12} 吸收障碍的疾病,其乳汁中维生素 B_{12} 的含量极少,容易发生此病。长期偏食或仅进食植物性食物所致的维生素 B_{12} 缺乏多见于年长儿。

(2)吸收和利用障碍:患慢性腹泻、局限性回肠炎等疾病影响维生素 B_{12} 的吸收;患肝脏疾病、急性感染、胃酸减少等疾病影响维生素 B_{12} 的代谢或利用。

(3)需要量增加:未成熟儿、婴儿因生长发育迅速,维生素 B_{12} 的需要量也相应增加,摄入不足时易患本病。严重感染时因维生素 B_{12} 的消耗量增加,若摄入量不足也可导致本病。

(4)药物作用:长期应用广谱抗生素可使正常结肠内细菌所含的叶酸被清除而减少叶酸的供应;长期使用抗叶酸代谢药物(如甲氨蝶呤、巯嘌呤等)抑制叶酸代谢而致病;长期服用抗癫痫药(如苯妥英钠、苯巴比妥、扑痫酮等)也可导致叶酸缺乏。

2.发病机制

摄入体内的叶酸经叶酸还原酶的还原作用和维生素 B_{12} 的催化作用后变成四氢叶酸,后者是 DNA 合成过程中必需的辅酶。因此,维生素 B_{12} 和叶酸缺乏都可致四氢叶酸减少,进而引起 DNA 合成减少。幼稚红细胞内的 DNA 减少使红细胞的分裂和增殖时间延长,红细胞核发育落后于细胞液,而红细胞细胞液中血红蛋白合成不受影响,红细胞的细胞体变大,形成巨幼红细胞。由于红细胞的生成速度变慢,且这些异型红细胞在骨髓内容易遭受破坏,进入血液循环中的成熟红细胞寿命也较短,故造成贫血。粒细胞的细胞核也因 DNA 的合成不足而导致成熟障碍,细胞体增大,因而出现巨大幼稚粒细胞和中性粒细胞分叶过多现象。DNA 不足也可使骨髓中巨核细胞的细胞核发育障碍而致核分叶过多。

维生素 B_{12} 与神经髓鞘中脂蛋白的合成有关,能保持中枢和外周有髓鞘神经纤维的完整功能,缺乏时可致周围神经变性、脊髓亚急性联合变性和大脑损害,出现神经精神症状;维生素 B_{12} 缺乏还可使中性粒细胞和巨噬细胞吞噬细菌后的杀灭作用减弱而易感染。叶酸缺乏主要引起情感改变,偶有深感觉障碍,其机制不清。

(二)临床表现

1.一般表现

患儿多呈虚胖体型,或伴轻度水肿,毛发稀疏发黄,严重病例可有皮肤出血点或淤斑。

2.贫血表现

多数是轻度或中度贫血,患儿主要表现为面色蜡黄,睑结膜、指甲、口唇等部位苍白,疲乏无力。贫血引起骨髓外造血反应,常有肝、脾、淋巴结肿大。

3.精神神经症状

患儿可有烦躁不安、易怒等症状。维生素 B_{12} 缺乏者表情呆滞、嗜睡,反应迟钝、少哭不笑,智力、动作发育落后,甚至倒退。患儿常出现不协调和不自主的动作,肢体、头部、舌或全身震颤、肌张力增强,腱反射亢进,踝阵挛阳性,浅反射消失,甚至出现抽搐。神经、精神症状是本病患儿的特征性表现。

4.消化系统症状

患儿有食欲不振、舌炎、舌下溃疡、腹泻等。

(三)辅助检查

1.血常规

呈大细胞性贫血,MCV、MCH 升高,MCHC 正常,可见巨大幼稚粒细胞和中性粒细胞细胞分叶过多现象。红细胞数的减少比血红蛋白量的减少更明显,血涂片检查可见红细胞大小不等,以大细胞为多,可见巨幼变的有核红细胞。网织红细胞、白细胞、血小板计数常减少。

2.骨髓象

增生明显活跃,以红细胞系增生为主,粒、红系统均出现巨幼变,表现为细胞体变大、核染色质粗而松、副染色质明显,显示细胞核的发育落后于细胞液。巨核细胞的核有过度分叶现象。

3.血清维生素 B_{12} 和叶酸测定

血清维生素 B_{12} 含量小于 100ng/L(正常值 200~800ng/L),血清叶酸含量小于 $3\mu g/L$(正常值 5~6μg/L)。

(四)治疗要点

本病的治疗原则是祛除诱因,加强营养,补充维生素 B_{12} 和叶酸,防治感染,对有明显精神-神经症状的患儿可应用镇静剂,重度贫血可予以输血。

本病预防的重点是改善乳母的营养;婴儿应及时添加辅食,特别是羊乳喂养儿;年长儿要注意食物的均衡,防止偏食;及时治疗影响维生素 B_{12}、叶酸吸收的胃肠道疾病和合理用药。

(五)护理要点

1.护理评估

(1)健康史:重点评估引起维生素 B_{12} 和叶酸缺乏的因素。

人体所需的叶酸主要来源于食物,部分由肠道细菌合成,但吸收很少;绿色新鲜蔬菜、水果、酵母、谷类和动物肝、肾等叶酸含量丰富,但经加热易被分解破坏;人乳和牛乳均可提供足够的叶酸。食物中叶酸主要在十二指肠和空肠中被吸收入血,随血流分布于身体各组织中,主要储存在肝脏。婴儿体内储存的叶酸可供生后 4 个月生理需要,因此短期缺乏叶酸不会引起营养性巨幼红细胞性贫血。维生素 B_{12} 主要来源于动物性食物,如肉类、蛋类、海产品等,乳类中维生素 B_{12} 含量少,羊乳几乎不含维生素 B_{12} 和叶酸,植物性食物中含量甚少。食物中维生素 B_{12} 进入胃内后,与内因子结合成复合物在小肠吸收入血,主要储存在肝脏。由于许多食物中含有维生素 B_{12},只要日常饮食均衡,从食物中摄取的维生素 B_{12} 就能满足生理需要。

(2)心理社会状况:家长缺乏对本病的认识,担心患儿所患疾病会对今后造成影响,出现焦虑、担忧,希望得到正确指导。本病持续时间长,严重贫血影响小儿的体格发育、神经精神发育和小儿心理行为的正常发展;震颤影响了他们的正常游戏和生活,从而产生烦躁、焦虑或抑郁、自卑等心理改变。

2.护理问题

(1)活动无耐力:与贫血致组织、器官缺氧有关。

(2)营养失调:低于机体需要量,与维生素 B_{12} 和(或)叶酸摄入不足、吸收不良等有关。

(3)生长发育改变:与营养不足、贫血及维生素 B_{12} 缺乏影响生长发育有关。

(4)潜在并发症:受伤、感染。

3.护理措施

(1)注意休息与活动:根据患儿活动的耐受情况安排其休息与活动。一般不需卧床休息,严重贫血者适当限制活动,协助满足其日常生活所需。有烦躁、震颤者应限制活动,必要时遵医嘱用镇静剂。

(2)指导喂养和加强营养

①提倡母乳喂养并加强乳母营养:及时添加富含维生素 B_{12} 及叶酸的辅食。合理搭配食物,注意食物的色、香、味调配,以增加患儿食欲;养成良好的饮食习惯,以保证能量和营养素的摄入。贫血患儿食欲低下,对年幼儿要耐心喂养,少量多餐;对年长儿说服教育,鼓励进餐。严重震颤不能吞咽者可用鼻饲喂养。

②遵医嘱用药:一般采取肌内注射维生素 B_{12} 和口服叶酸治疗。单纯维生素 B_{12} 缺乏时,不宜加用叶酸治疗,以免加重精神-神经症状;维生素 C 有助于叶酸的吸收,同时服用可提高疗效。

③疗效观察:一般用药 2~4 天后,患儿精神症状好转、食欲增加,随即网织红细胞上升,5~7 天达高峰,2 周后降至正常。2~6 周红细胞和血红蛋白恢复正常,但精神-神经症状恢复较慢,少数患儿需经数月才完全恢复。在恢复期应加用铁剂,防止红细胞增加时出现缺铁。

（3）其他：对于有体格、动作、智力发育落后和倒退现象的患儿，应加强锻炼，耐心教育，逐渐训练坐、立、行等运动功能，并尽早给予药物治疗，以促进其动作和智力发育。

（4）加强护理，防止发生并发症

①防止受伤的护理：维生素 B_{12} 严重缺乏的患儿多有全身震颤、抽搐、感觉异常、共济失调等，应观察患儿病情进展情况，震颤严重者应按医嘱给予镇静剂。抽搐者可在上、下门齿之间垫缠有纱布的压舌板，以防咬破口唇、舌尖，并限制活动以防发生外伤。

②预防感染：住院患儿施行保护性隔离。提供良好的生活环境，适当进行户外活动，按时预防接种。每天进行 2 次口腔护理，以防止口炎的发生，鼓励患儿多饮水，保持口腔清洁。为避免发生交叉感染，尽量少去公共场所。

4.健康指导

（1）介绍本病的发病原因、临床表现、治疗方法及预后，及早给予药物治疗和正确教养，可改善精神-神经症状。指导家长为患儿提供愉快的生活环境，多给患儿触摸、拥抱、亲吻等爱抚动作，促进其心理行为的发展。

（2）宣传婴儿喂养的方法及辅助食品添加的顺序、种类和方法，尤其应按时添加含维生素 B_{12}、叶酸丰富的辅食如瘦肉、动物肝肾、海产品、蛋类、绿叶蔬菜、水果、谷类等。乳母也应多吃上述食物，若乳母长期素食，缺乏动物性食物，则乳汁中维生素 B_{12} 量极少，就不能满足婴儿生长需要而致婴儿发病。较大儿童要耐心说服他们克服不良饮食习惯，必要时协助家长制订合适的食谱。

（3）预防本病的要点是及时添加辅食，饮食多样化，特别要注意动物性食物的摄入，及时治疗影响维生素 B_{12} 和叶酸吸收、利用的胃肠道疾病等。

三、再生障碍性贫血

再生障碍性贫血（AA）简称再障，是由化学、物理、生物等因素或原因不明引起骨髓造血组织显著减少，导致骨髓造血功能衰竭的一类贫血。主要表现为骨髓造血功能低下，进行性贫血、出血、感染及全血细胞减少（红细胞、粒细胞和血小板减少）的综合征。按病程及表现分为急性再障（又称重型再障-Ⅰ型）及慢性再障。慢性再障病情恶化时似急性再障又称重型再障-Ⅱ型。

（一）病因及发病机制

多数患儿患病原因不明，称为原发性再障，能查出原因的称为继发性再障。现分述引发继发性再障的相关因素：

1.药物及化学物质

药物引起再障者多见为氯霉素，其毒性可引起骨髓造血细胞受抑制及损害骨髓微环境。苯是重要的骨髓抑制毒物，长期与苯接触危害性较大（表4-9-1）。

2.物理因素

电离辐射主要是 X 线、γ 射线等，其可干扰 DNA 的复制，使造血干细胞数量减少，骨髓微环境也受损害。

3.病毒感染

各种肝炎病毒均能损伤骨髓造血,EB 病毒、流感病毒、风疹病毒等也可引起再障。

表 4-9-1　引起再障的常见药物和化学物质

药物	抗微生物药:氯霉素、磺胺药、四环素、链霉素、异烟肼等
	解热镇静药:保泰松、吲哚美辛、阿司匹林、安乃近等
	抗惊厥药:苯妥英钠、三甲双酮等
	抗甲状腺药:甲巯咪唑、卡比马唑、甲硫氧嘧啶等
	其他:异丙嗪、米帕林、氯喹、甲苯磺丁脲、乙酰唑胺、白消安
	抗肿瘤药:中氮芥类、环磷酰胺等
化学物质	苯及其衍生物、有机磷农药、染发剂等

（二）临床表现

主要表现为进行性贫血、出血、反复感染而肝、脾、淋巴结多无肿大。脸色苍白、容易疲倦、体力变差,面容易自发性出现淤青、紫癜、出血点,鼻血不止等。临床根据病情、病程、起病缓急将再障分为急性和慢性两种类型。

1.急性再障(重型再障-Ⅰ型)

起病急、发展快,病情凶险。早期以出血和感染表现为主。贫血呈进行性加重,输血频度高,且常出现即使大量输血仍难以纠正的重度贫血,感染和出血又可加重贫血。由于贫血难以纠正,临床多有面色苍白、头晕、心悸、乏力等明显缺血缺氧和心功能不全的表现。急性再障患儿常见口腔血泡,鼻腔黏膜及全身皮肤广泛出血,内脏出血以消化道、呼吸道多见。部分患儿可能会有眼底出血,严重者出现颅内出血。常见咽部黏膜、皮肤及肺部发生感染,严重者可合并败血症,表现为高热中毒症状。多见病原菌有大肠杆菌、铜绿假单胞菌、金黄色葡萄球菌及真菌,感染多不易控制。严重感染和颅内出血多为急性再障致死的原因。贫血早期较轻,但进展快。如果不能及时给予联合免疫抑制治疗或造血干细胞移植,而采用一般药物治疗和支持治疗,急性再障的平均生存期只有 3 个月,半年内死亡率为 90%。

2.慢性再障

此型较多见,起病及进展较缓慢。贫血和血小板减少往往是首发和主要表现。感染及出血均较轻,出血以皮肤黏膜为主。少数病例病情恶化可演变为急性再障(又称重型再障-Ⅱ型),预后极差。

（三）辅助检查

1.血常规检查

红细胞、粒细胞和血小板减少,校正后的网织红细胞<1%。至少符合以下 3 项中的 2 项:①血红蛋白<100g/L;②血小板<$100×10^9$/L;③中性粒细胞绝对值<$1.5×10^9$/L(如为两系减少则必须包含血小板减少)。

2.骨髓穿刺检查

骨髓有核细胞增生程度活跃或减低,骨髓小粒造血细胞减少,非造血细胞(淋巴细胞、网状细胞、浆细胞、肥大细胞等)比例增高;巨核细胞明显减少或缺如,红系、粒系可明显减少。由于儿童不同部位造血程度存在较大差异,骨髓穿刺部位推荐首选髂骨或胫骨(年龄小于1岁者)。

3.骨髓活检

骨髓有核细胞增生减低,巨核细胞减少或缺如,造血组织减少,脂肪和(或)非造血细胞增多,无纤维组织增生,网状纤维染色阴性,无异常细胞浸润。如骨髓活检困难可行骨髓凝块病理检查,除外可致全血细胞减少的其他疾病。

(四)诊断要点

依据全血细胞减少,网织红细胞低于正常,骨髓增生活跃或低下,均伴有巨核细胞减少,一般无肝、脾、淋巴结肿大。中华医学会于1987年修订了我国再障诊断和分型标准,基本与国外通用的Camitta标准接轨,沿用至今,现简要介绍和归纳如下。

1.再障诊断标准

需要符合下列五项条件:①全血细胞减少,网织红细胞绝对计数减少;②一般无脾大;③骨髓至少1个部位增生减低或重度减低(如增生活跃,须有巨核细胞明显减少),骨髓小粒非造血细胞增多(骨髓活检等检查显示造血组织减少,脂肪组织增多);④能除外引起全血细胞减少的其他疾病,如阵发性睡眠性血红蛋白尿、骨髓异常增生综合征、急性造血功能停滞、骨髓纤维化、恶性组织细胞病等;⑤一般抗贫血药治疗无效。

2.再障分型

同时符合下列3项血象标准中的2项者,应诊断为重型再障(SAA):①网织红细胞$<1\%$,绝对计数$<15\times10^9/L$。②中性粒细胞绝对计数$<0.5\times10^9/L$。③血小板$<20\times10^9/L$。如病情进展迅速,贫血进行性加剧,伴有严重感染和内脏出血者,为急性再障(重型再障-Ⅰ型,SAA-Ⅰ);如病情缓慢进展到上述SAA标准者,为慢性重型再障(重型再障-Ⅱ型,SAA-Ⅱ);如血象未达到SAA标准者,则为一般慢性再障(CAA)。

(五)治疗要点

1.祛除病因

首先找到再障的病因,然后祛除,如不再接触致病的有害物质和其他化学物质,即可积极治疗肝炎,禁用对骨髓有抑制作用的药物。

2.支持治疗

(1)贫血治疗:严重贫血者可输血,慢性贫血患儿症状不明显者,尽量减少输血,避免输血并发症的产生。

(2)止血治疗:对皮肤、黏膜出血者,可用肾上腺皮质激素;对颅内、内脏出血应输浓缩血小板液或新鲜血浆。

(3)防治感染:保持个人卫生及病室清洁,严格限制探视人员,减少感染机会。发生感染时,检查感染部位并做细菌培养,同时应用广谱抗生素,必要时输入白细胞混悬液。

3.造血干细胞移植治疗

造血干细胞移植是治疗AA的有效方法,具有起效快、疗效彻底、远期复发和克隆性疾病转化风险小等特点。移植时机与疾病严重程度、供体来源、人白细胞抗原(HLA)相合度密切相关,应严格掌握指征。造血干细胞的来源:骨髓是最理想的造血干细胞来源;外周血干细胞次之;脐带血干细胞移植治疗AA的失败率较高,应慎重选择。

适应证:SAA 或免疫抑制治疗(IST)治疗无效的输血依赖性非重型再障(NSAA)。

4.IST 治疗

IST 是无合适供者获得性 AA 的有效治疗方法。目前常用方案包括抗胸腺/淋巴细胞球蛋白(ATG/ALG)和环孢素 A(CsA)。其他 IST 如大剂量环磷酰胺(HD-CTX)、他克莫司(FK506)或抗 CD52 单抗,对于难治、复发的 SAA 患儿可能有效,但应用经验多来源于成人 SAA,且仍为探讨性治疗手段。

5.其他药物治疗

雄激素有促造血作用,主要不良反应为男性化。如能被患儿及其家属接受则推荐全程应用。用药期间应定期复查肝肾功能。

(六)护理要点

1.护理评估

(1)评估患儿的意识及精神状况,为患儿测量生命体征、身高、体重,了解患儿其家属对疾病的认知情况。

(2)询问患儿既往史、过敏史、手术史、家族史。

(3)评估患儿营养状况及自理能力,大小便情况,有无血尿、血便;了解患儿的睡眠情况。

(4)评估患儿的病情,有无精神萎靡、乏力倦怠;患儿口唇、面色、睑结膜、甲床等部位有无苍白;周身有无出血点及瘀斑;有无皮下血肿;有无发热;评估患儿有无心率增快,心前区收缩期杂音,有无心功能不全的体征;评估患儿有无颅内出血,若存在应评估患儿有无颅内压升高和神经系统体征。长期使用皮质激素的患儿应评估其有无药物性库欣综合征的体型和面容。了解患儿的治疗方案。

(5)了解患儿的相关检查及结果,主要是用于诊断的实验室检查,包括:血红蛋白、红细胞计数、网织红细胞计数、骨髓穿刺检查等。

(6)心理-社会状况:了解患儿家属对患儿疾病拟采取的治疗方法、对治疗及可能导致并发症的认知程度、家庭经济承受能力,以提供相应的心理支持。

2.护理措施

(1)一般护理

①休息与活动:创造气氛和谐、舒适、轻松的病室环境,每日定时开窗通风,患儿尽量卧床休息,适量运动,避免碰伤,重症贫血者可置于层流床中,预防感染。

②饮食:给予患儿新鲜、煮透、合理营养的易消化饮食。避免辛辣、刺激、过冷和市售熟食。慎食易损伤口腔黏膜的食物,以免口腔黏膜损伤造成感染途径。血小板减少期间,有出血倾向的患儿,宜给予稍凉的流质、半流质饮食或软食,避免进食粗糙、坚硬、带刺、过烫及刺激性强的食物,以免引起消化道出血;骨髓抑制期,中性粒细胞计数≤0.5×10^9/L 时需进行饮食双消毒;有口腔溃疡的患儿可在进食前给予 2% 的利多卡因含漱,以减轻疼痛,给予患儿富含蛋白质及维生素的流质饮食,避免过热、粗糙、坚硬及酸性强的食物。

③预防感染:避免接触上呼吸道感染患儿,探视时控制人数和时间。陪护家属应注意卫生,接触患儿前应先用流动水洗手,并佩戴口罩。嘱患儿进食后漱口,预防口腔感染,常用的漱口液有:康复新、西吡氯铵、复方氯己定等,婴幼儿也可用淡盐水漱口。每日给予患儿 3% 硼酸

坐浴 2 次,以预防肛周感染。每日紫外线消毒病室。

④预防出血:为防止皮肤黏膜出血,避免患儿抠鼻孔,嘱患儿使用软毛牙刷进行口腔清洁,避免牙龈出血,不可用牙签剔牙。保持大便通畅,避免大便干燥,血小板明显减少期间如有便秘,应及时告知医师进行处理。

(2)病情观察:再障常见症状的观察与护理。

①感染:测量体温 4 次/日,观察患儿呼吸道、消化道和皮肤黏膜等常见感染部位的感染症状与体征。

②出血:各种穿刺术后延长按压时间直至彻底止血,如有鼻出血、牙龈出血要及时通知医师进行处理;密切观察患儿周身皮肤黏膜有无出血点、淤斑等,集中医疗护理操作,尽量避免患儿剧烈哭闹。

③鼻出血的处理:及时通知医师,让患儿采取坐位,用拇指和示指捏住鼻子的前部并用手指将鼻翼向鼻中隔处挤压,同时让患儿低头,张口呼吸,嘱其不要将血液咽下,可用盐酸肾上腺素棉球进行填塞,如按压 3 分钟后仍无法止血则遵医嘱请五官科急会诊,进行油纱条填塞。

④贫血:结合患儿外周血象变化,及时发现因重度贫血所致的以心血管和中枢神经系统为主的症状与体征。给予患儿行心电监护,准确记录患儿出入量,观察患儿有无颅内压增高的体征,有无心率增快、心前区收缩期杂音,甚至有无心功能不全,一旦出现上述症状,及时通知并配合医生积极治疗。

(3)用药护理

①输血护理:再障患儿常需进行各种成分输血,如浓缩红细胞、单采浓缩血小板或多采血小板、各类血浆蛋白等。严格遵守输血管理制度和操作规程,输血前及时执行有关预防输血反应的医嘱。输血时控制适当的滴速,期间密切观察患儿生命体征变化,给予患儿行心电监护,准确记录患儿的出入量,及时发现和处理输血反应,必要时给予患儿应用利尿剂。

②环孢素 A:2 次/日口服,间隔 12 小时,护士按时发药,看服到口。因服药时间长达 6 个月以上,住院期间密切关注患儿有无肝肾功能损害、高血压等症状。每日给予患儿测血压,必要时可加用降压药,口服环孢素 A 时前后应空腹 1 小时,每日按时口服。告知患儿及其家属不可擅自停药,需遵医嘱调药。口服免疫抑制剂期间,患儿机体抵抗力偏低,应注意预防感染,增加机体抵抗力,可口服匹多莫德或多抗甲素。

(4)心理护理:儿童 SAA 治疗时间长、费用高昂,患儿及其家属易失去耐心和信心,产生悲观消极情绪,甚至放弃治疗。护士要与患儿及其家属进行有效的沟通,为他们解决实际问题。让其与疗效好的患儿和家属交友,吸取经验和信心。在病情许可的情况下,组织病情稳定的患儿举办各种娱乐活动,如庆祝生日、欢度"六一"儿童节、建立患儿微型图书馆、外出参观游览等,让这些特殊的患儿与正常儿童一样,感受到社会的关爱,享受到生活的乐趣。科室建立患儿家属与医务人员定期座谈会制度,及时了解患儿的需求,消除有关治疗的困惑。患儿出院后与患儿家属保持电话联系渠道通畅,使患儿与家属都能够树立信心,积极配合长期规范治疗和随访。

（5）健康指导

①饮食指导：进食高蛋白、高热量、丰富维生素、清淡、易消化的新鲜饮食，避免食用辛辣、刺激性食物。合理营养膳食，不吃剩饭。鼓励患儿进食，保持餐具清洁，食品、食具应消毒，食用水果前应洗净、去皮。指导家属经常更换烹调方式，注意食物色、香、味的调配，以增强患儿食欲。避免进食过硬的食物，从而减少口腔黏膜损伤，进餐后用漱口液（康复新、复方氯己定、西吡氯胺等）漱口，保持口腔清洁。

②用药指导：嘱患儿和家属出院回家后要严格按时按量服用环孢素 A。为了提高医嘱的依从性，定期电话随访，定期来院监测药物血浓度，并根据血药浓度酌情调整口服药剂量，使环孢素血清峰浓度在 200ng/mL。服药期间密切观察有无肝肾损害、高血压、多毛症、齿龈肿胀等，告知患儿和家属出现上述症状时不要惊慌，不要随意擅自停药和减量，要在医生的指导下对症处理，同时告知此类症状均具有可逆性，治疗结束后将逐渐消失。此时特别要加强与即将进入或已进入青春期女孩的交流沟通，因为她们对外貌的改观比较敏感，进行积极的心理疏导对她们坚持完成治疗是有积极意义的。

③休息与活动：根据患儿的病情、贫血程度及目前活动耐力情况，制定活动计划，决定患儿的活动量，重度贫血患儿应以卧床休息为主，间断床上及床边活动。保持室内空气清新，每日定时开窗通风。

④根据患儿病情按时门诊复诊，定时复查血常规、生化、出凝血功能、环孢素 A 浓度等。

⑤特殊处理：a.保持大便通畅，便后用清水清洗或遵医嘱每日用硼酸坐浴 10～15 分钟，预防肛周感染；b.保持鼻腔湿润，不可抠鼻子，避免鼻出血发生。

第十节　急性白血病

白血病是儿童肿瘤中最常见的恶性疾病，约占所有儿童恶性肿瘤的 30%，是骨髓内某一系造血细胞，出现克隆性扩增而不受控制地增生，破坏正常造血系统，并由血液输送到全身各器官组织，引起各种症状。儿童白血病主要为急性白血病，约占 95%，15 岁以下儿童发病率为 (3～4)/10 万，慢性白血病在儿童较罕见。男性发病率高于女性。临床可见有不同程度的贫血、出血、感染发热及肝、脾、淋巴结肿大和骨骼疼痛等。

一、病因及发病机制

1.病因

经过大量的研究工作，病因尚不完全清楚，可能与以下因素有关：

（1）化学因素：接触苯及其衍生物、重金属、氯霉素、保泰松和细胞毒药物的人群，其白血病发病率高于一般人群。化学物质与药物诱发白血病的机制不明，可能是这些物质破坏了机体免疫功能，使免疫监视功能降低，而诱发白血病。

（2）病毒因素：病毒感染与白血病产生的关系，很多研究在进行中，但至今尚无一种病毒被证实与儿童白血病有密切关系。成人 T 细胞白血病，与人类 T 细胞白血病病毒（HTLV1,2）

是有关系,但在儿童白血病却无此发现。急性淋巴白血病较常见于发达地区及国家,有理论提出在那些地区的儿童,在初生的数年因较少受到感染,故此免疫能力相对较为低下,因而可能出现对普通感染产生一种罕有的反应,继而出现基因转变的癌细胞。

(3)遗传因素:有染色体畸变的人群白血病的发病率高于正常人。当家庭中一个成员发生白血病时,其近亲白血病的发生率较一般人高4倍,单卵孪生儿中一个患白血病,另一个患病率为20%~25%。染色体数量的增加或减少等数目异常,以及易位、倒置、缺失等结构异常,使基因的结构、表达异常,基因表达异常和(或)基因的失活是细胞恶变的基础之一。

(4)放射因素:电离辐射、放射、核辐射等可能激活隐藏在体内的白血病病毒,使癌基因畸变或因抑制机体的免疫功能而致白血病。接受过量放射线诊断和治疗也可能导致白血病发生率增加。

2.发病机制

尚未完全明确,下列机制可能在白血病的发病中起重要作用。

(1)原癌基因的转化:当机体受到致癌因素作用时,原癌基因可发生突变、染色体重排或基因扩增,转化为肿瘤基因,从而导致白血病的发生。

(2)抑癌基因畸变:近年研究发现正常人体存在着抑癌基因,当这些抑癌基因发生突变、缺失等变异时,失去其抑癌活性,造成癌细胞异常增殖而发病。

(3)细胞凋亡受抑:细胞凋亡是在基因调控下的一种细胞主动性自我消亡过程,是人体组织器官发育中细胞清除的正常途径。当细胞凋亡通路受到抑制或阻断时,细胞没有正常凋亡而继续增殖导致恶变。

(4)"二次打击"学说:患儿具有两个明显的间隔或大或小的短暂接触窗,一个在子宫内(白血病可有染色体重排),另一个在出生后,以致产生第二个遗传学改变,从而导致白血病细胞的全面爆发。

(5)临床分类:根据白血病细胞的分化程度、自然病程的长短,可将白血病分为急性和慢性两大类。急性白血病的分类与分型对其诊断、治疗和提示预后都有一定意义。目前,常采用形态学(M)、免疫学(I)、细胞遗传学(C)及分子生物学(M),即MICM综合分型,更有利于指导治疗和判断预后。形态学分型(FAB分型)将急性白血病分为急性淋巴细胞白血病(简称急淋,ALL)和急性非淋巴细胞白血病(简称急非淋,ANLL),其中急性淋巴细胞白血病分为L1、L2、L3三个亚型;急性非淋巴细胞白血病分为原粒细胞白血病未分化型(M1)、原粒细胞白血病部分分化型(M2)、颗粒较多的早幼粒细胞白血病(M3)、粒单核细胞白血病(M4)、单核细胞白血病(M5)、红白血病(M6)、急性巨核细胞白血病(M7)和微小分化型(M0)八个亚型。小儿时期以急性淋巴细胞白血病发病率最高,约占小儿白血病的75%以上,急性非淋巴细胞白血病占20%~25%。

二、临床表现

各型白血病的临床表现虽有一定差异但大致相同。

1.骨髓功能丧失

症状视骨髓受癌细胞破坏程度而定,早期诊断者可能只有一系不正常,但多数患儿发病时骨髓三系功能均受影响。

(1)贫血:患儿面色苍白,虚弱无力及容易疲倦、欠活泼、食欲不振、精神不振等;出现较早,呈进行性加重。随着贫血的加重可出现活动后气促、虚弱无力等症状。主要是骨髓造血干细胞受抑制所致。

(2)出血:骨髓内巨核细胞受抑制,正常血小板数量急剧下降,出现瘀斑、紫癜及出血点,当发生在不常见的部位,如腰及胸前等,常提示有出血性疾病。黏膜出血亦比较常见,如鼻出血及牙龈出血。偶见颅内出血,出血的原因除血小板的质与量异常外,还有白血病细胞对血管壁损害,使血管壁渗透性增加。

2.发热及感染

粒细胞减少,同时免疫系统受抑制,患儿发生感染的机会较多,如肺炎、肠胃炎等,这些均可引起发热。但白血病亦可发热,不需伴有任何感染,持续时间超过1~2周颇为常见。白血病热型不定,可低热或高热,间伴有寒战,可呈间断性,抗生素治疗一般无效。

(1)白血病细胞浸润白血病是一种全身性疾病,其癌细胞随血液流致全身各处,故影响甚广。

(2)淋巴组织肿大:较常见于 ALL,局限于颈、颌下、腋下、腹股沟等处淋巴结肿大,无压痛,感觉较硬,数量亦较多,而感染引起的反应性肿大常有压痛,如有腹腔淋巴结浸润者常诉腹痛。纵隔淋巴结肿大多见于 10 岁以上男孩,可引起压迫症状,如静脉回流受阻使面部肿胀、气管受压而引起呼吸困难等,应尽早治疗。

(3)肝脾大:甚为普遍,尤其是 ALL。肝脾表面光滑,质软并无压痛,一般未达脐下。

(4)骨及关节:白血病为骨髓病,癌细胞浸润引起骨及关节疼痛甚为普遍,约有 1/4 的患儿以骨或关节疼痛为首发症状,这是白血病细胞浸润骨膜或骨膜下出血所致,四肢长骨、背部等较常见,部分呈游走性关节痛,一般无红肿。

(5)中枢神经系统:白血病细胞可经血液扩散至中枢神经系统,但发病时少有症状。即使脑脊液有异常白细胞出现,患儿极少有头痛或呕吐等颅内压增高症状。当白血病细胞侵犯脑实质和(或)脑膜时即导致中枢神经系统白血病(CNSL),出现头痛、呕吐、嗜睡、视盘水肿、惊厥甚至昏迷以及脑膜刺激征等颅内压增高的表现。

(6)浸润脊髓可致截瘫,脑脊液中可发现白血病细胞。白血病细胞浸润眶骨、颅骨、胸骨、肋骨或肝、肾、肌肉等组织,局部呈块状隆起,形成绿色瘤。白血病细胞也可浸润皮肤、睾丸、心脏、肾脏等组织器官而出现相应的症状、体征。

3.癌症

一般症状可有发热、体重下降、食欲不振、盗汗等。

三、辅助检查

1.血常规检查

红细胞及血红蛋白均减少,大多为正细胞正血色素性贫血。网织红细胞数大多较低,少数正常,偶在外周血中见到有核红细胞。白细胞数增高者约占 50% 以上,以原始细胞和幼稚细胞为主。血小板大多减少。

2.骨髓象检查

骨髓检查是确立诊断和评定疗效的重要依据。典型的骨髓象为该类型白血病的原始及幼稚细胞极度增生,少数患儿表现为骨髓增生低下。

3.组织化学染色检查

有助于鉴别细胞类型,如过氧化酶、酸性磷酸酶等。

4.其他检查

白血病免疫分型(流式)、融合基因、染色体检查,有助于完善白血病 MICM 诊断,指导个体化治疗。出凝血时间、肝功能、胸部 X 线等检查。

四、诊断要点

典型病例根据临床表现、血象和骨髓象的改变即可作出诊断。其诊断要点为:①持续发热,兼有贫血或出血,应考虑白血病;②淋巴结及肝脾大常见于急淋;③有持续骨痛或关节痛,应小心查看血常规有否异常;④怀疑白血病者,应做骨穿确定。其中 CNSL 的诊断标准为:①治疗前有或无中枢神经系统症状或体征;②脑脊液中白细胞计数 $>5 \times 10^9$/L,并且在脑脊液沉淀制片标本中,其细胞形态为确定无疑的原始白细胞、幼稚白细胞;③能排除其他原因引起的中枢神经系统表现和脑脊液异常。而睾丸白血病(TL)的诊断标准为:①单侧或双侧睾丸肿大,质地变硬或呈结节状,缺乏弹性感,透光试验阴性;②睾丸超声波检查可发现非均质性浸润灶;③活组织检查可见白血病细胞浸润。早期症状不典型,特别是血象中白细胞数正常或减少者,其血涂片不易找到幼稚细胞时,应做好鉴别诊断。

五、治疗要点

白血病的治疗主要是以化疗为主的综合疗法,其原则是早期诊断、早期治疗、严格区分白血病类型、按类型选用不同方案、争取尽快完全缓解;同时要早期预防中枢神经系统白血病和睾丸白血病;重视支持疗法和造血干细胞移植等;化疗采用联合(3～5 种)、足量、间歇、交替及长期的治疗方针。

1.对症、支持疗法

包括加强营养、防治感染、成分输血、给予集落刺激因子、防治高尿酸血症等。

2.联合化疗

目的是杀灭白血病细胞,解除白血病细胞浸润引起的症状,使病情缓解,直至治愈。通常按次序、分阶段进行:①诱导缓解:联合数种化疗药物,最大限度杀灭白血病细胞,使其达到完全缓解;②巩固、强化治疗:在缓解状态下最大限度杀灭微小残留的白血病细胞,防止早期复发;③防治髓外白血病:积极预防髓外白血病,如中枢神经系统白血病、睾丸白血病,是防止骨髓复发和治疗失败的关键;④维持及加强治疗:巩固疗效,达到长期缓解或治愈。持续完全缓解 2.5～3.5 年者方可停止治疗。停药后尚须继续追踪观察数年。

3.造血干细胞移植

不仅可提高患儿的长期生存率,而且还可能根治白血病。目前造血干细胞移植多用于急非淋(ANLL)和部分高危、复发急淋(HR-ALL)患儿,而标危急淋(SR-ALL)一般不采用此方法。

4.白血病的缓解标准

①完全缓解:临床无贫血、出血、感染及白血病细胞浸润表现;血象示血红蛋白＞90g/L,白细胞正常或减低,分类无幼稚细胞,血小板＞100×10⁹/L;骨髓象示原始细胞加早幼阶段细胞(或幼稚细胞)＜5％,红细胞系统及巨核细胞系统正常。②部分缓解:临床、血象及骨髓象三项中有一项或两项未达到完全缓解标准,骨髓象中原始细胞加早幼细胞＜20％。③未缓解:临床、血象及骨髓象三项均未达到完全缓解标准,骨髓象中原始细胞加早幼细胞＞20％,其中包括无效者。

六、护理要点

(一)常见护理诊断/问题

1.体温过高

与大量白血病细胞浸润、坏死和(或)感染有关。

2.活动无耐力

与贫血致组织、器官缺氧有关。

3.营养失调:低于机体需要量

与消耗增加、药物不良反应有关。

4.有感染的危险

与白细胞减少、免疫功能下降有关。

5.疼痛

与白血病细胞浸润有关。

6.潜在并发症

出血、药物不良反应。

7.恐惧

与病情重、侵入性治疗、预后不良有关。

(二)护理措施

1.维持体温正常

监测体温变化;采取适宜降温措施并观察降温效果;忌用酒精擦浴或安乃近,以防增加出血倾向。

2.休息与饮食

患儿需卧床休息,一般不需绝对卧床,重病长期卧床者应常更换体位,预防压疮。加强营养,给予高热量、高蛋白、高维生素、清淡易消化的饮食,不能进食者要静脉补充。

3.预防感染

(1)保护性隔离:与其他病种患儿分室居住;免疫功能明显下降者应住单间,房间每日消毒,有条件者住空气层流室或无菌单人层流床;限制探视人数,感染者严禁探视。

(2)注意个人卫生:教会家长及年长儿正确的洗手方法;保持口腔清洁,进食前后以温开水或漱口液漱口;勤换衣裤,每日沐浴,保持皮肤清洁;保持大便通畅,便后用温开水或盐水清洁肛周,以防肛周感染。

(3)严格执行无菌技术操作,遵守操作规程。

(4)避免预防接种:免疫功能低下者应避免接种活疫苗,例如水痘、麻疹等疫苗及口服脊髓灰质炎糖丸。

(5)注意观察早期感染征象:监测生命体征,检查有无牙龈、咽部、皮肤等处的红、肿、痛,注意肛周及会阴有无异常。发现感染先兆,及时遵医嘱应用敏感抗生素。

4.减轻疼痛

根据疗程选用适宜的静脉给药技术,如静脉留置针、PICC、植入式静脉输液港(PORT)等,以减少穿刺次数;运用适当的非药物性止痛技术或遵医嘱用止痛药,并评估止痛效果。

5.用药护理

(1)正确给药:熟悉各种化疗药物的药理作用和特性,了解化疗方案及给药途径。静脉给药前,应确认静脉通畅后方可输入,发现渗漏应立即停止注射,并作局部处理。某些药物(如L-ASP)可致过敏反应,用药前应询问用药史及过敏史并做过敏试验,如果皮试阳性则需要进行分次脱敏给药,用药过程中要观察有无过敏反应。光照可使某些药物(如依托泊苷、替尼泊苷)分解,静脉滴注时应避光。鞘内注射时浓度不宜过大,缓慢推入,术后应去枕平卧4～6小时。护士应用化疗药及护理操作时要注意自我保护。

(2)观察及处理药物毒副反应:大多数化疗药物均可致骨髓抑制,应监测血象,密切观察有无感染、出血、贫血征象。监测药物不良反应,恶心、呕吐严重者,用药前半小时给予止吐药。有口腔溃疡者,宜给清淡、易消化的流质或半流质温凉饮食,疼痛明显者进食前可给局麻药或敷以溃疡膜、溃疡糊剂。环磷酰胺可致出血性膀胱炎,应保证摄入足够液量。告知家长及年长儿,某些药物可致脱发、满月脸及情绪改变等。密切监测用药过程中的心脏、肾脏、皮肤等组织器官损害的表现,一旦发生立即采取适当的护理措施。

6.心理护理

(1)向患儿及家长讲解本病的相关知识及国内外治疗进展和预后情况,如 ALL 完全缓解率可达95%以上,5 年无病生存率可达 70%～85%;ANLL 的初治完全缓解率也达 80%左右,5 年无病生存率达 40%～60%,使其树立战胜疾病的信心。

(2)进行各项诊疗、护理操作前,要向家长及患儿充分告知其意义、操作步骤、配合要点及可能出现的不良反应,以减轻其恐惧心理。

(3)告知家长化疗方案、用药目的、药物不良反应及相关必要检查,使其能理解、坚持化疗。某些药物会导致脱发,要提前告知家长及患儿,备好帽子、纱巾、假发;应用糖皮质激素会出现暂时性满月脸及情绪改变,要多关心、爱护患儿。

(4)为新老患儿及家长提供相互交流的机会、交流成功的护理经验,采取积极的应对措施等,从而提高自我保护和应对能力。

(5)重视患儿的情感支持和心理疏导,化疗间歇期患儿可酌情参加学校学习,鼓励患儿进行体格锻炼,使患儿在治疗疾病的同时,心理及智力也得以正常发展。

7.健康指导

了解白血病相关知识,告知家长坚持按时化疗的重要性;教会家长及患儿预防出血和感染的方法,告知其出血及感染的表现,教会其止血方法;鼓励患儿进行适宜的体格锻炼,增强抵抗力;定期随访,监测治疗方案的执行情况。

第十一节 中枢神经系统感染

一、化脓性脑膜炎

化脓性脑膜炎(PM)是由各种化脓性细菌感染所致的急性脑膜炎症。临床上以急性发热、惊厥、意识障碍、颅内压增高、脑膜刺激征和脑脊液脓性改变为特征。是婴幼儿时期常见的中枢神经系统感染性疾病,尤其多见于1岁以内儿童。

(一)概述

1.致病菌

多种化脓性细菌均能引起本病,2/3以上是由脑膜炎双球菌、肺炎链球菌和流感嗜血杆菌引起。新生儿和<2个月的婴儿以及原发性或继发性免疫缺陷者,易发生革兰阴性杆菌和金黄色葡萄球菌感染,其中前者以大肠埃希菌最多见。脑膜炎双球菌性脑膜炎具有流行特征。

2.入侵途径

(1)血流感染是最常见的途径。致病菌大多由上呼吸道入侵,新生儿的皮肤、脐部或胃肠道黏膜也常是致病菌入侵的门户,细菌侵入血流,导致菌血症。当儿童免疫防御功能降低时,细菌通过血脑屏障到达脑膜。

(2)邻近组织器官感染,如中耳炎、乳突炎等扩散波及脑膜。

(3)与颅腔存在直接通道,如颅骨骨折、脑脊髓膜膨出等,细菌可直接进入蛛网膜下腔导致脑膜炎症。

(二)临床表现

1.典型表现

①全身感染中毒症状:表现为发热、面色苍白、烦躁不安。脑膜炎双球菌感染则起病急骤,可迅速出现皮肤瘀点、瘀斑和休克。②急性脑功能障碍症状:表现为进行性的意识改变,出现精神萎靡、嗜睡、昏迷,可有反复惊厥发作。③颅内压增高:年长儿表现为持续头痛、频繁呕吐,婴儿则有尖声哭叫、前囟饱满、张力增高、头围增大等表现。严重时合并脑疝,常伴有呼吸不规则、瞳孔大小不等、对光反射减弱或消失等。④脑膜刺激征:以颈强直最常见,凯尔尼格征和布鲁津斯基征呈阳性。

2.非典型表现

新生儿和3个月以内婴儿表现多不典型。①发热可有可无,甚至体温不升。②惊厥可不典型,仅见面部、肢体抽动等。③颅内压增高表现多不明显,可仅有吐奶、尖叫或颅缝分离。④脑膜刺激征不明显。

3.并发症和后遗症

可出现硬脑膜下积液、脑室管膜炎、抗利尿激素异常分泌综合征和脑积水等并发症。可遗留各种神经功能障碍,如神经性耳聋、智力低下、脑性瘫痪、癫痫等后遗症。

(三)辅助检查

1.脑脊液检查

该检查是确诊本病的重要依据。正常脑脊液外观清亮透明,压力 $0.69\sim1.96$ kPa,白细胞计数不超过 $10\times10^6/L$(婴儿$<20\times10^6/L$),糖含量 $2.8\sim4.5$ mmol/L,氯化物 $117\sim127$ mmol/L,蛋白 $0.2\sim0.4$ g/L。典型病例表现为外观混浊似米汤样,压力增高,白细胞计数多达 $1000\times10^6/L$ 以上,分类以中性粒细胞为主,蛋白含量增多,糖和氯化物含量明显降低。脑脊液涂片检查和培养可进一步明确致病菌。

2.血培养

在使用抗生素前做血培养,以帮助确定病原菌。

3.皮肤瘀点、瘀斑检菌

是发现脑膜炎双球菌重要而简便的方法。

4.血常规

白细胞计数及中性粒细胞大多明显增高,但严重感染者白细胞计数可减少。

5.影像学检查

可行头颅 MRI 或 CT 检查,明确脑部病变,及时发现并发症。

(四)治疗要点

原则是控制感染、对症处理和支持疗法。

1.抗生素治疗

应及早选用对病原菌敏感、易透过血脑屏障的抗生素,早期、足量、足疗程,静脉给药。病原菌未明确时,主要选择第三代头孢菌素,如头孢曲松、头孢噻肟钠等。病原菌明确后,应根据药敏试验结果选择抗生素。疗程:流行性脑脊髓膜炎疗程 $7\sim10$ 天;流感嗜血杆菌、肺炎链球菌疗程 $10\sim14$ 天;金黄色葡萄球菌疗程应达到 $3\sim4$ 周以上。

2.糖皮质激素

一般选用地塞米松静脉滴注,连用 $2\sim3$ 天。

3.对症和支持治疗

及时降温,控制惊厥,降低颅内高压;维持水、电解质平衡。

4.并发症的治疗

①硬膜下积液:量少无需处理,多时行穿刺抽液(每次放出积液量为每侧 15mL 以内)或外科手术引流。②脑室管膜炎:可行侧脑室穿刺引流,并注入抗生素。③脑性低钠血症:需适当限制液体入量,酌情补充钠盐。④脑积水:可行正中孔粘连松解、导水管扩张及分流术等。

（五）护理要点

1.护理评估

（1）健康史：询问患儿病前有无呼吸道、消化道或皮肤感染的病史；新生儿应询问出生史，有无脐部感染；婴幼儿应询问是否患过中耳炎等。

（2）心理-社会支持状况：本病起病急、症状重，会给患儿及家长带来极大的焦虑、恐惧和不安。因此，应注意评估家长对本病相关知识的认知及掌握程度、心理状况、经济承受能力和社会支持水平。

2.常见护理诊断/问题

（1）体温过高：与细菌感染有关。

（2）潜在并发症：颅内压增高。

（3）有受伤的危险：与惊厥发作有关。

（4）营养失调：低于机体需要量：与摄入不足、机体消耗增多有关。

（5）焦虑：与家长对预后不良的担心有关。

3.护理目标

（1）患儿体温逐渐恢复正常。

（2）患儿无颅内高压发生或发生时能及时发现和处理。

（3）患儿无受伤发生。

（4）患儿得到充足营养，满足机体需要。

（5）患儿家长了解疾病相关知识，能配合治疗和护理。

4.护理措施

（1）一般护理

①生活护理：患儿绝对卧床休息，治疗及护理工作应相对集中，减少不必要的干扰。协助患儿洗漱、进食、大小便及个人卫生等生活护理。保持患儿肢体在功能位上，防止足下垂等并发症的发生。预防感染，减少探视的人员及探视次数。

②饮食护理：保证足够的热量摄入，根据患儿的热量需求制定饮食计划，给予高蛋白、高热量、高维生素的清淡流质或半流质饮食，少量多餐。记录24小时出入量，必要时，给予静脉输液补充热量。对意识障碍者，可给予鼻饲喂养，并做好口腔护理。

③高热的护理：病房开窗通风，保持病室的温度在18～22℃，湿度50％～60％。鼓励患儿多饮水，体温小于38.5℃时，给予物理降温（头枕冰袋、温水浴），超过38.5℃给予药物降温（如对乙酰氨基酚、布洛芬混悬液等）每4小时测体温一次，并记录。退热出汗时及时更换衣物，保持皮肤、床单、被套的干燥清洁。

④皮肤护理：保持皮肤清洁、干燥，大小便不能控制者应及时更换床单位并冲洗肛周，及时更换污染的衣服，防止皮肤溃烂。每1～2小时翻身一次，并用减压贴粘贴骨隆突出，保护皮肤。翻身时避免拖、拉、拽等动作防止擦伤。

（2）观察病情

①密切观察患儿生命体征、意识状态、瞳孔、神志、囟门的变化，并详细记录观察结果，早期预测病情变化。如出现呼吸节律不规则、瞳孔不等大等圆、对光反射减弱或消失、头痛、呕吐、

血压升高,应警惕脑疝及呼吸衰竭发生。

②并发症的观察:若婴儿经 42～78 小时治疗发热不退或退后不升,病情不见好转或病情反复,首先应考虑硬膜下积液的可能。若高热不退,反复惊厥发作,前囟饱满,频繁呕吐,出现"落日眼"则提示出现脑积水。上述情况发生,立即通知医生,准备好抢救用物。

③观察患儿皮肤情况,防止压疮形成。

④观察患儿进食、有无呕吐,记录出入量情况。

(3)用药护理:①抗生素应按药物血浓度的周期给药,保持血浆中药物的浓度,减少细菌对药物产生耐药性;②脱水药应在 30 分钟进入体内,有利于迅速提高血浆渗透压,降低颅内压力,防止脑疝发生,注意防止液体渗漏。

(4)腰椎穿刺的护理

①检查前及注意事项:对患儿家属进行检查的介绍和讲解;检查前禁食 4～6 小时,排空大小便;不能配合检查的患儿予镇静剂。

②检查时配合及注意事项:严格无菌操作,穿刺时避免引起微血管损伤;穿刺时如患儿出现呼吸、脉搏、面色苍白等异常改变时,应立即停止操作;在鞘内给药时,应先放出等量脑脊液,然后再给予等量容积的药物注入。

③检查后注意事项:术后去枕仰卧 4～6 小时,可避免术后低颅压性头痛;6 小时后缓慢起床,防止直立性低血压。腰穿处禁沾水,防止感染。

(5)管路维护

①对于鼻饲的患儿,应妥善固定胃管,定期更换;每次鼻饲前,应回抽胃液;每日清洁口腔 2 次。

②应观察侧脑室引流管是否通畅,引流液是否清凉以及颜色、引流量,并详细记录。

(6)心理护理:给予患儿心理安慰、关心和爱护。因患儿病情重,治疗时间长,家属精神及经济压力大,应及时对家属做好心理疏导,帮助家属树立战胜疾病的信心,取得家属的配合及信任。

5.健康指导

介绍细菌性脑膜炎的预防知识,积极防治细菌引起的上呼吸道感染和肠道感染。讲解并教会家属对胃管的维护。对恢复期的患儿,应积极进行各种功能训练,减少或减轻后遗症,促进机体恢复。

二、病毒性脑膜炎

病毒性脑膜炎是病毒感染引起的脑膜炎症。若病毒感染引起脑实质炎症则称为病毒性脑炎。病毒侵入中枢神经后,往往脑膜和脑实质均有不同程度的受累,如果两者同时受累则称为病毒性脑膜脑炎。本病是小儿最常见的中枢神经系统感染性疾病之一,夏、秋季发病率较高,病情轻重不等,轻者可自行缓解,重者可导致后遗症及死亡。

(一)病因

许多病毒都可以引起脑膜炎,最常见的病毒是肠道病毒(如柯萨奇病毒、埃可病毒等),约占 80% 以上；其次为虫媒病毒（乙型脑炎病毒）和腮腺炎病毒等。

（二）发病机制

病毒自消化道、呼吸道或经昆虫叮咬侵入人体，在淋巴系统内繁殖后通过血液循环到达各器官，在入侵中枢神经系统前即可有发热等全身症状；在脏器中繁殖后的大量病毒可进一步播散全身，病毒亦可经嗅神经或其他周围神经到达中枢神经系统。中枢神经系统的病变可以是病毒直接损伤的结果，也可以是感染后的过敏性脑炎改变，从而导致神经脱髓鞘病变和血管及血管周围的损伤。

（三）临床表现

本病发病前 1～3 周多有上呼吸道及胃肠道感染史、接触动物或被昆虫叮咬史。

1. 病毒性脑膜炎

起病急，主要表现为发热、呕吐、嗜睡、头痛、颈背疼痛、颈项强直等，较少发生意识障碍、惊厥和局限性神经系统体征。病程多为 1～2 周。

2. 病毒性脑炎

主要表现为发热、反复惊厥、不同程度的意识障碍和颅内压增高，严重者可发生脑疝。

（1）前驱症状：主要为一般急性全身感染症状，如发热、头痛、呕吐、腹泻等。

（2）中枢神经系统症状：多数患儿可有惊厥，多表现为全身发作，严重者可呈惊厥持续状态。①意识障碍：轻者反应迟钝、淡漠、嗜睡或烦躁，重者谵妄、昏迷。②颅内压增高：头痛、呕吐，婴儿前囟饱满，严重者发生脑疝。③运动功能失调：由于中枢神经系统受累部位不同可出现不同的局限性神经系统体征如偏瘫、不自主运动、面瘫、吞咽障碍等。④精神障碍：若病变累及额叶底部、颞叶边缘系统，可发生幻觉、失语、定向力障碍等精神异常。

本病病程一般为 2～3 周，多数病例可完全康复，少数患儿可留有不同程度的后遗症，如癫痫、听力障碍、肢体瘫痪、智力低下等。

（四）实验室检查

1. 脑脊液检查

外观清亮，压力增高，白细胞数大多在 $(10～500)×10^6/L$，以淋巴细胞为主，蛋白质正常或轻度增高，糖和氯化物正常。

2. 病原学检查

疾病早期可收集大、小便及咽分泌物，脑脊液做病毒学检测，仅有 1/4～1/3 病例能确定致病病毒。

3. 血清学检查

双份血清特异性抗体滴度呈 4 倍增高有诊断价值，分别于病初和病程 2～3 周取血。

（五）治疗要点

1. 对症治疗

降温、止惊、降低颅内压、改善脑微循环、抢救呼吸和循环衰竭。保证营养供给，维持水、电解质平衡。

2. 抗病毒治疗

抗病毒治疗常选用利巴韦林。若为疱疹病毒性脑炎应尽早给予阿昔洛韦 5～10mg/kg，每 8 小时一次,静脉滴注。

(六)护理要点

1.护理评估

(1)健康史:评估患儿近 1～3 周有无上呼吸道及胃肠道感染史,有无接触动物或被昆虫叮咬史,有无预防接种史。

(2)身体状况:测量患儿体温、脉搏、呼吸,检查患儿有无头痛、呕吐、惊厥和脑膜刺激征,注意其精神状态、肢体瘫痪情况等,若为婴儿其前囟是否隆起或紧张。

(3)心理-社会状况:评估家长及患儿对本病相关知识的了解程度、护理知识的掌握程度、有无焦虑或恐惧心理。

2.护理诊断

(1)体温过高:与病毒血症有关。

(2)营养失调:低于机体需要量与摄入不足及消耗过多有关。

(3)躯体移动障碍:与昏迷、肢体瘫痪有关。

(4)潜在并发症:颅内压增高。

3.护理措施

(1)维持正常体温:监测体温,观察热型及伴随症状。出汗后及时更换衣物。当体温超过 38.5℃时,及时给予物理降温或药物降温。

(2)保证营养供给:耐心哺喂,防止呛咳。对吞咽困难或昏迷的患儿应尽早给予鼻饲或静脉高营养,保证热量,维持水、电解质及酸碱平衡,并做好口腔护理。

(3)促进脑功能恢复:创造安静环境,去除影响患儿情绪的不良因素;各种护理操作应尽量集中进行,减少烦躁与哭闹;控制惊厥,减轻脑缺氧,为患儿提供保护性的看护和日常生活护理。

(4)促进肢体功能的恢复:做好心理护理,增强患儿自我照顾能力和信心。卧床期间协助患儿进行日常生活护理及做好个人卫生;协助患儿翻身,做好皮肤护理,防止压疮。保持瘫痪肢体于功能位。病情稳定后,及早督促患儿进行肢体的被动或主动功能锻炼,并循序渐进,加强保护,防止患儿受伤。在每次改变锻炼方式时给予患儿指导、帮助和正面鼓励。

(5)病情观察:密切观察患儿的生命体征及神志、瞳孔、前囟和肌张力改变,注意脑疝和呼吸衰竭的发生。

(6)健康教育:向患儿及其家长介绍病情,提供保护性看护和日常生活护理常识,做好心理护理,增强战胜疾病的信心。指导家长做好患儿智力训练和瘫痪肢体功能训练。介绍服药方法,指导定期随访。

三、真菌性脑膜炎

真菌性脑膜炎是由真菌侵犯脑膜所引起的炎症,常与脑实质感染同时存在,属于深部真菌病。随着抗生素、激素、免疫抑制药的大剂量和长期应用,艾滋病发病的增加以及家庭饲养动物的增多等因素的影响,中枢神经系统真菌感染的发病率有增加趋势。引起中枢神经系统真菌感染的有致病性真菌和条件致病菌。前者有新型隐球菌、皮炎芽生菌、副球孢子菌、申克孢子丝菌等；后者有念珠菌、曲霉菌、接合菌、毛孢子菌属等。其中隐球菌脑膜炎是真菌所致脑膜炎中最常见的类型。

隐球菌脑膜炎：隐球菌脑膜炎是由新型隐球菌感染引起的亚急性或慢性脑膜炎，属深部真菌感染，占隐球菌感染的80％。除侵犯中枢神经系统及肺以外，还可侵犯骨骼、皮肤等其他脏器。

（一）病因及发病机制

隐球菌主要存在于土壤和鸽粪中，鸽子是重要传染源。隐球菌通过呼吸道和破损的皮肤侵入体内，而后经血循环到达中枢神经系统。本病以软脑膜感染最重。

（二）临床表现

多数患儿呈亚急性起病，免疫力低下者起病急骤，通常病情进展缓慢。开始为间歇性轻度头痛，逐渐加重，之后呈持续性痛，多伴有不同程度的发热、恶心、呕吐，重者嗜睡、昏迷。

神经系统体征表现为脑膜刺激征（颈抵抗、克氏征、布氏征阳性），约1/3有病理反射和颅神经受累，以视神经受累最多见，视力减退，重者失明。并伴有颅内压增高，脑水肿。如不经治疗，多在发病后3～6个月病情恶化，运动障碍、抽搐、昏迷，最后死于脑疝。

（三）辅助检查

1.脑脊液检查

脑脊液压力增高；外观微混，白细胞数轻度至中度增高，一般为$(11～500)×10^6$/L，多以淋巴为主；蛋白轻中度增高；糖及氯化物大多降低。墨汁染色易发现隐球菌。

2.脑CT或MRI

可确定脑内病变部位及范围。

（四）诊断要点

根据临床表现及脑脊液中查到隐球菌可确诊。

（五）治疗要点

（1）两性霉素B为首选药物，静脉注射及椎管内注射交替使用疗效好。疗程1～3个月，至主要症状消失，脑脊液中无隐球菌查出为止。

（2）5-氟胞嘧啶口服吸收好。

（3）两性霉素B与5-氟胞嘧啶联合应用。

（4）其他抗真菌药如氟康唑、克霉唑。

（5）降颅压及对症治疗。

（六）护理要点

1.护理评估

（1）评估患儿意识及精神状态、生命体征、身高、体重、头围；目前饮食情况，能否自行进食，有无呕吐；睡眠、大小便情况；皮肤黏膜有无破损；视力及听力水平；自理能力等。

（2）评估患儿有无前驱感染史、过敏史。

（3）查看患儿是否有留置管路，如胃管、尿管、脑室引流管，检查各管路的放置时间、是否通畅以及引流液颜色。

（4）询问相关检查及结果：头颅影像学、脑脊液等各项检查结果。

（5）心理-社会状况评估：家属对疾病认识、经济状况、配合程度、心理状态等。

2.护理措施

（1）一般护理：同化脓性脑膜炎。

（2）观察病情：同化脓性脑膜炎。

（3）用药护理

①两性霉素B：是治疗新型隐球菌的常用与首选药。但在使用中不良反应大，常引起静脉炎、低血钾、贫血、肝、肾、心脏功能损害。在治疗中应积极治疗和妥善处理。应从小剂量开始，再逐渐加至足量。

a.配制：不能用生理盐水稀释，应先用灭菌注射用水稀释，再加入5%～10%葡萄糖液中静脉注射，现用现配。

b.两性霉素B遇光易失效，应避光保存，输注过程用避光袋和避光输液器。

c.为了避免过敏反应，输注前遵医嘱给予抗过敏药物及地塞米松。输注时给予心电监护监测生命体征。输液速度以15～25滴/分缓慢滴注，6小时内输完。每10～15分钟巡视一次，观察输液反应、药物是否渗漏。如在输液时有高热、胸闷、心动过速、心室纤颤、惊厥等表现，应立即停止用药，通知医生给予相应处理。

d.治疗过程中严密观察患儿有无低血钾表现，及时监测血钾浓度变化，如有异常及时报告医生并做相应处理。定期复查心电图。遵医嘱予补钾治疗，以减少低血钾的发生。

e.静脉管路的护理：治疗新型隐球菌脑膜炎，疗程较长。长期使用两性霉素B易发生血栓性静脉炎。因此，注射时应合理选择远端静脉，严格无菌操作，经常交换穿刺部位。若发现血管周围组织渗出或发红，应及时更换穿刺部位。发现静脉炎时可用50%硫酸镁湿敷或生马铃薯片贴敷以及多磺酸粘多糖乳膏涂抹。血管条件允许者放置PICC。

②5-氟胞嘧啶：有食欲减退、恶心，周围血白细胞、血红蛋白、血小板减少，皮疹，嗜睡，肝肾功能等损害，应定期复查血常规及肝肾功能。

③脱水药：20%甘露醇应快速静脉滴注，并注意有无液体渗漏，保护静脉。

（4）管路维护

侧脑室引流管或腰大池引流管，应注意观察置管处敷料是否干燥，有无渗血渗液；引流管是否通畅；引流液颜色.引流量、是否清亮；固定引流管高度，不可随意调动，如需移动患儿时应先夹闭引流管。

（5）心理护理

因该病病情重，住院时间长，疗效缓慢，同时药物的毒副作用更增加了患儿躯体的折磨，使家属承受着强大的精神压力，还增加了家庭的经济负担。因此家属往往产生焦虑、急躁、挑剔、恐惧、悲观失望心理，甚至有拒医拒护行为。因此，进行心理护理对提高疗效极为重要。首先应建立良好的护患关系，多关爱、多安慰、多倾听，耐心解释新型隐球菌脑膜炎的病理特点、治疗方法及治疗过程中的反复性，使之树立战胜疾病的信心，积极配合治疗，促进患儿痊愈。

3.健康指导

介绍疾病知识及患儿日常生活护理的要点；讲解药物的不良反应及观察方法；腰椎穿刺前后的注意事项；引流管维护的要点；对恢复期和有神经系统后遗症的患儿，因与家属共同制定系统且行之有效的功能训练计划,促进机体康复。

四、自身免疫性脑炎

自身免疫性脑炎(AE)是一组可能由某些自身抗体、活性细胞或者相关因子与中枢神经系统神经元表面的蛋白等相互作用而导致的疾病。该组疾病中各个疾病典型的临床表现分别与目前已知的某个特异性抗体相对应,病情通常与抗体水平相关,少数病例可能与某些潜在的肿瘤有关。目前已知的自身免疫性脑炎常见的有边缘叶脑炎、莫万综合征、桥本脑病以及抗 N-甲基-D 天冬氨酸受体脑炎等。主要临床特点包括急性或亚急性发作的癫痫、认知障碍及精神行为症状。

抗 N-甲基-D 天冬氨酸受体(NMDAR)脑炎:抗 N-甲基-D-天冬氨酸受体脑炎是目前较受关注的自身免疫性脑炎,可伴或不伴卵巢畸胎瘤。临床表现包括显著前驱高热、精神症状、癫痫发作、意识障碍、口手运动障碍及自主神经功能障碍等。

(一)病因及发病机制

NMDAR 是离子型谷氨酸受体,是由不同亚基构成的异四聚体。组成亚基有 3 种,包括 NR1、NR2、NR3。NMDAR 抗体作用于 NR1 亚单位氨基末端(N 末端)的细胞外抗原决定簇,逆性导致 NMDAR 内化和下调神经元 NMDAR 密度,干扰谷氨酸能神经元的正常信息传递及兴奋性;同时激活补体介导的炎症反应,造成脑组织免疫损害。

(二)临床表现

临床主要表现:发病前 2 周出现发热、头痛、腹泻等前驱症状。

1.疾病早期

即出现显著精神症状,包括失眠、焦虑、恐惧、躁狂、妄想、偏执等,此外还可伴有语言障碍,常表现为词汇量减少,甚至完全缄默;有些患儿可以出现厌食及摄食过度。

2.抽搐发作

可出现在病程的任何时期,表现为强直-阵挛发作、部分运动性发作或复杂部分性发作,严重者可出现惊厥持续状态。

3.运动障碍

尤其以口-舌-面肌的不自主运动表现最为突出。其他运动障碍症状还可有肢体及躯干肌肉舞蹈样徐动、手足不自主运动、肌强直、角弓反张、动眼危象等同时或交替出现。

4.自主神经功能障碍

主要表现为唾液分泌亢进、高热、心动过速或过缓、高血压、低血压等。值得注意的是,部分患儿还可出现不能用中枢神经系统疾病或心脏疾病解释的心搏骤停;另有一些患儿可表现为呼吸衰竭,需要呼吸机辅助通气,但却不能用肺感染解释其病因。

(三)辅助检查

(1)血液和脑脊液中抗 NMDAR 阳性。

(2)脑脊液常规检查:示细胞数增多,淋巴为主;生化示蛋白升高;寡克隆区带 60% 阳性。

(3)脑电图检查:弥漫或局部的高波幅慢波。

（4）头颅影像学：一般无明显异常。

（四）诊断要点

目前，尚无统一的诊断标准。诊断主要依靠：

（1）临床表现，精神症状及抽搐症状出现早。

（2）脑脊液和血清中检测出 NMDAR 抗体。

（3）伴发卵巢畸胎瘤（并非必要条件）。

（4）对激素及免疫抑制剂治疗效果较好。

（五）治疗要点

1.一线治疗

（1）大剂量丙种球蛋白静脉滴注丙种球蛋白 0.4g/（kg·d），共用 5 日。

（2）甲泼尼龙冲击治疗。

（3）血浆置换。

2.二线治疗

免疫抑制剂治疗，如利妥昔单抗或环磷酰胺。

（六）护理要点

1.护理评估

同菌性脑膜炎。

2.护理措施

（1）一般护理：生活护理、饮食护理、高热的护理、皮肤护理同菌性脑膜炎。

精神症状的护理：专人看护，病史环境安静，减少不良刺激；治疗及护理集中进行。床单位处禁止有利器，如剪刀、水果刀等物品，防止自伤及伤人。热水壶远离患儿，防止情绪激动时烫伤。转移患儿注意力，在充分说服、取得合作无效的情况下，可采取强制措施，保护性约束，必要时遵医嘱使用镇静剂，使兴奋状态逐渐得到缓和。

（2）观察病情

①密切观察患儿生命体征、意识状态、瞳孔、神志、囟门的变化，并详细记录观察结果，早期预测病情变化。如出现呼吸节律不规则、瞳孔不等大等圆、对光反射减弱或消失.头痛、呕吐、血压升高，应警惕脑疝及呼吸衰竭发生。

②观察患儿皮肤情况，防止压疮形成。

③观察患儿进食、有无呕吐，出入量情况。

④观察患儿精神行为异常表现形式，有无诱发加重因素。

⑤观察癫痫样发作时间、发作形式、用药反应。

（3）用药护理

①免疫球蛋白：免疫球蛋白为血制品，输注时应用输血器；开始滴注速度为 0.01～0.02mL/（kg·min）（1mL 约为 20 滴），持续 15 分钟后若无不良反应，可逐渐加快速度。不良反应有皮疹、发热、寒战、恶心、头痛、胸闷等，一旦发现立即停止输液，并更换输液器及生理盐水，通知医生给予处理；发热患儿慎用；低温保存。

②激素药物：避免感染，注意病室定期通风，减少探视人数；输液前、中、后监测患儿血压、

心率、呼吸并记录,若出现心律失常、高血压等应及时通知医师,并减慢输液;观察患儿有无低钾、低钙表现,每周复查电解质,并给予口服钙剂及枸橼酸钾;观察患儿进食情况,适当控制进食量。

③抗癫痫药:应规律、定时定量服用,不可擅自减药或停药;定期复查血药浓度及肝肾功能。

(4)心理护理:患儿均需长时间住院,且花费巨大,同时病情恢复缓慢。家属的心理及经济压力巨大,往往易怒、冲动、焦虑,对医护人员的各项诊疗护理不理解及不配合。医护人员应尽可能地提供家属所需的信息,语言通俗易懂,态度平和。情感上给予支持,取得家属的理解与配合,缩短治疗过程,促进患儿早日康复。

3.健康指导

向家属讲解疾病及用药知识;合理安排患儿生活,适当休息,避免过度劳累、情绪激动;给予患儿高营养、高维生素、低脂、低糖饮食,并控制进食量;恢复期坚持功能康复训练。

第五章 五官科常见疾病的护理

第一节 结膜疾病

一、细菌性角膜炎

细菌性角膜炎是由细菌感染引起的、角膜上皮缺损及缺损区下角膜基质坏死的化脓性角膜炎,又称为细菌性角膜溃疡。

(一)病因与发病机制

随着时代的变迁,致病细菌发生了很大变化。20 世纪 50 年代以肺炎球菌为主;60 年代金黄色葡萄球菌占优势;70 年代则以铜绿假单胞菌为主导;80 年代由于氨基糖苷类抗生素的应用,铜绿假单胞菌相对减少,而耐青霉素葡萄球菌则相对增多;90 年代以来其他革兰阴性菌,如不发酵革兰阴性杆菌、黏质沙雷、厌氧性细菌等有逐渐增多的趋势。

目前最常见的致病细菌有 4 种,即革兰阳性菌中的肺炎链球菌和金黄色葡萄球菌,革兰阴性菌中的铜绿假单胞菌和莫拉菌,简称为 SSPM。据日本横滨大学近年来的对 120 例细菌性角膜炎的统计,SSPM 感染占 72.5%(87 例),上述 4 种致病细菌分别为 15%(18 例)、11.7%(14 例)、35.8%(43 例)、10%(12 例),美国、加拿大也有同样的统计结果。这种倾向不仅出现在工业发达国家,发展中国家也是如此。菲律宾最近对 1762 例的统计,SSPM 感染占 92.2%(1624 例),4 种致病细菌分别为 4.7%(83 例)、42.31%(745 例)、26.6%(468 例)及 18.6%(328 例)。

外伤是细菌性角膜炎最常见的危险因素之一,职业性眼前节的外伤中,有 6% 会发生细菌性角膜炎。在农村,角膜擦伤的患者发生细菌性感染的占 5%。各种原因导致角膜上皮和基质的外伤,首先使角膜基质组织暴露于结膜囊正常菌群,易导致细菌感染;角膜异物及溅入污染水源等均是外界细菌进入角膜的重要载体;如果患者有慢性细菌性睑缘炎或泪囊炎存在,这些部位的细菌很容易导致角膜感染。

在发达国家,配戴角膜接触镜是细菌性角膜炎最常见的危险因素,所有类型的角膜接触镜都可能造成角膜的细菌感染,其中软性接触镜过夜配戴者发生比例最高。统计资料显示,硬性角膜接触镜配戴者每年角膜溃疡的发生率为 0.02%,透气性硬性接触镜为 0.04%,日戴型软性接触镜 0.04%,传统型软性接触镜即日夜配戴者为 0.2%。配戴角膜接触镜导致角膜细菌感染,与接触镜本身对角膜上皮结构及功能的影响、镜片及镜片盒的细菌污染、配戴和护理方式以及配戴者的生活与卫生习惯等均有密切关系。

眼表疾病当中,泪液量及泪液成分的异常及眼睑闭合功能的破坏为常见的与角膜细菌感染相关的因素。所有引起角膜上皮破坏的病变如单孢病毒性角膜上皮性病变、长期应用抗生素或抗病毒药物导致的上皮细胞中毒、局部长期使用糖皮质激素、内皮失代偿所引起的大疱性角膜病变,以及各种累及角膜上皮的变性与营养不良等,均可能继发细菌感染。

(二)临床表现

1.症状

发病急,常在角膜外伤后 24~48 小时内发病。患者有明显的眼痛、畏光、流泪、眼睑痉挛、异物感、视力下降等症状,伴较多的脓性分泌物。

2.体征

常见体征为眼睑肿胀、球结膜水肿,睫状充血或混合性充血。角膜上有黄白色浸润灶,周围组织水肿,很快形成溃疡。毒素渗入前房导致虹膜睫状体炎时,表现为角膜后沉着物、瞳孔缩小、虹膜后粘连及前房积脓等。

(三)辅助检查

角膜溃疡刮片镜检和细胞培养可进一步明确病因学诊断。

(四)治疗要点

细菌性角膜炎的治疗原则是积极控制感染,减轻炎性反应,促进溃疡愈合,减少瘢痕形成。

(五)观察要点

注意患者自觉症状,如眼痛、畏光、流泪等,以及视力、角膜病灶和分泌物的变化,并注意有无角膜穿孔症状。如角膜穿孔、房水从穿孔处急剧涌出、虹膜被冲至穿孔处,可出现眼压降低、前房变浅或消失、疼痛突然变轻等临床表现。

(六)护理要点

1.常规护理

(1)心理护理:鼓励患者表达自己的感受,及时给予安慰和理解,消除其焦虑心理,指导患者听喜爱的音乐,想开心的事情,与患者聊感兴趣的话题,分散其注意力。

(2)疼痛护理

①向患者解释眼痛的原因,帮助患者转移注意力。指导促进睡眠的自我护理方法,如睡前热水泡脚、喝热牛奶、听轻音乐等,避免情绪波动。

②角膜炎早期,可用 50℃ 热湿毛巾进行患眼局部热敷,促进局部血液循环,减轻刺激症状,促进炎症吸收。一旦出现前房积脓禁用热敷,避免感染扩散。

③为患者提供安静、舒适的环境,病房要适当遮光,减少眼受光线刺激。患者可戴有色镜或遮盖眼垫,以保护溃疡面,避免光线刺激,减轻畏光、流泪症状。

2.专科护理

(1)用药护理

①眼部用药:常选用 0.3% 氧氟沙星、0.3% 妥布霉素等。急性期选择高浓度的抗生素滴眼液频繁滴眼,每 15~30 分钟滴眼 1 次。严重病例,可在开始 30 分钟内每 5 分钟滴药 1 次,病情控制后,逐渐减少滴眼次数。白天滴眼液,睡前涂眼药膏。不同药物要交替使用。

②严重者可球结膜下注射抗生素,但要先向患者解释清楚,并在充分麻醉后进行,以免加重局部疼痛。

③全身应用抗生素,革兰阳性球菌常选用头孢唑林钠、万古霉素;革兰阴性杆菌常选用妥布霉素、头孢他啶类等,并注意观察有无药物不良反应。

④角膜溃疡患者局部使用半胱氨酸等胶原酶抑制剂,可以延缓角膜溃疡的进一步发展;口服维生素 C、维生素 B,有助于溃疡愈合。炎症明显控制后,可全身或局部应用激素治疗,以减轻疼痛和促进愈合。

⑤并发虹膜睫状体炎时可应用散瞳剂,以防止虹膜后粘连及解除瞳孔括约肌痉挛和睫状肌痉挛,减轻疼痛。

(2)隔离护理

①告知患者床边隔离和手卫生的相关知识,严格执行消毒隔离制度。

②检查、换药、滴眼药等操作要遵守隔离技术和无菌技术操作原则。

③保持患眼清洁,用生理盐水清洁睑缘和眼睑皮肤。

④滴眼剂、眼膏及器械应采取专人专眼专用。

(3)视力障碍患者的护理

①鼓励患者表达自己的感受,及时给予安慰和理解,提高自我护理意识。

②按方便患者使用的原则,将常用物品固定摆放,患者活动空间不留障碍物,避免跌倒。

③教会患者使用传呼系统,鼓励其寻求帮助。

④厕所必须安置方便设施,如坐便器、扶手等,并教会患者如何使用。

(4)预防角膜穿孔的护理

①滴眼药时动作要轻柔,勿压迫眼球。

②避免腹压升高:勿用力咳嗽、打喷嚏;饮食清淡易消化,保持大便通畅,避免便秘,以防增加腹压。

③告诫患者勿用手擦眼球。

④球结膜下注射时,避免在同一部位反复注射,尽量避开溃疡面。

⑤深部角膜溃疡、后弹力层膨出者可加压包扎,配合局部及全身应用降低眼压药物。

⑥按医嘱使用散瞳剂,防止虹膜后粘连而导致眼压升高。

⑦可用眼罩保护患眼,避免外物撞击。

3.健康指导

(1)用药指导,遵医嘱积极给予抗感染治疗,急性期用高效滴眼液强化局部给药模式,频繁滴眼(每 5~15 分钟滴药 1 次),病情控制后逐渐减少滴眼次数。夜间可使用抗生素眼膏和凝胶剂。频繁滴眼时向患者做好解释工作。

(2)帮助患者了解疾病有关知识,树立战胜疾病的信心,保持乐观的心理状态。

(3)养成良好的卫生习惯,不用手或不洁手帕揉眼。

(4)教会患者及其家属正确滴眼液、涂眼膏的方法。

(5)注意保护眼睛,避免角膜受伤,外出时要戴防护眼镜。

(6)积极预防角膜外伤,及时治疗慢性泪囊炎、眼睑位置异常、倒睫等眼局部疾病。

（7）长期配戴角膜接触镜者,务必严格按照正规要求和方法进行配戴,如出现眼痛症状,应立即停止戴镜并及时就诊。

二、病毒性结膜炎

病毒性结膜炎是一种常见感染,可由多种病毒引起,通常有自限性。临床上按病程分为急性和慢性两组,急性病毒性结膜炎包括流行性角膜结膜炎、流行性出血性结膜炎、单纯疱疹病毒性结膜炎、咽结膜热、新城鸡瘟结膜炎。慢性病毒性结膜炎包括传染性软疣性睑结膜炎、水痘-带状疱疹病毒性睑结膜炎、麻疹病毒性角结膜炎等。临床上以流行性角膜结膜炎、流行性出血性结膜炎较为常见。

（一）病因及发病机制

流行性角膜结膜炎,由腺病毒 8、19、29 和 37 型腺病毒引起,是一种强传染性的接触性传染病。流行性出血性结膜炎,由 70 型肠道病毒引起,偶由 A24 型柯萨奇病毒引起。

（二）护理评估

1.健康史

了解患者有无病毒性结膜炎接触史,或其工作、生活环境中有无病毒性结膜炎流行史,有无不良生活、卫生习惯。

2.身体状况

（1）流行性出血性结膜炎潜伏期短,为 18～48 小时,病程短约 5～7 天。流行性角膜结膜炎潜伏期为 5～7 天,起病急,症状重,双眼发病。

（2）常见症状有眼红、疼痛、畏光、流泪、异物感。部分患者有头痛、发热、咽痛、肌肉痛等全身不适症状,并有耳前淋巴结肿大、压痛。

（3）眼睑水肿、结膜充血,睑结膜滤泡增生,分泌物呈水样,多侵犯角膜,流行性出血性结膜炎患者球结膜上有点状或片状出血。

3.辅助检查

结膜刮片中可见大量单核细胞,培养无细菌生长。

4.心理-社会评估

评估患者实行隔离后的心理状况,了解家属对疾病认知情况及对患者的支持程度,评估疾病对患者工作、学习及生活的影响。

（三）护理诊断

1.疼痛

眼痛与病变侵犯角膜有关。

2.舒适改变

畏光、流泪、异物感与病毒感染有关。

3.知识缺乏

缺乏有关结膜炎的防治知识。

（四）护理目标

（1）眼痛、畏光、流泪、异物感减轻或消失。

(2)患者及家属掌握结膜炎的防治知识。

（五）治疗及护理要点

(1)治疗原则：治疗无特殊方法，可用生理盐水冲洗结膜囊，局部冷敷和使用血管收缩药以减轻症状，同时采取措施减少感染传播。用药过程中不可突然停药，要逐渐减量，并注意观察药物的不良反应。

(2)急性期可使用抗病毒药物抑制病毒复制，如干扰素滴眼液、0.15%更昔洛韦滴眼液等，每小时1次。合并细菌感染时加用抗生素滴眼液，角膜基质浸润者可酌情使用糖皮质激素，如0.02%氟米龙滴眼液。此外，可选择促进角膜上皮修复的药物，如小牛血蛋白提取物眼用凝胶等。

(3)一旦发现本病，应按丙类传染病要求向当地疾病预防控制中心报告。做好患者的消毒隔离工作。所有接触感染者的器械必须仔细清洗消毒，接触患者后，应用肥皂水洗手后再用75%乙醇擦拭消毒，禁用可能被污染的眼药水，患者禁入公共浴池、游泳池等公共场所。避免生活用品混用，以防止交叉感染。

(4)休息与饮食：急性期要注意休息，饮食以清淡为主，避免辛辣刺激性食物，多饮水。

（六）护理评价

通过治疗和护理，患者是否达到：眼痛、畏光、流泪、异物感减轻或消失；患者及家属掌握结膜炎的防治知识。

三、免疫性结膜炎

免疫性结膜炎是结膜对外界过敏原的一种过敏性免疫反应，以前又称为变态反应性结膜炎。多在春、夏季节发病。临床上以春季结膜炎和泡性结膜炎最为常见。春季结膜炎又名春季卡他性结膜炎、季节性结膜炎等，是反复发作的双侧慢性眼表疾病，主要影响儿童和青少年，20岁以下男性多见。泡性结膜炎是由微生物蛋白质引起，易复发，多见于女性、儿童及青少年。

（一）病因及发病机制

1.春季结膜炎

确切病因尚不明确，通常认为与花粉过敏有关，多种微生物的蛋白质成分、动物羽毛、皮屑等也可能是致敏原，是Ⅰ型和Ⅳ型超敏反应共同作用的结果。

2.泡性结膜炎

一般认为是对结核杆菌、葡萄球菌、白色念珠菌、球孢子菌属等微生物蛋白的变态反应。

（二）护理评估

1.健康史

了解疾病反复发作和季节性的特点，评估患者的性别、年龄、有无结核病病史，有无接触花粉等过敏原，户外活动后症状是否加重。

2.身体状况

(1)春季结膜炎：自觉奇痒，夜间症状加重。此外，可有疼痛、畏光、流泪、异物感、烧灼感和黏性分泌物增多等症状,根据眼部体征的不同,临床上把春季结膜炎分为睑结膜型、角结膜缘型及混合型。

①睑结膜型:睑结膜呈粉红色,上睑结膜出现巨大乳头呈铺路石样或石榴子样排列,不侵犯下睑结膜。

②角结膜缘型:上、下睑结膜均出现小乳头,角膜缘有黄褐色或污红色胶样增生,以上方角膜缘明显。

③混合型:上述两型病变同时存在。

(2)泡性结膜炎:有轻微的异物感,如侵犯角膜,则有明显的角膜刺激征;泡性结膜炎球结膜上出现1~3mm大小、实性、隆起的红色小结节,周围有充血区,结节顶端易溃烂形成溃疡,愈后不留瘢痕。泡性角膜炎则角膜上皮出现灰白色圆形浸润,病变处局部充血,愈后留有瘢痕。

3.辅助检查

(1)结膜刮片中发现嗜酸性粒细胞或嗜酸性颗粒。

(2)患者泪液中嗜酸性粒细胞、中性粒细胞或淋巴细胞数量增加。

(3)患者免疫球蛋白 E(IgE)水平高于正常值。

4.心理-社会评估

评估疾病反复发作对患者工作、生活的影响程度,了解患者对疾病认知情况。

(三)护理诊断

1.舒适改变

眼痒、异物感、烧灼感与变态反应有关。

2.疼痛

眼痛与病变侵犯角膜有关。

3.潜在并发症

角膜感染、青光眼等。

(四)护理目标

(1)眼痒、眼痛、有烧灼感、异物感减轻或消失。

(2)无潜在并发症发生。

(五)治疗及护理要点

1.春季结膜炎

本病有自限性,以对症治疗为主。冰敷眼睑可以减轻眼部红肿、奇痒等不适感。局部使用糖皮质激素对春季结膜炎有良好的抑制作用。非甾体消炎药如普拉洛芬滴眼液,对缓解眼痒、结膜充血、流泪等眼部症状及体征有一定的治疗效果;此外,肥大细胞稳定剂如色甘酸钠滴眼液,可在易发季节使用,每日4~5次,以预防病情发作。

2.泡性结膜炎

应用糖皮质激素治疗的同时,配合湿热敷,有助于病变的吸收。若伴有相邻组织的细菌感染,要给予抗生素治疗。对于角膜瘢痕导致视力下降的患者可考虑行角膜移植术。

3.用药护理

(1)注意观察用药效果及药物不良反应,长期应用糖皮质激素的患者不可随意停药,严密观察眼痛、头痛、眼压及视力变化,警惕青光眼的发生。局部应用非甾体消炎药和肥大细胞稳定剂,要观察局部症状的改善情况。

(2)根据春季结膜炎发病的季节性和规律性,在发病前1个月提早用色甘酸钠滴眼液,有助于减轻症状,使用不含防腐剂的人工泪液,如羧甲基纤维素钠滴眼液,以改善角膜损伤引起的异物感。

4.饮食护理

选择清淡、易消化饮食,多补充维生素,加强营养,改善体质。不宜食用鱼、虾、蟹等易过敏食物,忌食辛辣刺激性食物。

5.其他

保持空气流通,外出戴有色眼镜,减少与光线、花粉、粉尘等致敏原的接触。

(六)护理评价

通过治疗与护理,患者是否达到:眼痒、眼痛、异物感、烧灼感减轻或消失;无潜在并发症的发生。

第二节　晶状体疾病

一、年龄相关性白内障

年龄相关性白内障,过去称为老年性白内障,是在晶状体老化过程中逐渐出现的退行性改变。在我国年龄相关性白内障的患病率为6%左右,女性略多于男性。年龄相关性白内障的病因复杂,是多种因素共同作用的结果。年龄、性别、职业、紫外线辐射及地理纬度均可能是相关的危险因素,但年龄的影响作用更为突出。此外,全身其他系统疾病如高血压、糖尿病等也是发生年龄相关性白内障的重要危险因素。目前认为,氧化损伤是白内障形成的最初因素。

(一)病因与发病机制

不同类型的白内障,其致病危险因素及发病机制亦不同,详细的病因学研究可以区别不同危险因素在白内障形成过程中的作用,仍然是一个复杂而困难的课题,以某种危险因素作为某种类型白内障形成原因,建立不同类型白内障动物模型,对于总结众多危险因素在白内障病因学中的作用是一种非常有价值的研究方法,虽然这种模型有一定的局限性,比如它往往忽略了白内障形成过程中时间的影响和不同的危险因素致白内障的复杂性,但在揭示白内障形成和发生发展过程中的规律性的作用却不容怀疑。

白内障的发生是多种因素综合作用的结果,比如放射和自由基损伤,营养物质、化学物质缺乏和抗生素的使用,葡萄糖、半乳糖等代谢障碍,脂质过氧化产物损伤等。此外,其他因素如衰老、遗传基因等因素也是一个重要方面,其中最具有普遍意义的环节便是氧化损伤。

(二)临床表现

双侧性,两眼先后发病,视力障碍出现的时间由于混浊部位不同而不同。主要症状为渐进性、无痛性视力减退。由于晶状体吸收水分后体积增加,屈光力增强。因晶状体纤维肿胀和断裂,屈光度不均一,可出现单眼复视或多视。因吸收水分,晶状体纤维可有肿胀,注视灯光时可有虹视现象。由于光线通过部分混浊的晶状体时发生散射,干扰视网膜上成像,可出现畏光和眩光。

1.皮质性白内障

最常见,按发展过程分 4 期。

(1)初发期:晶状体皮质出现空泡、水裂和板层分离。空泡为圆形透明小泡,位于前后皮质中央部或晶状体缝附近。水裂的形态不一,从周边向中央逐渐扩大。板层分离多在皮质深层,呈羽毛状。周边部皮质混浊呈楔形,尖端向着晶状体中心、基底位于赤道部,形成轮辐状。散瞳后,应用检眼镜彻照法,可在眼底红光反射中看到轮辐状混浊的阴影。此时瞳孔区的晶状体未累及,一般不影响视力。晶状体混浊发展缓慢。可经数年才进入下一期。

(2)膨胀期或称未熟期:楔状混浊渐发展,晶状体呈不均匀的灰白色混浊。因晶状体吸收水分急剧膨胀,将虹膜向前推移,前房变浅,有闭角青光眼病史的患者,可引起急性闭角型青光眼发作,此期不宜用强散瞳剂。视力明显减退,眼底难以看清。

(3)成熟期:晶状体全部混浊。晶状体体积恢复,前房深度亦恢复正常。视力明显减退至眼前手动或光感,但光定位和色觉正常。眼底不能窥入。从初发期到成熟期可经 10 几个月至数十年不等。至成熟阶段,晶状体囊膜尚能保持原有的韧性和张力,此后逐渐向变性发展。因此在白内障成熟之前行白内障囊外摘除术、白内障超声乳化术及人工晶状体(IDL)植入术是恰当的。

(4)过熟期:数年后晶状体内水分丢失使体积缩小、囊膜皱缩,晶状体纤维分解液化,棕黄色的核下沉,可随体位变化而移动,上方前房进一步加深,可因瞳孔区露出一部分而突然视力有所提高。虹膜失去支撑,可见到虹膜震颤。以上体征称为 Morgagnian 白内障。囊膜变性使通透性增加或小破裂,液化皮质漏出可诱发晶体过敏性葡萄膜炎,皮质沉积堵塞房角引起晶体溶解性青光眼。悬韧带发生退行性改变,可引起晶状体脱位,晶状体脱入前房或玻璃体内引起继发青光眼。

2.核性白内障

较皮质性白内障少见。发病年龄早,进展缓慢。混浊由胚胎核开始渐发展到成人核完全混浊。早期核呈黄色,很难与核硬化相鉴别。核硬化是生理现象,由于晶状体终生增长,晶状体核密度逐渐增加,颜色变深,透明度降低,但对视力无明显影响,晚期呈棕黄或深棕甚至棕黑色。早期散瞳彻照法检查,周边环形红光反射中,中央有一盘状暗影。远视力减退较慢,仅强光下瞳孔缩小时影响视力,屈光指数增加而呈现近视。由于中央与周边屈光力不同,形成晶状体双焦距,可产生单眼复视或多视。核变为棕黄或深棕甚至棕黑色后深视力减退显著,眼底已不能看清。这种核改变可持续很久而不变,可同时有皮质混浊但不易成熟。

3.后囊膜下白内障

后囊膜下浅层皮质出现由致密小点组成的棕黄色混浊,外观呈锅巴状。由于混浊位于视轴,早期出现视力障碍。进展缓慢,后期合并晶状体皮质和核混浊,最后发展为成熟期白内障。

(三)辅助检查

实验室检查晶状体内钠离子情况。手术前,应进行全身检查,如血压、血糖、血尿常规、心电图、X线片、肝功能、凝血功能等,以及眼底检查,如视功能、角膜、晶状体、眼压、角膜曲率半径和眼轴长度等。

(四)治疗要点

目前仍以手术治疗为主。当发展到患者因视力低影响生活与工作时,即需手术摘出。通常采用白内障囊外摘除(ECCE)联合 IOL 植入术;在某些情况下可行白内障囊内摘除术(ICCE),术后给予眼镜或角膜接触镜矫正视力。

(五)观察要点

注意视力、眼压、血糖、血压等变化,观察术后并发症。

1.出血

多见于切口或虹膜血管出血;糖尿病、视网膜裂孔或低眼压等可引起玻璃体积血。前房积血多见于 1 周内。

2.眼压升高

一般术后可有短暂升高,24 小时可恢复。患者自觉头痛、眼部胀痛,测量时发现眼压值升高等,根据医嘱给予降低眼压药。

3.眼内炎

表现为眼痛、视力下降、球结膜水肿、睫状充血、局部创口分泌物增加、前房积脓、玻璃体混浊,是白内障术后最严重的并发症,若发现应立即报告医师处理。

4.出院后继续观察

后发性白内障、角膜散光、慢性葡萄膜炎等。

(六)护理要点

1.早期非手术护理

(1)安全护理:①向患者介绍医院环境;②浴池、厕所等安置方便设施,如扶手、坐便器等,并教会患者使用;③医院常用物品固定摆放,活动空间不设障碍物,以免患者跌倒;④教会患者使用床旁传呼系统,鼓励其寻求帮助。

(2)根据医嘱指导用药:谷胱甘肽滴眼液、法可林滴眼液、吡诺克辛钠滴眼液(白内停)、口服维生素 C、维生素 E 等药物,以延缓白内障进展。

2.手术护理

(1)心理护理:了解患者对手术的心理接受程度,耐心解答患者的疑问,安慰患者,给予心理疏导,减轻对手术的恐惧心理。对于老年患者,因感觉器官和神经功能的衰退,不能迅速正确地接受和理解语言信息,护理人员要注意沟通技巧,交流时放慢语速,耐心细致。

(2)生活护理

①主动巡视病房,为患者提供不能自理部分的帮助。

②将常用物品放在患者易于取放的位置,尽量定位放置。

（3）安全管理

①结合患者的年龄、视力、肢体活动度、有无全身疾病等因素，评估患者的自理能力和安全状况。

②行安全指导，防跌倒和坠床。

③告知患者床旁传呼系统的使用方法，有困难寻求帮助。

④睡觉时床挡保护，夜间休息时打开夜灯。

⑤下床前先坐床上休息 5～10 分钟再下床，如厕久蹲后拉好扶手。

⑥规范病室环境，活动空间不留障碍物。

（4）眼部准备

①术前滴用抗生素眼液，可用泰利必妥眼液、左氧氟沙星眼液、妥布霉素眼液滴眼，每天 4 次。

②协助患者完成眼部检查，包括视力、眼压、角膜内皮细胞计数等，排除眼部炎症。如患有结膜炎、慢性泪囊炎，必须在炎症彻底治愈后方能手术。

③术前半小时用美多丽眼液散瞳。

④按医嘱术前半小时静脉快速滴注 20％甘露醇注射液。

（5）术前常规准备

①训练患者固视，每天 1～2 次，每次 10～15 分钟。

②因术中无菌铺巾可导致部分患者出现憋气感，术前嘱咐患者用毛巾遮住口鼻提前感受手术过程，每次 10～15 分钟。

③协助完善相关术前检查：心电图、出凝血试验、生化、血常规等。

④术晨更换清洁患者服，排空大、小便。

⑤嘱咐患者取下眼镜、手表、活动性义齿、金属饰物等。

⑥术晨建立静脉通道。

⑦与手术室工作人员进行交接。

（6）手术后护理：按眼科手术后护理常规，换药、点滴眼药时要严格执行无菌操作，保持创口干燥。

3.健康指导

（1）手术后注意休息，适当活动，避免低头弯腰，避免提重物。

（2）注意保暖，预防上呼吸道感染，避免咳嗽、打喷嚏、擤鼻涕。

（3）饮食清淡，易消化，多进食富含蛋白质、维生素、纤维素的食物，保持大便通畅，不要屏气。

（4）不要穿领口过紧的衣服。

（5）按时用药，定期门诊随访。

（6）向患者及家属讲解有关的护理常识，要保持个人卫生，洗手，禁止用手揉眼；避免负重与剧烈运动；保持大便通畅；洗头洗澡时，不要让脏水流入眼内，避免引发感染。

（7）术后配镜指导：白内障摘除术后，无晶状体眼呈高度远视状态。未植入 IOL 者，可指导其矫正方法：框架眼镜、角膜接触镜。植入 IOL 者，若为单焦 IOL，3 个月后屈光状态稳定时,可予以验光配戴近用或远用镜。

(8)白内障早期非手术患者,要告诉患者定期门诊随访。如果自觉头痛、眼痛、视力下降等,应立即到医院诊治,警惕急性青光眼先兆。

二、先天性白内障

先天性白内障又称儿童白内障,是在胎儿发育过程中晶状体发育障碍而形成的混浊或出生后第一年内发生的晶状体混浊。各种影响胎儿晶状体发育的因素,都可引起先天性白内障。①遗传:约1/3患者与遗传因素有关,多属常染色体显性遗传。如伴有眼部其他先天异常,则常由主要异常的遗传方式决定,通常是隐性遗传或伴性遗传。②孕期感染:母亲孕期特别是头3个月宫内病毒感染(风疹、腮腺炎、麻疹及水痘等)、药物(糖皮质激素、抗生素特别是磺胺类药物等)或暴露于X线以及患代谢性疾病、营养及维生素极度缺乏等。可为单眼或双眼,多为静止性,少数在出生后继续发展,也有直至儿童期才影响视力。

(一)病因与发病机制

当新生儿有一眼或双眼白内障时,应该明确其病因。如果有阳性家族史,则与遗传有关。此外,环境因素的影响也是其发病原因,有部分是全身疾病的并发病。即便是经过家系分析或是实验室检查后,仍有1/3病例不能查出病因。这类原因不明的白内障称为特发性白内障。患者没有其他的眼部异常,亦无全身疾病,可能系多因素造成晶体混浊。推测这组患者中有1/4是新的常染色体显性基因突变所致。有部分与系统性疾病有关,但是由于系统病的表现很轻而被忽略或不能辨认。

(二)临床表现

1.分类及症状

按混浊部位、范围和形态分为多种类型,常见的有:

(1)前极白内障:胚胎期晶状体泡未从表面外胚叶完全脱落所致。位于晶体前囊正中局限性混浊,大小不等,多为一圆点,多为双侧,静止不发展,影响视力不大,无需手术。可伸入晶状体皮质内或表面突出于前房内,因此又称锥形白内障,由前囊下上皮增生所致。

(2)后极白内障:因胎儿期玻璃体血管残留所致。位于晶体后囊正中的局限性混浊,静止但因混浊接近眼球光学结点,故对视力有影响。多为双眼发生,混浊点较大,对视力影响大者,可施行手术。

(3)冠状白内障:与遗传有关。晶状体皮质深层周边不混浊,呈花冠状排列,为双眼发生,静止性,很少影响视力。

(4)点状白内障:皮质有白色点状混浊,双眼,静止,一般不影响视力。

(5)绕核性白内障:儿童期最常见的白内障。因晶状体在胚胎某一时期的代谢障碍所致,可能与胎儿甲状旁腺功能低下、低血钙及母体营养不足有关。为常染色体显性遗传,多为双眼。混浊位于透明晶状体核周围的层间,因此又称板层白内障。有时在此层混浊之外,又有一层或数层混浊。最外层常有"V"形混浊骑跨在混浊带的前后,称为"骑子"。常为双眼、静止,视力明显减退。

（6）核性白内障：较常见，为常染色体显性遗传，少数为隐性遗传。胚胎核和胎儿核均受累，呈致密的白色混浊而皮质完全透明。多为双眼发病，视力可明显减退。瞳孔缩小时视力障碍明显，瞳孔散大时视力显著增加。

（7）全白内障：以常染色体显性遗传为多见，少数为隐性遗传，极少数为性连锁隐性遗传。晶状体全部或近于全部混浊，有时囊膜增厚、钙化，皮质浓缩。多为双眼，明显视力障碍。

（8）膜性白内障：先天性全白内障的晶状体纤维在宫内发生退行性变时，白内障内容全部液化，逐渐被吸收而形成膜性白内障。前后囊膜接触机化，两层囊膜间夹有残留的晶状体纤维或上皮细胞，使囊膜白内障呈厚薄不均的混浊。可单眼或双眼，视力损害严重。

（9）其他：还有缝性白内障，为常染色体显性遗传，晶状体前后缝出现各种形式的混浊，局限静止，对视力影响不大；纺锤形白内障，为贯穿晶状体前后轴，连接前后极的纺锤形混浊；珊瑚状白内障，较少见，多有家族史，为常染色体显性遗传或隐性遗传，皮质呈珊瑚状，一般不发展，对视力有一定影响。

2.其他症状

许多先天性白内障常合并其他眼病或异常，如斜视、眼球震颤、先天性小眼球、视网膜脉络膜病变、瞳孔扩大肌发育不良以及晶状体脱位、晶状体缺损、先天性无虹膜、先天性葡萄膜缺损、瞳孔残膜、大角膜、圆锥角膜、永存玻璃体动脉等。

（三）辅助检查

首先应进行染色体核型分析和分带检查。糖尿病、新生儿低血糖症者应进行血糖、尿糖和酮体检查。合并肾病者检查尿常规和尿氨基酸。怀疑合并代谢疾病者应进行血氨基酸水平测定。另外，同型胱氨酸尿症患者，应做同型胱氨酸尿的定性检查。尿苯丙酮酸阳性、尿氯化铁试验阳性，有助于明确苯丙酮尿症的诊断。如有甲状旁腺功能减退者，应查血清钙、血清磷浓度。还应做B型超声、视网膜电流图、视觉诱发电位、裂隙灯显微镜等检查，以预测白内障手术后视力恢复的情况。

（四）治疗要点

1.目标

恢复视力，减少弱视和盲目的发生。

2.治疗原则

（1）对视力影响不大的如前极、冠状和点状白内障可定期观察；明显影响视力的，如全白内障、绕核性白内障，可行晶状体切除术或晶状体吸出术。

（2）尽早手术，一般在生后4~5个月内，以免造成弱视。但对风疹病毒引起的不宜过早手术，因手术可使潜伏在晶状体内的病毒释放出来，引起虹膜睫状体炎，甚至眼球萎缩。

（3）术后进行屈光矫正和弱视训练，防止弱视，促进融合功能的发育。常用的矫正方法有配戴眼镜，适用于双眼患者，简单易行，容易调整更换；角膜接触镜，适于大多数单眼的无晶状体患儿，但经常取戴比较麻烦，容易发生角膜上皮损伤和感染；IOL植入，由于显微技术的发展和IOL质量的提高，儿童施行IOL植入已被接受，尤其是单眼患者。

(五)观察要点

1.麻醉期间护理

密切观察患者的呼吸系统、循环系统和中枢神经系统的功能,判断麻醉深度;注意监测麻醉机的工作状况。

2.术后护理

全身麻醉患者未清醒前,应密切观察血压、脉搏、呼吸直至稳定,同时观察意识、皮肤色泽、末梢循环等。

(六)护理要点

1.术前护理

(1)心理护理:先天性白内障患儿的理想治疗时间是出生6个月以前,患儿家属对手术治疗的时间通常存有顾虑。采用通俗易懂的语言介绍先天性白内障的有关知识,讲解手术经过及预后,尤其是早期手术的重要性,消除或减轻患儿家属的忧虑。

(2)生活护理

①主动巡视病房,尽量满足患儿生活上的合理需求。

②协助患儿家长做好患儿的生活护理。

(3)安全管理

①结合患儿的年龄、肢体活动度、有无全身疾病等因素,评估患儿的安全状况。

②做好安全指导,防坠床和跌碰伤。

③保证患儿能触及的环境的安全,避免患儿接触锐器、腐蚀性物品等。

④告知患儿家长床旁传呼系统的使用方法,有困难要寻求帮助。

⑤睡觉时,床档保护,夜间休息时打开夜灯。

⑥加强巡视,防止意外情况的发生。

(4)眼部准备

①术前滴用抗生素眼液,每天4次。

②协助患儿完成眼部的各项检查,排除眼部炎症。

③术前半小时用美多丽眼液散瞳。

(5)术前常规准备

①协助完善相关术前检查:心电图、出凝血试验、血生化、血常规、胸片检查等。

②全身麻醉术前禁饮、禁食6～8小时。

③术晨建立静脉通道,并按医嘱予5%葡萄糖静脉补液。

④取下患儿身上的金属饰物等。

⑤与手术室工作人员进行交接。

2.术后护理

(1)麻醉恢复期护理:全身麻醉后药物对机体仍有一定的影响,在恢复过程中可能会出现呼吸、循环等方面的异常,需要定期监测患者的生命体征。评估患者麻醉苏醒情况,待患者神志清醒,呼吸、血压和脉搏平稳30分钟以上,心电图示无心律失常,才可转回病房。

(2)麻醉后护理

①一般护理:安置合理体位,全身麻醉术后未清醒患者应去枕平卧,头偏向一侧,以保持呼吸道通畅,防止呕吐误吸引起窒息;安装好各种监测仪器;保持各种管道和引流物的通畅,观察及记录引流量。

②吸氧:全身麻醉患者应吸氧至血氧饱和度在自主呼吸下达到正常为止。

③维持重要器官功能:由于麻醉影响,患者重要组织器官常受到不同影响,护理中应注意维护重要器官功能,遵医嘱合理用药并注意观察疗效。

④保持正常体温:术中长时间的暴露和大量输液均可使体温过低,术后应注意保暖。

⑤防止意外损伤:麻醉恢复期的患者需有专人守护,防止因躁动而使各种导管脱落及坠床事故的发生。

3.健康指导

(1)注意术眼的保护,指导家长修剪好患儿指甲,防止抓伤眼睛;加强安全防护,避免碰伤等意外发生。

(2)指导家长带患儿定期随诊,及时进行屈光矫正和正确的弱视训练。

(3)未植入 IOL 的患儿一般在 2 岁时可施行人工晶状体植入术;并发后发性白内障者,需择期行 YAG 激光治疗。

(4)内源性先天性白内障具有遗传性,注意优生优育。

(5)外源性先天性白内障应做好孕妇的早期保健,特别是孕期前 3 个月的保健护理。

三、糖尿病白内障

糖尿病白内障是指白内障的发生与糖尿病有直接关系,是糖尿病并发症之一。可分为真性糖尿病白内障和合并年龄相关性皮质性白内障两种类型。

(一)病因及发病机制

患糖尿病时,血糖增高,晶状体内葡萄糖增多,转化为山梨醇,山梨醇不能透过晶状体囊膜,在晶状体内大量积聚,使其渗透压升高,吸收水分,纤维膨胀变性,导致晶状体混浊。

(二)护理评估

1.健康史

评估患者糖尿病发病情况、治疗经过,血糖控制情况;评估患者当前视力及下降速度;有无合并糖尿病其他并发症,有无糖尿病家族史。

2.身体状况

(1)可出现不同程度的视力障碍。

(2)真性糖尿病白内障多见于Ⅰ型的青少年糖尿病患者。多为双眼发病,发展迅速,常伴有屈光改变。血糖升高时,出现近视;血糖降低时,出现远视。

(3)合并年龄相关性皮质性白内障此型较多见。临床上与年龄相关性皮质性白内障症状相似,但较之发病率高,发病较早,进展快,易成熟。

3.辅助检查

(1)检测血糖、尿糖、糖化血红蛋白,可了解患者血糖控制情况。

(2)眼电生理及光定位检查,以排除视网膜或视神经疾病。

(3)角膜曲率及眼轴长度检查,可计算手术植入人工晶状体的度数。

4.心理-社会评估

因糖尿病伴随患者终身,易使患者产生厌烦、焦虑的心理,护士应着重评估患者的心理情况,及时进行沟通,了解家属对患者的支持情况及患者对疾病的重视程度。了解患者的遵医行为。

(三)护理诊断

1.感知改变

视力障碍与晶状体混浊有关。

2.自理缺陷

与视力障碍有关。

3.潜在并发症

术后感染、出血、其他眼部并发症等。

4.知识缺乏

缺乏糖尿病及糖尿病白内障的防治知识。

(四)护理目标

(1)患者视力有所提高或恢复正常。

(2)恢复自理能力。

(3)减轻或杜绝并发症发生。

(4)患者及家属获得糖尿病及糖尿病白内障的防治知识。

(五)治疗及护理要点

1.治疗原则

糖尿病白内障的早期,应积极治疗糖尿病;当视力下降明显影响工作和生活时,将血糖控制在正常范围内行白内障摘除术,如无糖尿病视网膜病变时,可植入后房型人工晶状体。

2.饮食指导

控制总热量,进低糖、低脂、适量蛋白质、高纤维素、高维生素饮食。

3.运动指导

因人而异,循序渐进。适度运动,避免空腹运动,以免发生低血糖。

4.其他

术后应密切观察血糖变化,严格执行无菌操作,注意眼部卫生,积极预防感染和出血,严密观察病情变化,防止并发症发生。

(六)护理评价

通过治疗和护理,评价患者是否达到:病情稳定,视力有所提高或恢复正常;恢复自理能力;减轻或杜绝并发症发生;患者及家属获得糖尿病及糖尿病白内障的防治知识。

四、外伤性白内障

外伤性白内障是指由眼球钝挫伤、穿孔伤和爆炸伤等引起的晶状体混浊。多见于儿童或年轻人,常常单眼发生。由于各种外伤的性质和程度有所不同,所引起的晶状体混浊也有不同的特点。

(一)临床表现

1.眼部钝挫伤所致白内障

①挫伤时,瞳孔缘部虹膜色素上皮破裂脱落,附贴在晶状体前表面,称 Vossius 环混浊,相应的囊膜下出现混浊,可在数日后消失,或长期存在。②当晶状体受到钝挫伤后,其纤维和缝合的结构受到破坏,液体向着晶状体缝合间和板层流动,形成放射状混浊,可在伤后数小时或数周内发生,可被吸收或永久存在。③受伤后晶状体囊膜完整性受到影响,渗透性改变,可引起浅层皮质混浊,形成绕核性白内障。④严重钝挫伤可致晶状体囊膜,尤其是后囊膜破裂,房水进入晶状体内而致混浊。囊膜破口小时可形成局限混浊,有时混浊可部分吸收。当破口大时晶状体可在短期内完全混浊。⑤眼钝挫伤后除形成外伤性白内障外,还可伴有前房积血、前房角后退、晶状体脱位、继发性青光眼等。

2.眼球穿孔伤所致白内障

穿孔伤时,可使晶状体囊膜破裂,房水进入皮质,引起晶状体很快混浊。如破口小而浅,伤后破口可很快闭合,形成局限混浊。如破口大而深,则晶状体全部混浊。皮质经囊膜破口突入前房,可以继发葡萄膜炎或青光眼。

3.眼球爆炸伤所致白内障

爆炸时气浪可对眼部产生压力,引起类似钝挫伤所致的晶状体损伤。爆炸物本身或掀起的杂物也可造成类似于穿通伤所致的白内障。

4.电击伤所致白内障

触电引起晶状体前囊及前囊下皮质混浊。雷电击伤时,晶状体前、后囊及皮质均可混浊。多数病例静止不发展,也可能逐渐发展为全白内障。

外伤性白内障的视力障碍与伤害程度有关,如果瞳孔区晶状体受伤,视力很快减退。当晶状体囊膜广泛受伤时,除视力障碍外,还伴有眼前节明显炎症或继发性青光眼。

(二)评估要点

1.健康史

询问患者是否有明确的外伤史,详细了解患者致伤的过程及治疗的经过。

2.身体状况

各种外伤所致的白内障表现有所不同。

3.心理-社会状况

了解患者是否有焦虑、悲伤、紧张等情绪,评估患者的年龄、性别、职业、家庭状况及对本病的认识。

4.辅助检查

B超检查明确玻璃体内是否有炎症及出血;光学相干断层成像(OCT)检查了解眼底黄斑

区情况,排外眼底后极部损伤;眼球生物测量了解患者术前前房深度及测算术中人工晶体度数;眼眶 CT 检查,明确受伤部位及程度,排外眼眶骨折及眼球内异物;眼底照相评估术前是否有眼底出血及视网膜脱离等。

(三)护理问题

1.感知紊乱

视力下降与外伤引起晶状体混浊有关。

2.潜在并发症

继发性青光眼、前房积血、晶体脱位、感染等。

3.焦虑

与担心视力是否能恢复有关。

4.受伤的危险

与双眼单视功能受损有关。

(四)护理要点

1.用药护理

遵医嘱及时、正确用药,并观察用药效果和反应。教会非住院患者或家属局部用药的方法和注意事项。

2.病情观察

观察视力及眼局部伤口的变化,如有前房积血、继发性青光眼等应密切观察积血的吸收情况及眼压的变化。

3.生活护理

保持病室整洁、安静、温湿度适宜,以利于患者充分休息,缓解紧张情绪;进食易消化、富含维生素的食物,营养均衡,避免辛辣刺激性食物,保持大便通畅。

4.心理护理

评估患者的心理状态及焦虑程度,介绍治疗的目的、方法及预后,多关心、体贴患者,及时给予患者正确的心理疏导。

(五)健康指导

1.生活指导

进食易消化、富含维生素的食物,保持身心健康,避免不良情绪刺激。

2.疾病知识指导

进行生活与生产安全教育,加强自我防护,增强儿童安全意识,预防眼外伤的发生。

3.延续性护理

嘱患者定期复诊。

第三节 牙体牙髓病

一、龋病

龋病是在以细菌为主的多种因素影响下,牙体硬组织发生的慢性进行性破坏的一种疾病。

随着龋病的发展,牙体硬组织出现有机物脱矿、无机物崩解,最终导致牙体硬组织的缺损,形成龋洞,其临床特征是牙体硬组织由表及里的色、形、质的改变。

(一)龋病的临床表现及分类

龋病的临床分类方法多样,其中,依据病变损害程度的分类,是最常用的临床分类方法(表5-3-1)。

表 5-3-1　龋病临床表现及分类

分类	临床表现
浅龋	发生于冠部釉质或根面牙骨质及始发于根部牙本质层的龋损。牙冠的浅龋又分为窝沟龋和平滑面龋,窝沟龋的早期表现为龋损部位色泽变黑,色素沉着区下方为龋白斑,呈白垩色改变。探针检查时有粗糙感或钩挂感。平滑面龋早期一般呈白垩色点或斑,随着时间延长和龋损继续发展,可变为黄褐色或褐色斑点。临床一般无自觉症状,需常规检查才能发现
中龋	龋损进展至牙本质浅层或中层。临床可形成龋洞,牙本质因色素侵入呈黄褐或深褐色,患者对冷、热、酸、甜刺激可有酸痛或敏感等主观症状
深龋	龋损进展至牙本质深层。临床上可见较深的龋洞,易被探查。但位于邻面的深龋洞以及有些隐匿性龋洞,外观仅略有色泽改变,洞口很小而病变进展很深,临床检查较难发现。患牙对各种刺激均较敏感,遇冷、热和化学刺激时,产生的疼痛较中龋时更加剧烈

(二)龋病的诊断

1.诊断方法

(1)问诊:通过对患者的病史和主诉症状的询问,了解个体与龋病发生相关的口腔局部和全身健康状况,有利于辅助诊断和制订诊疗计划。

(2)视诊:观察牙面有无黑褐色改变和失去光泽的白垩色斑点,有无龋洞形成。当怀疑有邻面龋时,注意观察邻面边缘嵴区有无釉质下的墨渍变色或有无可见龋洞。视诊应对有无龋损、病变的牙面、部位、涉及的范围程度得出初步印象。

(3)探诊:利用尖头探针对龋损部位及可疑部位进行检查。探测牙面有无粗糙、钩挂或插入的感觉。探查洞底或牙颈部的龋洞是否变软、酸痛过敏,有无剧烈探痛。还可探查龋洞部位、深度、大小、有无穿髓孔等。

(4)叩诊:龋病本身并不引起牙周组织和根尖周围组织的病变,故叩诊反应应为阴性。若患龋牙出现叩痛,应考虑出现牙周及根尖周病变。

(5)X线检查:邻面龋、继发龋或潜行性龋等隐匿性龋损不易用视诊和探针查出时,可拍X线片进行辅助检查。临床常用根尖片和咬翼片,龋损区在X线片上显示透射影像。此外,还可通过X线片判断龋洞的深度及其与牙髓腔的关系。

(6)温度刺激试验:主要用冷诊检查,可用冷水刺激检查患牙,以刺激是否迅速引起尖锐疼痛,刺激去除后是否立即消失或存在一段时间来判断病情。温度诊对龋病诊断,特别是深龋很有帮助。

(7)牙线检查:早期邻面龋损,探针不易进入,可用牙线自咬合面滑向牙间隙,然后自颈部拉出,检查牙线有无变毛或撕断的情况。如有,提示存在龋病。

(8)光纤透照检查:利用光导纤维透照系统对可疑患牙进行诊断,尤其对前牙邻面龋诊断甚为有效,可直接看出龋损部位和病变深度、范围。

(9)化学染色:是使用染料对可疑龋坏组织染色,通过观察正常组织与病变组织不同的着色诊断龋坏,临床常用1%的碱性品红染色。

2.诊断标准

临床上最常使用的诊断标准一般按病变程度分类进行。

(1)浅龋:位于牙冠部,为釉质龋,又分为窝沟龋和平滑面龋。若发生于牙颈部,则为牙骨质龋。患者一般无主观症状。釉质平滑面龋一般呈白垩色或黄褐色斑点,探诊时有粗糙感。窝沟龋龋损部位色泽变黑,探诊有钩挂感。邻面的平滑面龋早期不易察觉,应用探针或牙线仔细检查,X线片可作出早期辅助诊断,可看到釉质边缘锐利影像丧失,釉质层出现局部透射影像。

(2)中龋:患者对冷热酸甜,尤其酸甜刺激时有一过性敏感症状,刺激去除后症状立即消失。可见龋洞。窝沟处龋洞口小底大,洞内牙本质软化,呈黄褐或深褐色,探诊可轻度敏感。邻面中龋可于拾面边缘嵴相应部位见到三角形黑晕,X线片可见釉质和牙本质浅层的透射影像。

(3)深龋:患者有明显的冷热酸甜刺激症状和食物嵌入引起的一过性疼痛,但无自发痛。临床上可见深大的龋洞,窝沟处的深龋洞口开放,易被探查。邻面的深龋洞以及有些隐匿性龋洞,外观仅略有色泽改变,洞口小而病变进展很深,临床检查较难发现,应结合患者主观症状,仔细探查。X线片可辅助判断龋损范围和与髓腔的距离,易于确诊。

3.鉴别诊断

(1)浅、中龋与釉质发育异常性疾病的鉴别

①釉质矿化不全:表现为白垩状损害,表面光洁,白垩状损害可出现在牙面任何部位,而浅龋有一定的好发部位。

②釉质发育不全:是牙发育过程中,成釉器的某一部分受到损害所致,可造成釉质表面不同程度的实质性缺陷,甚至牙冠缺损。釉质发育不全时也有白垩色或黄褐色斑块的改变,但探诊时损害局部硬而光滑,病变呈对称性,这些特征均有别于浅龋。

③氟牙症:又称斑釉牙、氟斑牙。受损牙面呈白垩色至深褐色横纹或斑块,也可合并釉质凹陷状缺损。患牙为对称性分布,地区流行情况是与浅龋相鉴别的重要参考因素。

(2)深龋的鉴别诊断

①可复性牙髓炎:患牙常有深龋、牙隐裂等接近髓腔的牙体硬组织病损、深的牙周袋或咬合创伤。遇冷热酸甜刺激时,患牙出现一过性疼痛反应,尤其冷刺激更为敏感。无叩痛,没有自发性疼痛。与深龋难以区别时,可先按可复性牙髓炎进行安抚治疗。

②慢性闭锁性牙髓炎:患者可有长期冷热刺激痛史和自发痛史。冷热温度刺激引起的疼痛反应程度重,持续时间较长。常有叩诊不适或轻度叩痛。根尖片有时可见根尖部牙周膜间隙轻度增宽。

(三)护理诊断

1.完整性受损

因龋坏导致牙体缺损所致。

2.焦虑

与疼痛反复发作有关。

3.潜在并发症

进一步发展可导致牙髓病、根尖周病等。

4.知识缺乏

与患者不重视牙病,卫生宣传不够,对牙病早期治疗的重要性认识不足有关。

(四)护理目标

(1)牙体完好或牙体缺损减轻。

(2)能自我调节情绪,焦虑减轻或消失。

(3)对牙病重视,预防、早期治疗的重要性等方面知识掌握。

(五)治疗及护理要点

龋病治疗的目的在于终止病变进展并恢复牙齿的固有形态和功能,保持牙髓的正常活力。由于牙齿结构特殊,虽有再矿化能力,但对实质性缺损无自身修复能力。其治疗方案包括非手术治疗和手术治疗。龋病的非手术治疗是采用药物或再矿化等方法使龋病病变终止或消除的治疗方法,这种方法仅适用于恒牙早期釉质龋,尚未形成龋洞者;乳牙广泛性浅龋,1年内将被恒牙替换者,以及静止龋。常用药物包括氨硝酸银和氟化钠等。对已形成实质性缺损、不能自行恢复原有形态的牙齿,充填术是目前应用最广泛且成效较好的方法,其基本过程可分为两步:先去除龋坏组织和失去支持的薄弱牙体组织,并按一定要求将窝洞制成合理的形态。然后以充填材料填充或其他特定方式恢复其固有形态和功能。常用充填材料包括银汞合金、玻璃离子黏固粉和复合树脂等。

1.一般护理

耐心解释病情,介绍治疗方法,提高患者的口腔保健意识,预防龋病的发生。

2.用药护理

即用药物使龋损延缓或终止的方法。常用的药物为10%硝酸银溶液,其性能为与人体组织和细菌的蛋白结合形成蛋白银沉淀,低浓度时有收敛、抑菌的作用,高浓度时能杀灭细菌。75%氟化钠甘油糊剂,可使脱矿釉质沉积氟化物,促进再矿化,从而使龋病病变停止。注意所用药物都有较强的腐蚀性,应防止灼伤软组织。

3.配合医师进行牙体修复术

龋病一旦造成牙体硬组织的实质性缺损,不能自行恢复原有形态,只能采用充填治疗,因此配合医师进行牙体修复术充填龋洞是最常用的治疗方法。

(1)术前准备:①安排患者就诊,调好椅位、光源,系上胸巾,做好患者的心理护理。②器械及用物:检查盘、黏固粉充填器、双头挖器、银汞充填器、各型车针、成形片及成形片夹、咬𬌗纸、橡皮轮、纱团、小棉球。③药品:丁香油、樟脑酚合剂、75%乙醇、甲酚甲醛合剂、木馏油。④窝洞填充材料:银汞合金、光固化复合树脂、光固化复合体、光固化玻璃离子、磷酸锌粘固剂、氧化锌丁香油黏固剂、牙胶条。

(2)术中配合:①制备洞形:协助暴露手术视野,及时吸唾液,保持手术视野的清晰干燥。②隔湿和消毒:采用橡皮障、吸水纱卷和棉球,根据龋洞情况用小棉球蘸消毒剂置于窝洞内杀灭残余的细菌,与此同时唾液或冲洗液均可影响充填材料的性能,甚至使充填失败,故在消毒前要协助医师用棉条隔湿。③调拌垫底及充填材料:浅龋不需垫底;中龋用磷酸锌黏固粉或玻璃离子黏固粉单层垫底;深龋则需用氧化锌丁香油黏固粉及磷酸锌黏固粉双层垫底。遵医嘱调拌所需垫底材料,再选用永久性充填材料充填。后牙多采用银汞合金,前牙可选用复合树脂或玻璃离子黏固粉。

(3)术后护理:①清点手术器械以及消毒棉球,整理用物,消毒备用。②告知患者银汞合金充填24小时才完全固化稳定,在这段时间之内勿用患牙咀嚼食物,同时嘱患者术后勿用患牙咀嚼硬物;若出现牙齿轻度不适,一般会在治疗后1～2天消失,如出现较明显不适,应及时复诊。

(六)护理评价

通过治疗及护理,评价患者是否:牙体完好或牙体缺损减轻;牙痛减轻或消失;患者情绪稳定,正视疾病,配合治疗;对牙病相关知识掌握,能积极预防。

二、牙髓病

牙髓病是发生在牙髓组织上的疾病,有牙髓充血、牙髓炎、牙髓变性和牙髓坏死等,最常见的是牙髓炎,主要表现为剧烈的、难以忍受的疼痛。牙髓炎又分急性牙髓炎和慢性牙髓炎。

(一)病因及发病机制

感染是牙髓炎的主要病因,深龋是引起牙髓感染的主要途径,龋洞内的细菌及毒素可通过牙本质小管侵入牙髓组织或经龋洞直接进入牙髓而引起牙髓炎。其次是牙周组织疾病感染,可经根尖孔进入髓腔引起逆行性感染。另外,创伤、化学药物及物理因素,如温度、电流刺激等亦可引起牙髓炎。

由于牙髓组织处于四壁坚硬的髓腔中,仅借狭窄的根尖孔与牙周组织相通,缺乏侧支循环系统,故发炎时不易建立适当的引流。一旦发生炎症,致使髓腔压力急剧增加,不但引起剧烈疼痛,也使牙髓循环发生障碍,牙髓组织缺氧,容易导致牙髓坏死。

(二)护理评估

1.健康史

了解患者是否患有龋齿及牙周病,患牙近期有无受到物理及化学物刺激;询问疼痛的性质、发作方式和持续时间。

2.身体状况

(1)急性牙髓炎:主要表现为剧烈的牙痛,疼痛为自发性、阵发性剧烈疼痛;夜间加重;可能与体位有关;冷热刺激可激发疼痛或使疼痛加剧。呈放射性痛,疼痛沿三叉神经分布区放射到同侧的上牙、下牙或面部,患者往往不能准确指出患牙。当牙髓化脓时,对热刺激极为敏感,而遇冷刺激则能缓解疼痛。若是由龋病引起的,检查时常可发现深龋洞,探痛明显。由于患者不能正确指出患牙部位,对可疑牙需借助温度试验或电活力器测验来确定患牙部位。

(2)慢性牙髓炎:一般不发生剧烈的自发性疼痛,但有过自发痛病史者,有时可出现阵发性隐痛、钝痛或胀痛,疼痛呈间歇发作,时常反复,温度刺激或食物嵌入龋洞中可产生较强烈的疼痛,去除刺激后常持续较长时间方可止痛。患牙常有咬合不适,检查时可见穿髓孔或髓息肉,有轻微叩痛。

(3)并发症:牙髓炎进一步发展导致牙髓坏死,合并感染称牙髓坏疽。牙髓感染可通过根尖孔引起根尖周围组织的感染,发展为急性或慢性根尖周炎。

3.辅助检查

牙髓活力测试如温度测试或电活力测试等有助于了解牙髓的病变程度和确定患牙。

4.心理-社会状况

牙髓炎多由深龋引起,疼痛症状不明显时,患者往往忽视对龋齿的治疗。当急性牙髓炎发作,出现难以忍受的疼痛时,患者才认识到其严重性。疼痛使患者坐卧不安、进食困难、夜间疼痛加重,心情极为烦躁,常以急诊就医。就医时迫切要求医生立即为其解除疼痛,求治心切,但又惧怕钻牙。

(三)治疗要点

1.应急处理

急性牙髓炎的主要症状是难以忍受的疼痛,故应首先止痛。

(1)开髓引流:通过开髓使髓腔内压力减低是急性牙髓炎止痛的最有效措施。临床用电钻快速将髓腔穿通,建立引流,使髓腔内压力减低,可立即止痛。然后用温生理盐水清洗,洞内放置丁香油棉球。

(2)药物止痛:若无条件开髓,可在洞内放置丁香油、樟脑酚棉球,也可口服或注射止痛药物。

2.牙髓病的专科治疗

急性牙髓炎应急治疗后及慢性牙髓炎,可转入专科治疗。专科治疗有很多方法,如盖髓术、活髓切断术、干髓术、根管治疗术及牙髓塑化治疗等方法。

(四)常见护理诊断/问题

1.疼痛

与牙髓感染有关。

2.失眠

与疼痛有关。

3.知识缺乏

缺乏牙病早期治疗的相关知识。

(五)护理目标

(1)患者疼痛缓解至消失,能正常入睡。

(2)患者能描述牙病早期治疗的重要性,了解口腔保健有关知识。

(六)护理要点

1.一般护理

嘱患者多饮水,清淡饮食,补充所需维生素,避免烟酒及辛辣食物刺激,经常漱口,清除口腔残余食物。

2.饮食指导

注意营养,加强体质锻炼。摒弃不良饮食习惯,如避免刺激性食物及烟酒。指导患者早晚及餐后用漱口液漱口。

3.手术配合

(1)保存牙髓治疗的护理:牙髓炎疼痛缓解后,应进行根本治疗。对于年轻恒牙或炎症只波及冠髓或部分冠髓的牙,常采用盖髓术和活髓切断术。操作步骤及护理配合以活髓切断术为例。①用物准备。术前护士准备好各种无菌器械、局麻药剂、消毒剂及暂封剂等。②对患牙进行麻醉。抽取局麻药供医师进行局部传导麻醉或浸润麻醉。③除去腐质。待麻醉显效后,备挖器或大圆钻供医师除去窝洞内腐质,并准备 3%过氧化氢溶液,清洗窝洞。④隔离唾液、消毒窝洞。协助医师用橡皮障或棉条隔湿,备 75%酒精或樟脑酚合剂小棉球消毒牙面及窝洞,防止唾液感染手术区。⑤揭髓室顶、切除冠髓。医师用牙钻揭开髓室顶,护士协助用生理盐水冲洗髓腔,再一次消毒窝洞,用消毒锐利挖器切除冠髓,如出血较多,备 1%肾上腺素棉球止血。⑥放盖髓剂、暂封。除净冠髓后,遵医嘱调制盖髓剂(如氢氧化钙糊剂)覆盖牙髓断面。调拌用具(玻璃板及调拌刀)必须严格消毒,无菌操作。盖髓完成后,调制氧化锌丁香油粘固粉暂封窝洞。术中避免温度刺激及加压。⑦永久充填。预约患者 1~2 周复诊,无自觉症状后遵医嘱调制磷酸锌粘固粉垫底,用银汞合金或复合树脂作永久性充填。

(2)保存牙体治疗的护理:无条件保存活髓的牙齿可行保存牙体的治疗。干髓治疗主要用于后牙,因治疗后牙体变色,影响美观,故不宜用于前牙。其原理是用失活剂使牙髓失去活力,除去冠部牙髓组织,再用干髓剂覆盖残留根髓断面,使根髓长期保持无菌干化状态,以达到保留患牙的目的。干髓治疗一般有两种方式:失活干髓术和麻醉干髓术。前者应用广泛,需两次完成;后者可一次完成。

护理配合以失活干髓术为例。①用药物失活牙髓前,向患者说明治疗目的和用药后可能出现的疼痛反应,使患者有足够的思想准备。告知患者,如出现疼痛,数小时后即可消失;如疼痛难忍,可立即到医院就诊。②用砷剂作失活剂时,应向患者讲明药物的毒副作用,待患者同意能按时复诊时再行封药,以免因封药过久而引起化学性根尖周炎。砷剂封药时间为 24~48 小时。也可采用药性缓慢、温和的多聚甲醛失活剂,复诊时间可延长至 10~14 天。③备好器械及药物,按医嘱准备失活剂。医师将失活剂放入穿髓孔后,上置丁香油小棉球,护士随即调制氧化锌丁香油糊剂封闭窝洞,不可加压,以免失活过程中引起剧烈疼痛。预约患者复诊时间。④复诊时,取出失活剂,备冲洗液协助冲洗髓腔,清除牙本质残屑及残留冠髓,及时用吸唾器吸净冲洗液。备小棉球拭干并消毒窝洞,医师放置干髓剂于根管口后,调制磷酸锌粘固粉垫洞底,遵医嘱调制永久性材料作窝洞充填。

4.心理护理

耐心向患者介绍病情、疾病的发生发展和转归过程,使其树立信心,尽快解除患者的焦虑、烦躁、恐惧的心理,以利于康复。

5.健康教育

利用患者就诊机会,向患者讲解牙髓炎的发病原因、治疗方法和目的,以及牙病早期治疗的重要性。让患者了解牙髓炎早期如能得到及时正确的治疗,活髓可能得到保存,如果牙髓坏死,极易导致根尖周围组织的感染,引起并发症。因此,预防龋病及牙髓病,对保存健康牙齿有着十分重要的意义。

(七)护理评价

通过治疗和护理,评价患者是否达到:疼痛减轻或消除,能正常入睡;患者能描述牙病早期治疗的重要性,了解有关口腔保健知识。

三、根尖周炎

根尖周围组织的炎症性病变统称根尖周炎。根尖周炎多数是牙髓炎的继发病,而根尖周炎又可继发颌骨及颌周组织炎。临床上分为急性根尖周炎和慢性根尖周炎,以慢性根尖周炎多见。

(一)病因及发病机制

1.急性根尖周炎

多由感染的牙髓通过根尖孔和副根尖孔刺激根尖周围组织引起的急性感染。另外,外伤及牙髓治疗药物渗出根尖孔刺激根尖也能引起根尖周围组织炎症。

2.慢性根尖周炎

主要来自感染的牙髓,通过根尖孔长期刺激根尖周围组织引起慢性病理改变,也可由急性根尖周炎转化而致。慢性根尖周炎按病变性质分为三种形式:根尖肉芽肿、根尖周囊肿和慢性根尖脓肿。

(二)护理评估

1.健康史

询问患者是否患过牙髓炎,有无牙髓病治疗史。

2.身体状况

(1)急性根尖周炎:大多数均为慢性根尖周炎急性发作所致,按其发展过程可分为浆液期与化脓期。炎症初期,患者自觉牙根部不适,发胀,轻度钝痛。患牙有浮起感,咀嚼时疼痛加重,患者能指出患牙。检查时有明显叩痛。当形成化脓性根尖周炎时,有剧烈的跳痛,牙齿有明显伸长感,颌下区域性淋巴结肿大。若病情加重,颌面部相应区域肿胀,疼痛剧烈,可伴有体温升高。当脓肿达骨膜及黏膜下时,可扪及波动感。脓肿破溃或切开引流后,急性炎症可缓解,而转为慢性根尖周炎。

(2)慢性根尖周炎:根据病变性质不同,表现出三种形式,根尖肉芽肿、根尖囊肿和慢性根尖脓肿。一般无明显自觉症状,或症状较轻,常有反复肿胀疼痛的病史。口腔检查可发现患牙龋坏变色,牙髓坏死,无探痛但有轻微叩痛,根尖区牙龈可发现窦道孔。

根尖周炎感染若发展到颌骨,可引起颌骨骨髓炎、间隙感染等并发症。

3.辅助检查和鉴别诊断

慢性根尖周炎的诊断主要是 X 射线检查。慢性根尖肉芽肿表现为根尖部有圆形的透射影像,边界清楚,直径一般小于 1cm;慢性根尖周脓肿表现为边界不清,形状不规则,周围骨质疏松,呈云雾状;根尖周囊肿表现为根尖圆形透射区边界清楚,有一圈由致密骨组成的阻射白线围绕。

4.心理-社会状况

急性根尖周炎患者表现出患牙的剧烈疼痛,患者会烦躁、紧张。有些病变产生的口臭、面部肿胀、面部瘘管等严重影响了患者的个人形象和社交活动,使患者产生自卑心理。因慢性根尖周炎患者自觉症状不明显,常被患者忽视,当患牙出现脓肿及瘘管时,才促使患者就诊。由于患者对治疗过程缺乏了解,因而缺乏治疗耐心。

(三)治疗要点

急性根尖周炎应首先缓解疼痛,然后进行根管治疗或牙髓塑化治疗。

(四)常见护理诊断/问题

1.疼痛

与根尖周围炎急性发作、牙槽脓肿未引流或引流不畅有关。

2.体温过高

与根尖周围组织急性感染有关。

3.口腔黏膜受损

与慢性根尖周炎引起瘘管有关。

4.潜在并发症

如间隙感染、颌骨骨髓炎等。

5.知识缺乏

缺乏疾病病因及治疗过程相关方面的知识。

(五)护理目标

(1)患者疼痛缓解至消失,恢复正常咀嚼功能。

(2)患者口腔黏膜恢复正常,窦道封闭。

(3)患者体温恢复正常。

(4)患者能简述治疗过程及目的,配合医师完成治疗计划。

(六)护理要点

1.急性根尖周炎首先要缓解疼痛,需护士配合医生应急处理

(1)开髓减压:医生开髓,拔除根髓,使根尖周渗出物通过根尖孔向根管引流,达到止痛、防止炎症扩散的目的。护士备齐所需用物,待医生开放髓腔、拔除根髓后,抽吸 3% 过氧化氢溶液及生理盐水,供医生冲洗髓腔。吸净冲洗液,吹干髓腔及吸干根管,备消毒棉球及短松棉捻供医生置入根管内及根管口,防止食物掉入窝洞不封闭,以利引流。

(2)脓肿切开:对急性根尖周炎骨膜下及黏膜下脓肿,除根管引流外,同时切开脓肿排脓,才能有效控制炎症。切开脓肿前,护士协助医生对术区进行清洁、消毒、隔湿准备。黏膜下脓肿表浅可用 2% 丁卡因表面麻醉或氯乙烷冷冻麻醉,骨膜下脓肿多用神经阻滞麻醉。按医嘱准备麻醉药物,协助医生切开脓肿,切开后留置橡皮引留条引流。嘱患者定期换药至伤口清洁、无渗出物。

(3)用药护理:遵医嘱应用药物治疗,注意口腔卫生。

2.根管治疗的护理

(1)器械准备:除充填术使用的器械外,另备各种规格的根管扩锉针、拔髓针、光滑髓针、根管锉、根管充填器、根充材料、消毒棉捻或纸捻等。

(2)操作步骤及护理配合:根管预备时注意保持医生操作视野清晰,正确传递拔髓及预备器械;协助医生进行冲洗根管及根管消毒;根管充填时注意准备充填器械,及时调拌充填材料。

在以上的各项治疗过程中,护士按其操作步骤,及时、准确地为医生提供所需器械及用物,遵医嘱调制各类充填材料,与医师进行密切配合。

3.全身治疗

按医嘱应用抗生素、镇痛剂、维生素等药物。嘱患者注意适当休息,高热患者多饮水,进食流质及半流质食物,注意口腔卫生。

4.健康教育

护士应耐心向患者介绍根尖周炎的发病原因、病理过程,消除患者的恐惧心理,并介绍治疗的意义、时间、步骤、并发症、预后及治疗费用等事项;向患者讲明开髓减压及脓肿切开均是应急处理,当急性炎症消退后,必须继续采取根治的方法,如根管治疗或牙髓塑化治疗,尽量保留患牙。

(七)护理评价

经过治疗和护理,评价患者是否能够达到:疼痛缓解至消失,恢复正常咀嚼功能;口腔黏膜恢复正常,窦道封闭;体温恢复正常;能简述治疗过程及目的,配合医师完成治疗计划。

第四节　牙周病

牙周病是指牙齿支持组织,包括牙龈、牙周膜、牙槽骨及牙骨质等发生的慢性、非特异性、感染性疾病,其中以牙龈炎和牙周炎最为常见。在口腔疾病中,牙周病与龋病一样,是人类的一种多发病和常见病,据统计,牙周病发病率可达90%。

一、牙龈炎

牙龈炎是指炎症损害只局限于牙龈,一般波及游离龈和龈乳头,严重时可累及附着龈。牙龈炎的病变是可逆的,一旦病因去除,炎症消退,牙龈便可恢复正常。但如果病因未及时去除,炎症未被控制,牙龈炎也可发展成为牙周炎。因此,积极防止牙龈炎,是降低牙周病发病率的重要措施。

(一)病因及发病机制
1.局部因素

多由于口腔卫生不良,如细菌与菌斑、牙垢和牙石、食物嵌塞、不良修复体及牙颈部龋等局部刺激所引起。特别是菌斑和牙石,在其发生、发展过程中起重要作用。

(1)细菌与菌斑:人类口腔是细菌生长的最佳场所,口腔环境具有的适宜温度、湿度及涎液供给的营养,适于细菌的生长。与牙龈炎关系密切的致病菌常有黏性放线菌、伴放线放线杆菌、内氏放线菌、中间普氏菌、福赛类杆菌、核梭杆菌、微小消化链球菌等。致病菌以牙菌斑的形式存在。

(2)牙石:牙石是附着在牙面或修复体表面钙化或正在钙化的牙菌斑,由唾液或龈沟中的钙盐沉积而成,不易除去。它对牙龈的压迫是一种机械刺激,又是菌斑的栖身之地,对牙周组织的破坏最为明显。因此,彻底清除牙菌斑和牙石,是治疗牙周组织疾病的关键。

(3)其他因素:不良的刷牙方法、不良修复体、用口呼吸及牙位异常等也是本病的促进因素。

2.全身因素

全身因素与牙龈炎的发生和发展有密切关系,如营养和代谢障碍、内分泌失调、某些全身疾病以及吸烟、遗传等因素,可增进宿主对细菌及其产物等致病因子的敏感性,降低牙周组织的抵抗力,促进牙龈炎的发生和发展。妊娠期由于性激素水平的改变,也可使原有的慢性龈炎加重和改变特性。

(二)护理评估

1.健康史

了解患者身体状况及口腔卫生情况,有无用口呼吸的习惯。

2.身体状况

(1)症状:一般无明显症状,部分患者有牙龈痒、胀感。当牙龈受到机械性刺激,如刷牙、咀嚼、说话、吸吮等时,均可引起牙龈出血,较重的睡眠时偶有自发性出血。患者口腔卫生不良,牙垢堆积,可有口臭。

(2)体征:牙龈有色、形、质的改变,即牙龈充血、水肿、呈暗红色,牙龈边缘变厚,龈乳头圆钝肥厚,附着龈水肿,点彩消失,龈沟深度加深,向牙冠方向增生覆盖,形成假性牙周袋。重者可有龈缘糜烂、肉芽增生和龈袋溢脓。牙龈质地松软,轻触牙龈有明显出血,龈沟液渗出增多。

牙龈炎进一步发展,可引起牙周炎,使牙槽骨吸收,牙齿松动,严重影响患者的咀嚼、发音及美观等。

3.辅助检查

血常规检查,出血、凝血功能检查有助于鉴别诊断,排除血液疾病。

4.心理-社会状况

牙龈炎早期一般自觉症状不明显,易被患者忽略而延误治疗。较严重时患者常因牙龈出血、口臭影响人际交往,而产生苦恼、焦虑的情绪,甚至自卑感。

(三)治疗要点

1.病因治疗

去除致病因素,对治疗牙龈炎具有极为重要的意义。口内有不良修复体者,协助医师取下,消除食物嵌塞。

2.药物治疗

抽吸3%过氧化氢溶液与生理盐水,供医师交替冲洗龈沟,涂布碘甘油。病情严重者,指导患者遵医嘱服用抗生素及维生素。

3.手术治疗

龈上洁治术和龈下刮治术是去除牙结石和菌斑的基本手段。其方法是使用器械或超声波洁牙机除去龈上、龈下牙石,消除结石和菌斑对牙龈的刺激,以利于炎症和肿胀消退。

(四)常见护理诊断/问题

1.口腔黏膜受损

与牙龈炎症有关。

2.社交障碍

与说话时牙龈出血、口臭有关。

3.知识缺乏

缺乏口腔卫生保健相关知识。

(五)护理目标

(1)患者牙龈组织恢复正常,出血、口臭症状消失。

(2)患者掌握口腔卫生保健相关知识,重视疾病的早期治疗。

(六)护理要点

1.龈上洁治术和龈下刮治术的护理

龈上洁治术和龈下刮治术的护理配合如下:

(1)术前准备:①向患者说明手术的目的及操作方法,取得患者合作。②根据患者情况,必要时做血液检查,如出凝血时间、血常规、血小板计数等。如有血液疾病或局部急性炎症,均不宜进行手术。③准备好消毒的洁治器械或超声波洁牙机。龈上洁治器包括镰形器和锄形器;龈下刮治器包括锄形器、匙形器和锉形器。另备磨光用具,包括电机、低速手机、橡皮磨光杯、磨光粉或脱敏糊剂。

(2)术中配合:①嘱患者用3%过氧化氢溶液或0.1%氯己定溶液含漱。②用1%碘酊消毒手术区。③根据洁治术的牙位及医师使用器械的习惯,摆放好所需的洁治器。④术中协助牵拉口角,及时吸净冲洗液。若出血较多,则用肾上腺素棉球止血。⑤牙石去净后,备橡皮杯蘸磨光粉或脱敏糊剂打磨牙面,龈下刮治则用锉形器磨光根面。⑥用3%过氧化氢溶液及生理盐水交替冲洗,拭干手术区,用镊子夹持碘甘油置于龈沟内。全口洁治应分区进行,以免遗漏。

2.健康教育

(1)向患者介绍正确的刷牙和漱口方法及其他保持口腔卫生的措施,如牙线及牙签的正确使用,养成良好的口腔卫生习惯,并遵医嘱定期复查,巩固疗效。

(2)让患者了解牙龈炎是可以预防的。牙龈炎要及时治疗,如发展到牙周炎,将会对口腔健康带来严重的危害。增强患者的防病意识。

(3)告知患者通过以上治疗后,牙龈炎症及出血症状将会逐渐消失,口臭症状也将随之好转,恢复患者进行社会交往的信心。

(七)护理评价

经过治疗与护理,评价患者是否达到:牙龈组织恢复正常,出血、口臭症状消失;掌握口腔卫生保健相关知识,重视疾病的早期治疗。

二、牙周炎

牙周炎是牙周组织的慢性炎症性疾病,表现为以牙周袋形成、牙周附着丧失和牙槽骨吸收为特点的牙齿支持组织破坏。牙菌斑生物膜是牙周炎发生的始动因子,宿主反应决定着牙周炎发生、发展的范围和程度。牙周炎是导致我国成年人失牙的首位原因。

(一)慢性牙周炎

1.概述

慢性牙周炎是最常见的一类牙周炎,约占牙周炎患者的95%。本病可发生于任何年龄,但大多数患者为成年人(35岁以上)。慢性牙周炎的起病和发展是一个非常缓慢的过程,也可有一部分病例在某些条件下出现短期的快速破坏,病情迅速加重。

2.临床表现

(1)牙龈炎症表现:牙龈色鲜红色或暗红色、质地松软、易出血、龈缘变厚,龈乳头变圆钝,牙龈组织表面光亮,点彩消失。在慢性炎症的情况下,牙龈可变得坚韧、肥厚。

(2)牙周袋形成与附着丧失:牙周袋形成是慢性牙周炎最重要的病理改变和临床特征之一;是否有附着丧失的发生,是区别龈炎和牙周炎的关键。

(3)牙槽骨吸收:牙槽骨的吸收常可表现为:水平型吸收、垂直型吸收、凹坑状吸收,以及其他形式的牙槽骨吸收。

(4)可出现牙齿松动和移位。

(5)并可伴发牙周-牙髓联合病变、根分叉病变、牙周脓肿、牙龈退缩和牙根面敏感。

3.诊断要点

(1)牙龈红肿或探诊后出血。

(2)探诊深度>3mm,且附着丧失>1mm。

(3)X线片显示牙槽骨吸收。

4.治疗原则及方案

慢性牙周炎的治疗原则是有效清除和控制菌斑及其他致病因子,消除炎症并促进牙周组织的修复和再生,恢复牙周组织的生理形态,重建具有稳定的、良好功能的牙列。具体方案包括:

(1)牙周基础治疗

①口腔卫生指导,菌斑控制。

②施行洁治术、根面平整,以消除龈上和龈下菌斑、牙石,平整根面。

③消除菌斑滞留因素和其他局部刺激因素。

④拔除无保留价值或预后极差的牙。

⑤炎症控制后进行必要的咬合调整,如需要可做松动牙暂时性固定。

⑥药物治疗:对有明显急性炎症或某些重症的患者,可局部或全身应用抗菌药物。

⑦尽可能纠正全身危险因素或环境危险因素,如全身控制疾病、戒烟等。

(2)牙周手术治疗:在基础治疗后4~6周,对牙周情况进行一次再评估。若仍有较深的牙周袋(≥5mm),且探诊有出血,或根面牙石不易彻底清除,炎症不能控制,或有牙龈及骨形态不良、膜龈关系不正常时,则可选择各种牙周手术治疗。

(3)正畸与修复治疗:一般在牙周手术治疗后 3 个月进行。

(4)牙周支持治疗:是牙周系统性治疗计划中不可缺少的部分,是牙周疗效得以长期保持的先决条件。在基础治疗结束后牙周支持治疗即开始,其内容包括定期复诊,检查患者的菌斑控制情况和牙周健康状况,根据复查发现的问题进行治疗和口腔卫生指导。

(二)侵袭性牙周炎

1.概述

侵袭性牙周炎是一组在临床表现和实验室检查均与慢性牙周炎有明显区别的牙周炎,发生于全身健康者,具有家族聚集性,疾病进展迅速。这类牙周炎多发于年轻人,但也可见于成年人。本病一般发展较迅猛,但也可转为间歇性的静止期。

2.临床表现

侵袭性牙周炎分为局限型和广泛型。

(1)局限型侵袭性牙周炎,常见的临床表现有:

①年龄与性别:青春期前后发病,女性多于男性。

②口腔卫生情况:早期患者的菌斑、牙石量少,但牙周破坏已很严重,菌斑堆积量与牙周破坏的严重程度不相关。

③好发牙位:局限于第一磨牙和切牙,至少 2 颗恒牙有邻面附着丧失,其中 1 颗是第一磨牙,非第一磨牙和切牙的其他牙不超过 2 颗。

④X 线片显示第一磨牙邻面呈垂直型骨吸收,近远中邻面的垂直型骨吸收则呈典型的"弧形吸收"。

⑤快速牙周附着丧失和牙槽骨破坏。

⑥早期出现牙齿松动和移位。

⑦家族集聚性。

(2)广泛型侵袭性牙周炎,其临床表现有:

①通常发生在 30 岁以下,但也可见于年龄更大者。

②广泛的邻面附着丧失,累及至少 3 颗非第一磨牙和切牙的恒牙。

③严重而快速的附着丧失和牙槽骨破坏,呈明显的间歇性。

④在活动期,牙龈有明显的炎症。

⑤多数患者有大量的菌斑牙石,也可很少。

⑥部分患者有中性粒细胞和(或)单核细胞的功能缺陷。

⑦一般患者对常规治疗和全身药物治疗有明显的疗效,但有少数患者对任何治疗都表现为效果不佳。

3.诊断要点

(1)局限型侵袭性牙周炎诊断的主要根据

①发病年龄早,患者多为青春期前后。常有家族聚集史。

②菌斑堆积量与牙周破坏的严重程度不相关。

③好发于第一磨牙和切牙。

④牙周组织破坏迅速,早期出现牙齿松动和移位。

⑤X线片可见第一磨牙处典型的"弧形吸收"。

(2)广泛型侵袭性牙周炎诊断的主要根据:临床上常以年龄(35岁以下)和全口大多数牙的重度牙周破坏,作为诊断广泛型侵袭性牙周炎的标准,也就是说,牙周破坏程度与年龄不相关。但必须先排除一些明显的局部和全身因素。

4.治疗原则及方案

(1)早期治疗,防止复发:本病常导致患者早年拔牙,因此特别强调早期、彻底的治疗。

(2)彻底的局部治疗:包括洁治、刮治、根面平整、牙周手术等,使牙周组织破坏的进程停止,病变转入静止期。

(3)全身抗菌疗法:本病单纯用刮治术不能消除入侵牙龈中的细菌,故临床易复发,主张全身服用抗生素。

(4)调整机体防御功能:也可采用中医中药调整全身状态。

(5)移位牙的正畸治疗:正畸治疗过程中需加强菌斑控制和开周病情的监控。

(6)疗效维护:本病治疗后较易复发,应加强维护期的复查和治疗,根据病情控制和菌斑控制情况调整复查间隔。

(三)常见护理诊断/问题

1.口腔黏膜受损

与牙龈充血、水肿、色泽改变有关。

2.自我认同紊乱

与牙齿缺失、口臭影响正常的社会交往有关。

3.舒适度减弱

与牙齿松动有关。

4.知识缺乏

缺乏牙周病的预防与早期治疗相关知识。

(四)护理目标

(1)患者口腔黏膜恢复正常,病变停止发展。

(2)患者能简述牙周病的预防及配合治疗的有关知识。

(五)护理要点

1.一般护理

增强健康及机体抗病能力,指导患者加强营养,增加维生素A、维生素C的摄入,提高机体的修复能力,促进牙周组织的愈合。

2.用药护理

嘱患者按医嘱服药,控制感染。局部常用3%过氧化氢溶液冲洗牙周袋,拭干后用探针或镊子夹取少许碘甘油或碘酚置于袋内。使用碘酚时,应避免烧灼邻近黏膜组织。用0.1%氯己定溶液漱口或1%过氧化氢溶液棉签擦洗,可减少菌斑形成。

3.去除局部刺激因素

用龈上洁治术或龈下刮治术清除牙结石,操作步骤及护理配合见牙龈炎有关部分。

4.消除牙周袋的护理

经局部治疗,牙周袋仍不能消除者,可行牙周手术清除牙周袋。常用的手术方法有牙龈切除术及龈翻瓣术。护理配合以龈翻片术为例。

(1)器械准备:准备外科手术刀、牙周探针、骨膜分离器、眼科弯头尖剪刀、刮治器、小骨锉、局麻器械、缝针、缝线、持针器、调拌用具、消毒药品、无菌包等。另备牙周塞治剂及丁香油。各类器械消毒后备用。

(2)术中配合:①术前用0.1%氯己定溶液漱口,75%酒精消毒口周皮肤,铺消毒巾。②备局麻药,进行术区麻醉。③医师做翻瓣术切口时牵拉口唇,协助止血,及时传递手术器械,用生理盐水冲洗剖面,吸去冲洗液,用纱球拭干术区,保持术野清晰。④医师缝合时协助剪线。缝合完毕,调拌牙周塞治剂,将其形成长条状,置于创面,用棉签蘸水轻轻加压,使其覆盖整个术区,保护创面。

(3)术后护理:嘱患者注意保护创口,24小时内不要漱口刷牙,进软食。必要时按医嘱服抗生素1周。术后5～7天拆线,6周内勿探测牙周袋,以免影响愈合。

5.健康指导

(1)宣传保持良好口腔卫生习惯的重要性。要求患者坚持每天彻底清除牙菌斑,养成良好的控制菌斑的习惯,教会患者正确的刷牙和使用牙线的方法,这是预防牙周病和保证牙周炎治疗顺利进行、防止牙周病复发的重要环节。尤其是在牙周炎治疗后,更应经常保持口腔卫生,除早晚刷牙外,午饭后应增加一次,每次不得少于3分钟。

(2)去除和改善与牙周病发病有关的因素,积极治疗食物嵌塞,纠正不良习惯,戒烟及均衡饮食结构,牙缺失后及时到正规医院进行修复。

(3)指导患者巩固疗效,告知患者牙周病可以治疗,但也容易复发,要定期复查,维持疗效。牙周病治疗后一般3～6个月应复查一次,根据病情6～12个月拍摄X线片观察牙槽骨、牙周膜等变化。

(六)护理评价

经过治疗与护理,评价患者是否达到:口腔黏膜恢复正常,病变停止发展;能简述牙周病的预防及配合治疗的有关知识。

第五节　口腔黏膜疾病

一、复发性阿弗他溃疡

复发性阿弗他溃疡是具有周期性复发和自限性特征的口腔黏膜溃疡,包括轻型、重型和疱疹型。

(一)临床表现

(1)轻型或疱疹型复发性阿弗他溃疡:溃疡小,呈圆形或椭圆形,好发于角化较差区域,边缘光整,基底柔软,中心凹陷,周围红晕,表面可覆有黄色假膜。轻型复发性阿弗他溃疡常为数枚,疱疹型复发性阿弗他溃疡常为数十枚。

(2)重型复发性阿弗他溃疡:溃疡单发、直径大于1cm,好发于黏膜腺体丰富的区域,深及黏膜下层或肌层,周围红肿、边缘隆起,基底偏硬,愈合后留有瘢痕。溃疡可数月不愈。

(3)有明显的复发规律,并有初期→峰期→后期→愈合期→间歇期→复发期的周期性变化病程。

(4)患者有灼热、疼痛和刺激痛。重型或口炎型可伴有淋巴结肿大、低热等全身症状。

(二)诊断要点

(1)溃疡具有明显的复发规律或有明显的复发史。

(2)除重型外,溃疡呈圆形或椭圆形,边缘光滑不隆起,基底软,面积小,疼痛明显。

(3)长期不愈、溃疡边缘隆起、基底硬结疑为癌性溃疡者应做活检。重型后期可见到腺泡破坏、腺导管扩张、腺小叶结构消失、肌束间水肿、炎症细胞浸润等病理特征。

(4)实验室检查包括内分泌、血液、免疫、微循环检查等作为辅助,有助于了解病因。

(三)治疗原则及方案

局部治疗与全身治疗相结合,能达到缩短溃疡发作期,延长间歇期,减轻疼痛和减少溃疡数量的疗效。

1.局部治疗

以消炎、止痛、促进愈合为原则。

(1)消炎剂:可用曲安奈德口腔软膏、外用溃疡散、锡类散、冰硼散、珠黄散、青黛散等散剂局部涂布;或用2%~4%碳酸氢钠溶液、复方氯己定含漱液、0.1%依沙吖啶溶液、复方硼砂含漱液等含漱;或应用有消炎作用的药膜、含片等。

(2)止痛剂:如复方苯佐卡因凝胶、复方甘菊利多卡因凝胶、达克罗宁液、普鲁卡因液、利多卡因液等,溃疡局部涂布,饭前使用。

(3)浸润注射剂:如曲安奈德注射液等,行溃疡下局部浸润,适用于重型复发性阿弗他溃疡。

(4)理疗:激光、微波辐射、紫外线灯照射等可用于重型复发性阿弗他溃疡。

2.全身治疗

以对因治疗、减少复发为原则。

(1)针对可疑的系统性疾病做病因治疗。

(2)糖皮质激素及其他免疫抑制剂:对于有免疫功能亢进者,可视病情轻重选用此类药物,如泼尼松、地塞米松等。剂量较大时,应注意电解质平衡及其他不良反应,对高血压、动脉硬化、糖尿病、胃溃疡、骨质疏松、青光眼、癫痫等患者慎用。长期使用应注意停药反应。

病情较重者,可口服沙利度胺片,每日50~100mg,疗程视病情而定。应注意生育期的复发性阿弗他患者慎用,孕妇禁用。

此外,可考虑对重症病例少量使用细胞毒类药物,如环磷酰胺、甲氨蝶呤、硫唑嘌呤等。连服一般不超过4~6周。应注意长期大量使用可能有骨髓抑制、粒细胞减少、全血降低、肾功能损伤、出现恶心呕吐、皮疹、皮炎、色素沉着、脱发、黄疸、腹水等不良反应。使用前必须了解肝肾功能和血象,使用中注意不良反应。一旦出现,立即停药。

（3）免疫增强剂：对于有免疫功能低下者可考虑选用此类药物，如转移因子、胸腺素等。

（4）中医中药治疗：可辨证施治，如实热型凉膈散加减；虚热型六味地黄汤加减；血瘀型桃红四物汤加减；气虚型补中益气汤加减等。

本病经局部与全身综合治疗能有一定疗效，但易复发。

（四）常见护理诊断/问题

1.疼痛

与口腔黏膜病损、进食刺激有关。

2.口腔黏膜受损

与病损有关。

3.焦虑

与反复发作、进食疼痛有关。

4.吞咽障碍

与口腔黏膜病损疼痛有关。

5.知识缺乏

缺乏口腔溃疡病防治的相关知识。

（五）护理目标

（1）患者疼痛消失，口腔黏膜恢复正常。

（2）患者焦虑程度减轻。

（六）护理要点

1.一般护理

适当休息，给予半流质、易消化饮食，禁食刺激性食物。疼痛剧烈时，可在饭前用1％丁卡因溶液涂布溃疡面。食物不可过热，以减轻对溃疡的刺激。

2.用药护理

指导患者遵医嘱用药。

3.口腔护理

嘱患者用0.2％氯己定溶液或2％硼酸溶液含漱，保持口腔清洁。

4.心理护理

耐心解释和疏导，让患者了解本病具有自限性和复发性的特点，鼓励患者树立信心，配合治疗，消除焦虑情绪。

5.健康教育

口腔溃疡的发生可能与失眠、疲劳、精神紧张等因素有关，故护士应鼓励患者保持良好的精神状态及生活习惯，去除精神紧张因素，提倡合理饮食和健康的生活方式，注意补充维生素和微量元素，保证充足睡眠和乐观情绪。向人群、患者和家属做好防病宣教，嘱患者进行自我调节，避免和减少诱发因素，防止复发。

（七）护理评价

经过治疗与护理措施的实施，评价患者是否达到：疼痛消失，口腔黏膜恢复正常；焦虑程度减轻。

二、口腔念珠菌病

口腔念珠菌病是真菌-念珠菌属感染所引起的口腔黏膜疾病,又称雪口病或鹅口疮。多发于婴幼儿和体弱儿童。近年来,由于抗生素和免疫抑制药在临床上广泛应用,造成菌群失调和免疫力下降,使口腔念珠菌病日益常见且危害性逐渐引起人们重视。

(一)病因及发病机制

病原为白色念珠菌和热带念珠菌,属于条件致病菌,常寄生在正常人的口腔、肠道、阴道和皮肤等处,平时此菌与口内其他微生物存在拮抗作用,保持平衡状态,故不发病。该菌在酸性环境下易于生长,当口腔不洁、长期使用广谱抗生素致使菌群失调、长期使用免疫抑制药、放射治疗使免疫机制受抑制、原发性免疫功能缺陷、糖尿病或恶病质等全身严重疾病、义齿下方pH偏低等情况时,该菌就会大量繁殖而致病。婴儿鹅口疮,常是在分娩过程中为阴道白色念珠菌感染所致,也可通过被白色念珠菌污染的哺乳器或母亲乳头而引起感染。

(二)护理评估

1.健康史

评估患者有无局部或全身感染,有无口腔不洁、长期使用广谱抗生素致使菌群失调、长期使用免疫抑制药、放射治疗使免疫机制受抑制、原发性免疫功能缺陷、糖尿病或恶病质等全身严重疾病。

2.身体状况

口腔念珠菌病按其主要病变部位可分为念珠菌口炎、念珠菌唇炎与念珠菌口角炎。

(1)念珠菌性口炎

①急性假膜型念珠菌性口炎:本病多见于婴幼儿、体弱多病或长期应用皮质类固醇激素者,好发于唇、颊、舌、腭部,出现黏膜充血,随即出现许多散在的白色小斑点,小点略高起,状似凝乳,逐渐增大,相互融合为白色丝绒状斑片,严重者蔓延至扁桃体、咽部、牙龈。早期黏膜充血较明显,斑片附着不十分紧密,稍用力可擦掉,露出红的黏膜糜烂面及轻度出血。一般患者不感到疼痛,全身症状亦不明显。

②急性红斑型念珠菌性口炎:又称萎缩型念珠菌性口炎。主要表现为黏膜充血、糜烂,舌背乳头呈团块萎缩,周围舌苔增厚。患者常先有味觉异常或味觉丧失,口腔干燥,黏膜灼痛。

③慢性肥厚型念珠菌性口炎:又称增殖型念珠菌口炎。

④慢性红斑型念珠菌性口炎:又称义齿性口炎。

(2)念珠菌性唇炎:多发于50岁以上的患者。

(3)念珠菌口角炎:多发生于儿童、身体衰弱患者和血液病患者。

3.心理-社会评估

通过与患者沟通,了解患者的年龄、职业、受教育程度,家庭状况,对该疾病认知,有无焦虑、恐惧心理等。

(三)护理诊断

1.疼痛

与口腔黏膜的炎症及糜烂有关。

2.口腔黏膜改变

与口腔黏膜充血、水肿、溃疡有关。

3.知识缺乏

缺乏口腔念珠菌相关疾病及自我护理知识。

（四）护理目标

(1)牙痛减轻或消失。

(2)能自我调节情绪,焦虑减轻或消失。

(3)口腔黏膜完整。

（五）治疗及护理要点

治疗原则为去除诱发因素,积极治疗基础病,必要时辅以支持治疗。分为局部治疗及全身治疗。

(1)嘱患者注意休息,给予流质或半流质饮食,忌刺激性食物,饭前可用1％～2％普鲁卡因溶液含漱或用0.5％达克罗宁液、1％丁卡因液涂布溃疡面,暂时缓解疼痛,以利于患者进食。喂乳时要注意乳头清洁、哺乳器消毒,以免交叉感染。

(2)遵医嘱应用抗真菌药酮康唑、氟康唑、伊曲康唑等。

(3)加强口腔护理,局部用2％～4％碳酸氢钠溶液清洗口腔,破坏念珠菌的生长环境,然后涂2％甲紫(龙胆紫)液。也可用每毫升含10万U制霉菌素溶液或甘油局部涂布。亦可涂5％克霉唑软膏。

(4)增强机体免疫力,注意均衡饮食,也可使用胸腺素及转移因子等辅助治疗。

（六）护理评价

通过治疗及护理,评价患者是否:疼痛减轻或消失;患者情绪稳定,正视疾病,配合治疗;掌握相关疾病知识。

三、口腔单纯性疱疹

口腔单纯疱疹是由单纯疱疹病毒(HSV,包含HSV1、HSV2两个血清型)所致的皮肤黏膜病。疱疹可在咽喉、角膜、生殖器以及口腔周围颜面皮肤等处发生。在口腔黏膜处称为疱疹性口炎;单独发生在口周皮肤者称为唇疱疹。

（一）病因及发病机制

口腔单纯性疱疹病毒感染的患者及无症状的带病毒者为传染源,主要通过飞沫、唾液及疱疹液直接接触传播,也可以通过食具和衣物间接传染。传染方式主要为直接经呼吸道、口腔、鼻、眼结膜、生殖器黏膜或破损皮肤进入人体,胎儿还可经产道感染。病毒在侵入处生长、繁殖,造成原发感染。单纯疱疹病毒在人体内不能产生永久性免疫力,尽管原发感染后机体产生了抗单纯疱疹病毒的循环抗体,但该抗体无明显的保护作用。当机体遇到激发因素如紫外线、创伤、感染、胃肠功能紊乱、妊娠、劳累、情绪、环境等改变时可使体内潜伏的病毒活化,疱疹复发。

（二）护理评估

1.健康史

评估患者有无口腔单纯性疱疹病毒接触史,有无激发因素如紫外线、创伤、感染、胃肠功能紊乱、妊娠、劳累、情绪、环境等。

2.身体状况

（1）原发性疱疹性口炎:为 HSV1 引起,多表现为急性疱疹性龈口炎。以 6 岁以下儿童较多见,尤其是 6 个月至 2 岁者更多。成人亦可发病。发病前常有与疱疹病患者接触史。经潜伏期后,出现发热、头痛、疲乏不适、全身肌肉疼痛、咽喉肿痛等急性症状,下颌下淋巴结和颈上淋巴结肿大、触痛。患儿流涎、拒食、烦躁不安。随后口腔黏膜广泛充血、水肿,开始出现成簇的小水疱,形似浅表溃疡,水疱破溃后继发感染,并形成黄色的假膜,最后糜烂面逐渐缩小、愈合,整个病程需 7～10 天。

（2）复发性疱疹性口炎:原发性疱疹感染愈合后,有 30%～50% 的病例可能发生复发性损害。一般复发感染的部位在口唇附近,故又称为复发性唇疱疹。

3.心理-社会评估

通过与患者沟通,了解患者的年龄、职业、受教育程度,家庭状况,对该疾病认知。有无焦虑、恐惧心理等。

（三）护理诊断

1.疼痛

与疱疹破裂形成溃疡有关。

2.体温升高

与病毒感染有关。

3.知识缺乏

缺乏疱疹相关疾病与自我护理知识。

（四）护理目标

（1）疼痛减轻或消失。

（2）体温正常或降低。

（3）掌握疱疹相关疾病知识。

（五）治疗及护理要点

全身抗病毒治疗:目前认为核苷类药物是抗 HSV 最有效的药物。主要有阿昔洛韦、伐昔洛韦、泛昔洛韦和更昔洛韦。口腔局部可选用 0.1%～0.2% 氯己定漱口液,3% 阿昔洛韦溶液局部涂擦。对于单纯疱疹感染复发较严重而频繁者,除抗病毒药物,还应选用免疫调节药。疼痛剧烈或有全身症状者,可给予镇痛对症治疗和支持疗法。

1.口腔局部护理

保持口腔卫生,可用 0.1%～0.2% 氯己定溶液含漱,有消炎、防腐作用,不可用手撕痂皮,防止感染。

2.药物护理

遵医嘱按时按量服药,为便于进食,饭前可用 1%～2% 普鲁卡因溶液含漱或 0.5% 达克罗宁、1%丁卡因涂敷创面,可暂时镇痛。嘱应用抗感染、抗病毒药物,同时给予大量的维生素 C 和复合维生素 B。进食困难者静脉输液,保证饮水量,维持体液平衡。

3.对患儿及其家属进行心理安慰,让其了解疾病的发病原因及注意事项,按医嘱用药,缩短疗程,促进组织愈合。

(六)护理评价

通过治疗及护理,评价患者是否:疼痛减轻或消失;患者情绪稳定,正视疾病,配合治疗;体温正常或降低;掌握疱疹相关疾病知识。

第六节　口腔颌面部感染

感染是指由各种生物性因子在宿主体内繁殖及侵袭,在生物因子与宿主相互作用下,导致机体产生以防御为主的一系列全身及局部组织反应的疾患。

口腔颌面部位于消化道与呼吸道的起端,通过口腔和鼻腔与外界相通。由于口腔、鼻腔、鼻窦的腔隙,牙、牙龈、扁桃体的特殊解剖结构和这些部位的温度、湿度均适宜于细菌的寄生与繁殖,因此,有大量的微生物存在。此外,颜面皮肤的毛囊、汗腺与皮脂腺也是细菌最常寄居的部位,当这些部位遭受损伤、手术或全身抵抗力下降等因素影响时,均可导致正常微生物生态失调的内源性或外源性感染的发生。颜面及颌骨周围存在较多相互连通的潜在性筋膜间隙,其间隙含疏松的蜂窝结缔组织,形成感染易于蔓延的通道,加之颜面部血液循环丰富,鼻唇部静脉又无瓣膜,致使在鼻根至两侧口角区域内发生的感染易向颅内扩散,而被称为面部的“危险三角区”。

面颈部具有丰富的淋巴结,口腔、颜面及上呼吸道感染可顺相应淋巴引流途径扩散,发生区域性的淋巴结炎。特别是儿童淋巴结发育尚不完善,感染易穿破淋巴结被膜,形成结外蜂窝织炎。

1.口腔颌面部感染的途径

(1)牙源性:病原菌通过病变牙或牙周组织进入体内发生感染者,称为牙源性感染。牙在解剖结构上与颌骨直接相连,牙髓及牙周感染可向根尖、牙槽骨、颌骨以及颌面部间隙扩散。由于龋病、牙周病、智齿冠周炎均为临床常见病,故牙源性途径是口腔颌面部感染的主要来源,也是颌面部特有的感染途径。

(2)腺源性:面颈部淋巴结可继发于口腔、上呼吸道感染,引起炎症改变;淋巴结感染又可穿过淋巴结被膜向周围扩散,尤其是儿童淋巴结结构发育不完善,被膜不完整,感染易向外扩散而引起筋膜间隙的蜂窝织炎。

(3)损伤性:继发于损伤后,细菌由损伤的皮肤,黏膜及拔牙创伤等进入而引起感染。

(4)血源性:机体其他部位的化脓性病灶通过血液循环形成的口腔颌面部化脓性病变。

(5)医源性:医务人员行局部麻醉、手术、穿刺等操作未严格遵守无菌操作原则造成的继发性感染称为医源性感染。

2.病原菌

口腔颌面部感染常由金黄色葡萄球菌、溶血性链球菌、大肠杆菌及厌氧菌引起,最多见的是需氧菌与厌氧菌的混合感染。

口腔内有正常菌群或外来病原菌的污染时，不一定都会发生感染，只有当人体局部或全身的防御功能减弱，或病原菌数量、毒力过大时才会发病。感染的发生一方面取决于细菌的种类、数量和毒力；另一方面还取决于机体的抵抗力、易感性、患者的年龄、营养状况，以及感染发生部位的解剖特点、局部血液循环状况等因素的影响。急性感染发生后，若机体抵抗力强，并得到及时合理的治疗，则感染可被局限，通过自行吸收或形成脓肿引流后痊愈。当机体抵抗力与病原菌毒力处于相持之势，或处理不当时，则感染可转为慢性过程。如细菌毒力超过人体抵抗力，或抗菌药物使用不力或无效时，感染可向周围组织蔓延，并通过淋巴管及血液循环扩散，引起淋巴管炎、淋巴结炎或发生败血症等。

3.口腔颌面部感染的临床表现

(1)局部表现：急性期局部表现为红、肿、热、痛和功能障碍，相应区域淋巴结肿痛，波及咀嚼肌可出现张口受限。如病变位于口底、咽旁，可影响进食、发音及吞咽。当急性炎症局限后，可形成脓肿。浅部脓肿，触诊局部有波动感；深部脓肿，触诊有凹陷性水肿。慢性期局部形成较硬的炎性浸润块，并出现不同程度的功能障碍。有的脓肿形成未及时治疗而自行破溃，可形成长期排脓的窦道。

(2)全身表现：急性炎症依细菌毒力及机体抵抗力不同而有差异，主要症状有畏寒、发热、头痛、全身不适、乏力、尿量少、舌质红、脉速等。病情重、时间长者，由于代谢紊乱，可导致水电解质平衡失调、酸中毒，甚至肝、肾功能障碍。严重感染者，可伴有败血症或脓毒血症。慢性炎症患者多表现为局部炎症久治不愈，长期排脓或反复发作，有持续低热。因长期处于慢性消耗状态，患者可出现全身衰弱及营养不良，有不同程度的贫血。

(3)实验室检查：可见白细胞总数增高，中性粒细胞比例上升，核左移。病情重而时间长者，由于代谢紊乱，可出现酸中毒，肝、肾功能障碍。

4.口腔颌面部感染的治疗

口腔颌面部感染的治疗从全身和局部两方面考虑，轻度感染仅用局部疗法即能治愈。

(1)局部治疗：保持局部清洁，减少局部活动度，避免不良刺激，特别对面部疖、痈应严禁挤压，以防感染扩散。可局部外敷中草药，如六合丹、金黄散等。

(2)手术治疗：①脓肿切开引流术：炎性病灶已化脓并形成脓肿或脓肿已自行破溃而引流不畅时，应进行切开或扩大引流术。②消除病灶：由牙源性感染引起的炎症治疗好转后，应拔除病灶牙，否则炎症易反复发作。颌骨骨髓炎在急性期好转后，应及早进行死骨及病灶清除术。

(3)全身治疗：口腔颌面部感染并发全身中毒症状，如发热、寒战、白细胞计数明显升高时，都应在局部处理的同时，全身给予支持治疗。维持水、电解质平衡，以减轻中毒症状，并及时有针对性地给予抗菌药物。

对已发生败血症、海绵窦血栓性静脉炎、全身其他脏器继发性脓肿形成、中毒性休克等严重并发症时，更应早期及时进行全身治疗。

通过抗菌药物的治疗，可以达到消灭致病微生物的目的，但应根据抗菌谱有计划性地选择药物，防止遇到感染即用广谱抗生素的倾向。用药前尽可能明确病原菌并进行药敏试验，以免细菌产生耐药性及菌群失调。

一、冠周炎

冠周炎又称为智齿冠周炎,是指智齿(第三磨牙)萌出不全或阻生时牙冠周围软组织发生的炎症。临床上以下颌智齿冠周炎多见,上颌第三磨牙冠周炎发生率较低,且临床症状较轻,并发症少,治疗相对简单。本部分主要介绍下颌智齿冠周炎。

(一)病因及发病机制

人类种系演化过程中,随着食物种类的变化,带来咀嚼器官的退化,造成下颌骨的牙槽骨长度与下颌牙列的位置不相适应,致使第三磨牙萌出受阻,而远中牙龈瓣未能及时退缩,与覆盖下的牙冠间形成较深的盲袋,有利于食物残渣的潜藏和细菌的滋生,加上来自咀嚼的机械性损伤,使龈瓣及附近组织易受感染。当机体抵抗力下降,局部细菌毒力增强时,可引起冠周炎急性发作。智齿冠周炎主要发生在18~30岁智齿萌出期的青年人和萌出不全阻生智齿的患者。

(二)护理评估

1.健康史

评估发病年龄,疼痛时间、部位,伴随症状等。

2.身体状况

(1)症状:智齿冠周炎常以急性炎症出现。初期一般无明显的全身反应,患者自觉患侧磨牙后区胀痛不适,当进食咀嚼、吞咽、开口活动时疼痛加重。病情继续发展,局部可呈自发性跳痛,并可反射至耳颞区,炎症侵及咀嚼肌时则开口受限。如炎症未得到及时控制,则全身症状逐渐明显,可出现发热、畏寒、头痛等症状。

(2)体征:口腔局部检查多数患者可见下颌智齿萌出不全,冠周软组织红肿、糜烂、触痛明显。探针可探及阻生牙并可从龈瓣内压出脓液。病情严重者可形成脓肿或感染向邻近组织扩散,患侧颌下淋巴结肿胀、压痛。

3.辅助检查

X线拍片检查牙龈内部牙齿状况。

4.心理-社会状况

发病初期症状轻微,常被患者忽视而延误及时治疗,当出现严重症状后才急于就诊。此时,炎症已发展,甚至出现严重的并发症。患者因疼痛、张口受限、进食困难而感到十分痛苦和焦虑。阻生牙需拔除时,患者惧怕手术疼痛而产生恐惧心理。

(三)治疗要点

1.局部治疗

保持局部清洁,减少局部活动度,避免不良刺激。

2.手术治疗

①脓肿切开引流术:炎性病灶已化脓并形成脓肿,应进行切开或扩大引流术。②消除病灶:炎症反复发作者,应拔除病灶牙。

3.全身治疗

并发全身中毒症状,如发热、寒战、白细胞计数明显升高时,应在局部处理的同时,全身给予支持治疗。维持水、电解质平衡,以减轻中毒症状,并及时有针对性地给予抗菌药物。

(四)常见护理诊断

1.疼痛

与牙冠周围急性感染有关。

2.语言沟通障碍

与疼痛、张口受限而致交流障碍有关。

3.潜在并发症

如颌面部间隙感染。

4.知识缺乏

缺乏疾病早期诊断和及时治疗的相关知识。

(五)护理目标

(1)患者疼痛减轻至消失。

(2)患者顺利康复,不发生并发症。

(3)患者了解冠周炎及时治疗的重要性。

(六)护理要点

1.局部冲洗

协助医师对冠周炎龈袋用3％过氧化氢溶液和生理盐水反复冲洗,直到溢出液清亮为止。局部用探针蘸取碘甘油或碘酚送入龈袋内,每日1～3次,疗效良好。

2.保持口腔清洁

用温热盐水或含漱剂漱口,每日数次。

3.切开引流

如龈瓣附近脓肿形成,协助医生及时切开引流。

4.全身支持疗法

局部炎症及全身反应较重者,按医嘱使用抗生素。嘱患者注意休息,进食流质,不吃刺激食物,治疗期戒烟戒酒。

5.龈瓣切除

急性炎症消退后,对有足够萌出位置且牙位正常的智齿,协助医生在局麻下切除智齿冠周龈瓣,以消除盲袋。

6.健康教育

因冠周炎可能引起颌面部间隙感染,也可能成为其他全身性疾病的病灶,因此,应向患者宣传冠周炎的发病原因及早期治疗的重要性,对无保留价值的阻生牙、病灶牙,待急性炎症消退后应及时拔除,防止复发。

二、口腔颌面部间隙感染

口腔颌面部存在着许多潜在间隙,如眶下间隙、颊间隙、颞下间隙、咬肌间隙、翼下颌间隙、舌下间隙、咽旁间隙、下颌下间隙等。这些间隙均为疏松结缔组织,当感染发生时可沿间隙扩散形成蜂窝织炎。此类感染多为牙源性感染,且以需氧菌和厌氧菌混合感染为多,发展迅速,可引起脑脓肿、海绵窦血栓性静脉炎、败血症、纵隔炎等一系列严重并发症。

(一)病因及发病机制

1.眶下间隙感染

眶下间隙位于上颌前份,该间隙感染多来源于上颌尖牙、第一前磨牙和上颌切牙的根尖化脓性炎症和牙槽脓肿;上颌骨骨髓炎的脓液穿破骨膜或由上唇底部与鼻侧的化脓性炎症扩散至眶下间隙所致。

2.颊间隙感染

颊间隙位于颊部皮肤和黏膜之间,其感染多来源于上、下颌前磨牙的根尖或牙槽脓肿穿破骨膜,浸入间隙内淋巴结而引起炎症。

3.颞下间隙感染

颞下间隙位于颧弓深面,借眶下裂与眶内相通,经卵圆孔、棘孔与颅内相通,其感染来源常继发于相邻间隙感染扩散;也可因上颌结节、卵圆孔、圆孔阻滞麻醉或拔牙后的感染所致;上颌第三磨牙冠周炎及上颌后磨牙根尖周感染可直接引起颞下间隙感染。

4.翼下颌间隙感染

翼下颌间隙位于颌骨内侧骨壁与翼内肌之间,其感染多来源于下颌智齿冠周炎及下颌磨牙的根尖周炎,也可继发于下颌第三磨牙拔出后的感染。

5.咬肌间隙感染

咬肌间隙位于咬肌及下颌升支外侧之间,其感染常继发于智齿冠周炎,是口腔颌面部较多见的间隙感染之一。

6.舌下间隙感染

舌下间隙位于口底黏膜与下颌舌骨肌之间,内有舌下腺、下颌下腺延长部及其导管、舌神经、舌下神经和舌动脉、舌静脉,两侧口底间隙在口底前份舌系带黏膜下相连。其感染来源于下颌牙源性感染和口底黏膜损伤、溃疡及舌下腺、下颌下腺导管的炎症。

7.咽旁间隙感染

咽旁间隙位于咽腔侧方,上通颅底,下连纵隔,内有出入颅底的颈内静脉,第Ⅸ～Ⅻ对脑神经等重要结构。其间隙感染常来源于下颌智齿冠周炎、腭扁桃体炎和相邻间隙的感染。

8.下颌下间隙感染

下颌下间隙位于二腹肌前腹、后腹与下颌骨体部下份所形成的颌下三角内,包括有下颌下腺、下颌淋巴结,并有颌外动脉、面前静脉、舌神经通过,该间隙与多个间隙相通,此间隙感染可蔓延成口底多间隙感染,是临床常见发生感染的间隙之一。

9.口底多间隙感染

是颌面部最严重的感染之一。多间隙通常指双侧下颌下间隙、双侧舌下间隙及颏下间隙。其感染多为厌氧菌或腐败坏死菌为主的混合感染,称为腐败坏死性口底蜂窝织炎。

（二）护理评估

1.健康史

评估眶下间隙感染患者有无上颌骨骨髓炎、上颌牙齿化脓性炎症,有无上唇底部与鼻侧的化脓性炎症发生;颊间隙感染患者有无上、下颌磨牙感染或颊部皮肤损伤发生;颞下间隙感染患者有无翼下颌间隙等感染病史,翼下颌间隙感染患者有无下颌智齿冠周炎、下颌磨牙根尖周炎、颞下间隙感染等病史;咬肌间隙感染患者有无下颌智齿冠周炎、颞下间隙感染等病史;舌下间隙感染患者有无口底黏膜损伤、舌下腺体感染等病史;咽旁间隙感染患者有无智齿冠周炎、腭扁桃体炎和相邻间隙感染等病史;下颌下间隙感染患者有无下颌智齿冠周炎、颞下间隙感染等病史,询问患者进食和呼吸情况;口底多间隙感染患者有无口腔颌面部感染病史和口底软组织损伤或颌骨骨折病史,询问患者吞咽、进食、呼吸、言语情况。

2.身体状况

口腔颌面部间隙感染患者一般均表现为畏寒、发热、头痛、全身不适、乏力、食欲减退等表现,严重时出现剧烈头痛、寒战、高热、张口受限,甚至出现颅内感染、肺部感染及败血症等并发症。

(1)眶下间隙感染:患者早期以眶下区肿胀、压痛,皮肤发红,张力增大为主;严重时鼻唇沟变浅,睑裂变窄,眶下可触及波动感。

(2)颊间隙感染:患者表现为颊部的肿胀、压痛、皮肤发红,张力增加,脓肿形成后在颊部下部扪及波动感。

(3)颞下间隙感染:患者明显张口受限,面部肿胀反而不明显。口腔内检查可见病灶牙。

(4)翼下颌间隙感染:患者面部有时可有下颌支后缘处肿胀。口腔内镜检查可见翼下皱襞肿胀、压痛。

(5)咬肌间隙感染:可见患者面部不对称,患侧咬肌区肿胀、压痛、坚硬。口腔检查可见张口受限、下颌后牙根尖周病变和下颌智齿冠周炎。

(6)舌下间隙感染:患者早期表现为口底舌下肉阜或颌舌沟处肿胀,黏膜发红,明显压痛,舌体抬高。脓肿形成后舌体活动受限,发音不清,进食和吞咽困难。感染继续扩散可致张口受限,严重者可出现呼吸困难。

(7)咽旁间隙感染:可见患者口内咽侧壁红肿、膨隆,同侧扁桃体被推向咽腔,脓肿形成可触及波动感。

(8)下颌下间隙感染:患者早起出现下颌下区肿胀、压痛,继续向舌下间隙扩散时出现吞咽不适、口底肿胀、舌运动疼痛等症状。

(9)口底多间隙感染:患者双侧下颌下、舌下及颏部弥散性肿胀,皮肤暗红,质硬如板状,可触及捻发感。随病情恶化,口底和舌体肿胀,舌体抬高不能退缩致前牙呈开𬌗状态,舌尖上抬呈二重舌,舌下肉阜黏膜出血呈青紫色瘀斑状。如果肿胀继续向舌根、会厌和颈部发展,则可出现呼吸困难甚至吸气性四凹征,有发生窒息的危险。

3.辅助检查

实验室检查白细胞计数升高,中性粒细胞增多;影像学检查可帮助协助诊断病源牙、涎腺结石、脓肿的位置等;穿刺检查确定脓肿是否形成,并将抽取的脓液送检做细菌培养和药物敏感试验。

4.心理-社会评估

缺乏颌面部间隙感染的相关知识,因担心疾病预后而产生焦虑心理。

(三)护理诊断

1.疼痛

与炎症反应有关。

2.体温升高

与组织炎性反应有关。

3.体液不足

与吞咽困难、张口受限引起摄入量少有关。

4.有窒息的危险

与感染引起口底组织肿胀有关。

5.知识缺乏

缺乏口腔颌面部间隙感染早期预防的相关知识。

6.焦虑

与担心疾病的预后有关。

(四)护理目标

(1)疼痛减轻或消失,体温恢复正常。

(2)增加患者的液体摄入量,脱水症状和体征消失。

(3)患者缺氧和呼吸困难症状缓解和消失。

(4)焦虑减轻或消失。

(五)治疗及护理要点

1.颌面部间隙感染

急性期以抗感染、镇痛、切开引流、增强抵抗力为主,当炎症转为慢性后,尽早治疗或拔除病灶牙,以防感染再发。

2.局部冲洗

间隙感染的治疗以局部处理为重点,局部以清除间隙腔内坏死组织、脓液为主。常用的冲洗液有 0.9％氯化钠溶液、1％～3％过氧化氢溶液、1∶5000 高锰酸钾溶液、复方氯己定溶液。需要反复冲洗,直至冲洗液清亮为止。局部擦干,用探针蘸 0.5％碘伏、碘甘油或少量碘酚液入龈袋内,并用生理盐水、复方氯己定等含漱剂漱口。

3.切开引流

感染部位脓肿形成的,应及时切开引流并置引流条,观察引流是否通畅,观察引流液的颜色、性状和气味;取脓液行细菌培养。

4.全身治疗

病情严重的给予支持治疗,补充电解质维持酸碱平衡;细菌培养结果未明确之前根据口腔颌面部细菌感染的特点应用抗生素,待细菌培养及药物敏感试验明确后,根据培养结果针对性选择抗生素。

5.注意口腔卫生

避免受凉、劳累、适量运动,提高机体抵抗力,以免继发感染。

6.饮食护理

给予营养丰富、易消化的流质饮食,张口受限者采用滴管进食。

7.呼吸困难患者给予氧气吸入

床旁备气管切开包、负压吸引装置。

(六)护理评价

通过治疗和护理,评价患者是否达到:局部肿胀、疼痛减轻或消失;张口度恢复正常,生活完全自理;吞咽障碍消失,语言恢复正常;呼吸道通畅,无窒息发生;患者了解口腔颌面部间隙感染预防和治疗的相关知识。

三、颌骨骨髓炎

颌骨骨髓炎是指由细菌感染或物理、化学因素使颌骨的骨膜、骨皮质、骨髓及骨髓腔内的血管、神经等产生的炎性病变。临床根据其病理特点和致病因素不同,分为化脓性骨髓炎、婴幼儿骨髓炎和放射性骨髓炎。

(一)病因及发病机制

颌骨骨髓炎的病原菌主要为金黄色葡萄球菌,其次是溶血性链球菌、肺炎球菌、大肠杆菌、变形杆菌等,感染途径主要有牙源性感染、损伤性感染和血源性感染。化脓性骨髓炎以牙源性感染最常见,主要发生于下颌骨。临床上分为中央性颌骨骨髓炎和边缘性颌骨骨髓炎。婴幼儿颌骨骨髓炎大多发生于上颌骨,主要为血源性感染。放射性骨髓炎是由放射线引起的颌骨坏死,常继发于颌骨骨髓炎。近年来,由于颌面部恶性肿瘤放射治疗的应用,致使放射性颌骨骨髓炎有增多趋势。

(二)护理评估

1.健康史

了解患者有无感染病史;询问患者进食、呼吸情况,检查患者全身状况,询问患者有无过敏史。

2.身体状况

(1)根据临床发展过程,分为急性期和慢性期两个阶段。

①急性期:全身寒战、发热、食欲减退、疲乏无力,白细胞总数升高,中性粒细胞增多;局部剧烈疼痛,呈跳痛,口腔黏膜及面颊部软组织肿胀、充血,病原牙可有明显叩痛及伸长感。

②慢性期:局部肿胀,皮肤微红,呈慢性发展。口腔内或面颊部可出现多个瘘孔溢脓,肿胀区牙齿松动。

(2)根据病因和病变特点,临床分为两种类型。

①中央性颌骨骨髓炎:多发生在急性化脓性根尖周炎及根尖周脓肿的基础上,绝大多数发生在下颌骨,因上颌骨有窦腔,骨组织疏松,骨板薄,血液循环丰富,侧支循环丰富,有感染时易穿破骨壁向低位引流,骨营养障碍和骨组织坏死的机会少,死骨形成的区域小,不易发展成弥

散性骨髓炎。

②边缘性颌骨骨髓炎:是继发于骨膜炎或骨膜下脓肿的骨密质外板的炎性病变。常发生于颌面部间隙感染的基础上,多发生于下颌骨。

3.辅助检查

口腔检查可见面部肿胀、牙龈红肿、牙周袋溢脓;血液检查可出现白细胞计数升高,中性粒细胞增多;X线检查可协助诊断。

4.心理-社会评估

缺乏疾病的相关知识,因担心疾病预后而产生焦虑心理。

(三)护理诊断

1.疼痛

与炎症有关。

2.发热

与骨髓炎症有关。

3.口腔黏膜受损

与口内和面部出现多个瘘孔有关。

4.营养缺乏

与张口受限影响进食有关。

5.知识缺乏

与缺乏骨髓炎的相关知识有关。

6.焦虑和恐惧

与担心骨髓炎预后不佳有关。

(四)护理目标

(1)患者疼痛减轻或消失,体温恢复正常。

(2)患者营养供给足够。

(3)患者了解骨髓炎的相关知识,焦虑和恐惧减轻。

(五)治疗及护理要点

1.全身治疗

给予足量、有效的抗生素,以控制炎症的发展。

2.创腔冲洗,脓肿切开引流

骨髓腔内有化脓性病灶的,尽早拔除病灶牙,使脓液从拔牙窝内流出,取脓液行细菌培养。

3.死骨摘除及病灶清除

有颌骨骨质破坏的行死骨摘除后视情况做单颌结扎或颌间夹板固定。

4.清洁口腔

采用冲洗法进行口腔护理。颌间夹板固定者配合使用儿童牙刷刷洗牙齿的外侧面。

5.物理治疗

采用超短波红外线理疗和热敷,改善局部血供和张口度。

6.营养支持

全身给予营养支持,进食营养丰富的流质饮食。

7.心理护理

耐心听取患者的主诉。

8.健康教育

肿瘤患者在放射治疗前告知其常规进行牙周洁治,对可能引起感染的病灶牙要进行处理;放射治疗前需取出口内的金属义齿,活动义齿需暂停使用,待放射治疗结束口腔黏膜恢复正常后再使用;放射治疗过程中出现口腔溃疡的,给予金霉素软膏局部涂搽。

(六)护理评价

通过治疗和护理,患者是否达到:局部肿胀和疼痛减轻或消失;张口度恢复正常,生活完全自理;患者情绪稳定,对疾病有正确的认识。

第七节 口腔颌面部损伤

口腔颌面部居人体显露部位,不论平时或战时均易遭受损伤,因此临床上口腔颌面部损伤较为常见。平时多因工伤、交通事故和生活中的意外所致;战时则以火器伤为主。由于损伤原因和程度不同,症状与体征亦各有异,轻者不留后患,重者可丧失生命。

一、损伤的特点与急救

人体遭受损伤后,受伤部位出现肿胀、疼痛、出血、功能障碍和相应的全身反应,这是损伤的共同特点。口腔颌面部由于解剖生理特点及特别的功能需求,损伤后有其特殊性,故急救措施也有其特点。

(一)口腔颌面部损伤的特点

1.易并发颅脑损伤

颜面骨骼与颅骨毗邻,尤其是上颌骨与颅底紧密连接,上颌骨或面中1/3部损伤时常同时并发颅脑损伤,包括脑震荡、脑挫伤、颅内血肿和颅底骨折。口腔颌面部损伤常伴有涎腺、面神经及三叉神经损伤,导致涎瘘、面瘫和三叉神经分布区麻木等,诊治患者时需特别留意。

2.口腔颌面部血循环丰富

由于颌面部血运丰富,血管吻合支多,加之静脉瓣缺乏,因此伤后易引起大量出血,而且颌面部皮下组织疏松,筋膜间隙多,伤后易形成组织内水肿,易继发感染或纤维化形成瘢痕。同时,因血运丰富,组织再生修复能力和抗感染能力强,易于创口愈合,因此,在伤后48小时内仍可争取做初期缝合。

3.易发生窒息

口腔颌面部在呼吸道上端,外伤后可因软组织移位、水肿、舌后坠、血凝块和分泌物的堵塞而影响呼吸或发生窒息。

4.易发生感染

口腔颌面部腔窦多,如口腔、鼻腔、上颌窦等,在这些腔窦内存在大量的病原菌,受伤后伤口常与这些腔窦相通,由于异物的污染与存留,则易发生感染。

5.易致功能障碍和颜面部畸形

颌面骨折或颞下颌关节损伤均可影响咀嚼功能,而且口腔颌面部也是呼吸道及消化道的入口,对呼吸、咀嚼、吞咽、语言及表情等方面有重要的生理功能。损伤后引起的组织移位、缺损或面神经损伤,都可造成不同程度的颜面畸形和功能障碍,给患者生活和精神上带来极大痛苦。

(二)口腔颌面部损伤的急救

口腔颌面部损伤的伤员可能出现危及生命的并发症,如窒息、出血、休克及颅脑损伤等,应及时抢救。

1.窒息的急救

防治窒息的关键在于及早发现及处理,把急救工作做在窒息发生之前。如已出现呼吸困难,更应分秒必争。外伤性窒息的原因大致分两种:一为阻塞性窒息,二为吸入性窒息。阻塞性窒息可因异物、血凝块、移位的组织瓣,以及下颌骨颏部双侧骨折及粉碎性骨折造成舌后坠或上颌骨骨折、软腭下后坠,阻塞咽腔面而发生窒息;也可因鼻腔及口咽组织肿胀导致呼吸道阻塞而引起窒息。吸入性窒息多因患者昏迷,血液、分泌物、呕吐物等被吸入气管而引起窒息。

窒息的前期症状有烦躁不安、出汗、口唇发绀、鼻翼扇动和呼吸困难,严重时出现"三凹"体征,随之发生脉弱、脉速、血压下降及瞳孔散大等危象,以致死亡。急救措施如下:

(1)解除阻塞:用手指或器械伸入口腔咽喉部,迅速取出堵塞物。用口吸橡皮管或用吸引器吸出分泌物、血液、血凝块等。如有舌后坠时,先托双侧下颌角向前上方,立即用穿好粗丝线的大弯针在舌尖约2cm处贯穿舌体,将舌拉出口外,将缝线固定于外衣扣上或颈部绷带上。无缝合针线时,可用大别针如上法操作。上颌骨水平骨折,软腭向下后坠落压于舌背时,在清除异物后,将筷子或压舌板、铅笔横放于双侧前磨牙部位,将上颌骨向上提吊,并将两侧固定于头部绷带上。

(2)改变患者体位:先解开颈部衣扣,并使伤员的头部偏向一侧或采取俯卧位,便于唾液及分泌物自然流出。采用俯卧位时,需垫高伤员的前额。

(3)放入通气管:对因肿胀压迫呼吸道的伤员可经口鼻插入通气管,以解除窒息。对下颌体前部粉碎性骨折或双侧骨折的患者,需运送时,即使神志清醒,亦应放通气管。

(4)环甲膜穿刺或气管切开:以上方法都不能使呼吸道维持畅通时,应迅速用粗针头,由环甲膜刺入气管内,或行紧急环甲膜切开术,暂时解除窒息。随后,再改行常规气管切开术。

2.出血的急救

口腔颌面部损伤后出血较多,如伤及较大血管,处理不及时,可导致死亡。应根据损伤部位、出血的来源和程度(动脉、静脉或毛细血管)及现场条件采用相应的止血方法。

(1)压迫止血:①指压止血法:用手指压迫出血部位供应动脉的近心端,可达到暂时止血的目的。如颞部、头顶、前额部出血,可压迫耳屏前的颞浅动脉;颜面出血,可压迫下颌角前切迹处的颌外动脉;头颈部大出血,在紧急时,可在胸锁乳突肌前缘,以手指触到搏动后,向后压迫于第 6 颈椎横突上。②包扎止血法：用于毛细血管、小静脉及小动脉出血。将移位的组织瓣复位后，包扎稍加压力，即可止血。③填塞止血法：开放性或洞穿性创口或口底出血，可用纱布填塞，外面再用绷带加压包扎。在填塞纱布时，应注意保持呼吸道通畅，防止发生窒息。

（2）结扎止血：对较大的出血点，可用血管钳夹住作结扎止血或连同止血钳包扎后转送。

（3）药物止血：药物止血适用于组织渗血、小静脉和小动脉出血。局部应用云南白药、吸收性明胶海绵及止血粉等。全身性止血药物亦可应用，如酚磺乙胺、维生素 K 等。

3.休克的急救

口腔颌面部严重的复合伤，可引起出血性休克或创伤性休克，要注意休克早期和休克期的全身变化。休克的处理原则为安静、镇痛、止血和输液，可用药物协助恢复和维持血压。对失血性休克，则以补充血容量为根本措施。

4.合并颅脑损伤的急救

由于口腔颌面部与颅脑邻近，颌面伤员伴发颅脑损伤比例较大，应加以注意。凡有颅脑损伤的患者，应卧床休息，严密观察神志、脉搏、呼吸、血压及瞳孔的变化，减少搬动，暂停不急需的检查或手术；如鼻或外耳道有脑脊液外流时，禁止作耳、鼻内填塞与冲洗，以免引起颅内感染。对烦躁不安的患者，可给予适量的镇静剂，但禁用吗啡，以免抑制呼吸，影响瞳孔变化及引起呕吐，增加颅内压；如有颅内压增高现象，应控制入水量，并静脉推注或滴注 20% 甘露醇 200mL 或静脉注射 50% 葡萄糖溶液 40～60mL，每日 3～4 次，以减轻脑水肿，降低颅内压。地塞米松对控制脑水肿亦有良效。如病情恶化，颅内有血肿形成，应及时请有关专科医师会诊处理。

5.预防与控制感染

口腔颌面部损伤的创面常被细菌和尘土等污染，甚至有异物嵌入组织内，因此，感染对患者的危害性有时比原发损伤更为严重。所以预防和控制感染也是急救治疗中的重要问题。在有条件时，应尽早进行清创缝合术；如没有条件，应早期包扎创口，防止外界细菌继续侵入。为了预防破伤风，伤后应及时注射破伤风抗毒素，及早使用广谱抗生素。

6.包扎和运送

（1）包扎：包扎是急救过程中不可缺少的治疗措施，起到压迫止血、暂时固定骨折、保护并缩小创面、减少污染或唾液外流等作用。常用的包扎方法有：①四尾带包扎法：将绷带撕（剪）成四尾形，颏部衬以棉垫，将左右后两尾结在头顶前，左右前两尾结在枕骨结下，然后将二尾末端结扎于头顶部，起包扎和制动作用。②"十字"绷带包扎法：用绷带先围绕额枕部缠绕 2～3 圈后，自一侧反折，由耳前区向下绕过颏部至对侧，再由耳前区向上越过顶部呈环形包绕，如此反复数次，末端用胶布固定。或在围绕额枕部 2～3 圈后将绷带穿越绕头绷带而不用反折方法，亦可达到同样效果。

（2）运送：运送伤员时应保持呼吸道通畅。昏迷伤员可采用俯卧位，颈部垫高，使鼻腔悬空，有利于唾液外流和防止舌后坠。一般伤员可采取侧卧位或头侧向位，避免血凝块及分泌物堆积在口咽部。运送途中，应随时观察伤情变化，防止窒息或休克发生。搬动疑有颈椎损伤的伤员，应 2～4 人同时搬运，有一人稳定头部并加以牵引，其他人则以协调的力量将伤员平直滚抬到担架上，颈下应放置小枕，头部两侧用小枕固定，防止头的摆动。

二、颌面部软组织损伤

颌面部软组织损伤根据伤情和损伤原因分为擦伤、挫伤、切割伤、刺伤、撕裂或撕脱伤、咬伤及火器伤。各类损伤的临床表现和处理方法各有其特点。

（一）病因及发病机制

1.擦伤

皮肤表层破损,少量出血,疼痛明显,创面常附着泥沙。

2.挫伤

皮下及深部组织遭受挤压损伤而无开放性伤口。常有组织渗血形成的瘀斑,甚至血肿。表现为局部皮肤变色、肿胀、疼痛。

3.刺（割）伤

皮肤和软组织有裂口,刺伤的创口小而深,切割伤的创缘整齐,但易伤及大血管引起出血。

4.撕裂或撕脱伤

为较大的机械力量将组织撕裂或撕脱,发生后往往伤情重、出血多、疼痛剧烈。

5.咬伤

常见的有狗咬伤,偶尔有老鼠咬伤,山区也可见到熊、野猪等动物咬伤。

（二）护理评估

1.健康史

询问患者受伤时间、致伤物、出血量、有无昏迷等。

2.身体状况

（1）擦伤:皮肤感觉神经末梢暴露,十分疼痛。

（2）挫伤:局部皮肤变色、肿胀、疼痛。

（3）刺（割）伤:伤及大血管,大量出血;伤及面神经,出现面瘫;泥沙和细菌带入创口,易发生感染。

（4）撕裂或撕脱伤:常有皮下和肌肉组织缺损、移位,面骨裸露。

（5）咬伤:可致面颊及唇部组织撕裂、撕脱或缺损,外形和功能受到损害,组织受到严重污染。

3.辅助检查

摄 X 线片协助诊断。

4.心理-社会因素

患者突然遭受意外伤害,出现不同程度的焦虑、恐惧心理。

（三）护理诊断

1.疼痛

与组织损伤有关。

2.组织完整性受损

与外伤有关。

3.自我形象紊乱

与外伤后颜面部组织缺损、畸形,容貌改变有关。

4.营养失调

与面部组织损伤代谢增加而进食困难有关。

5.焦虑和恐惧

与突然遭到的外伤、面部畸形、担心预后不佳有关。

（四）护理目标

（1）患者疼痛减轻或消失。

（2）受损的组织愈合。

（3）保证足够的营养,体重下降不明显。

（4）患者焦虑减轻,学会应对焦虑的方法,积极配合治疗和护理。

（五）治疗及护理要点

1.一般护理

（1）密切观察生命体征,做好急诊手术的准备,创口缝合后适当暴露伤口(特别是狗咬伤)或适度的加压包扎。

（2）对已发生感染的伤口,根据创口的污染程度每日数次进行创面湿敷和清洗。待创面清洁,肉芽组织生长后再行进一步的处理。

（3）口腔清洁,根据口腔细菌培养的结果,选择合适的漱口液漱口和冲洗法口腔护理。

2.饮食指导

（1）根据患者的损伤部位和伤情选择不同的进食方法。口内无伤口、无颌骨骨折的患者一般可正常进食。口内伤口小,已做缝合,张口轻度受限的,可用汤勺喂养;颌间固定的患者可用长滴管进行喂养,必要时经胃管进食;禁用吸管,避免口腔负压导致伤口出血。

（2）以进食清淡的软食为主,禁烟酒;禁食煎、炸、辛辣、硬的刺激性食物,食物温度不能过高;进食完毕检查口腔,协助漱口,保证无食物残留。

3.其他

做好心理护理,鼓励和安慰患者,促使积极配合治疗,利于康复。

（六）护理评价

通过治疗和护理计划的实施,评价患者是否达到:疼痛、肿胀减轻或消失;受损的组织愈合;营养失调得到改善,体重恢复入院时体重;情绪稳定,对疾病有正确的认知。

三、牙和牙槽骨损伤

牙和牙槽骨损伤多见于跌打、撞击等意外伤害。牙损伤分为牙挫伤、牙脱落和牙折 3 类。

（一）病因及发病机制

牙挫伤常由于直接或间接的外力作用,使牙周膜和牙髓受损。牙脱位是由于较大的暴力撞击牙,使牙部分或完全脱位。牙折主要由暴力的直接作用或偶尔咬硬物使牙发生冠折、根折或根冠联合折。牙槽突骨折是由于外力直接作用于牙槽突使牙槽突骨折。

（二）护理评估

1.健康史

（1）询问患者全身健康状况。

（2）有无严重的全身疾病。

(3)有无过敏史。

2.身体状况

(1)牙挫伤:伤后组织出现充血、水肿,出现叩痛、松动、咬殆功能障碍及对冷、热刺激敏感等牙周炎和牙髓炎的症状。

(2)牙脱位:局部牙龈可有红肿、撕裂症状或并发牙槽突骨折。

(3)牙折:冠折局限于切角或切断部分,只有轻微的过敏感觉;重者使牙髓暴露,则刺激症状较明显;根折时牙齿有松动和触压痛。

(4)牙槽突骨折:骨折片移位可引起咬殆错乱,常伴有唇和牙龈组织撕裂、肿胀、牙松动、牙折或牙脱落。

3.辅助检查

摄 X 线片检查可协助诊断。

4.心理-社会状况

患者突然遭受意外伤害,出现不同程度的焦虑、恐惧心理。

(三)护理诊断

1.急性疼痛

与外伤后牙髓暴露有关。

2.有误吸的潜在危险

与牙松动或牙脱落有关。

3.牙齿异常

与牙齿松动或脱落有关。

4.自我形象紊乱

与外伤后牙缺失、容貌改变有关。

5.焦虑和恐惧

与突然遭到的伤害有关。

(四)护理目标

(1)患者疼痛减轻或消失。

(2)呼吸道通畅,无阻塞性呼吸困难。

(3)患者焦虑减轻,学会应对焦虑的方法,积极配合治疗和护理,接受自身形象的改变。

(五)治疗及护理要点

(1)协助医师进行伤口清创缝合、牙复位和牙弓夹板固定。

(2)清洁口腔选择合适的漱口液漱口和冲洗法清洁口腔。

(3)嘱患者进清淡流质或半流质饮食,注意饮食的营养平衡。

(六)护理评价

通过治疗和护理计划的实施,评价患者是否达到:疼痛、肿胀减轻或消失;受损的组织愈合;营养失调得到改善;患者掌握正确的漱口方法,保持口腔清洁;情绪稳定,对疾病有正确的认知。

参考文献

1.夏海鸥.妇产科护理学.4版.北京:人民卫生出版社,2019.

2.范玲,沙丽艳.儿科护理学.3版.北京:人民卫生出版社,2018.

3.郝群英,魏晓英.实用儿科护理手册.北京:化学工业出版社,2018.

4.王英.临床常见疾病护理技术与应用.长春:吉林科学技术出版社,2019.

5.王慧,梁亚琴.现代临床疾病护理学.青岛:中国海洋大学出版社,2019.

6.伍淑文,廖培娇.外科常见疾病临床护理观察指引.北京:科学出版社,2017.

7.杨辉.临床常见疾病并发症预防及护理要点.北京:人民卫生出版社,2015.

8.周惠珍.妇产科护理.2版.北京:科学出版社,2015.

9.黄人健,李秀华.妇产科护理学高级教程.北京:中华医学电子音像出版社,2016.

10.姜梅.妇产科护理指南.北京:人民卫生出版社,2018.

11.陈娜,陆连生.内科疾病观察与护理技能.北京:中国医药科技出版社,2019.

12.尤黎明.内科护理学.6版.北京:人民卫生出版社,2017.

13.安利杰.内科护理查房案例分析.北京:中国医药科技出版社,2019.

14.王莉慧,刘梅娟,王箭.消化内科护理健康教育.北京:科学出版社,2018.

15.吴欣娟.外科护理学.6版.北京:人民卫生出版社,2017.

16.谢萍.外科护理学.北京:科学出版社,2019.

17.刘梦清,佘金文.外科护理.2版.北京:科学出版社,2019.

18.安力彬,陆虹.妇产科护理学.6版.北京:人民卫生出版社,2017.

19.申海燕,罗迎霞.泌尿外科护理健康教育.北京:科学出版社,2019.

20.赵佛容,赵晓曦.口腔内科护理技术.北京:人民卫生出版社,2020.

21.李秀娥,王春丽.实用口腔护理技术.北京:人民卫生出版社,2016.

22.孙健.口腔种植外科与修复护理规范技术.北京:人民卫生出版社,2018.

23.邹艳辉,谢燕平,李力.头颈肿瘤外科护理手册.北京:化学工业出版社,2015.

24.刘素霞,马悦霞.实用神经内科护理手册.北京:化学工业出版社,2019.

25.杨蓉,冯灵.神经内科护理手册.2版.北京:科学出版社,2019.

26.李玉翠,任辉.护理管理学.北京:中国医药科技出版社,2016.

27.李伟,穆贤.护理管理学.北京:科学出版社,2019.

28.孙建萍,张先庚.老年护理学.4版.北京:人民卫生出版社,2018.

29.王芳.老年护理学基础.北京:化学工业出版社,2018.

30.田姣,李哲.实用普外科护理手册.北京:化学工业出版社,2017.

31.徐其林.外科护理学.合肥:中国科学技术大学出版社,2017.

32.胡艺.内科护理学.北京:科学出版社,2019.